毒物及び劇物取締法令集

序

毒物劇物は毒性、劇性によって国民の保健衛生上きわめて重大な危害を及ぼすおそれがあるものであります。特に、昨今の毒物劇物を用いた犯罪の多発は、国民に不安をつのらせ、社会に脅威を与えています。

一方で、毒物劇物は、化学工業薬品、農薬、試薬、塗料など種々の分野において広く用いられ、科学技術の発達に伴い、その量、種類とも年々増加の一途をたどっており、国民の社会生活上無くてはならないものとなっています。

従って、毒物劇物を製造し、輸入し、販売し、又はこれを取り扱うに際しては事故や盗難の防止を含め、万全の危害防止措置が講じられる必要があります。

毒物及び劇物取締法はかかる毒物劇物について、保健衛生上の見地から必要な取締を行うことを目的としており、毒物劇物製造業者、輸入業者、販売業及び業務上取扱者等の関係者にあっては、毒物劇物に関する正しい知識を身につけ、保健衛生上の危害防止の観点から法が要求していることについて十分に理解し、これを遵守していかなければなりません。

本書は毒物劇物を取り扱う方々にとって座右の書として活用できるよう毒物劇物に関する最新の法令等を織り込んであります。本書を有用に活用し毒物劇物の管理、危害防止の一助とされることを望む次第であります。

令和三年四月

毒物劇物関係法令研究会

《参照法令の略し方》

1　単に「法」、「令」、「規則」とあるのは、それぞれ毒物及び劇物取締法（昭和二十五年法律第三百三号）、毒物及び劇物取締法施行令（昭和三十年政令第二百六十一号）、毒物及び劇物取締法施行規則（昭和二十六年厚生省令第四号）を、「指定令」とあるのは、毒物及び劇物指定令（昭和四十年政令第二号）を示す。他の法令名は、省略せずに用いた。農薬取締法等の参考法令についても同様の考え方で省略表記した。

2　昭○○（・△）法（政令、厚令、厚告）□とあるのは、その法令が昭和○○年（△月）法律（政令、厚生省令、厚生省告示）第□号であることを示す。

3　三Ⅱ②は、第三条第二項第二号を示す。

4　＝の印の上部に「　」を付して示した字句は原条文の中から抽出したものであり、「　」のない字句は、原条文に関係ある事項を示し、これらの字句について参照すべき法令等が＝の下に示されている。

目次

毒物劇物取締法関係（法律・政令・省令・告示）

通知

参考法令

毒物及び劇物取締法関係

毒物及び劇物取締法
毒物及び劇物取締法施行令の三段対照索引
毒物及び劇物取締法施行規則

毒物及び劇物取締法	毒物及び劇物取締法施行令	毒物及び劇物取締法施行規則	頁数
条文の見出しと 法　番　号	条文の見出しと 法　番　号	条文の見出しと 法　番　号	
（目的） **第一条**			21
（定義） **第二条** 別表第一は143頁掲載 別表第二は151頁掲載 別表第三は187頁掲載			21
（禁止規定） **第三条**			22
第三条の二	（使用者及び用途） **第一条**		23
	（使用者及び用途） **第十一条**		23
	（使用者及び用途） **第十六条**		24
	（使用者及び用途） **第二十二条**		24
	（使用者及び用途） **第二十八条**		25
	（着色及び表示） **第二条**		26
	（品質、着色及び表示） **第十二条**		26
	（着色及び表示） **第十七条**		27
	（着色及び表示） **第二十三条**		28
	（品質及び表示） **第二十九条**		29
第三条の三	（興奮、幻覚又は麻酔の作用を有する物） **第三十二条の二**		30
第三条の四	（発火性又は爆発性のある劇物） **第三十二条の三**		30
（営業の登録） **第四条**	（登録票の交付等） **第三十三条**	（登録票の様式） **第三条** 別記第三号様式は216頁掲載	31
	（登録票又は許可証の書換え交付） **第三十五条**	（登録票又は許可証の書換え交付の申請書の様式） **第十一条の二** 別記第十二号様式は219頁掲載	32

毒物及び劇物取締法 条文の見出しと 法　番　号	毒物及び劇物取締法施行令 条文の見出しと 法　番　号	毒物及び劇物取締法施行規則 条文の見出しと 法　番　号	頁数
	(登録票又は許可証の再交付) **第三十六条**	(登録票又は許可証の再交付の申請書の様式) **第十一条の三** 別記第十三号様式は220頁掲載	33
		(登録の申請) **第一条** 別記第一号様式は216頁掲載	34
		第二条 別記第二号様式は216頁掲載	35
		(登録の更新の申請) **第四条** 別記第四号様式は216頁掲載 別記第五号様式は217頁掲載	36
(販売業の登録の種類) **第四条の二**			37
(販売品目の制限) **第四条の三**		(農業用品目販売業者の取り扱う毒物及び劇物) **第四条の二** 別表第一は222頁掲載	37
		(特定品目販売業者の取り扱う劇物) **第四条の三** 別表第二は235頁掲載	37
(登録基準) **第五条**		(製造所等の設備) **第四条の四**	38
(登録事項) **第六条**		(登録簿の記載事項) **第四条の五**	39
(特定毒物研究者の許可) **第六条の二**		(特定毒物研究者の許可の申請) **第四条の六** 別記第六号様式は217頁掲載	40
	(許可証の交付等) **第三十四条**	(許可証の様式) **第四条の九** 別記第七号様式は217頁掲載	41
		(特定毒物研究者名簿の記載事項) **第四条の十**	41
	(登録票又は許可証の書換え交付) **第三十五条**	(登録票又は許可証の書換え交付の申請書の様式) **第十一条の二** 別記第十二号様式は219頁掲載	41
	(登録票又は許可証の再交付) **第三十六条**	(登録票又は許可証の再交付の申請書の様式) **第十一条の三** 別記第十三号様式は220頁掲載	42
	(厚生労働省令で定める者に係る保健衛生上の危害の防止のための措置) **第三十六条の五**	(法第六条の二第三項第一号の厚生労働省令で定める者) **第四条の七**	43
		(治療等の考慮) **第四条の八**	43
		(令第三十六条の五第一項の厚生労働省令で定める者等) **第十一条の三の二**	43

毒物及び劇物取締法 条文の見出しと法番号	毒物及び劇物取締法施行令 条文の見出しと法番号	毒物及び劇物取締法施行規則 条文の見出しと法番号	頁数
（毒物劇物取扱責任者） **第七条**		（毒物劇物取扱責任者に関する届出） **第五条** 別記第八号様式は218頁掲載 別記第九号様式は218頁掲載	44
（毒物劇物取扱責任者の資格） **第八条**	（厚生労働省令で定める者に係る保健衛生上の危害の防止のための措置） **第三十六条の五**	（法第六条の二第三項第一号の厚生労働省令で定める者） **第四条の七**	45
		（学校の指定） **第六条**	45
		（法第八条第二項第二号の厚生労働省令で定める者） **第六条の二**	45
		（毒物劇物取扱者試験） **第七条** 別表第一は222頁掲載 別表第二は235頁掲載	45
		第八条	46
		（合格証の交付） **第九条**	46
		（令第三十六条の五第一項の厚生労働省令で定める者等） **第十一条の三の二**	46
（登録の変更） **第九条**		（登録の変更の申請） **第十条** 別記第十号様式は218頁掲載	47
（届出） **第十条**		（毒物劇物営業者及び特定毒物研究者の届出） **第十一条** 別記第十一号様式の (1)は219頁 (2)は219頁 掲載	48
		（営業者の届出事項） **第十条の二**	48
	（特定毒物研究者の主たる研究所の所在地の変更） **第三十六条の四**	（特定毒物研究者の届出事項） **第十条の三**	49
（毒物又は劇物の取扱） **第十一条**	（毒物又は劇物を含有する物） **第三十八条**	（飲食物の容器を使用してはならない劇物） **第十一条の四** 別表第三　削除	50
（毒物又は劇物の表示） **第十二条**		（解毒剤に関する表示） **第十一条の五**	51
		（取扱及び使用上特に必要な表示事項） **第十一条の六**	51
（特定の用途に供される毒物又は劇物の販売等） **第十三条**	（着色すべき農業用劇物） **第三十九条**	（農業用劇物の着色方法） **第十二条**	53
第十三条の二	（劇物たる家庭用品） **第三十九条の二** 別表第一		54

毒物及び劇物取締法 条文の見出しと法番号	毒物及び劇物取締法施行令 条文の見出しと法番号	毒物及び劇物取締法施行規則 条文の見出しと法番号	頁数
（毒物又は劇物の譲渡手続） **第十四条**	（毒物又は劇物の譲渡手続に係る情報通信の技術を利用する方法） **第三十九条の三**	（毒物又は劇物の譲渡手続に係る書面） **第十二条の二**	55
		（情報通信の技術を利用する方法） **第十二条の二の二**	55
		第十二条の二の三	56
		第十二条の二の四	56
（毒物又は劇物の交付の制限等） **第十五条**		（法第六条の二第三項第一号の厚生労働省令で定める者） **第四条の七**	57
		（毒物又は劇物の交付の制限） **第十二条の二の五**	57
		（交付を受ける者の確認） **第十二条の二の六**	57
		（確認に関する帳簿） **第十二条の三**	58
（廃棄） **第十五条の二**	（廃棄の方法） **第四十条**		59
	（毒物又は劇物を含有する物） **第三十八条**		59
（回収等の命令） **第十五条の三**			60
（運搬等についての技術上の基準等） **第十六条**	**第三条**　削除		61
	（貯蔵） **第四条**		61
	（混入の割合） **第五条**		61
	（使用方法） **第十三条**		61
	（使用方法） **第十八条**		64
	（使用方法） **第二十四条**	（防除実施の届出） **第十三条** 別記第十四号様式は220頁掲載	66
	（使用方法） **第三十条**		67
	（保管） **第三十一条**		69
	（容器） **第四十条の二**		69
		（毒物又は劇物を運搬する容器に関する基準の等） **第十三条の二**	69
	（容器又は被包の使用） **第四十条の三**	（令第四十条の三第二項の厚生労働省令で定める要件） **第十三条の三**	72

毒物及び劇物取締法 条文の見出しと法番号	毒物及び劇物取締法施行令 条文の見出しと法番号	毒物及び劇物取締法施行規則 条文の見出しと法番号	頁数
	（積載の態様） **第四十条の四**		73
	（運搬方法） **第四十条の五** 別表第二は90頁掲載	（交替して運転する者の同乗） **第十三条の四**	75
		（毒物又は劇物を運搬する車両に掲げる標識） **第十三条の五**	75
		（毒物又は劇物を運搬する車両に備える保護具） **第十三条の六** 別表第五は236頁掲載	75
	（荷送人の通知義務） **第四十条の六**	（荷送人の通知義務を要しない毒物又は劇物の数量） **第十三条の七**	76
		（情報通信の技術を利用する方法） **第十三条の八**	76
		第十三条の九	77
	（船舶による運搬） **第四十条の七**		77
〔毒物又は劇物の情報提供〕→	**第四十条の九**	（毒物劇物営業者等による情報の提供） **第十三条の十**	78
		第十三条の十一	78
		第十三条の十二	79
	（空容器の処置） **第六条**		80
	（加鉛ガソリンの品質） **第七条**	（加鉛ガソリンの品質） **第十二条の四**	80
	（四アルキル鉛の量の測定方法） **第七条の二**	（定量方法） **第十二条の五**	80
	（加鉛ガソリンの着色） **第八条**	（航空ピストン発動機用ガソリン等の着色） **第十二条の六**	81
	（加鉛ガソリンの表示） **第九条**		81
	（空容器等の処置） **第十四条**		82
	（器具等の処置） **第十九条**		82
	（空容器等の処置） **第二十条**		82
	（器具等の処置） **第二十五条**		83
	（空容器等の処置） **第二十六条**		83

毒物及び劇物取締法 条文の見出しと 法　番　号	毒物及び劇物取締法施行令 条文の見出しと 法　番　号	毒物及び劇物取締法施行規則 条文の見出しと 法　番　号	頁数
（事故の際の措置） **第十七条**	（毒物又は劇物を含有する物） **第三十八条**		84
（立入検査等） **第十八条**		（収去証） **第十五条** 別記第十六号様式は221頁掲載	85
		（身分を示す証票） **第十四条** 別記第十五号様式は220頁掲載	85
（登録の取消等） **第十九条**	（登録票又は許可証の返納） **第三十六条の二**	**第十六条**　削除	86
（聴聞等の方法の特例） **第二十条**			87
（登録が失効した場合等の措置） **第二十一条**		（登録が失効した場合等の届書） **第十七条** 別記第十七号様式は221頁掲載	88
（業務上取扱者の届出等） **第二十二条**	（業務上取扱者の届出） **第四十一条**	（令第四十一条第三号に規定する内容積） **第十三条の十三**	90
	第四十二条 別表第二は90頁掲載		90
		（業務上取扱者の届出等） **第十八条** 別記第十八号様式は221頁掲載 別記第十九号様式の (1)は221頁 (2)は221頁 掲載	90
		（法第二十二条第五項に規定する厚生労働省令で定める毒物及び劇物） **第十八条の二** 別表第四　削除	91
（薬事・食品衛生審議会への諮問） **第二十三条**			93
（緊急時における厚生労働大臣の事務執行） **第二十三条の二**			93
（権限の委任） **第二十三条の三**	（権限の委任） **第三十六条の七**	（権限の委任） **第二十四条**	94
（政令への委任） **第二十三条の四**	（登録票の交付等） **第三十三条**	（登録の申請） **第一条** 別記第一号様式は216頁掲載	95
		第二条 別記第二号様式は216頁掲載	96
		（登録票の様式） **第三条** 別記第三号様式は216頁掲載	97

毒物及び劇物取締法 条文の見出しと 法　番　号	毒物及び劇物取締法施行令 条文の見出しと 法　番　号	毒物及び劇物取締法施行規則 条文の見出しと 法　番　号	頁数
		（登録の更新の申請） **第四条** 別記第四号様式は216頁掲載 別記第五号様式は217頁掲載	97
		（登録簿の記載事項） **第四条の五**	97
		（特定毒物研究者の許可の申請） **第四条の六** 別記第六号様式は217頁掲載	98
	（許可証の交付等） **第三十四条**	（許可証の様式） **第四条の九** 別記第七号様式は217頁掲載	99
		（特定毒物研究者名簿の記載事項） **第四条の十**	99
	（登録票又は許可証の書換え交付） **第三十五条**	（登録票又は許可証の書換え交付の申請書の様式） **第十一条の二** 別記第十二号様式は219頁掲載	100
	（登録票又は許可証の再交付） **第三十六条**	（登録票又は許可証の再交付の申請書の様式） **第十一条の三** 別記第十三号様式は220頁掲載	101
	（登録簿又は特定毒物研究者名簿） **第三十六条の三**		102
	（特定毒物研究者の主たる研究所の所在地の変更） **第三十六条の四**	（特定毒物研究者の届出事項） **第十条の三**	102
	（行政処分に関する通知） **第三十六条の六**	（営業者の届出事項） **第十条の二**	103
		（登録簿の記載事項） **第四条の五**	103
		（毒物劇物営業者及び特定毒物研究者の届出） **第十一条** 別記第十一号様式の (1)は219頁 (2)は219頁 掲載	103
		（登録の変更の申請） **第十条** 別記第十号様式は218頁掲載	104
		（電子情報処理組織による事務の取扱い） **第十九条**	104
	（省令への委任） **第三十七条**	**第十六条**　削除	105
（経過措置） **第二十三条の五**			105

毒物及び劇物取締法 条文の見出しと 法　番　号	毒物及び劇物取締法施行令 条文の見出しと 法　番　号	毒物及び劇物取締法施行規則 条文の見出しと 法　番　号	頁数
〔法第二十四条～法第二十七条は、罰則規程〕			
（罰則） 第二十四条			105
第二十四条の二			106
第二十四条の三			106
第二十四条の四			106
第二十五条			107
第二十六条			108
第二十七条	（罰則） 第十条		108
	（罰則） 第十五条		109
	（罰則） 第二十一条		109
	（罰則） 第二十七条		110
	（罰則） 第三十二条		110
	（罰則） 第四十条の八		111
〔フレキシブルディスクによる登録申請・届書の手続〕		（フレキシブルディスクによる手続） 第二十条	112
		（フレキシブルディスクの構造） 第二十一条	113
		（フレキシブルディスクへの記録方式） 第二十二条	113
		（フレキシブルディスクにはり付ける書面） 第二十三条	113

毒物及び劇物取締法

改正 昭和二十五年十二月二十八日法律第三百三号
同 昭和二十八年八月十五日法律第二百十三号
同 昭和二十九年四月二十二日法律第七十一号
同 昭和三十年八月十二日法律第百六十二号
同 昭和三十五年八月十日法律第百四十五号
同 昭和三十九年七月十日法律第百六十五号
同 昭和四十五年十二月二十五日法律第百三十一号
同 昭和四十七年六月二十六日法律第百三号
同 昭和四十八年十月十二日法律第百十二号
同 昭和五十六年五月二十五日法律第五十一号
同 昭和五十七年九月一日法律第九十号
同 昭和五十八年十二月十日法律第八十三号
同 昭和六十年七月十二日法律第九十号
同 平成五年十一月十二日法律第八十九号
同 平成九年十一月二十一日法律第百五号
同 平成十一年七月十六日法律第八十七号
同 平成十一年十二月二十二日法律第百六十号
同 平成十二年十一月二十七日法律第百二十六号
同 平成十三年六月二十九日法律第八十七号
同 平成二十三年八月三十日法律第百五号
同 平成二十七年六月二十六日法律第五十号
同 平成三十年六月二十七日法律第六十六号

毒物及び劇物取締法施行令

改正 昭和三十年九月二十八日政令第二百六十一号
同 昭和三十一年六月十二日政令第百七十八号
同 昭和三十三年十二月十九日政令第三百三十四号
同 昭和三十四年三月二十四日政令第四十号
同 昭和三十四年十二月二十八日政令第三百八十五号
同 昭和三十六年一月十四日政令第七号
同 昭和三十六年一月二十六日政令第十一号
同 昭和三十六年六月十九日政令第二百三号
同 昭和三十六年九月十四日政令第三百九号
同 昭和三十七年一月二十三日政令第七号
同 昭和三十七年五月四日政令第百九十一号
同 昭和四十年一月四日政令第三号
同 昭和四十年十二月二十四日政令第三百七十九号
同 昭和四十二年一月三十一日政令第八号
同 昭和四十二年十二月二十六日政令第三百七十四号
同 昭和四十六年三月二十三日政令第三十号
同 昭和四十六年六月二十二日政令第百九十九号
同 昭和四十六年十一月二十七日政令第三百五十八号
同 昭和四十七年六月三十日政令第二百五十二号
同 昭和四十八年十一月二十四日政令第三百四十四号
同 昭和四十九年九月二十六日政令第三百三十五号
同 昭和五十年八月十九日政令第二百五十四号
同 昭和五十年十二月二十四日政令第三百七十二号
同 昭和五十三年三月三十日政令第五十七号
同 昭和五十三年七月五日政令第二百八十二号
同 昭和五十三年七月十一日政令第二百八十六号
同 昭和五十六年三月二十七日政令第四十四号
同 昭和五十七年四月二十日政令第百二十二号
同 昭和五十九年三月十六日政令第三十二号
同 昭和六十年三月五日政令第二十四号
同 昭和六十二年三月二十日政令第四十三号
同 平成二年九月二十一日政令第二百七十五号
同 平成三年三月十九日政令第三十九号
同 平成六年三月二十四日政令第六十四号
同 平成九年二月十九日政令第二十号
同 平成九年三月五日政令第二十八号
同 平成九年三月二十四日政令第五十七号
同 平成十一年九月二十九日政令第二百九十二号

毒物及び劇物取締法施行規則

改正 昭和二十六年一月二十三日厚生省令第四号
同 昭和二十六年四月二十日厚生省令第十五号
同 昭和二十八年十月一日厚生省令第四十七号
同 昭和二十九年七月一日厚生省令第三十五号
同 昭和三十年十月一日厚生省令第二十四号
同 昭和三十一年六月十二日厚生省令第二十号
同 昭和三十三年六月十二日厚生省令第十五号
同 昭和三十七年三月二十日厚生省令第九号
同 昭和三十九年一月三十一日厚生省令第二号
同 昭和四十年一月九日厚生省令第一号
同 昭和四十年七月二十七日厚生省令第四十号
同 昭和四十年十月二十五日厚生省令第四十八号
同 昭和四十一年七月十八日厚生省令第二十六号
同 昭和四十二年一月三十一日厚生省令第四号
同 昭和四十二年十二月二十六日厚生省令第五十九号
同 昭和四十三年八月三十日厚生省令第三十五号
同 昭和四十四年五月十三日厚生省令第十号
同 昭和四十四年七月一日厚生省令第十七号
同 昭和四十四年九月一日厚生省令第二十八号
同 昭和四十六年三月三十一日厚生省令第十一号
同 昭和四十六年十二月二十七日厚生省令第四十五号
同 昭和四十七年二月九日厚生省令第三号
同 昭和四十七年五月十七日厚生省令第二十五号
同 昭和四十七年七月二十日厚生省令第三十九号
同 昭和四十九年五月二十四日厚生省令第十八号
同 昭和五十年十一月二十五日厚生省令第四十一号
同 昭和五十年十二月十九日厚生省令第四十六号
同 昭和五十一年四月三十日厚生省令第十五号
同 昭和五十一年七月三十日厚生省令第三十五号
同 昭和五十三年十月二十四日厚生省令第六十七号
同 昭和五十五年八月八日厚生省令第三十号
同 昭和五十六年八月二十五日厚生省令第五十九号
同 昭和五十七年四月二十日厚生省令第十九号
同 昭和五十八年三月二十九日厚生省令第十一号
同 昭和五十八年十二月二日厚生省令第四十二号
同 昭和五十九年三月十六日厚生省令第十一号
同 昭和五十九年三月二十一日厚生省令第十四号
同 昭和六十年四月十六日厚生省令第二十三号

同　平成十一年十二月八日政令第三百九十三号
同　平成十二年三月十七日政令第六十五号
同　平成十二年六月七日政令第三百九号
同　平成十二年六月三十日政令第三百六十六号
同　平成十三年一月四日政令第四号
同　平成十三年七月四日政令第二百三十六号
同　平成十四年十二月二十七日政令第四百六号
同　平成十五年一月三十一日政令第二十八号
同　平成十六年七月二日政令第二百二十四号
同　平成十七年一月二十六日政令第九号
同　平成十七年一月二十六日政令第十号
同　平成十八年三月二十三日政令第五十八号
同　平成二十一年三月十八日政令第三十九号
同　平成二十二年十二月十五日政令第二百四十一号
同　平成二十六年七月三十日政令第二百六十九号
同　平成二十八年三月十六日政令第六十六号
同　平成二十九年十月二十五日政令第二百六十四号
同　平成三十年十月十七日政令第二百九十一号
同　令和元年六月二十八日政令第四十四号

同　昭和六十年七月十二日厚生省令第三十一号
同　昭和六十年十二月十七日厚生省令第四十四号
同　昭和六十一年八月二十九日厚生省令第四十三号
同　昭和六十二年一月十二日厚生省令第四号
同　昭和六十二年十月二日厚生省令第四十四号
同　昭和六十三年六月三日厚生省令第四十一号
同　昭和六十三年九月三十日厚生省令第五十五号
同　平成元年三月十七日厚生省令第九号
同　平成元年三月二十四日厚生省令第十号
同　平成二年二月十七日厚生省令第三号
同　平成二年九月二十一日厚生省令第五十号
同　平成三年四月五日厚生省令第二十七号
同　平成三年十二月十八日厚生省令第五十七号
同　平成四年三月二十一日厚生省令第九号
同　平成四年十月二十一日厚生省令第六十号
同　平成五年三月十九日厚生省令第七号
同　平成五年九月十六日厚生省令第三十九号
同　平成六年二月二十八日厚生省令第六号
同　平成六年三月十八日厚生省令第十二号
同　平成六年四月二十八日厚生省令第三十五号
同　平成六年九月十九日厚生省令第五十九号
同　平成七年四月十四日厚生省令第三十号
同　平成七年九月二十二日厚生省令第五十一号
同　平成八年三月二十五日厚生省令第十一号
同　平成八年三月二十八日厚生省令第二十一号
同　平成八年十一月二十二日厚生省令第六十三号
同　平成九年三月五日厚生省令第九号
同　平成九年三月二十四日厚生省令第十七号
同　平成九年十一月二十一日厚生省令第八十三号
同　平成十年五月十五日厚生省令第五十六号
同　平成十一年一月十一日厚生省令第五号
同　平成十一年九月二十九日厚生省令第八十四号
同　平成十二年三月二十四日厚生省令第三十八号
同　平成十二年四月二十八日厚生省令第九十四号
同　平成十二年九月二十二日厚生省令第百十八号
同　平成十二年十月二十日厚生省令第百二十七号
同　平成十二年十一月二十日厚生省令第百三十四号
同　平成十三年三月二十六日厚生労働省令第三十六号
同　平成十三年六月二十九日厚生労働省令第百三十四号
同　平成十三年七月十三日厚生労働省令第百六十五号
同　平成十四年三月二十五日厚生労働省令第三十号

同　平成十四年十一月二十七日厚生労働省令第百五十号
同　平成十五年一月三十一日厚生労働省令第五号
同　平成十六年三月十七日厚生労働省令第二十九号
同　平成十六年七月二日厚生労働省令第百十一号
同　平成十七年三月七日厚生労働省令第二十五号
同　平成十七年三月二十五日厚生労働省令第四十一号
同　平成十八年四月二十一日厚生労働省令第百十四号
同　平成十九年二月二十八日厚生労働省令第十五号
同　平成十九年八月十五日厚生労働省令第百七号
同　平成十九年十二月二十五日厚生労働省令第百五十二号
同　平成二十年六月二十日厚生労働省令第百九十九号
同　平成二十一年四月八日厚生労働省令第百二号
同　平成二十二年十二月十五日厚生労働省令第百二十五号
同　平成二十三年二月一日厚生労働省令第十五号
同　平成二十三年十月十四日厚生労働省令第百三十号
同　平成二十三年十二月二十一日厚生労働省令第百五十号
同　平成二十四年九月二十日厚生労働省令第百三十号
同　平成二十四年九月二十一日厚生労働省令第百三十一号
同　平成二十六年七月三十日厚生労働省令第八十七号
同　平成二十七年六月十九日厚生労働省令第百十三号
同　平成二十八年三月十六日厚生労働省令第三十二号
同　平成三十年六月二十九日厚生労働省令第七十九号
同　平成三十年十月十七日厚生労働省令第百二十八号
同　平成三十年十二月十九日厚生労働省令第百四十四号
同　令和元年六月二十八日厚生労働省令第二十号
同　令和二年十二月二十五日厚生労働省令第二百八号

内閣は、毒物及び劇物取締法（昭和二十五年法律第三百三号）第三条の二第三項、第五項及び第九項、第十五条の二、第十六条第一項及び第二項並びに第二十七条の規定に基づき、この政令を制定する。

目次

（目的）

第一条　この法律は、毒物及び劇物について、保健衛生上の見地から必要な取締を行うことを目的とする。

（定義）

第二条　この法律で「毒物」とは、別表第一に掲げる物であつて、医薬品及び医薬部外品以外のものをいう。

2　この法律で「劇物」とは、別表第二に掲げる物であつて、医薬品及び医薬部外品以外のものをいう。

3　この法律で「特定毒物」とは、毒物であつて、別表第三に掲げるものをいう。

「医薬品」＝医薬品医療機器等法二Ⅰ

「医薬部外品」＝医薬品医療機器等法二Ⅱ

〔別表第一は一四三頁掲載〕

〔別表第二は一五一頁掲載〕

〔別表第三は一八七頁掲載〕

（禁止規定）

第三条　毒物又は劇物の製造業の登録を受けた者でなければ、毒物又は劇物を販売又は授与の目的で製造してはならない。

2　毒物又は劇物の輸入業の登録を受けた者でなければ、毒物又は劇物を販売又は授与の目的で輸入してはならない。

3　毒物又は劇物の販売業の登録を受けた者でなければ、毒物又は劇物を販売し、授与し、又は販売若しくは授与の目的で貯蔵し、運搬し、若しくは陳列してはならない。但し、毒物又は劇物の製造業者又は輸入業者が、その製造し、又は輸入した毒物又は劇物を、他の毒物又は劇物の製造業者、輸入業者又は販売業者（以下「毒物劇物営業者」という。）に販売し、授与し、又はこれらの目的で貯蔵し、運搬し、若しくは陳列するときは、この限りでない。

「登録」＝法四・四の二・五・六
罰則＝法二四①・二六

第三条の二　毒物若しくは劇物の製造業者又は学術研究のため特定毒物を製造し、若しくは使用することができる者としてその主たる研究所の所在地の都道府県知事（その主たる研究所の所在地が、地方自治法（昭和二十二年法律第六十七号）第二百五十二条の十九第一項の指定都市（以下「指定都市」という。）の区域にある場合においては、指定都市の長。第六条の二及び第十条第二項において同じ。）の許可を受けた者（以下「特定毒物研究者」という。）でなければ、特定毒物を製造してはならない。

2　毒物若しくは劇物の輸入業者又は特定毒物研究者でなければ、特定毒物を輸入してはならない。

3　特定毒物研究者又は特定毒物を使用することができる者として品目ごとに政令で指定する者（以下「特定毒物使用者」という。）でなければ、特定毒物を使用してはならない。ただし、毒物又は劇物の製造業者が毒物又は劇物の製造のために特定毒物を使用するときは、この限りでない。

4　特定毒物研究者は、特定毒物を学術研究以外の用途に供してはならない。

5　特定毒物使用者は、特定毒物を品目ごとに政令で定める用途以外の用途に供してはならない。

6　毒物劇物営業者、特定毒物研究者又は特定毒物使用者でなければ、特定毒物を譲り渡し、又は譲り受けてはならない。

7　前項に規定する者は、同項に規定する者以外の者に特定毒物を譲り渡し、又は同項に規定す

（使用者及び用途）

第一条　毒物及び劇物取締法（以下「法」という。）第三条の二第三項及び第五項の規定により、四アルキル鉛を含有する製剤の使用者及び用途を次のように定める。

一　使用者　石油精製業者（原油から石油を精製することを業とする者をいう。）

二　用途　ガソリンへの混入

（使用者及び用途）

第十一条　法第三条の二第三項及び第五項の規定により、モノフルオール酢酸の塩類を含有する製剤の使用者及び用途を次のように定める。

一　使用者　国、地方公共団体、農業協同組合、農業共済組合、農業共済組合連合会（農業保険法（昭和二十二年法律第百八十五号）第十条第一項に規定する全国連合会に限る。以

る者以外の者から特定毒物を譲り受けてはならない。

8　毒物劇物営業者又は特定毒物研究者は、特定毒物使用者に対し、その者が使用することができる特定毒物以外の特定毒物を譲り渡してはならない。

下同じ。）、森林組合及び生産森林組合並びに三百ヘクタール以上の森林を経営する者、主として食糧を貯蔵するための倉庫を経営する者又は食糧を貯蔵するための倉庫を有し、かつ、食糧の製造若しくは加工を業とする者であつて、都道府県知事の指定を受けたもの

二　用途　野ねずみの駆除

（使用者及び用途）

第十六条　法第三条の二第三項及び第五項の規定により、ジメチルエチルメルカプトエチルチオホスフエイトを含有する製剤の使用者及び用途を次のように定める。

一　使用者　国、地方公共団体、農業協同組合及び農業者の組織する団体であつて都道府県知事の指定を受けたもの

二　用途　かんきつ類、りんご、なし、ぶどう、桃、あんず、梅、ホツプ、なたね、桑、しちとうい又は食用に供されることがない観賞用植物若しくはその球根の害虫の防除

（使用者及び用途）

第二十二条　法第三条の二第三項及び第五項の規定により、モノフルオール酢酸アミドを含有する製剤の使用者及び用途を次のように定める。

一　使用者　国、地方公共団体、農業協同組合及び農業者の組織する団体であつて都道府県知事の指定を受けたもの

二　用途　かんきつ類、りんご、なし、桃又はかきの害虫の防除

（使用者及び用途）

第二十八条　法第三条の二第三項及び第五項の規定により、りん化アルミニウムとその分解促進剤とを含有する製剤の使用者及び用途を次のように定める。

一　使用者

イ　国、地方公共団体、農業協同組合又は日本たばこ産業株式会社

ロ　くん蒸により倉庫内若しくはコンテナ内のねずみ、昆虫等を駆除することを業とする者又は営業のために倉庫を有する者であつて、都道府県知事の指定を受けたもの

ハ　船長（船長の職務を行う者を含む。以下同じ。）又はくん蒸により船倉内のねずみ、昆虫等を駆除することを業とする者

二　用途　倉庫内、コンテナ（産業標準化法（昭和二十四年法律第百八十五号）に基づく日本産業規格Ｚ一六一〇号（大形コンテナ）に適合するコンテナ又はこれら同等以上の内容積を有する密閉形コンテナに限る。以下同じ。）内又は船倉内におけるねずみ、昆虫等の駆除（前号ロに掲げる者にあつては倉庫内又はコンテナ内、同号ハに掲げる者にあつては船倉内におけるものに限る。）

9　毒物劇物営業者又は特定毒物研究者は、保健衛生上の危害を防止するため政令で特定毒物について品質、着色又は表示の基準が定められたときは、当該特定毒物については、その基準に適合するものでなければ、これを特定毒物使用者に譲り渡してはならない。

（着色及び表示）

第二条　法第三条の二第九項の規定により、四アルキル鉛を含有する製剤の着色及び表示の基準を次のように定める。

一　赤色、青色、黄色又は緑色に着色されていること。

二　その容器に、次に掲げる事項が表示されていること。

イ　四アルキル鉛を含有する製剤が入っている旨及びその内容量

ロ　その容器内の四アルキル鉛を含有する製剤の全部を消費したときは、消費者は、その空容器を、そのまま密閉して直ちに返送するか、又はその他の方法により保健衛生上危害を生ずるおそれがないように処置しなければならない旨

（品質、着色及び表示）

第十二条　法第三条の二第九項の規定により、モノフルオール酢酸の塩類を含有する製剤の品質、着色及び表示の基準を次のように定める。

一　モノフルオール酢酸の塩類の含有割合が二パーセント以下であり、かつ、その製剤が固体状のものであるときは、医薬品、医療機器等の品質、有効性及び安全性の確保等に関する法律（昭和三十五年法律第百四十五号）に規定する日本薬局方で定める基準に適合するトウガラシ末が〇・五パーセント以上の割合で混入され、その製剤が液体状のものであるときは、同法に規定する日本薬局方で定める

基準に適合するトウガラシチンキを五分の一に濃縮したものが一パーセント以上の割合で混入されていること。
二　深紅色に着色されていること。
三　その容器及び被包に、次に掲げる事項が表示されていること。
イ　モノフルオール酢酸の塩類を含有する製剤が入つている旨及びその内容量
ロ　モノフルオール酢酸の塩類を含有する製剤は、野ねずみの駆除以外の用に使用してはならない旨
ハ　その容器又は被包内のモノフルオール酢酸の塩類を含有する製剤の全部を消費したときは、消費者は、その容器又は被包を保健衛生上危害を生ずるおそれがないように処置しなければならない旨

（着色及び表示）
第十七条　法第三条の二第九項の規定により、ジメチルエチルメルカプトエチルチオホスフエイトを含有する製剤の着色及び表示の基準を次のように定める。
一　紅色に着色されていること。
二　その容器及び被包に、次に掲げる事項が表示されていること。
イ　ジメチルエチルメルカプトエチルチオホスフエイトを含有する製剤が入つている旨及びその内容量
ロ　かんきつ類、りんご、なし、ぶどう、桃、あんず、梅、ホップ、なたね、桑、しちとうい又は食用に供されることがない観賞用

植物若しくはその球根の害虫の防除以外の用に使用してはならない旨
ハ　その製剤が口に入り、又は皮膚から吸収された場合には、著しい危害を生ずるおそれがある旨
ニ　その容器又は被包内の製剤の全部を消費したときは、消費者は、その容器又は被包を保健衛生上危害を生ずるおそれがないように処置しなければならない旨

（着色及び表示）
第二十三条　法第三条の二第九項の規定により、モノフルオール酢酸アミドを含有する製剤の着色及び表示の基準を次のように定める。
一　青色に着色されていること。
二　その容器及び被包に、次に掲げる事項が表示されていること。
イ　モノフルオール酢酸アミドを含有する製剤が入つている旨及びその内容量
ロ　かんきつ類、りんご、なし、桃又はかきの害虫の防除以外の用に使用してはならない旨
ハ　その製剤が口に入り、又は皮膚から吸収された場合には、著しい危害を生ずるおそれがある旨
ニ　その容器又は被包内の製剤の全部を消費したときは、消費者は、その容器又は被包を保健衛生上危害を生ずるおそれがないように処置しなければならない旨

10 毒物劇物営業者、特定毒物研究者又は特定毒物使用者でなければ、特定毒物を所持してはならない。

11 特定毒物使用者は、その使用することができる特定毒物以外の特定毒物を譲り受け、又は所持してはならない。

第一項 「許可」＝法六の二・法二十三の三
第三・五項 「政令」＝令一・一一・一六・二二・二八
第六・七項 適用除外＝法二一ⅡⅣ
第八・九項 営業者、研究者への擬制＝法二一ⅢⅣ
第九項 「政令」＝令二・一二・一七・二三・二九
第一〇項 適用除外＝法二一ⅡⅣ
罰則＝法二四①・二六

（品質及び表示）

第二十九条 法第三条の二第九項の規定により、燐《りん》化アルミニウムとその分解促進剤とを含有する製剤の品質及び表示の基準を次のように定める。

一 温度が二十五度、相対湿度が七十パーセントの空気中において、その製剤中の燐《りん》化アルミニウムのすべてが分解するのに要する時間が十二時間以上二十四時間以内であること。

二 その製剤中の燐《りん》化アルミニウムが分解する場合に悪臭を発生するものであること。

三 その容器及び被包に、次に掲げる事項が表示されていること。

イ 燐《りん》化アルミニウムとその分解促進剤とを含有する製剤が入つている旨

ロ 倉庫内、コンテナ内又は船倉内におけるねずみ、昆《こん》虫等の駆除以外の用に使用してはならない旨

ハ 空気に触れた場合に燐《りん》化水素を発生し、著しい危害を生ずるおそれがある旨

第三条の三　興奮、幻覚又は麻酔の作用を有する毒物又は劇物（これらを含有する物を含む。）であつて政令で定めるものは、みだりに摂取し、若しくは吸入し、又はこれらの目的で所持してはならない。

「政令で定めるもの」＝令三二の二

罰則＝法二四の三

第三条の四　引火性、発火性又は爆発性のある毒物又は劇物であつて政令で定めるものは、業務その他正当な理由による場合を除いては、所持してはならない。

「政令で定めるもの」＝令三二の三

罰則＝法二四の四・二六

（興奮、幻覚又は麻酔の作用を有する物）

第三十二条の二　法第三条の三に規定する政令で定める物は、トルエン並びに酢酸エチル、トルエン又はメタノールを含有するシンナー（塗料の粘度を減少させるために使用される有機溶剤をいう。）、接着剤、塗料及び閉そく用又はシーリング用の充てん料とする。

（発火性又は爆発性のある劇物）

第三十二条の三　法第三条の四に規定する政令で定める物は、亜塩素酸ナトリウム及びこれを含有する製剤（亜塩素酸ナトリウム三十パーセント以上を含有するものに限る。）、塩素酸塩類及びこれを含有する製剤（塩素酸塩類三十五パーセント以上を含有するものに限る。）、ナトリウム並びにピクリン酸とする。

（営業の登録）
第四条　毒物又は劇物の製造業、輸入業又は販売業の登録は、製造所、営業所又は店舗ごとに、その製造所、営業所又は店舗の所在地の都道府県知事（販売業にあつてはその店舗の所在地が、地域保健法（昭和二十二年法律第百一号）第五条第一項の政令で定める市（以下「保健所を設置する市」という。）又は特別区の区域にある場合においては、市長又は区長。次項、第五条、第七条第三項、第十条第一項及び第十九条第一項から第三項までにおいて同じ。）が行う。

（登録票の交付等）
第三十三条　都道府県知事（毒物又は劇物の販売業にあつては、その店舗の所在地が、地域保健法（昭和二十二年法律第百一号）第五条第一項の政令で定める市（以下「保健所を設置する市」という。）又は特別区の区域にある場合においては、市長又は区長）は、毒物又は劇物の製造業、輸入業又は販売業の登録を行つたときは、厚生労働省令の定めるところにより、登録を申請した者に登録票を交付しなければならない。毒物又は劇物の製造業、輸入業又は販売業の登録を更新したときも、同様とする。

「登録」の申請手続＝規則一・二
「登録票」の様式＝規則三・別記第三号様式
「登録の更新」の申請手続＝規則四
「厚生労働省令」＝規則四の五

（登録票の様式）
第三条　毒物又は劇物の製造業、輸入業又は販売業の登録票は、別記第三号様式によるものとする。

〔別記第三号様式は二一六頁掲載〕

（登録票又は許可証の書換え交付）

第三十五条　毒物劇物営業者又は特定毒物研究者は、登録票又は許可証の記載事項に変更を生じたときは、登録票又は許可証の書換え交付を申請することができる。

2　前項の申請は、厚生労働省令で定めるところにより、申請書に登録票又は許可証を添え、毒物劇物営業者にあつてはその製造所、営業所又は店舗の所在地の都道府県知事（販売業にあつてはその店舗の所在地が、保健所を設置する市又は特別区の区域にある場合においては、市長又は区長。次条第二項及び第三項並びに第三十六条の二第一項において同じ。）に、特定毒物研究者にあつてはその主たる研究所の所在地の都道府県知事（その主たる研究所の所在地が、指定都市の区域にある場合においては、指定都市の長。次条第二項及び第三項、第三十六条の二第一項並びに第三十六条の六において同じ。）に対して行わなければならない。

「書換え交付」の申請手続＝規則一一の二

手数料＝地方公共団体の手数料の標準に関する政令

（登録票又は許可証の書換え交付の申請書の様式）

第十一条の二　令第三十五条第二項の申請書は、別記第十二号様式によるものとする。

〔別記第十二号様式は二一九頁掲載〕

（登録票又は許可証の再交付）

第三十六条　毒物劇物営業者又は特定毒物研究者は、登録票又は許可証を破り、汚し、又は失つたときは、登録票又は許可証の再交付を申請することができる。

2　前項の申請は、厚生労働省令で定めるところにより、毒物劇物営業者にあつてはその製造所、営業所又は店舗の所在地の都道府県知事に、特定毒物研究者にあつてはその主たる研究所の所在地の都道府県知事に対して行わなければならない。この場合において、登録票若しくは許可証を破り、又は汚した毒物劇物営業者又は特定毒物研究者は、申請書にその登録票又は許可証を添えなければならない。

3　毒物劇物営業者又は特定毒物研究者は、登録票又は許可証の再交付を受けた後、失つた登録票又は許可証を発見したときは、毒物劇物営業者にあつてはその製造所、営業所又は店舗の所在地の都道府県知事に、特定毒物研究者にあつてはその主たる研究所の所在地の都道府県知事に、これを返納しなければならない。

「再交付」の申請手続＝規則一一の三

手数料＝地方公共団体の手数料の標準に関する政令

（登録票又は許可証の再交付の申請書の様式）

第十一条の三　令第三十六条第二項の申請書は、別記第十三号様式によるものとする。

〔別記第十三号様式は二二〇頁掲載〕

2　毒物又は劇物の製造業、輸入業又は販売業の登録を受けようとする者は、製造業者にあつては製造所、輸入業者にあつては営業所、販売業者にあつては店舗ごとに、その製造所、営業所又は店舗の所在地の都道府県知事に申請書を出さなければならない。

（登録の申請）

第一条　毒物及び劇物取締法（昭和二十五年法律第三百三号。以下「法」という。）第四条第二項の毒物又は劇物の製造業又は輸入業の登録申請書は、別記第一号様式によるものとする。

2　前項の登録申請書には、次に掲げる書類を添付しなければならない。ただし、法の規定による登録等の申請又は届出（以下「申請等の行為」という。）の際都道府県知事に提出された書類については、当該登録申請書にその旨が付記されたときは、この限りでない。

一　毒物若しくは劇物を直接取り扱う製造所又は営業所の設備の概要図

二　申請者が法人であるときは、定款若しくは寄附行為又は登記事項証明書

3　前項の場合において、同項第二号に掲げる書類について、当該登録申請書の提出先とされる都道府県知事が、インターネットにおいて識別するための文字、記号その他の符号又はこれらの結合をその使用に係る電子計算機に入力することによつて、自動公衆送信装置（著作権法（昭和四十五年法律第四十八号）第二条第一項第九号の五イに規定する自動公衆送信装置をいう。）に記録されている情報のうち前項第二号に掲げる書類の内容を閲覧し、かつ、当該電子計算機に備えられたファイルに当該情報を記録することができるときは、前項の規定にかかわらず、第一項の登録申請書に前項第二号に掲げる書類を添付することを要しない。

〔別記第一号様式は二一六頁掲載〕

第二条　法第四条第二項の毒物又は劇物の販売業の登録申請書は、別記第二号様式によるものとする。

2　前項の登録申請書には、次に掲げる書類を添付しなければならない。ただし、申請等の行為又は医薬品、医療機器等の品質、有効性及び安全性の確保等に関する法律（昭和三十五年法律第百四十五号）第四条第一項の許可若しくは同法第二十四条第一項の許可の申請の際当該登録申請書の提出先とされている都道府県知事、地域保健法（昭和二十二年法律第百一号）第五条第一項の政令で定める市（以下「保健所を設置する市」という。）の市長若しくは特別区の区長に提出された書類については、当該登録申請書にその旨が付記されたときは、この限りでない。

一　毒物又は劇物を直接取り扱う店舗の設備の概要図

二　申請者が法人であるときは、定款若しくは寄附行為又は登記事項証明書

3　前項の場合において、同項第二号に掲げる書類について、当該登録申請書の提出先とされる都道府県知事、保健所を設置する市の市長若しくは特別区の区長が、インターネットにおいて識別するための文字、記号その他の符号又はこれらの結合をその使用に係る電子計算機に入力することによつて、自動公衆送信装置（著作権法（昭和四十五年法律第四十八号）第二条第一項第九号の五イに規定する自動公衆送信装置をいう。）に記録されている情報のうち前項第二号に掲げる書類の内容を閲覧し、かつ、当該電

3 製造業又は輸入業の登録は、五年ごとに、販売業の登録は、六年ごとに、更新を受けなければ、その効力を失う。

第一項 「登録」の変更＝法九
「登録」の失効＝法一〇Ⅲ
「登録」の取消等＝法一九
登録票の交付・書換え交付・再交付＝令三三・三五・三六
「登録」事項＝法六
第二項 「登録」の申請手続＝規則一
登録の変更への準用＝法九Ⅱ
登録手数料＝法二三Ⅰ①
第三項 「登録」の申請手続＝規則二
登録手数料＝法二三Ⅰ②
第四項 登録の更新の申請手続＝規則四
登録の更新手数料＝法二三Ⅰ③④

子計算機に備えられたファイルに当該情報を記録することができるときは、前項の規定にかかわらず、第一項の登録申請書に前項第二号に掲げる書類を添付することを要しない。

〔別記第二号様式は二一六頁掲載〕

（登録の更新の申請）

第四条 法第四条第三項の毒物又は劇物の製造業又は輸入業の登録の更新は、登録の日から起算して五年を経過した日の一月前までに、別記第四号様式による登録更新申請書に登録票を添えて提出することによつて行うものとする。

2 法第四条第三項の毒物又は劇物の販売業の登録の更新は、登録の日から起算して六年を経過した日の一月前までに、別記第五号様式による登録更新申請書に登録票を添えて提出することによつて行うものとする。

〔別記第四号様式は二一六頁掲載〕

〔別記第五号様式は二一七頁掲載〕

（販売業の登録の種類）

第四条の二　毒物又は劇物の販売業の登録を分けて、次のとおりとする。

一　一般販売業の登録

二　農業用品目販売業の登録

三　特定品目販売業の登録

販売品目の制限＝法四の三

（販売品目の制限）

第四条の三　農業用品目販売業の登録を受けた者は、農業上必要な毒物又は劇物であつて厚生労働省令で定めるもの以外の毒物又は劇物を販売し、授与し、又は販売若しくは授与の目的で貯蔵し、運搬し、若しくは陳列してはならない。

2　特定品目販売業の登録を受けた者は、厚生労働省令で定める毒物又は劇物以外の毒物又は劇物を販売し、授与し、又は販売若しくは授与の目的で貯蔵し、運搬し、若しくは陳列してはならない。

販売業の登録＝法四ⅢⅣ・四の二・五

第一項「厚生労働省令で定めるもの」＝規則四の二・別表第一

第二項「厚生労働省令で定める毒物又は劇物」＝規則四の三・別表第二

罰則＝法二四①・二六

（農業用品目販売業者の取り扱う毒物及び劇物）

第四条の二　法第四条の三第一項に規定する厚生労働省令で定める毒物及び劇物は、別表第一に掲げる毒物及び劇物とする。

〔別表第一は二二二頁掲載〕

（特定品目販売業者の取り扱う劇物）

第四条の三　法第四条の三第二項に規定する厚生労働省令で定める劇物は、別表第二に掲げる劇物とする。

〔別表第二は二三五頁掲載〕

（登録基準）

第五条　都道府県知事は、毒物又は劇物の製造業、輸入業又は販売業の登録を受けようとする者の設備が、厚生労働省令で定める基準に適合しないと認めるとき、又はその者が第十九条第二項若しくは第四項の規定により登録を取り消され、取消しの日から起算して二年を経過していないものであるときは、第四条第一項の登録をしてはならない。

「厚生労働省令」＝規則四の四
登録の変更への準用＝法九Ⅱ

（製造所等の設備）

第四条の四　毒物又は劇物の製造所の設備の基準は、次のとおりとする。

一　毒物又は劇物の製造作業を行なう場所は、次に定めるところに適合するものであること。

イ　コンクリート、板張り又はこれに準ずる構造とする等その外に毒物又は劇物が飛散し、漏れ、しみ出若しくは流れ出、又は地下にしみ込むおそれのない構造であること。

ロ　毒物又は劇物を含有する粉じん、蒸気又は廃水の処理に要する設備又は器具を備えていること。

二　毒物又は劇物の貯蔵設備は、次に定めるところに適合するものであること。

イ　毒物又は劇物とその他の物とを区分して貯蔵できるものであること。

ロ　毒物又は劇物を貯蔵するタンク、ドラムかん、その他の容器は、毒物又は劇物が飛散し、漏れ、又はしみ出るおそれのないものであること。

ハ　貯水池その他容器を用いないで毒物又は劇物を貯蔵する設備は、毒物又は劇物が飛散し、地下にしみ込み、又は流れ出るおそれがないものであること。

ニ　毒物又は劇物を貯蔵する場所にかぎをかける設備があること。ただし、その場所が性質上かぎをかけることができないものであるときは、この限りでない。

ホ　毒物又は劇物を貯蔵する場所が性質上か

（登録事項）

第六条　第四条第一項の登録は、次に掲げる事項について行うものとする。

一　申請者の氏名及び住所（法人にあつては、その名称及び主たる事務所の所在地）

二　製造業又は輸入業の登録にあつては、製造し、又は輸入しようとする毒物又は劇物の品目

三　製造所、営業所又は店舗の所在地

登録簿の記載事項＝規則四の五

「氏名」又は「住所」の変更＝法一〇Ⅰ

「品目」の変更＝法九Ⅰ

ぎをかけることができないものであるときは、その周囲に、堅固なさくが設けてあること。

三　毒物又は劇物を陳列する場所にかぎをかける設備があること。

四　毒物又は劇物の運搬用具は、毒物又は劇物が飛散し、漏れ、又はしみ出るおそれがないものであること。

2　毒物又は劇物の輸入業の営業所及び販売業の店舗の設備の基準については、前項第二号から第四号までの規定を準用する。

（登録簿の記載事項）

第四条の五　登録簿に記載する事項は、法第六条に規定する事項のほか、次のとおりとする。

一　登録番号及び登録年月日

二　製造所、営業所又は店舗の名称

三　毒物劇物取扱責任者の氏名及び住所

（特定毒物研究者の許可）

第六条の二　特定毒物研究者の許可を受けようとする者は、その主たる研究所の所在地の都道府県知事に申請書を出さなければならない。

（特定毒物研究者の許可の申請）

第四条の六　法第六条の二第一項の許可申請書は、別記第六号様式によるものとする。

2　前項の許可申請書には、次に掲げる書類を添付しなければならない。ただし、申請等の行為の際当該許可申請書の提出先とされている都道府県知事（特定毒物研究者の主たる研究所の所在地が、地方自治法（昭和二十二年法律第六十七号）第二百五十二条の十九第一項の指定都市（以下「指定都市」という。）の区域にある場合においては、指定都市の長。第四条の八において同じ。）に提出され、又は当該都道府県知事を経由して地方厚生局長に提出された書類については、当該許可申請書にその旨が付記されたときは、この限りでない。

一　申請者の履歴書

二　研究所の設備の概要図

三　法第六条の二第三項第一号又は第二号に該当するかどうかに関する医師の診断書

四　第十一条の三の二第一項に規定する者にあつては、毒物及び劇物取締法施行令（昭和三十年政令第二百六十一号。以下「令」という。）第三十六条の五第一項の規定により講じる措置の内容を記載した書面

〔別記第六号様式は二一七頁掲載〕

2　都道府県知事は、毒物に関し相当の知識を持ち、かつ、学術研究上特定毒物を製造し、又は使用することを必要とする者でなければ、特定毒物研究者の許可を与えてはならない。

（許可証の交付等）
第三十四条　都道府県知事（特定毒物研究者の主たる研究所の所在地が、地方自治法（昭和二十二年法律第六十七号）第二百五十二条の十九第一項の指定都市（以下「指定都市」という。）の区域にある場合においては、指定都市の長）は、特定毒物研究者の許可を与えたときは、厚生労働省令の定めるところにより、許可を申請した者に許可証を交付しなければならない。

「許可」の申請手続＝規則四の六
「許可証」の様式＝規則四の九・別記第七号様式
「厚生労働省令」＝規則四の十

（登録票又は許可証の書換え交付）
第三十五条　毒物劇物営業者又は特定毒物研究者は、登録票又は許可証の記載事項に変更を生じたときは、登録票又は許可証の書換え交付を申請することができる。

2　前項の申請は、厚生労働省令で定めるところにより、申請書に登録票又は許可証を添え、毒物劇物営業者にあつてはその製造所、営業所又は店舗の所在地の都道府県知事（販売業にあつてはその店舗の所在地が、保健所を設置する市又は特別区の区域にある場合においては、市長又は区長。次条第二項及び第三項並びに第三十六条の二第一項において同じ。）に、特定毒物研究者にあつてはその主たる研究所の所在地の都道府県知事（その主たる研究所の所在地が、

（許可証の様式）

第四条の九　特定毒物研究者の許可証は、別記第七号様式によるものとする。

〔別記第七号様式は二一七頁掲載〕

（特定毒物研究者名簿の記載事項）
第四条の十　特定毒物研究者名簿に記載する事項は、次のとおりとする。
一　許可番号及び許可年月日
二　特定毒物研究者の氏名及び住所
三　主たる研究所の名称及び所在地
四　特定毒物を必要とする研究事項
五　特定毒物の品目
六　令第三十六条の四第三項の規定による特定毒物研究者名簿の送付が行われる場合にあつては、許可の権限を有する者の変更があつた旨及びその年月日

（登録票又は許可証の書換え交付の申請書の様式）

第十一条の二　令第三十五条第二項の申請書は、別記第十二号様式によるものとする。

〔別記第十二号様式は二一九頁掲載〕

指定都市の区域にある場合においては、指定都市の長。次条第二項及び第三項、第三十六条の二第一項並びに第三十六条の六において同じ。）に対して行わなければならない。

「書換え交付」の申請手続＝規則一一の二
手数料＝地方公共団体の手数料の標準に関する政令

（登録票又は許可証の再交付）

第三十六条　毒物劇物営業者又は特定毒物研究者は、登録票又は許可証を破り、汚し、又は失つたときは、登録票又は許可証の再交付を申請することができる。

2　前項の申請は、厚生労働省令で定めるところにより、毒物劇物営業者にあつてはその製造所、営業所又は店舗の所在地の都道府県知事に、特定毒物研究者にあつてはその主たる研究所の所在地の都道府県知事に対して行わなければならない。この場合において、登録票若しくは許可証を破り、又は汚した毒物劇物営業者又は特定毒物研究者は、申請書にその登録票又は許可証を添えなければならない。

3　毒物劇物営業者又は特定毒物研究者は、登録票又は許可証の再交付を受けた後、失つた登録票又は許可証を発見したときは、毒物劇物営業者にあつてはその製造所、営業所又は店舗の所在地の都道府県知事に、特定毒物研究者にあつてはその主たる研究所の所在地の都道府県知事に、これを返納しなければならない。

「再交付」の申請手続＝規則一一の三
手数料＝地方公共団体の手数料の標準に関する政令

（登録票又は許可証の再交付の申請書の様式）

第十一条の三　令第三十六条第二項の申請書は、別記第十三号様式によるものとする。

〔別記第十三号様式は二二〇頁掲載〕

3　都道府県知事は、次に掲げる者には、特定毒物研究者の許可を与えないことができる。

一　心身の障害により特定毒物研究者の業務を適正に行うことができない者として厚生労働省令で定めるもの

二　麻薬、大麻、あへん又は覚せい剤の中毒者

三　毒物若しくは劇物又は薬事に関する罪を犯し、罰金以上の刑に処せられ、その執行を終わり、又は執行を受けることがなくなつた日から起算して三年を経過していない者

四　第十九条第四項の規定により許可を取り消され、取消しの日から起算して二年を経過していない者

「許可」の失効＝法一〇Ⅲ
「許可」の取消＝法一九Ⅳ
第一項　「許可」の申請手続＝規則四の六
第二項　許可証の交付、書換え交付、再交付＝令三四・三五・三六
第三項　「麻薬」＝麻薬取締法（昭二八法一四）二①
「大麻」＝大麻取締法（昭二三法一二四）一
「あへん」＝あへん法（昭二九法七一）三②
「覚醒剤」＝覚醒剤取締法（昭二六法二五二）二Ⅰ

（厚生労働省令で定める者に係る保健衛生上の危害の防止のための措置）

第三十六条の五　特定毒物研究者のうち厚生労働省令で定める者は、その者が主たる研究所において毒物又は劇物による保健衛生上の危害を確実に防止するために必要な設備の設置、補助者の配置その他の措置を講じなければならない。

2　毒物劇物営業者は、毒物劇物取扱責任者として厚生労働省令で定める者を置くときは、当該毒物劇物取扱責任者がその製造所、営業所又は店舗において毒物又は劇物による保健衛生上の危害を確実に防止するために必要な設備の設置、補助者の配置その他の措置を講じなければならない。

3　前項の規定は、毒物劇物取扱責任者を同項に規定する者に変更する場合について準用する。

（法第六条の二第三項第一号の厚生労働省令で定める者）

第四条の七　法第六条の二第三項第一号の厚生労働省令で定める者は、精神の機能の障害により特定毒物研究者の業務を適正に行うに当たつて必要な認知、判断及び意思疎通を適切に行うことができない者とする。

（治療等の考慮）

第四条の八　都道府県知事は、特定毒物研究者の許可の申請を行つた者が前条に規定する者に該当すると認める場合において、当該者に当該許可を与えるかどうかを決定するときは、当該者が現に受けている治療等により障害の程度が軽減している状況を考慮しなければならない。

（令第三十六条の五第一項の厚生労働省令で定める者等）

第十一条の三の二　令第三十六条の五第一項の厚生労働省令で定める者は、視覚、聴覚又は音声機能若しくは言語機能の障害により、特定毒物研究者の業務を行うに当たつて必要な認知、判断及び意思疎通を適切に行うために同項に規定する措置を講じることが必要な者とする。

2　前項の規定は、令第三十六条の五第二項の厚生労働省令で定める者について準用する。この場合において、「特定毒物研究者」とあるのは、「毒物劇物取扱責任者」と読み替えるものとする。

（毒物劇物取扱責任者）

第七条　毒物劇物営業者は、毒物又は劇物を直接に取り扱う製造所、営業所又は店舗ごとに、専任の毒物劇物取扱責任者を置き、毒物又は劇物による保健衛生上の危害の防止に当たらせなければならない。ただし、自ら毒物劇物取扱責任者として毒物又は劇物による保健衛生上の危害の防止に当たる製造所、営業所又は店舗については、この限りでない。

2　毒物劇物営業者が毒物若しくは劇物の製造業、輸入業若しくは販売業のうち二以上を併せて営む場合において、その製造所、営業所若しくは店舗が互に隣接しているとき、又は同一店舗において毒物若しくは劇物の販売業を二以上併せて営む場合には、毒物劇物取扱責任者は、前項の規定にかかわらず、これらの施設を通じて一人で足りる。

3　毒物劇物営業者は、毒物劇物取扱責任者を置いたときは、三十日以内に、その製造所、営業所又は店舗の所在地の都道府県知事にその毒物劇物取扱責任者の氏名を届け出なければならない。毒物劇物取扱責任者を変更したときも、同様とする。

「毒物劇物取扱責任者」の資格＝法八
「毒物劇物取扱責任者」の変更命令＝法一九Ⅲ
届出を要する業務上取扱者への準用＝法二二Ⅳ
第三項　届出手続＝規則五
その他の「届出」事項＝法一〇

（毒物劇物取扱責任者に関する届出）

第五条　法第七条第三項の届出は、別記第八号様式による届書を提出することによつて行うものとする。

2　前項の届書には、次に掲げる書類を添付しなければならない。ただし、申請等の行為の際当該届書の提出先とされている都道府県知事、保健所を設置する市の市長又は特別区の区長に提出された書類については、当該届書にその旨が付記されたときは、この限りでない。

一　薬剤師免許証の写し、法第八条第一項第二号に規定する学校を卒業したことを証する書類又は同項第三号に規定する試験に合格したことを証する書類

二　法第八条第二項第二号又は第三号に該当するかどうかに関する医師の診断書

三　法第八条第二項第四号に該当しないことを証する書類

四　雇用契約書の写しその他毒物劇物営業者の毒物劇物取扱責任者に対する使用関係を証する書類

五　毒物劇物取扱責任者として第十一条の三の二第二項において準用する同条第一項に規定する者を置く場合にあつては、令第三十六条の五第二項の規定により講じる措置の内容を記載した書面

3　前二項の規定は、毒物劇物営業者が毒物劇物取扱責任者を変更したときに準用する。この場合において、第一項中「別記第八号様式」とあるのは、「別記第九号様式」と読み替えるものとする。

〔別記第八号様式は二一八頁掲載〕
〔別記第九号様式は二一八頁掲載〕

（毒物劇物取扱責任者の資格）

第八条　次の各号に掲げる者でなければ、前条の毒物劇物取扱責任者となることができない。

一　薬剤師

二　厚生労働省令で定める学校で、応用化学に関する学課を修了した者

三　都道府県知事が行う毒物劇物取扱者試験に合格した者

2　次に掲げる者は、前条の毒物劇物取扱責任者となることができない。

一　十八歳未満の者

二　心身の障害により毒物劇物取扱責任者の業務を適正に行うことができない者として厚生労働省令で定めるもの

三　麻薬、大麻、あへん又は覚せい剤の中毒者

四　毒物若しくは劇物又は薬事に関する罪を犯し、罰金以上の刑に処せられ、その執行を終り、又は執行を受けることがなくなつた日から起算して三年を経過していない者

3　第一項第三号の毒物劇物取扱者試験を分けて、一般毒物劇物取扱者試験、農業用品目毒物劇物取扱者試験及び特定品目毒物劇物取扱者試験とする。

4　農業用品目毒物劇物取扱者試験又は特定品目毒物劇物取扱者試験に合格した者は、それぞれ第四条の三第一項の厚生労働省令で定める毒物若しくは劇物のみを取り扱う輸入業の営業所若しくは農業用品目販売業の店舗又は同条第二項の厚生労働省令で定める毒物若しくは劇物のみを取り扱う輸入業の営業所若しくは特定品目販

（厚生労働省令で定める者に係る保健衛生上の危害の防止のための措置）

第三十六条の五　特定毒物研究者のうち厚生労働省令で定める者は、その者が主たる研究所において毒物又は劇物による保健衛生上の危害を確実に防止するために必要な設備の設置、補助者の配置その他の措置を講じなければならい。

2　毒物劇物営業者は、毒物劇物取扱責任者として厚生労働省令で定める者を置くときは、当該毒物劇物取扱責任者がその製造所、営業所又は店舗において毒物又は劇物による保健衛生上の危害を確実に防止するために必要な設備の設置、補助者の配置その他の措置を講じなければならない。

3　前項の規定は、毒物劇物取扱責任者を同項に規定する者に変更する場合について準用する。

（法第六条の二第三項第一号の厚生労働省令で定める者）

第四条の七　法第六条の二第三項第一号の厚生労働省令で定める者は、精神の機能の障害により特定毒物研究者の業務を適正に行うに当たつて必要な認知、判断及び意思疎通を適切に行うことができない者とする。

（学校の指定）

第六条　法第八条第一項第二号に規定する学校とは、学校教育法（昭和二十二年法律第二十六号）第五十条に規定する高等学校又はこれと同等以上の学校をいう。

（法第八条第二項第二号の厚生労働省令で定める者）

第六条の二　第四条の七の規定は、法第八条第二項第二号の厚生労働省令で定める者について準用する。この場合において、「特定毒物研究者」とあるのは、「毒物劇物取扱責任者」と読み替えるものとする。

（毒物劇物取扱者試験）

第七条　法第八条第一項第三号に規定する毒物劇物取扱者試験は、筆記試験及び実地試験とする。

2　筆記試験は、左の事項について行う。

一　毒物及び劇物に関する法規

二　基礎化学

三　毒物及び劇物（農業用品目毒物劇物取扱者試験にあつては別表第一に掲げる毒物及び劇物、特定品目毒物劇物取扱者試験にあつては別表第二に掲げる劇物に限る。）の性質及び

売業の店舗においてのみ、毒物劇物取扱責任者となることができる。

5　この法律に定めるもののほか、試験科目その他毒物劇物取扱者試験に関し必要な事項は、厚生労働省令で定める。

届出を要する業務上取扱者への準用＝法二二Ⅳ
第一項　「薬剤師」＝薬剤師法二
第二号の「厚生労働省令」＝規則六同附則Ⅱ
第三号の「試験」の手数料＝法二三Ⅰ⑤
第三号の経過措置＝昭三九法一六五附則Ⅲ
第二項　「麻薬」＝麻薬取締法二①
「大麻」＝大麻取締法一
「あへん」＝あへん法三②
「覚醒剤」＝覚醒剤取締法二Ⅰ
第四号の経過措置＝昭三〇法一六二附則Ⅱ
第四項　「農業用品目販売業」＝法四の二②四の三Ⅰ
・特定品目販売業」＝法四の二③・四の三Ⅱ
第五項　「厚生労働省令」＝規則七～九

3　貯蔵その他取扱方法

実地試験は、左の事項について行う。

毒物及び劇物（農業用品目毒物劇物取扱者試験にあつては別表第一に掲げる毒物及び劇物、特定品目毒物劇物取扱者試験にあつては別表第二に掲げる劇物に限る。）の識別及び取扱方法

〔別表第一は二二二頁掲載〕
〔別表第二は二三五頁掲載〕

第八条　都道府県知事は、毒物劇物取扱者試験を実施する期日及び場所を定めたときは、少くとも試験を行う一月前までに公告しなければならない。

（合格証の交付）

第九条　都道府県知事は、毒物劇物取扱者試験に合格した者に合格証を交付しなければならない。

（令第三十六条の五第一項の厚生労働省令で定める者等）

第十一条の三の二　令第三十六条の五第一項の厚生労働省令で定める者は、視覚、聴覚又は音声機能若しくは言語機能の障害により、特定毒物研究者の業務を行うに当たつて必要な認知、判断及び意思疎通を適切に行うために同項に規定する措置を講じることが必要な者とする。

2　前項の規定は、令第三十六条の五第二項の厚生労働省令で定める者について準用する。この場合において、「特定毒物研究者」とあるのは、「毒物劇物取扱責任者」と読み替えるものとする。

（登録の変更）

第九条　毒物又は劇物の製造業者又は輸入業者は、登録を受けた毒物又は劇物以外の毒物又は劇物を製造し、又は輸入しようとするときは、あらかじめ、第六条第二号に掲げる事項につき登録の変更を受けなければならない。

2　第四条第二項及び第五条の規定は、登録の変更について準用する。

「変更」手続＝規則一〇

罰則＝法二四①・二六

（登録の変更の申請）

第十条　法第九条第二項において準用する法第四条第二項の登録変更申請書は、別記第十号様式によるものとする。

2　都道府県知事は、登録の変更をしたときは、遅滞なく、その旨及びその年月日を申請者に通知しなければならない。

〔別記第十号様式は二一八頁掲載〕

（届出）

第十条　毒物劇物営業者は、次の各号のいずれかに該当する場合には、三十日以内に、その製造所、営業所又は店舗の所在地の都道府県知事にその旨を届け出なければならない。

一　氏名又は住所（法人にあつては、その名称又は主たる事務所の所在地）を変更したとき。

二　毒物又は劇物を製造し、貯蔵し、又は運搬する設備の重要な部分を変更したとき。

三　その他厚生労働省令で定める事項を変更したとき。

四　当該製造所、営業所又は店舗における営業を廃止したとき。

（毒物劇物営業者及び特定毒物研究者の届出）

第十一条　法第十条第一項又は第二項の届書は、別記第十一号様式による届出を提出することによつて行うものとする。

2　前項の届書（法第十条第一項第二号又は第十条の三第一号又は第四号に掲げる事項に係るものに限る。）には、設備の概要図を添付しなければならない。ただし、申請等の行為の際当該届書の提出先とされている都道府県知事、指定都市の長、保健所を設置する市の市長又は特別区の区長に提出された設備の概要図については、当該届書にその旨が付記されたときは、この限りでない。

別記第十一号様式の(1)は二一九頁 (2)は二一九頁　掲載

（営業者の届出事項）

第十条の二　法第十条第一項第三号に規定する厚生労働省令で定める事項は、次のとおりとする。

一　製造所、営業所又は店舗の名称

二　登録に係る毒物又は劇物の品目（当該品目の製造又は輸入を廃止した場合に限る。）

2 特定毒物研究者は、次の各号のいずれかに該当する場合には、三十日以内に、その主たる研究所の所在地の都道府県知事にその旨を届け出なければならない。

一 氏名又は住所を変更したとき。

二 その他厚生労働省令で定める事項を変更したとき。

三 当該研究を廃止したとき。

3 第一項第四号又は前項第三号の場合において、その届出があつたときは、当該登録又は許可は、その効力を失う。

第一項 第三号の「厚生労働省令」＝規則一〇の二

第二項 第二号の「厚生労働省令」＝規則一〇の三

第一・二項 「届出」手続＝規則一一

罰則＝法二五①・二六

（特定毒物研究者の主たる研究所の所在地の変更）

第三十六条の四 特定毒物研究者は、都道府県又は指定都市の区域を異にしてその主たる研究所の所在地を変更したときは、その主たる研究所の所在地を変更した日において、その変更後の主たる研究所の所在地の都道府県知事（その変更後の主たる研究所の所在地が、指定都市の区域にある場合においては、指定都市の長。以下この条において「新管轄都道府県知事」という。）による法第三条の二第一項の許可を受けたものとみなす。

2 新管轄都道府県知事は、法第十条第二項の届出が都道府県又は指定都市の区域を異にしてその主たる研究所の所在地を変更した特定毒物研究者からあつたときは、当該特定毒物研究者の変更前の主たる研究所の所在地の都道府県知事（その変更前の主たる研究所の所在地が、指定都市の区域にある場合においては、指定都市の長。次項において「旧管轄都道府県知事」という。）にその旨を通知しなければならない。

3 前項の規定による通知を受けた旧管轄都道府県知事は、特定毒物研究者名簿のうち同項特定毒物研究者に関する部分を新管轄都道府県知事に送付しなければならない。

第一項 届出＝規則一〇の三

（特定毒物研究者の届出事項）

第十条の三 法第十条第二項第二号に規定する厚生労働省令で定める事項は、次のとおりとする。

一 主たる研究所の名称又は所在地

二 特定毒物を必要とする研究事項

三 特定毒物の品目

四 主たる研究所の設備の重要な部分

（毒物又は劇物の取扱）

第十一条　毒物劇物営業者及び特定毒物研究者は、毒物又は劇物が盗難にあい、又は紛失することを防ぐのに必要な措置を講じなければならない。

2　毒物劇物営業者及び特定毒物研究者は、毒物若しくは劇物又は毒物若しくは劇物を含有する物であつて政令で定めるものがその製造所、営業所若しくは店舗又は研究所の外に飛散し、漏れ、流れ出、若しくはしみ出、又はこれらの施設の地下にしみ込むことを防ぐのに必要な措置を講じなければならない。

3　毒物劇物営業者及び特定毒物研究者は、その製造所、営業所若しくは店舗又は研究所の外において毒物若しくは劇物又は前項の政令で定める物を運搬する場合には、これらの物が飛散し、漏れ、流れ出、又はしみ出ることを防ぐのに必要な措置を講じなければならない。

4　毒物劇物営業者及び特定毒物研究者は、毒物又は厚生労働省令で定める劇物については、その容器として、飲食物の容器として通常使用される物を使用してはならない。

業務上取扱者への準用＝法二二ⅣⅤ

第二項　「政令」＝令三八

「政令で定めるもの」についてのその他の規定＝法一五の二（廃棄）・一七（事故の際の措置）・一八Ⅰ（立入検査等）

第四項　「厚生労働省令」＝規則一一の四

（毒物又は劇物を含有する物）

第三十八条　法第十一条第二項に規定する政令で定める物は、次のとおりとする。

一　無機シアン化合物たる毒物を含有する液体状の物（シアン含有量が一リツトルにつき一ミリグラム以下のものを除く。）

二　塩化水素、硝酸若しくは硫酸又は水酸化カリウム若しくは水酸化ナトリウムを含有する液体状の物（水で十倍に希釈した場合の水素イオン濃度が水素指数二・〇から十二・〇までのものを除く。）

2　前項の数値は、厚生労働省令で定める方法により定量した場合における数値とする。

第二項の「厚生労働省令」＝毒物又は劇物を含有する物の定量方法を定める省令（昭和四一・一厚令一）

経過措置＝昭四〇政令三附則Ⅰ

（飲食物の容器を使用してはならない劇物）

第十一条の四　法第十一条第四項に規定する劇物は、すべての劇物とする。

〔別表第三　削除〕

（毒物又は劇物の表示）

第十二条　毒物劇物営業者及び特定毒物研究者は、毒物又は劇物の容器及び被包に、「医薬用外」の文字及び毒物については赤地に白色をもつて「毒物」の文字、劇物については白地に赤色をもつて「劇物」の文字を表示しなければならない。

2　毒物劇物営業者は、その容器及び被包に、左に掲げる事項を表示しなければ、毒物又は劇物を販売し、又は授与してはならない。

一　毒物又は劇物の名称

二　毒物又は劇物の成分及びその含量

三　厚生労働省令で定める毒物又は劇物については、それぞれ厚生労働省令で定めるその解毒剤の名称

四　毒物又は劇物の取扱及び使用上特に必要と認めて、厚生労働省令で定める事項

3　毒物劇物営業者及び特定毒物研究者は、毒物又は劇物を貯蔵し、又は陳列する場所に、「医薬用外」の文字及び毒物については「毒物」、劇物については「劇物」の文字を表示しなければならない。

第一・三項　業務上取扱者への準用＝法二二ⅣⅤ

第二項　第三号の「厚生労働省令」＝規則一一の五

第四号の「厚生労働省令」＝規則一一の六

罰則＝法二四②・二六

（解毒剤に関する表示）

第十一条の五　法第十二条第二項第三号に規定する毒物及び劇物は、有機燐《りん》化合物及びこれを含有する製剤たる毒物及び劇物とし、同号に規定するその解毒剤は、二―ピリジルアルドキシムメチオダイド（別名ＰＡＭ）の製剤及び硫酸アトロピンの製剤とする。

（取扱及び使用上特に必要な表示事項）

第十一条の六　法第十二条第二項第四号に規定する毒物又は劇物の取扱及び使用上特に必要な表示事項は、左の通りとする。

一　毒物又は劇物の製造業者又は輸入業者が、その製造し、又は輸入した毒物又は劇物を販売し、又は授与するときは、その氏名及び住所（法人にあつては、その名称及び主たる事務所の所在地）

二　毒物又は劇物の製造業者又は輸入業者が、その製造し、又は輸入した塩化水素又は硫酸

を含有する製剤たる劇物（住宅用の洗浄剤で液体状のものに限る。）を販売し、又は授与するときは、次に掲げる事項
イ　小児の手の届かないところに保管しなければならない旨
ロ　使用の際、手足や皮膚、特に眼にかからないように注意しなければならない旨
ハ　眼に入つた場合は、直ちに流水でよく洗い、医師の診断を受けるべき旨
三　毒物及び劇物の製造業者又は輸入業者が、その製造し、又は輸入したジメチル－二・二－ジクロルビニルホスフエイト（別名ＤＤＶＰ）を含有する製剤（衣料用の防虫剤に限る。）を販売し、又は授与するときは次に掲げる事項
イ　小児の手の届かないところに保管しなければならない旨
ロ　使用直前に開封し、包装紙等は直ちに処分すべき旨
ハ　居間等人が常時居住する室内では使用してはならない旨
ニ　皮膚に触れた場合には、石けんを使つてよく洗うべき旨
四　毒物又は劇物の販売業者が、毒物又は劇物の直接の容器又は直接の被包を開いて、毒物又は劇物を販売し、又は授与するときは、その氏名及び住所（法人にあつては、その名称及び主たる事務所の所在地）並びに毒物劇物取扱責任者の氏名

（特定の用途に供される毒物又は劇物の販売等）

第十三条　毒物劇物営業者は、政令で定める毒物又は劇物については、厚生労働省令で定める方法により着色したものでなければ、これを農業用として販売し、又は授与してはならない。

「政令」＝令三九
「厚生労働省令」＝規則一二
罰則＝法二四③・二六

（着色すべき農業用劇物）

第三十九条　法第十三条に規定する政令で定める劇物は、次のとおりとする。

一　硫酸タリウムを含有する製剤たる劇物
二　燐《りん》化亜鉛を含有する製剤たる劇物

着色方法＝規則一二

（農業用劇物の着色方法）

第十二条　法第十三条に規定する厚生労働省令で定める方法は、あせにくい黒色で着色する方法とする。

第十三条の二　毒物劇物営業者は、毒物又は劇物のうち主として一般消費者の生活の用に供されると認められるものであつて政令で定めるものについては、その成分の含量又は容器若しくは被包について政令で定める基準に適合するものでなければ、これを販売し、又は授与してはならない。

罰則＝法二四③・二六
「政令」＝令三九の二

（劇物たる家庭用品）

第三十九条の二　法第十三条の二に規定する政令で定める劇物は、別表第一の上欄に掲げる物とし、同条に規定する政令で定める基準は、同表の上欄に掲げる物に応じ、その成分の含量については同表の中欄に、容器又は被包については同表の下欄に掲げるとおりとする。

別表第一（第三十九条の二関係）

一	塩化水素又は硫酸を含有する製剤たる劇物（住宅用の洗浄剤で液体状のものに限る。）	一　塩化水素若しくは硫酸の含量又は塩化水素と硫酸とを合わせた含量が十五パーセント以下であること。 二　当該製剤一ミリリツトルを中和するのに要する〇・一モル毎リツトル水酸化ナトリウム溶液の消費量が厚生労働省令で定める方法により定量した場合において四十五ミリリツトル以下であること。	品質及び構造が耐酸性試験、漏れ試験その他の厚生労働省令で定める試験に合格するものであること。
二	ジメチル―二・二―ジクロルビニルホスフエイト（別名ＤＤＶＰ）を含有する製剤（衣料用の防虫剤に限る。）	ジメチル―二・二―ジクロルビニルホスフエイトの空気中の濃度が厚生労働省令で定める方法により定量した場合において一立方メートル当たり〇・二五ミリグラム以下となるものであること。	一　当該製剤に直接触れることができない構造であること。 二　当該製剤が漏出しない構造であること。

中欄及び下欄の「厚生労働省令」＝家庭用品に含まれる劇物の定量方法及び容器又は被包の試験方法を定める省令

（毒物又は劇物の譲渡手続）

第十四条　毒物劇物営業者は、毒物又は劇物を他の毒物劇物営業者に販売し、又は授与したときは、その都度、次に掲げる事項を書面に記載しておかなければならない。

一　毒物又は劇物の名称及び数量

二　販売又は授与の年月日

三　譲受人の氏名、職業及び住所（法人にあつては、その名称及び主たる事務所の所在地）

2　毒物劇物営業者は、譲受人から前項各号に掲げる事項を記載し、厚生労働省令で定めるところにより作成した書面の提出を受けなければ、毒物又は劇物を毒物劇物営業者以外の者に販売し、又は授与してはならない。

3　前項の毒物劇物営業者は、同項の規定による書面の提出に代えて、政令で定めるところにより、当該譲受人の承諾を得て、当該書面に記載すべき事項について電子情報処理組織を使用する方法その他の情報通信の技術を利用する方法であつて厚生労働省令で定めるものにより提供を受けることができる。この場合において、当該毒物劇物営業者は、当該書面の提出を受けたものとみなす。

4　毒物劇物営業者は、販売又は授与の日から五年間、第一項及び第二項の書面並びに前項前段に規定する方法が行われる場合に当該方法において作られる電磁的記録（電子的方式、磁気的方式その他人の知覚によつては認識することができない方式で作られる記録であつて電子計算機による情報処理の用に供されるものとして厚生労働省令で定めるものをいう。）を保存しなければならない。

（毒物又は劇物の譲渡手続に係る情報通信の技術を利用する方法）

第三十九条の三　毒物劇物営業者は、法第十四条第三項の規定により同項に規定する事項の提供を受けようとするときは、厚生労働省令で定めるところにより、あらかじめ、当該譲受人に対し、その用いる同項前段に規定する方法（以下この条において「電磁的方法」という。）の種類及び内容を示し、書面又は電磁的方法による承諾を得なければならない。

2　前項の規定による承諾を得た毒物劇物営業者は、当該譲受人から書面又は電磁的方法により電磁的方法による提供を行わない旨の申出があつたときは、当該譲受人から、法第十四条第三項に規定する事項の提供を電磁的方法によつて受けてはならない。ただし、当該譲受人が再び前項の規定による承諾をした場合は、この限りでない。

（毒物又は劇物の譲渡手続に係る書面）

第十二条の二　法第十四条第二項の規定により作成する書面は、譲受人が押印した書面とする。

（情報通信の技術を利用する方法）

第十二条の二の二　法第十四条第三項に規定する厚生労働省令で定める方法は、次のとおりとする。

一　電子情報処理組織を使用する方法のうちイ又はロに掲げるもの

イ　毒物劇物営業者の使用に係る電子計算機と譲受人の使用に係る電子計算機とを接続する電気通信回線を通じて送信し、受信者の使用に係る電子計算機に備えられたファイルに記録する方法

ロ　譲受人の使用に係る電子計算機に備えられたファイルに記録された書面に記載すべき事項を電気通信回線を通じて毒物劇物営業者の閲覧に供し、当該毒物劇物営業者の使用に係る電子計算機に備えられたファイルに当該事項を記録する方法（法第十四条第三項前段に規定する方法による提供を行う旨の承諾又は行わない旨の申出をする場合にあつては、毒物劇物営業者の使用に係る電子計算機に備えられたファイルにその旨を記録する方法）

二　磁気ディスク、シー・ディー・ロムその他これらに準ずる方法により一定の事項を確実に記録しておくことができる物をもつて調製するファイルに書面に記載すべき事項を記録したものを交付する方法

2　前項に掲げる方法は、次に掲げる技術的基準に適合するものでなければならない。

第一・二項　罰則＝法二四④・二六
第四項　罰則＝法二五②・二六

一　毒物劇物営業者がファイルへの記録を出力することによる書面を作成することができるものであること。
二　ファイルに記録された書面に記載すべき事項について、改変が行われていないかどうかを確認することができる措置を講じていること。

3　第一項第一号の「電子情報処理組織」とは、毒物劇物営業者の使用に係る電子計算機と、譲受人の使用に係る電子計算機とを電気通信回線で接続した電子情報処理組織をいう。

第十二条の二の三　法第十四条第四項に規定する厚生労働省令で定める電磁的記録は、前条第一項第一号に掲げる電子情報処理組織を使用する方法又は同項第二号に規定する磁気ディスク、シー・ディー・ロムその他これらに準ずる方法により記録されたものをいう。

第十二条の二の四　令第三十九条の三第一項の規定により示すべき方法の種類及び内容は、次に掲げる事項とする。
一　第十二条の二の二第一項各号に規定する方法のうち毒物劇物営業者が使用するもの
二　ファイルへの記録の方式

（毒物又は劇物の交付の制限等）

第十五条　毒物劇物営業者は、毒物又は劇物を次に掲げる者に交付してはならない。

一　十八歳未満の者

二　心身の障害により毒物又は劇物による保健衛生上の危害の防止の措置を適正に行うことができない者として厚生労働省令で定めるもの

三　麻薬、大麻、あへん又は覚せい剤の中毒者

2　毒物劇物営業者は、厚生労働省令の定めるところにより、その交付を受ける者の氏名及び住所を確認した後でなければ、第三条の四に規定する政令で定める物を交付してはならない。

3　毒物劇物営業者は、帳簿を備え、前項の確認をしたときは、厚生労働省令の定めるところにより、その確認に関する事項を記載しなければならない。

4　毒物劇物営業者は、前項の帳簿を、最終の記載をした日から五年間、保存しなければならない。

第一項　罰則＝法二四③・二六
「厚生労働省令」＝規則一二の二の五
第二項　「厚生労働省令」＝規則一二の二の六
第三項　「厚生労働省令」＝規則一二の三
第二項～第四項　罰則＝法二五②の２・二六

（法第六条の二第三項第一号の厚生労働省令で定める者）

第四条の七　法第六条の二第三項第一号の厚生労働省令で定める者は、精神の機能の障害により特定毒物研究者の業務を適正に行うに当たつて必要な認知、判断及び意思疎通を適切に行うことができない者とする。

（毒物又は劇物の交付の制限）

第十二条の二の五　第四条の七の規定は、法第十五条第一項第二号の厚生労働省令で定める者について準用する。この場合において、「特定毒物研究者の業務」とあるのは、「毒物又は劇物による保健衛生上の危害の防止の措置」と読み替えるものとする。

（交付を受ける者の確認）

第十二条の二の六　法第十五条第二項の規定による確認は、法第三条の四に規定する政令で定める物の交付を受ける者から、その者の身分証明書、運転免許証、国民健康保険被保険者証等交付を受ける者の氏名及び住所を確めるに足りる資料の提示を受けて行なうものとする。ただし、毒物劇物営業者と常時取引関係にある者、毒物劇物営業者が農業協同組合その他の協同組織体である場合におけるその構成員等毒物劇物営業者がその氏名及び住所を知しつている者に交付する場合、その代理人、使用人その他の従業者（毒物劇物営業者と常時取引関係にある法人又は毒物劇物営業者が農業協同組合その他の協同組織体である場合におけるその構成

員たる法人の代表者、代理人、使用人その他の従業者を含む。）であることが明らかな者にその者の業務に関し交付する場合及び官公署の職員であることが明らかな者にその者の業務に関し交付する場合は、その資料の提示を受けることを要しない。

（確認に関する帳簿）

第十二条の三　法第十五条第三項の規定により同条第二項の確認に関して帳簿に記載しなければならない事項は、次のとおりとする。

一　交付した劇物の名称

二　交付の年月日

三　交付を受けた者の氏名及び住所

（廃棄）

第十五条の二　毒物若しくは劇物又は第十一条第二項に規定する政令で定める物は、廃棄の方法について政令で定める技術上の基準に従わなければ、廃棄してはならない。

「第十一条第二項に規定する政令で定める物」＝令三八
「政令」＝令四〇
罰則＝法二四⑤・二六

（廃棄の方法）

第四十条　法第十五条の二の規定により、毒物若しくは劇物又は法第十一条第二項に規定する政令で定める物の廃棄の方法に関する技術上の基準を次のように定める。

一　中和、加水分解、酸化、還元、稀釈その他の方法により、毒物及び劇物並びに法第十一条第二項に規定する政令で定める物のいずれにも該当しない物とすること。

二　ガス体又は揮発性の毒物又は劇物は、保健衛生上危害を生ずるおそれがない場所で、少量ずつ放出し、又は揮発させること。

三　可燃性の毒物又は劇物は、保健衛生上危害を生ずるおそれがない場所で、少量ずつ燃焼させること。

四　前各号により難い場合には、地下一メートル以上で、かつ、地下水を汚染するおそれがない地中に確実に埋め、海面上に引き上げられ、若しくは浮き上がるおそれがない方法で海水中に沈め、又は保健衛生上危害を生ずるおそれがないその他の方法で処理すること。

「政令で定める物」＝令三八

（毒物又は劇物を含有する物）

第三十八条　法第十一条第二項に規定する政令で定める物は、次のとおりとする。

一　無機シアン化合物たる毒物を含有する液体状の物（シアン含有量が一リットルにつき一ミリグラム以下のものを除く。）

二　塩化水素、硝酸若しくは硫酸又は水酸化カリウム若しくは水酸化ナトリウムを含有する

（回収等の命令）

第十五条の三　都道府県知事（毒物又は劇物の販売業にあつてはその店舗の所在地が保健所を設置する市又は特別区の区域にある場合においては市長又は区長とし、特定毒物研究者にあつてはその主たる研究所の所在地が指定都市の区域にある場合においては指定都市の長とする。第十八条第一項、第十九条第四項及び第五項、第二十条第二項並びに第二十三条の二において同じ。）は、毒物劇物営業者又は特定毒物研究者の行う毒物若しくは劇物又は第十一条第二項の政令で定める物の廃棄の方法が前条の政令で定める基準に適合せず、これを放置しては不特定又は多数の者について保健衛生上の危害が生ずるおそれがあると認められるときは、その者に対し、当該廃棄物の回収又は毒性の除去その他保健衛生上の危害を防止するために必要な措置を講ずべきことを命ずることができる。

液体状の物（水で十倍に希釈した場合の水素イオン濃度が水素指数二・〇から十二・〇までのものを除く。）

2　前項の数値は、厚生労働省令で定める方法により定量した場合における数値とする。

第二項の「厚生労働省令」＝毒物又は劇物を含有する物の定量方法を定める省令（昭和四一・一厚令一）

経過措置＝昭四〇政令三附則Ⅰ

（運搬等についての技術上の基準等）
第十六条　保健衛生上の危害を防止するため必要があるときは、政令で、毒物又は劇物の運搬、貯蔵その他の取扱について、技術上の基準を定めることができる。

第三条　削除

（貯蔵）
第四条　四アルキル鉛を含有する製剤を貯蔵する場合には、次の各号に定める基準によらなければならない。
一　容器を密閉すること。
二　十分に換気が行われる倉庫内に貯蔵すること。

根拠規定＝法一六Ⅰ

（混入の割合）
第五条　四アルキル鉛を含有する製剤をガソリンに混入する場合には、ガソリン一リツトルにつき四アルキル鉛一・三立方センチメートルの割合をこえて混入してはならない。

根拠規定＝法一六Ⅰ

（使用方法）
第十三条　モノフルオール酢酸の塩類を含有する製剤を使用して野ねずみの駆除を行う場合には、次の各号に定める基準によらなければならない。
一　次に掲げる者の実地の指導の下に行うこと。
イ　薬事又は毒物若しくは劇物に関する試験研究又は事務に従事する厚生労働省又は都道府県若しくは市町村の技術職員
ロ　法第八条に規定する毒物劇物取扱責任者の資格を有する者であつて、都道府県知事の指定を受けたもの
ハ　野ねずみの駆除に関する試験研究又は事務に従事する農林水産省の技術職員

ニ　農業改良助長法（昭和二十三年法律第百六十五号）第八条第一項に規定する普及指導員

ホ　森林病害虫等防除法（昭和二十五年法律第五十三号）第十一条に規定する森林害虫防除員

ヘ　植物防疫法（昭和二十五年法律第百五十一号）第三十三条第一項に規定する病害虫防除員

ト　森林法（昭和二十六年法律第二百四十九号）第百八十七条第一項に規定する林業普及指導員

チ　農業協同組合、農業共済組合、農業共済組合連合会、森林組合又は生産森林組合の技術職員であつて、都道府県知事の指定を受けたもの

二　モノフルオール酢酸の塩類を含有する製剤を餌として用い、又はこれを使用した餌を用いて行う駆除については、次の基準によること。

イ　屋内で行わないこと。

ロ　一個の餌に含有されるモノフルオール酢酸の塩類の量は、三ミリグラム以下であること。

ハ　餌は、地表上に仕掛けないこと。ただし、厚生労働大臣が指定する地域において森林の野ねずみの駆除を行うため、降雪前に毒餌が入つている旨の表示がある容器に入れた餌を仕掛けるときは、この限りでない。

ニ　餌を仕掛ける日の前後各一週間にわたつて、餌を仕掛ける日時及び区域を公示する

こと。ただし、この号ハただし書に定める方法のみにより駆除を行うときは、餌を仕掛けた日の後一週間の公示をもつて足りる。

ホ　餌を仕掛け終わつたときは、余つたえさを保健衛生上危害を生ずるおそれがないように処置すること。

三　モノフルオール酢酸の塩類を含有する製剤を液体の状態で用いて行う駆除については、次の基準によること。

イ　食糧倉庫以外の場所で行わないこと。

ロ　液体に含有されるモノフルオール酢酸の塩類の割合は、〇・二パーセント以下であること。

ハ　一容器中の液体の量は、三百立方センチメートル以下であること。

ニ　液体を入れた容器は、倉庫の床面より高い場所に仕掛けないこと。

ホ　液体を入れた容器ごとに、モノフルオール酢酸の塩類を含有する液体が入つている旨を表示すること。

ヘ　液体を仕掛け終わつたときは、余つた液体を保健衛生上危害を生ずるおそれがないように処置すること。

第二号ハの「厚生労働大臣が指定する地域」＝毒物及び劇物取締法施行令第十三条第二号ハただし書の規定に基き、森林の野ねずみの駆除を行うため降雪前に地表上にえさを仕掛けることができる地域の指定（昭三〇・一一厚告三六七）

根拠規定＝法一六Ⅰ

（使用方法）

第十八条　ジメチルエチルメルカプトエチルチオホスフエイトを含有する製剤を使用してかんきつ類、りんご、梨、ぶどう、桃、あんず、梅、ホツプ、菜種、桑、七島い又は食用に供されることがない観賞用植物若しくはその球根の害虫の防除を行う場合には、次の各号に定める基準によらなければならない。

一　次に掲げる者の実地の指導の下に行うこと。

イ　薬事又は毒物若しくは劇物に関する試験研究又は事務に従事する厚生労働省又は都道府県若しくは市町村の技術職員

ロ　法第八条に規定する毒物劇物取扱責任者の資格を有する者であつて、都道府県知事の指定を受けたもの

ハ　植物防疫法第三条第一項に規定する植物防疫官、同条第二項に規定する植物防疫員その他農作物の病害虫の防除に関する試験研究又は事務に従事する農林水産省の技術職員

ニ　植物防疫法第三十三条第一項に規定する病害虫防除員であつて、都道府県知事の指定を受けたもの

ホ　農業改良助長法第八条第一項に規定する普及指導員であつて、都道府県知事の指定を受けたもの

ヘ　地方公共団体、農業協同組合、農業共済組合又は農業共済組合連合会の技術職員であつて、都道府県知事の指定を受けたもの

二　あらかじめ、防除実施の目的、日時及び区域、使用する薬剤の品名及び数量並びに指導員の氏名及び資格を防除実施区域の市町村長を経由して（特別区及び保健所を設置する市の区域にあつては、直接）保健所長に届け出ること。

三　防除実施の二日前から防除終了後七日までの間、防除実施の日時及び区域を公示すること。

四　菜種、桑又は七島いの害虫の防除は、散布以外の方法によらないこと。

五　かんきつ類、りんご、梨、ぶどう、桃、あんず、梅又は食用に供されることがない観賞用植物の害虫の防除は、散布及び塗布以外の方法によらないこと。

六　ホップの害虫の防除は、塗布以外の方法によらないこと。

七　食用に供されることがない観賞用植物の球根の害虫の防除は、浸漬《せき》以外の方法によらないこと。

八　菜種の害虫の防除は、その抽苔《たい》期間以外の時期に行わないこと。

（使用方法）

第二十四条　モノフルオール酢酸アミドを含有する製剤を使用してかんきつ類、りんご、なし、桃又はかきの害虫の防除を行う場合には、次の各号に定める基準によらなければならない。

一　次に掲げる者の実地の指導の下に行うこと。

イ　薬事又は毒物若しくは劇物に関する試験研究又は事務に従事する厚生労働省又は都道府県若しくは市町村の技術職員

ロ　法第八条に規定する毒物劇物取扱責任者の資格を有する者であつて、都道府県知事の指定を受けたもの

ハ　植物防疫法第三条第一項に規定する植物防疫官、同条第二項に規定する植物防疫員その他農作物の病害虫の防除に関する試験研究又は事務に従事する農林水産省の技術職員

ニ　植物防疫法第三十三条第一項に規定する病害虫防除員であつて、都道府県知事の指定を受けたもの

ホ　農業改良助長法第八条第一項に規定する普及指導員であつて、都道府県知事の指定を受けたもの

ヘ　農業協同組合の技術職員であつて、都道府県知事の指定を受けたもの

二　あらかじめ、防除実施の目的、日時及び区域、使用する薬剤の品名及び数量並びに指導員の氏名及び資格を防除実施区域の市町村長を経由して（特別区及び保健所を設置する市の区域にあつては、直接）保健所長に届け出ること。

（防除実施の届出）

第十三条　令第十八条第二号又は第二十四条第二号の規定による届出は、別記第十四号様式による届書によるものとする。

〔別記第十四号様式は二二〇頁掲載〕

三　防除実施の二日前から防除終了後七日までの間、防除実施の日時及び区域を公示すること。

四　散布以外の方法によらないこと。

根拠規定＝法一六I

第二号の「届出」の様式＝規則一三・別記第十四号様式

（使用方法）

第三十条　燐《りん》化アルミニウムとその分解促進剤とを含有する製剤を使用して倉庫内、コンテナ内又は船倉内のねずみ、昆《こん》虫等を駆除するための燻《くん》蒸作業（燐《りん》化水素を当該倉庫、当該コンテナ又は当該船倉から逸散させる作業を含む。）を行なう場合には、次の各号に定める基準によらなければならない。

一　倉庫内におけるねずみ、昆《こん》虫等の駆除については、次の基準によること。

イ　燻《くん》蒸中は、当該倉庫のとびら、通風口等を閉鎖し、その他必要に応じ、当該倉庫について、燐《りん》化水素が当該倉庫の外部にもれることによる保健衛生上の危害の発生を防止するため必要な措置を講ずること。

ロ　燻《くん》蒸中及び燐《りん》化水素が当該倉庫から逸散し終わるまでの間、当該倉庫のとびら及びその附近の見やすい場所に、当該倉庫に近寄ることが著しく危険である旨を表示すること。

二　コンテナ内におけるねずみ、昆《こん》虫等の駆除については、次の基準によること。

イ　燻《くん》蒸作業は、都道府県知事が指定した場所で行なうこと。

ロ　燻《くん》蒸中は、当該コンテナのとびら、通風口等を閉鎖し、その他必要に応じ、当該コンテナについて、燐《りん》化水素が当該コンテナの外部にもれることによる保健衛生上の危害の発生を防止するため必要な措置を講ずること。

ハ　燻《くん》蒸中及び燐《りん》化水素が当該コンテナから逸散し終わるまでの間、当該コンテナのとびら及びその附近の見やすい場所に、当該コンテナに近寄ることが著しく危険である旨を表示すること。

ニ　燻《くん》蒸中及び燐《りん》化水素が当該コンテナから逸散し終わるまでの間、当該コンテナを移動させてはならないこと。

三　船倉内におけるねずみ、昆《こん》虫等の駆除については、次の基準によること。

イ　使用者が船長以外の者であるときは、あらかじめ、燻《くん》蒸作業を始める旨を船長に通知すること。

ロ　燻《くん》蒸中は、当該船倉のとびら、通風口等を密閉し、その他必要に応じ、当該船倉について、燐《りん》化水素が当該船倉の外部にもれることを防ぐため必要な措置を講ずること。

ハ　燻《くん》蒸中は、当該船倉のとびら及びその附近の見やすい場所に、当該船倉内に立ち入ることが著しく危険である旨を表示すること。

ニ　燐《りん》化水素を当該船倉から逸散させるときは、逸散し終わるまでの間、当該船倉のとびら、逸散口及びそれらの附近の見やすい場所に、当該船倉に立ち入り、又は当該逸散口に近寄ることが著しく危険である旨を表示すること。

根拠規定＝法一六Ⅰ

（保管）

第三十一条　燐《りん》化アルミニウムとその分解促進剤とを含有する製剤の保管は、密閉した容器で行わなければならない。

根拠規定＝法一六Ⅰ

（容器）

第四十条の二　四アルキル鉛を含有する製剤（自動車燃料用アンチノック剤を除く。）を運搬する場合には、その容器は、産業標準化法に基づく日本産業規格Ｚ一六〇一号（鋼製ドラム缶）第一種に適合するドラム缶又はこれと同等以上の強度を有するドラム缶でなければならない。

2　四アルキル鉛を含有する製剤（自動車燃料用アンチノック剤に限る。）を運搬する場合には、その容器は、産業標準化法に基づく日本産業規格Ｚ一六〇一号（鋼製ドラム缶）第一種に適合するドラム缶若しくはこれと同等以上の強度を有するドラム缶又は当該製剤の国際海事機関が採択した危険物の運送に関する規程に定める基準に適合している容器であつて厚生労働省令で定めるものでなければならない。

3　無機シアン化合物たる毒物（液体状のものに限る。）を内容積が千リットル以上の容器に収納して運搬する場合には、その容器は、次の各号に定める基準に適合するもの又は高圧ガス保安法（昭和二十六年法律第二百四号）第四十四条第一項の容器検査に合格したもの若しくは同項第一号若しくは第二号に掲げるものでなければならない。

一　容器の内容積は、一万リットル以下であること。

二　容器並びにそのマンホール及び注入口の蓋の材質は、産業標準化法に基づく日本産業規

（毒物又は劇物を運搬する容器に関する基準等）

第十三条の二　令第四十条の二第二項に規定する厚生労働省令で定める容器は、四アルキル鉛を含有する製剤（自動車燃料用アンチノツク剤に限る。）の国際海事機関が採択した危険物の運送に関する規程に定めるポータブルタンクに該当するものであつて次の各号の要件を満たすものとする。

一　ポータブルタンクに使用される鋼板の厚さは、六ミリメートル以上であること。

二　常用の温度において六百キロパスカルの圧力（ゲージ圧力をいう。）で行う水圧試験において、漏れ、又は変形しないものであること。

三　圧力安全装置（バネ式のものに限る。以下同じ。）の前に破裂板を備えていること。

四　破裂板と圧力安全装置との間には、圧力計を備えていること。

五　破裂板は、圧力安全装置が四アルキル鉛を含有する製剤（自動車燃料用アンチノツク剤に限る。）の放出を開始する圧力より十パーセント高い圧力で破裂するものであること。

六　ポータブルタンクの底に開口部がないこと。

格G三一〇一号（一般構造用圧延鋼材）に適合する鋼材又はこれと同等以上の強度を有する鋼材であること。

三　容器並びにそのマンホール及び注入口の蓋に使用される鋼板の厚さは、四ミリメートル以上であること。

四　常用の温度において二百九十四キロパスカルの圧力（ゲージ圧力をいう。以下同じ。）で行う水圧試験において、漏れ、又は変形しないものであること。

五　内容積が二千リットル以上の容器にあつては、その内部に防波板が設けられていること。

六　弁及び配管は、鋼製であること。

七　容器の外部に突出しているマンホール、注入口その他の附属装置には、厚さ二・三ミリメートル以上の鋼板で作られた山形の防護枠が取り付けられていること。

4　ふっ化水素又はこれを含有する製剤（ふっ化水素七十パーセント以上を含有するものに限る。）を内容積が千リットル以上の容器に収納して運搬する場合には、その容器は、前項第一号、第二号及び第五号から第七号までに定めるもののほか、次の各号に定める基準に適合するものでなければならない。

一　容器並びにそのマンホール及び注入口の蓋に使用される鋼板の厚さは、六ミリメートル以上であること。

二　常用の温度において四百九十キロパスカルの圧力で行う水圧試験において、漏れ、又は変形しないものであること。

三　内容積が五千リットル以上の容器にあつては、当該容器内の温度を四十度以下に保つことができる断熱材が使用されていること。

四　内容積が二千リットル以上の容器にあつて

2　令第四十条の二第六項に規定する厚生労働省令で定める容器は、無機シアン化合物たる毒物（液体状のものに限る。）又は弗化水素若しくはこれを含有する製剤の国際海事機関が採択した危険物の運送に関する規程に定めるポータブルタンク及びロードタンクビークルに該当するもの（以下この条において「ポータブルタンク等」という。）とし、ポータブルタンク等については、同条第三項から第五項までの規定は、適用しないものとする。

は、弁がその容器の上部に設けられていること。

5　ふっ化水素を含有する製剤（ふっ化水素七十パーセント以上を含有するものを除く。）を内容積が千リットル以上の容器に収納して運搬する場合には、その容器は、第三項第一号、第二号、第四号、第五号及び第七号並びに前項第四号に定めるもののほか、次の各号に定める基準に適合するものでなければならない。

一　容器並びにそのマンホール及び注入口の蓋に使用される鋼板の厚さは、四・五ミリメートル以上であること。

二　容器の内面がポリエチレンその他の腐食され難い物質で被覆されていること。

三　弁は、プラスチック製又はプラスチック皮膜を施した鋼製であり、配管は、プラスチック皮膜を施した鋼製であること。この場合において、使用されるプラスチックは、ポリプロピレンその他の腐食され難いものでなければならない。

6　無機シアン化合物たる毒物（液体状のものに限る。）又はふっ化水素若しくはこれを含有する製剤の国際海事機関が採択した危険物の運送に関する規程に定める基準に適合している容器であつて厚生労働省令で定めるものによる運搬については、厚生労働省令で、前三項に掲げる基準の特例を定めることができる。

7　無機シアン化合物たる毒物（液体状のものに限る。）又はふっ化水素若しくはこれを含有する製剤の船舶による運搬については、第三項から前項までの規定は、適用しない。

根拠規定＝法一六Ⅰ

（容器又は被包の使用）

第四十条の三　四アルキル鉛を含有する製剤は、次の各号に適合する場合でなければ、運搬してはならない。ただし、次項に規定する場合は、この限りでない。

一　ドラム缶内に十パーセント以上の空間が残されていること。

二　ドラム缶の口金が締められていること。

三　ドラム缶ごとにその内容が四アルキル鉛を含有する製剤である旨の表示がなされていること。

2　四アルキル鉛を含有する製剤（自動車燃料用アンチノツク剤に限る。）を前条第二項に規定する厚生労働省令で定める容器により運搬する場合には、容器ごとにその内容が四アルキル鉛を含有する製剤であつて自動車燃料用アンチノツク剤である旨の表示がなされていることとその他の厚生労働省令で定める要件を満たすものでなければ、運搬してはならない。

3　毒物（四アルキル鉛を含有する製剤を除く。以下この項において同じ。）又は劇物は、次の各号に適合する場合でなければ、車両（道路交通法（昭和三十五年法律第百五号）第二条第八号に規定する車両をいう。以下同じ。）を使用して、又は鉄道によつて運搬してはならない。

一　容器又は被包に収納されていること。

二　ふたをし、弁を閉じる等の方法により、容器又は被包が密閉されていること。

三　一回につき千キログラム以上運搬する場合には、容器又は被包の外部に、その収納した毒物又は劇物の名称及び成分の表示がなされていること。

根拠規定＝法一六Ⅰ

（令第四十条の三第二項の厚生労働省令で定める要件）

第十三条の三　令第四十条の三第二項に規定する厚生労働省令で定める要件は、次の各号に掲げるものとする。

一　ポータブルタンク内に温度五十度において五パーセント以上の空間が残されていること。

二　ポータブルタンクごとにその内容が四アルキル鉛を含有する自動車燃料用アンチノツク剤である旨の表示がなされていること。

三　自蔵式呼吸具を備えていること。

（積載の態様）

第四十条の四　四アルキル鉛を含有する製剤を運搬する場合には、その積載の態様は、次の各号に定める基準に適合するものでなければならない。ただし、次項に規定する場合は、この限りでない。

一　ドラム缶の下に厚いむしろの類が敷かれていること。

二　ドラム缶は、その口金が上位になるように置かれていること。

三　ドラム缶が積み重ねられていないこと。

四　ドラム缶が落下し、転倒し、又は破損することのないように積載されていること。

五　積載装置を備える車両を使用して運搬する場合には、ドラム缶が当該積載装置の長さ又は幅を超えないように積載されていること。

六　四アルキル鉛を含有する製剤及び四アルキル鉛を含有する製剤の空容器以外の物と混載されていないこと。

2　四アルキル鉛を含有する製剤（自動車燃料用アンチノツク剤に限る。）を第四十条の二第二項に規定する厚生労働省令で定める容器により運搬する場合には、その積載の態様は、次の各号に定める基準に適合するものでなければならない。

一　容器は、その開口部が上位になるように置かれていること。

二　容器が積み重ねられていないこと。

三　容器が落下し、転倒し、又は破損することのないように積載されていること。

四　積載装置を備える車両を使用して運搬する場合には、容器が当該積載装置の長さ又は幅を超えないように積載されていること。

五　四アルキル鉛を含有する製剤及び四アルキ

ル鉛を含有する製剤の空容器以外の物と混載されていないこと。

3　弗《ふっ》化水素又はこれを含有する製剤（弗化水素七十パーセント以上を含有するものに限る。）を車両を使用して、又は鉄道によつて運搬する場合には、その積載の態様は、次の各号に定める基準に適合するものでなければならない。

一　容器又は被包に対する日光の直射を防ぐための措置が講じられていること。ただし、容器内の温度を四十度以下に保つことができる断熱材が使用されている場合は、この限りでない。

二　容器又は被包が落下し、転倒し、又は破損することのないように積載されていること。

三　積載装置を備える車両を使用して運搬する場合には、容器又は被包が当該積載装置の長さ又は幅を超えないように積載されていること。

4　毒物（四アルキル鉛を含有する製剤並びに弗化水素及びこれを含有する製剤（弗化水素七十パーセント以上を含有するものに限る。）を除く。）又は劇物を車両を使用して、又は鉄道によつて運搬する場合には、その積載の態様は、前項第二号及び第三号に定める基準に適合するものでなければならない。

根拠規定＝法一六Ⅰ

（運搬方法）

第四十条の五　四アルキル鉛を含有する製剤を鉄道によつて運搬する場合には、有がい貨車を用いなければならない。

2　別表第二に掲げる毒物又は劇物を車両を使用して一回につき五千キログラム以上運搬する場合には、その運搬方法は、次の各号に定める基準に適合するものでなければならない。

一　厚生労働省令で定める時間を超えて運搬する場合には、車両一台について運転者のほか交替して運転する者を同乗させること。

二　車両には、厚生労働省令で定めるところにより標識を掲げること。

三　車両には、防毒マスク、ゴム手袋その他事故の際に応急の措置を講ずるために必要な保護具で厚生労働省令で定めるものを二人分以上備えること。

四　車両には、運搬する毒物又は劇物の名称、成分及びその含量並びに事故の際に講じなければならない応急の措置の内容を記載した書面を備えること。

根拠規定＝法一六Ⅰ

「厚生労働省令で定める距離」＝規則一三の四

「標識」＝規則一三の五

「厚生労働省令で定める保護具」＝規則一三の六

〔別表第二は九〇頁掲載〕

（交替して運転する者の同乗）

第十三条の四　令第四十条の五第二項第一号の規定により交替して運転する者を同乗させなければならない場合は、運搬の経路、交通事情、自然条件その他の条件から判断して、次の各号のいずれかに該当すると認められる場合とする。

一　一の運転者による連続運転時間（一回が連続十分以上で、かつ、合計が三十分以上の運転の中断をすることなく連続して運転する時間をいう。）が、四時間を超える場合

二　一の運転者による運転時間が、一日当たり九時間を超える場合

（毒物又は劇物を運搬する車両に掲げる標識）

第十三条の五　令第四十条の五第二項第二号に規定する標識は、〇・三メートル平方の板に地を黒色、文字を白色として「毒」と表示し、車両の前後の見やすい箇所に掲げなければならない。

（毒物又は劇物を運搬する車両に備える保護具）

第十三条の六　令第四十条の五第二項第三号に規定する厚生労働省令で定める保護具は、別表第五の上欄に掲げる毒物又は劇物ごとに下欄に掲げる物とする。

〔別表第五は二三六頁掲載〕

（荷送人の通知義務）

第四十条の六　毒物又は劇物を車両を使用して、又は鉄道によつて運搬する場合で、当該運搬を他に委託するときは、その荷送人は、運送人に対し、あらかじめ、当該毒物又は劇物の名称、成分及びその含量並びに数量並びに事故の際に講じなければならない応急の措置の内容を記載した書面を交付しなければならない。ただし、厚生労働省令で定める数量以下の毒物又は劇物を運搬する場合は、この限りでない。

2　前項の荷送人は、同項の規定による書面の交付に代えて、当該運送人の承諾を得て、当該書面に記載すべき事項を電子情報処理組織を使用する方法その他の情報通信の技術を利用する方法であつて厚生労働省令で定めるもの（以下この条において「電磁的方法」という。）により提供することができる。この場合において、当該荷送人は、当該書面を交付したものとみなす。

3　第一項の荷送人は、前項の規定により同項に規定する事項を提供しようとするときは、厚生労働省令で定めるところにより、あらかじめ、当該運送人に対し、その用いる電磁的方法の種類及び内容を示し、書面又は電磁的方法による承諾を得なければならない。

4　前項の規定による承諾を得た荷送人は、当該運送人から書面又は電磁的方法により電磁的方法による提供を受けない旨の申出があつたときは、当該運送人に対し、第二項に規定する事項の提供を電磁的方法によつてしてはならない。ただし、当該運送人が再び前項の規定による承諾をした場合は、この限りでない。

根拠規定＝法一六Ⅰ

「厚生労働省令で定める数量」＝規則一三の七

「情報技術を利用する方法」＝規則一三の八、一三の九

（荷送人の通知義務を要しない毒物又は劇物の数量）

第十三条の七　令第四十条の六第一項に規定する厚生労働省令で定める数量は、一回の運搬につき千キログラムとする。

（情報通信の技術を利用する方法）

第十三条の八　令第四十条の六第二項に規定する厚生労働省令で定める方法は、次のとおりとする。

一　電子情報処理組織を使用する方法のうちイ又はロに掲げるもの

イ　荷送人の使用に係る電子計算機と運送人の使用に係る電子計算機とを接続する電気通信回線を通じて送信し、受信者の使用に係る電子計算機に備えられたファイルに記録する方法

ロ　荷送人の使用に係る電子計算機に備えられたファイルに記録された書面に記載すべき事項を電気通信回線を通じて運送人の閲覧に供し、当該運送人の使用に係る電子計算機に備えられたファイルに当該事項を記録する方法（令第四十条の六第二項前段に規定する方法による提供を受ける旨の承諾又は受けない旨の申出をする場合にあつては、荷送人の使用に係る電子計算機に備えられたファイルにその旨を記録する方法）

二　磁気ディスク、シー・ディー・ロムその他これらに準ずる方法により一定の事項を確実に記録しておくことができる物をもつて調製するファイルに書面に記載すべき事項を記録したものを交付する方法

2　前項に掲げる方法は、運送人がファイルへの記録を出力することによる書面を作成することができるものでなければならない。

（船舶による運搬）

第四十条の七　船舶により四アルキル鉛を含有する製剤を運搬する場合には、第四十条の二から第四十条の四までの規定にかかわらず、船舶安全法（昭和八年法律第十一号）第二十八条第一項の規定に基づく国土交通省令の定めるところによらなければならない。

根拠規定＝法一六Ⅰ

3　第一項第一号の「電子情報処理組織」とは、荷送人の使用に係る電子計算機と、運送人の使用に係る電子計算機とを電気通信回線で接続した電子情報処理組織をいう。

第十三条の九　令第四十条の六第三項の規定により示すべき方法の種類及び内容は、次に掲げる事項とする。

一　前条第二項各号に規定する方法のうち荷送人が使用するもの

二　ファイルへの記録の方式

第四十条の九　毒物劇物営業者は、毒物又は劇物を販売し、又は授与するときは、その販売し、又は授与する時までに、譲受人に対し、当該毒物又は劇物の性状及び取扱いに関する情報を提供しなければならない。ただし、当該毒物劇物営業者により、当該譲受人に対し、既に当該毒物又は劇物の性状及び取扱いに関する情報の提供が行われている場合その他厚生労働省令で定める場合は、この限りでない。

2　毒物劇物営業者は、前項の規定により提供した毒物又は劇物の性状及び取扱いに関する情報の内容に変更を行う必要が生じたときは、速やかに、当該譲受人に対し、変更後の当該毒物又は劇物の性状及び取扱いに関する情報を提供するよう努めなければならない。

3　前二項の規定は、特定毒物研究者が製造した特定毒物を譲り渡す場合について準用する。

4　前三項に定めるもののほか、毒物劇物営業者又は特定毒物研究者による毒物又は劇物の譲受人に対する情報の提供に関し必要な事項は、厚生労働省令で定める。

「厚生労働省令で定める情報の提供」＝規則一三の十　一三の十一　一三の十二

（毒物劇物営業者等による情報の提供）

第十三条の十　令第四十条の九第一項ただし書に規定する厚生労働省令で定める場合は、次のとおりとする。

一　一回につき二百ミリグラム以下の劇物を販売し、又は授与する場合

二　令別表第一の上欄に掲げる物を主として生活の用に供する一般消費者に対して販売し、又は授与する場合

第十三条の十一　令第四十条の九第一項及び第二項（同条第三項において準用する場合を含む。）の規定による情報の提供は、次の各号のいずれかに該当する方法により、邦文で行わなければならない。

一　文書の交付

二　磁気ディスクの交付その他の方法であつて、当該方法により情報を提供することについて譲受人が承諾したもの

第十三条の十二　令第四十条の九第一項（同条第三項において準用する場合を含む。）の規定により提供しなければならない情報の内容は、次のとおりとする。

一　情報を提供する毒物劇物営業者の氏名及び住所（法人にあつては、その名称及び主たる事務所の所在地）
二　毒物又は劇物の別
三　名称並びに成分及びその含量
四　応急措置
五　火災時の措置
六　漏出時の措置
七　取扱い及び保管上の注意
八　暴露の防止及び保護のための措置
九　物理的及び化学的性質
十　安定性及び反応性
十一　毒性に関する情報
十二　廃棄上の注意
十三　輸送上の注意

2　保健衛生上の危害を防止するため特に必要があるときは、政令で、次に掲げる事項を定めることができる。

一　特定毒物が附着している物又は特定毒物を含有する物の取扱に関する技術上の基準

二　特定毒物を含有する物の製造業者又は輸入業者が一定の品質又は着色の基準に適合するものでなければ、特定毒物を含有する物を販売し、又は授与してはならない旨

三　特定毒物を含有する物の製造業者、輸入業者又は販売業者が特定毒物を含有する物を販売し、又は授与する場合には、一定の表示をしなければならない旨

第一項　「政令」＝令四・五・一三・一八・二四・三〇・三一・四〇の二～四〇の七

第二項　「政令」＝令六・七・八・九・一四・一九・二〇・二五・二六

罰則＝法二七

（空容器の処置）

第六条　容器に収められた四アルキル鉛を含有する製剤の全部を消費したときは、消費者は、その空容器を、そのまま密閉して直ちに毒物劇物営業者に返送するか、又はその他の方法により保健衛生上危害を生ずるおそれがないように処置しなければならない。

根拠規定＝法一六Ⅱ①

（加鉛ガソリンの品質）

第七条　四アルキル鉛を含有する製剤が混入されているガソリン（以下「加鉛ガソリン」という。）の製造業者又は輸入業者は、ガソリンに含有される四アルキル鉛の割合がガソリン一リツトルにつき四アルキル鉛〇・三立方センチメートル（航空ピストン発動機用ガソリンその他の特定の用に使用される厚生労働省令で定める加鉛ガソリンにあつては、一・三立方センチメートル）以下のものでなければ、加鉛ガソリンを販売し、又は授与してはならない。

厚生労働省令で定める加鉛ガソリン＝規則十二の四

根拠規定＝法一六Ⅱ②

（四アルキル鉛の量の測定方法）

第七条の二　第五条及び前条の数値は、厚生労働省令で定める方法により定量した場合における数値とする。

厚生労働省令で定める方法＝規則十二の五

（加鉛ガソリンの品質）

第十二条の四　令第七条に規定する厚生労働省令で定める加鉛ガソリンは、航空ピストン発動機用ガソリン、自動車排出ガス試験用ガソリン及びモーターオイル試験用ガソリンとする。

（定量方法）

第十二条の五　令第七条の二に規定する厚生労働省令で定める方法により定量した場合における数値は、産業標準化法（昭和二十四年法律第百八十五号）に基づく日本産業規格（以下「日本産業規格」という。）K二二五五号（石油製品－ガソリン－鉛分の求め方）により定量した場合における数値を四エチル鉛に換算した数値とする。

（加鉛ガソリンの着色）

第八条　加鉛ガソリンの製造業者又は輸入業者は、オレンジ色（第七条の厚生労働省令で定める加鉛ガソリンにあつては、厚生労働省令で定める色）に着色されたものでなければ、加鉛ガソリンを販売し、又は授与してはならない。

厚生労働省令で定める色＝規則十二の六

根拠規定＝法一六Ⅱ②

（加鉛ガソリンの表示）

第九条　加鉛ガソリンの製造業者、輸入業者又は販売業者は、容器のまま加鉛ガソリンを販売し、又は授与する場合において、その容器に次に掲げる事項が表示されていないときは、その容器にこれらの事項を表示しなければならない。

一　そのガソリンが加鉛ガソリンである旨（そのガソリンが第七条の厚生労働省令で定める加鉛ガソリンである場合にあつては、その旨）

二　そのガソリンを内燃機関以外の用（そのガソリンが第七条の厚生労働省令で定める加鉛ガソリンである場合にあつては、当該特定の用以外の用）に使用することが著しく危険である旨

2　加鉛ガソリンの販売業者は、加鉛ガソリンの給油塔の上部その他店舗内の見やすい場所に、前項に掲げる事項を表示しなければならない。ただし、加鉛ガソリンをもつぱら容器のまま販売する者は、この限りでない。

根拠規定＝法一六Ⅱ③

（航空ピストン発動機用ガソリン等の着色）

第十二条の六　令第八条に規定する厚生労働省令で定める色は、赤色、青色、緑色又は紫色とする。

（空容器等の処置）

第十四条　容器又は被包に収められたモノフルオール酢酸の塩類を含有する製剤の全部を消費したときは、消費者は、その製剤が収められていた容器又は被包を保健衛生上危害を生ずるおそれがないように処置しなければならない。

根拠規定＝法一六Ⅱ①

（器具等の処置）

第十九条　ジメチルエチルメルカプトエチルチオホスフエイトを含有する製剤を使用して害虫の防除を行なつたときは、防除に使用した器具及び被服であつて、当該製剤が附着し、又は附着したおそれがあるものは、使用のつど、保健衛生上危害を生ずるおそれがないように処置しなければならない。

根拠規定＝法一六Ⅱ①

（空容器等の処置）

第二十条　容器又は被包に収められたジメチルエチルメルカプトエチルチオホスフエイトを含有する製剤の全部を消費したときは、消費者は、その製剤が収められていた容器又は被包を保健衛生上危害を生ずるおそれがないように処置しなければならない。

根拠規定＝法一六Ⅱ①

（器具等の処置）

第二十五条　モノフルオール酢酸アミドを含有する製剤を使用してかんきつ類、りんご、なし、桃又はかきの害虫の防除を行つたときは、防除に使用した器具及び被服であつて、当該製剤が附着し、又は附着したおそれがあるものは、使用のつど、保健衛生上危害を生ずるおそれがないように処置しなければならない。

根拠規定＝法一六Ⅱ①

（空容器等の処置）

第二十六条　容器又は被包に収められたモノフルオール酢酸アミドを含有する製剤の全部を消費したときは、消費者は、その製剤が収められていた容器又は被包を保健衛生上危害を生ずるおそれがないように処置しなければならない。

根拠規定＝法一六Ⅱ①

（事故の際の措置）

第十七条　毒物劇物営業者及び特定毒物研究者は、その取扱いに係る毒物若しくは劇物又は第十一条第二項の政令で定める物が飛散し、漏れ、流れ出し、染み出し、又は地下に染み込んだ場合において、不特定又は多数の者について保健衛生上の危害が生ずるおそれがあるときは、直ちに、その旨を保健所、警察署又は消防機関に届け出るとともに、保健衛生上の危害を防止するために必要な応急の措置を講じなければならない。

2　毒物劇物営業者及び特定毒物研究者は、その取扱いに係る毒物又は劇物が盗難にあい、又は紛失したときは、直ちに、その旨を警察署に届け出なければならない。

「政令で定める物」＝令三八
業務上取扱者への準用＝法二二ⅣⅤ
罰則＝法二五③・二六

（毒物又は劇物を含有する物）

第三十八条　法第十一条第二項に規定する政令で定める物は、次のとおりとする。

一　無機シアン化合物たる毒物を含有する液体状の物（シアン含有量が一リットルにつき一ミリグラム以下のものを除く。）

二　塩化水素、硝酸若しくは硫酸又は水酸化カリウム若しくは水酸化ナトリウムを含有する液体状の物（水で十倍に希釈した場合の水素イオン濃度が水素指数二・〇から十二・〇までのものを除く。）

2　前項の数値は、厚生労働省令で定める方法により定量した場合における数値とする。

第二項の「厚生労働省令」＝毒物又は劇物を含有する物の定量方法を定める省令（昭和四一・一厚令一）

経過措置＝昭四〇政令三附則Ⅰ

（立入検査等）

第十八条　都道府県知事は、保健衛生上必要があると認めるときは、毒物劇物営業者若しくは特定毒物研究者から必要な報告を徴し、又は薬事監視員のうちからあらかじめ指定する者に、これらの者の製造所、営業所、店舗、研究所その他業務上毒物若しくは劇物を取り扱う場所に立ち入り、帳簿その他の物件を検査させ、関係者に質問させ、若しくは試験のため必要な最小限度の分量に限り、毒物、劇物、第十一条第二項の政令で定める物若しくはその疑いのある物を収去させることができる。

２　前項の規定により指定された者は、毒物劇物監視員と称する。

３　毒物劇物監視員は、その身分を示す証票を携帯し、関係者の請求があるときは、これを提示しなければならない。

４　第一項の規定は、犯罪捜査のために認められたものと解してはならない。

業務上取扱者への準用＝法二二ⅣⅤ
第一項　「政令で定める物」＝令三八
「収去」の証＝規則一五
罰則＝法二五④⑤・二六
第四項　「身分を示す証票」の様式＝規則一四別記第十五号様式

（収去証）

第十五条　法第十八条第一項の規定により当該職員が毒物若しくは劇物又はその疑いのある物を収去しようとするときは、別記第十六号様式による収去証を交付しなければならない。

〔別記第十六号様式は二二一頁掲載〕

（身分を示す証票）

第十四条　法第十八条第三項に規定する証票は、別記第十五号様式の定めるところによる。

〔別記第十五号様式は二二〇頁掲載〕

（登録の取消等）

第十九条　都道府県知事は、毒物劇物営業者の有する設備が第五条の厚生労働省令で定める基準に適合しなくなつたと認めるときは、相当の期間を定めて、その設備を当該基準に適合させるために必要な措置をとるべき旨を命ずることができる。

2　前項の命令を受けた者が、その指定された期間内に必要な措置をとらないときは、都道府県知事は、その者の登録を取り消さなければならない。

3　都道府県知事は、毒物若しくは劇物の製造業、輸入業若しくは販売業の毒物劇物取扱責任者にこの法律に違反する行為があつたとき、又はその者が毒物劇物取扱責任者として不適当であると認めるときは、その毒物劇物営業者に対して、毒物劇物取扱責任者の変更を命ずることができる。

4　都道府県知事は、毒物劇物営業者又は特定毒物研究者にこの法律又はこれに基づく処分に違反する行為があつたとき(特定毒物研究者については、第六条の二第三項第一号から第三号までに該当するに至つたときを含む。)は、その営業の登録若しくは特定毒物研究者の許可を取り消し、又は期間を定めて、業務の全部若しくは一部の停止を命ずることができる。

5　厚生労働大臣は、保健衛生上の危害の発生又は拡大を防止するため緊急時において必要があると認めるときは、都道府県知事に対し、前各項までの規定による処分（指定都市の長に対しては、前項の規定に基づく処分に限る。）を行うよう指示をすることができる。

第二・四項　取消の効果＝法五・六の二Ⅲ④
登録票等の返納等＝規則一六

（登録票又は許可証の返納）

第三十六条の二　毒物劇物営業者又は特定毒物研究者は、法第十九条第二項若しくは第四項の規定により登録若しくは特定毒物研究者の許可を取り消され、若しくは営業若しくは業務の停止の処分を受け、又は営業若しくは研究を廃止したときは、毒物劇物営業者にあつてはその製造所、営業所又は店舗の所在地の都道府県知事に、特定毒物研究者にあつてはその主たる研究所の所在地の都道府県知事に、その登録票又は許可証を速やかに返納しなければならない。

2　都道府県知事、指定都市の長、保健所を設置する市の市長又は特別区の区長は、法第十九条第四項の規定により業務の停止の処分を受けた者については、業務停止の期間満了の後、登録票又は許可証を交付するものとする。

第十六条　削除

（聴聞等の方法の特例）

第二十条　前条第二項から第四項までの規定による処分に係る行政手続法（平成五年法律第八十八号）第十五条第一項又は第三十条の通知は、聴聞の期日又は弁明を記載した書面の提出期限（口頭による弁明の機会の付与を行う場合には、その日時）の一週間前までにしなければならない。

2　都道府県知事は、前条第二項の規定による登録の取消し、同条第三項の規定による毒物劇物取扱責任者の変更命令又は同条第四項の規定による許可の取消し（次項において「登録の取消処分等」という。）に係る行政手続法第十五条第一項の通知をしたときは、聴聞の期日及び場所を公示しなければならない。

3　登録の取消処分等に係る聴聞の期日における審理は、公開により行わなければならない。

届出を要する業務上取扱者への準用＝法二二Ⅶ

（登録が失効した場合等の措置）

第二十一条　毒物劇物営業者、特定毒物研究者又は特定毒物使用者は、その営業の登録若しくは特定毒物研究者の許可が効力を失い、又は特定毒物使用者でなくなつたときは、十五日以内に、毒物劇物営業者にあつてはその製造所、営業所又は店舗の所在地の都道府県知事（販売業にあつてはその店舗の所在地が、保健所を設置する市又は特別区の区域にある場合においては、市長又は区長）に、特定毒物研究者にあつてはその主たる研究所の所在地の都道府県知事（その主たる研究所の所在地が指定都市の区域にある場合においては、指定都市の長）に、特定毒物使用者にあつては都道府県知事に、それぞれ現に所有する特定毒物の品名及び数量を届け出なければならない。

2　前項の規定により届出をしなければならない者については、これらの者がその届出をしなければならないこととなつた日から起算して五十日以内に同項の特定毒物を毒物劇物営業者、特定毒物研究者又は特定毒物使用者に譲り渡す場合に限り、その譲渡し及び譲受けについては、第三条の二第六項及び第七項の規定を適用せず、また、その者の前項の特定毒物の所持については、同期間に限り、同条第十項の規定を適用しない。

3　毒物劇物営業者又は特定毒物研究者であつた者が前項の期間内に第一項の特定毒物を譲り渡す場合においては、第三条の二第八項及

（登録が失効した場合等の届書）

第十七条　法第二十一条第一項の規定による登録若しくは特定毒物研究者の許可が効力を失い、又は特定毒物使用者でなくなつたときの届出は、別記第十七号様式による届書によるものとする。

〔別記第十七号様式は二二一頁掲載〕

び第九項の規定の適用については、その者は、毒物劇物営業者又は特定毒物研究者であるものとみなす。

4　前三項の規定は、毒物劇物営業者、特定毒物研究者若しくは特定毒物使用者が死亡し、又は法人たるこれらの者が合併によつて消滅した場合に、その相続人若しくは相続人に代わつて相続財産を管理する者又は合併後存続し、若しくは合併により設立された法人の代表者について準用する。

第一項　登録、許可が効力を失う場合及び特定毒物研究者でなくなる場合＝法一〇Ⅲ・一九ⅡⅣ
届出書の様式＝規則一七・別記第十七号様式
罰則＝法二五⑥・二六
第四項　罰則＝法二五⑤・二六

（業務上取扱者の届出等）

第二十二条　政令で定める事業を行う者であつてその業務上シアン化ナトリウム又は政令で定めるその他の毒物若しくは劇物を取り扱うものは、事業場ごとに、その業務上これらの毒物又は劇物を取り扱うこととなつた日から三十日以内に、厚生労働省令で定めるところにより、次に掲げる事項を、その事業場の所在地の都道府県知事（その事業場の所在地が保健所を設置する市又は特別区の区域にある場合においては、市長又は区長。第三項において同じ。）に届け出なければならない。

一　氏名又は住所（法人にあつては、その名称及び主たる事務所の所在地）

二　シアン化ナトリウム又は政令で定めるその他の毒物若しくは劇物のうち取り扱う毒物又は劇物の品目

三　事業場の所在地

四　その他厚生労働省令で定める事項

2　前項の政令が制定された場合においてその政令の施行により同項に規定する者に該当することとなつた者は、その政令の施行の日から三十日以内に、同項の規定の例により同項各号に掲げる事項を届け出なければならない。

3　前二項の規定により届出をした者は、当該事業場におけるその事業を廃止したとき、当該事業場において第一項の毒物若しくは劇物を業務上取り扱わないこととなつたとき、又は同項各号に掲げる事項を変更したときは、その旨を当該事業場の所在地の都道府県知事

（業務上取扱者の届出）

第四十一条　法第二十二条第一項に規定する政令で定める事業は、次のとおりとする。

一　電気めつきを行う事業

二　金属熱処理を行う事業

三　最大積載量が五千キログラム以上の自動車若しくは被牽《けん》引自動車（以下「大型自動車」という。）に固定された容器を用い、又は内容積が厚生労働省令で定める量以上の容器を大型自動車に積載して行う毒物又は劇物の運送の事業

四　しろありの防除を行う事業

「厚生労働省令で定める量」＝規則一三の十二

第四十二条　法第二十二条第一項に規定する政令で定める毒物又は劇物は、次の各号に掲げる事業にあつては、それぞれ当該各号に定める物とする。

一　前条第一号及び第二号に掲げる事業　無機シアン化合物たる毒物及びこれを含有する製剤

二　前条第三号に掲げる事業　別表第二に掲げる物

三　前条第四号に掲げる事業　砒《ひ》素化合物たる毒物及びこれを含有する製剤

届出の手続等＝規則一八

別表第二（第四十条の五、第四十二条関係）

一　黄燐《りん》

二　四アルキル鉛を含有する製剤

三　無機シアン化合物たる毒物及びこれを含有する製剤で液体状のもの

（令第四十一条第三号に規定する内容積）

第十三条の十三　令第四十一条第三号に規定する厚生労働省令で定める量は、四アルキル鉛を含有する製剤を運搬する場合の容器にあつては二百リツトルとし、それ以外の毒物又は劇物を運搬する場合の容器にあつては千リツトルとする。

（業務上取扱者の届出等）

第十八条　法第二十二条第一項第四号に規定する厚生労働省令で定める事項は、事業場の名称とする。

2　法第二十二条第一項及び第二項に規定する届出は、別記第十八号様式による届書を提出することによつて行うものとする。

3　法第二十二条第三項に規定する届出は、別記第十九号様式による届書を提出することによつて行うものとする。

4　第五条（第二項第五号を除く。）の規定は、法第二十二条第一項に規定する者（同条第二項

に届け出なければならない。

4　第七条、第八条、第十一条、第十二条第一項及び第三項、第十五条の三、第十七条、第十八条並びに第十九条三項及び第五項の規定は、第一項に規定する者（第二項に規定する者を含む。以下この条において同じ。）について準用する。この場合において、第七条第三項中「その製造所、営業所又は店舗の所在地の都道府県知事」とあるのは「その事業場の所在地の都道府県知事（その事業場の所在地が保健所を設置する市又は特別区の区域にある場合においては、市長又は区長。第十五条の三、第十八条第一項並びに第十九条第三項及び第五項において同じ。）」と、第十五条の三中「都道府県知事（毒物又は劇物の販売業にあつてはその店舗の所在地が保健所を設置する市又は特別区の区域にある場合においては市長又は区長とし、特定毒物研究者にあつてはその主たる研究所の所在地が指定都市の区域にある場合においては指定都市の長とする。第十八条第一項、第十九条第四項及び第五項、第二十条第二項並びに第二十三条の二において同じ。）」とあるのは「都道府県知事」と読み替えるものとする。

5　第十一条、第十二条第一項及び第三項、第十七条並びに第十八条の規定は、毒物劇物営業者、特定毒物研究者及び第一項に規定する者以外の者であつて厚生労働省令で定める毒物又は劇物を業務上取り扱うものについて準用する。この場合において、同条第一項中「都道府県知事」とあるのは、「都道府県知

四　弗《ふっ》化水素及びこれを含有する製剤
五　アクリルニトリル
六　アクロレイン
七　アンモニア及びこれを含有する製剤（アンモニア一〇パーセント以下を含有するものを除く。）で液体状のもの
八　塩化水素及びこれを含有する製剤（塩化水素一〇パーセント以下を含有するものを除く。）で液体状のもの
九　塩素
十　過酸化水素及びこれを含有する製剤（過酸化水素六パーセント以下を含有するものを除く。）
十一　クロルスルホン酸
十二　クロルピクリン
十三　クロルメチル
十四　硅《けい》弗《ふっ》化水素酸
十五　ジメチル硫酸
十六　臭素
十七　硝酸及びこれを含有する製剤（硝酸一〇パーセント以下を含有するものを除く。）で液体状のもの
十八　水酸化カリウム及びこれを含有する製剤（水酸化カリウム五パーセント以下を含有するものを除く。）で液体状のもの
十九　水酸化ナトリウム及びこれを含有する製剤（水酸化ナトリウム五パーセント以下を含有するものを除く。）で液体状のもの
二十　ニトロベンゼン
二十一　発煙硫酸
二十二　ホルムアルデヒド及びこれを含有する

に規定する者を含む。）が行う毒物劇物取扱責任者に関する届出について準用する。この場合において第五条第一項中「法第七条第三項」とあるのは「法第二十二条第四項において準用する法第七条第三項」と、同条第三項中「毒物劇物営業者」とあるのは「法第二十二条第一項に規定する者」と読み替えるものとする。

〔別記第十八号様式は二二一頁掲載〕

別記第十九号様式の(1)は二二一頁 (2)は二二一頁 掲載

（法第二十二条第五項に規定する厚生労働省令で定める毒物及び劇物）

第十八条の二　法第二十二条第五項に規定する厚生労働省令で定める毒物及び劇物は、すべての毒物及び劇物とする。

〔別表第四　削除〕

事（第二十二条第五項に規定する者の業務上毒物又は劇物を取り扱う場所の所在地が保健所を設置する市又は特別区の区域にある場合においては、市長又は区長）」と読み替えるものとする。

6　厚生労働大臣又は都道府県知事（第一項に規定する者の事業場又は前項に規定する者の業務上毒物若しくは劇物を取り扱う場所の所在地が保健所を設置する市又は特別区の区域にある場合においては、市長又は区長。次項において同じ。）は、第一項に規定する者が第四項で準用する第七条若しくは第十一条の規定若しくは同項で準用する第十九条第三項の処分に違反していると認めるとき、又は前項に規定する者が同項において準用する第十一条の規定に違反していると認めるときは、その者に対し、相当の期間を定めて、必要な措置をとるべき旨を命ずることができる。

7　第二十条の規定は、厚生労働大臣又は都道府県知事が第四項において準用する第十九条第三項の処分又は前項の処分をしようとする場合について準用する。

第一項　「政令」＝令四一・四二
本文の「厚生労働省令」＝規則一八ⅡⅢ
第四号の「厚生労働省令」＝規則一八Ⅰ
第五項　「厚生労働省令」＝規則一八の二
罰則＝法二四②・二四の二③・二五③～⑤⑦・二六

製剤（ホルムアルデヒド一パーセント以下を含有するものを除く。）で液体状のもの

二十三　硫酸及びこれを含有する製剤（硫酸一〇パーセント以下を含有するものを除く。）で液体状のもの

（薬事・食品衛生審議会への諮問）

第二十三条　厚生労働大臣は、第十六条第一項、別表第一第二十八号、別表第二第九十四号及び別表第三第十号の政令の制定又は改廃の立案をしようとするときは、あらかじめ、薬事・食品衛生審議会の意見を聴かなければならない。ただし、薬事・食品衛生審議会が軽微な事項と認めるものについては、この限りでない。

（緊急時における厚生労働大臣の事務執行）

第二十三条の二　第十八条第一項の規定により都道府県知事の権限に属するものとされている事務（製剤の製造（製剤の小分けを含む。）若しくは原体の小分けのみを行う製造業者又は製剤の輸入のみを行う輸入業者に係る同項に規定する権限に属するものを除く。以下この条において同じ。）は、保健衛生上の危害の発生又は拡大を防止するため緊急の必要があると厚生労働大臣が認める場合にあつては、厚生労働大臣又は都道府県知事が行うものとする。この場合においては、この法律の規定中都道府県知事に関する規定（当該事務に係るものに限る。）は、厚生労働大臣に関する規定として厚生労働大臣に適用があるものとする。

2　前項の場合において、厚生労働大臣又は都道府県知事が当該事務を行うときは、相互に密接な連携の下に行うものとする。

（権限の委任）

第二十三条の三　この法律に規定する厚生労働大臣の権限は、厚生労働省令で定めるところにより、地方厚生局長に委任することができる。

2　前項の規定により地方厚生局長に委任された権限は、厚生労働省令で定めるところにより、地方厚生支局長に委任することができる。

（権限の委任）

第三十六条の七　この政令に規定する厚生労働大臣の権限は、厚生労働省令で定めるところにより、地方厚生局長に委任することができる。

2　前項の規定により地方厚生局長に委任された権限は、厚生労働省令で定めるところにより、地方厚生支局長に委任することができる。

（権限の委任）

第二十四条　法第二十三条の三第一項及び令第三十六条の七第一項の規定により、次に掲げる厚生労働大臣の権限は、地方厚生局長に委任する。ただし、厚生労働大臣が次に掲げる権限を自ら行うことを妨げない。

一　法第十九条第五項（法第二十二条第四項において準用する場合を含む。）に規定する権限

二　法第二十二条第七項において準用する法第二十条第二項に規定する権限

三　法第二十二条第六項に規定する権限

四　法第二十三条の二第一項に規定する権限

（政令への委任）

第二十三条の四　この法律に規定するもののほか、毒物又は劇物の製造業、輸入業又は販売業の登録及び登録の更新に関し必要な事項並びに特定毒物研究者の許可及び届出並びに特定毒物研究者についての第十九条第四項の処分に関し必要な事項は、政令で定める。

「政令」＝令三三〜三六の三・三六の五・三七

（登録票の交付等）

第三十三条　都道府県知事（毒物又は劇物の販売業にあつては、その店舗の所在地が、地域保健法（昭和二十二年法律第百一号）第五条第一項の政令で定める市（以下「保健所を設置する市」という。）又は特別区の区域にある場合においては、市長又は区長）は、毒物又は劇物の製造業、輸入業又は販売業の登録を行つたときは、厚生労働省令の定めるところにより、登録を申請した者に登録票を交付しなければならない。毒物又は劇物の製造業、輸入業又は販売業の登録を更新したときも、同様とする。

「登録」の申請手続＝規則一・二
「登録票」の様式＝規則三・別記第三号様式
「登録の更新」の申請手続＝規則四
「厚生労働省令」＝規則四の五

（登録の申請）

第一条　毒物及び劇物取締法（昭和二十五年法律第三百三号。以下「法」という。）第四条第二項の毒物又は劇物の製造業又は輸入業の登録申請書は、別記第一号様式によるものとする。

2　前項の登録申請書には、次に掲げる書類を添付しなければならない。ただし、法の規定による登録等の申請又は届出（以下「申請等の行為」という。）の際都道府県知事に提出された書類については、当該登録申請書にその旨が付記されたときは、この限りでない。

一　毒物若しくは劇物を直接取り扱う製造所又は営業所の設備の概要図

二　申請者が法人であるときは、定款若しくは寄附行為又は登記事項証明書

3　前項の場合において、同項第二号に掲げる書類について、当該登録申請書の提出先とされる都道府県知事が、インターネットにおいて識別するための文字、記号その他の符号又はこれらの結合をその使用に係る電子計算機に入力することによつて、自動公衆送信装置（著作権法（昭和四十五年法律第四十八号）第二条第一項第九号の五イに規定する自動公衆送信装置をいう。）に記録されている情報のうち前項第二号に掲げる書類の内容を閲覧し、かつ、当該電子計算機に備えられたファイルに当該情報を記録することができるときは、前項の規定にかかわらず、第一項の登録申請書に前項第二号に掲げる書類を添付することを要しない。

〔別記第一号様式は二一六頁掲載〕

第二条　法第四条第二項の毒物又は劇物の販売業の登録申請書は、別記第二号様式によるものとする。

2　前項の登録申請書には、次に掲げる書類を添付しなければならない。ただし、申請等の行為又は医薬品、医療機器等の品質、有効性及び安全性の確保等に関する法律(昭和三十五年法律第百四十五号)第四条第一項の許可若しくは同法第二十四条第一項の許可の申請の際当該登録申請書の提出先とされている都道府県知事、地域保健法(昭和二十二年法律第百一号)第五条第一項の政令で定める市(以下「保健所を設置する市」という。)の市長若しくは特別区の区長に提出された書類については、当該登録申請書にその旨が付記されたときは、この限りでない。

一　毒物又は劇物を直接取り扱う店舗の設備の概要図

二　申請者が法人であるときは、定款若しくは寄附行為又は登記事項証明書

3　前項の場合において、同項第二号に掲げる書類について、当該登録申請書の提出先とされる都道府県知事、保健所を設置する市の市長若しくは特別区の区長が、インターネットにおいて識別するための文字、記号その他の符号又はこれらの結合をその使用に係る電子計算機に入力することによつて、自動公衆送信装置(著作権法(昭和四十五年法律第四十八号)第二条第一項第九号の五イに規定する自動公衆送信装置をいう。)に記録されている情報のうち前項第二号に掲げる書類の内容を閲覧し、かつ、当該電子計算機に備えられたファイルに当該情報を記録することができるときは、前項の規定にかかわらず、第一項の登録申請書に前項第二号に掲げる書類を添付することを要しない。

〔別記第二号様式は二一六頁掲載〕

（登録票の様式）

第三条　毒物又は劇物の製造業、輸入業又は販売業の登録票は、別記第三号様式によるものとする。

〔別記第三号様式は二一六頁掲載〕

（登録の更新の申請）
第四条　法第四条第三項の毒物又は劇物の製造業又は輸入業の登録の更新は、登録の日から起算して五年を経過した日の一月前までに、別記第四号様式による登録更新申請書に登録票を添えて提出することによつて行うものとする。
2　法第四条第三項の毒物又は劇物の販売業の登録の更新は、登録の日から起算して六年を経過した日の一月前までに、別記第五号様式による登録更新申請書に登録票を添えて提出することによつて行うものとする。
〔別記第四号様式は二一六頁掲載〕
〔別記第五号様式は二一七頁掲載〕

（登録簿の記載事項）
第四条の五　登録簿に記載する事項は、法第六条に規定する事項のほか、次のとおりとする。
一　登録番号及び登録年月日
二　製造所、営業所又は店舗の名称
三　毒物劇物取扱責任者の氏名及び住所

（特定毒物研究者の許可の申請）

第四条の六　法第六条の二第一項の許可申請書は、別記第六号様式によるものとする。

2　前項の許可申請書には、次に掲げる書類を添付しなければならない。ただし、申請等の行為の際当該許可申請書の提出先とされている都道府県知事（特定毒物研究者の主たる研究所の所在地が、地方自治法（昭和二十二年法律第六十七号）第二百五十二条の十九第一項の指定都市（以下「指定都市」という。）の区域にある場合においては、指定都市の長。第四条の八において同じ。）に提出され、又は当該都道府県知事を経由して地方厚生局長に提出された書類については、当該許可申請書にその旨が付記されたときは、この限りでない。

一　申請者の履歴書

二　研究所の設備の概要図

三　法第六条の二第三項第一号又は第二号に該当するかどうかに関する医師の診断書

四　第十一条の三の二第一項に規定する者にあつては、毒物及び劇物取締法施行令（昭和三十年政令第二百六十一号。以下「令」という。）第三十六条の五第一項の規定により講じる措置の内容を記載した書面

〔別記第六号様式は二一七頁掲載〕

（許可証の交付等）

第三十四条　都道府県知事（特定毒物研究者の主たる研究所の所在地が、地方自治法（昭和二十二年法律第六十七号）第二百五十二条の十九第一項の指定都市（以下「指定都市」という。）の区域にある場合においては、指定都市の長）は、特定毒物研究者の許可を与えたときは、厚生労働省令の定めるところにより、許可を申請した者に許可証を交付しなければならない。

「許可」の申請手続＝規則四の六

「許可証」の様式＝規則四の九・別記第七号様式

「厚生労働省令」＝規則四の十

（許可証の様式）

第四条の九　特定毒物研究者の許可証は、別記第七号様式によるものとする。

〔別記第七号様式は二一七頁掲載〕

（特定毒物研究者名簿の記載事項）

第四条の十　特定毒物研究者名簿に記載する事項は、次のとおりとする。

一　許可番号及び許可年月日

二　特定毒物研究者の氏名及び住所

三　主たる研究所の名称及び所在地

四　特定毒物を必要とする研究事項

五　特定毒物の品目

六　令第三十六条の四第三項の規定による特定毒物研究者名簿の送付が行われる場合にあつては、許可の権限を有する者の変更があつた旨及びその年月日

（登録票又は許可証の書換え交付）

第三十五条　毒物劇物営業者又は特定毒物研究者は、登録票又は許可証の記載事項に変更を生じたときは、登録票又は許可証の書換え交付を申請することができる。

2　前項の申請は、厚生労働省令で定めるところにより、申請書に登録票又は許可証を添え、毒物劇物営業者にあつてはその製造所、営業所又は店舗の所在地の都道府県知事（販売業にあつてはその店舗の所在地が、保健所を設置する市又は特別区の区域にある場合においては、市長又は区長。次条第二項及び第三項並びに第三十六条の二第一項において同じ。）に、特定毒物研究者にあつてはその主たる研究所の所在地の都道府県知事（その主たる研究所の所在地が、指定都市の区域にある場合においては、指定都市の長。次条第二項及び第三項、第三十六条の二第一項並びに第三十六条の六において同じ。）に対して行わなければならない。

「書換え交付」の申請手続＝規則一一の二

手数料＝地方公共団体の手数料の標準に関する政令

（登録票又は許可証の書換え交付の申請書の様式）

第十一条の二　令第三十五条第二項の申請書は、別記第十二号様式によるものとする。

〔別記第十二号様式は二一九頁掲載〕

（登録票又は許可証の再交付）

第三十六条　毒物劇物営業者又は特定毒物研究者は、登録票又は許可証を破り、汚し、又は失つたときは、登録票又は許可証の再交付を申請することができる。

2　前項の申請は、厚生労働省令で定めるところにより、毒物劇物営業者にあつてはその製造所、営業所又は店舗の所在地の都道府県知事に、特定毒物研究者にあつてはその主たる研究所の所在地の都道府県知事に対して行わなければならない。この場合において、登録票若しくは許可証を破り、又は汚した毒物劇物営業者又は特定毒物研究者は、申請書にその登録票又は許可証を添えなければならない。

3　毒物劇物営業者又は特定毒物研究者は、登録票又は許可証の再交付を受けた後、失つた登録票又は許可証を発見したときは、毒物劇物営業者にあつてはその製造所、営業所又は店舗の所在地の都道府県知事に、特定毒物研究者にあつてはその主たる研究所の所在地の都道府県知事に、これを返納しなければならない。

「再交付」の申請手続＝規則一一の三
手数料＝地方公共団体の手数料の標準に関する政令

（登録票又は許可証の再交付の申請書の様式）

第十一条の三　令第三十六条第二項の申請書は、別記第十三号様式によるものとする。

〔別記第十三号様式は二二〇頁掲載〕

（登録簿又は特定毒物研究者名簿）

第三十六条の三　都道府県知事、指定都市の長、保健所を設置する市の市長又は特別区の区長は、登録簿又は特定毒物研究者名簿を備え、厚生労働省令で定めるところにより、必要な事項を記載するものとする。

（特定毒物研究者の主たる研究所の所在地の変更）

第三十六条の四　特定毒物研究者は、都道府県又は指定都市の区域を異にしてその主たる研究所の所在地を変更したときは、その主たる研究所の所在地を変更した日において、その変更後の主たる研究所の所在地の都道府県知事（その変更後の主たる研究所の所在地が、指定都市の区域にある場合においては、指定都市の長。以下この条において「新管轄都道府県知事」という。）による法第三条の二第一項の許可を受けたものとみなす。

2　新管轄都道府県知事は、法第十条第二項の届出が都道府県又は指定都市の区域を異にしてその主たる研究所の所在地を変更した特定毒物研究者からあつたときは、当該特定毒物研究者の変更前の主たる研究所の所在地の都道府県知事（その変更前の主たる研究所の所在地が、指定都市の区域にある場合においては、指定都市の長。次項において「旧管轄都道府県知事」という。）にその旨を通知しなければならない。

3　前項の規定による通知を受けた旧管轄都道府県知事は、特定毒物研究者名簿のうち同項特定毒物研究者に関する部分を新管轄都道府県知事に送付しなければならない。

第一項　届出＝規則一〇の三

（特定毒物研究者の届出事項）

第十条の三　法第十条第二項第二号に規定する厚生労働省令で定める事項は、次のとおりとする。

一　主たる研究所の名称又は所在地
二　特定毒物を必要とする研究事項
三　特定毒物の品目
四　主たる研究所の設備の重要な部分

（行政処分に関する通知）
第三十六条の六　都道府県知事又は指定都市の長は、主たる研究所の所在地が他の都道府県又は指定都市の区域にある特定毒物研究者について、適当な措置をとることが必要であると認めるときは、理由を付して、その主たる研究所の所在地の都道府県知事にその旨を通知しなければならない。

（営業者の届出事項）
第十条の二　法第十条第一項第三号に規定する厚生労働省令で定める事項は、次のとおりとする。
一　製造所、営業所又は店舗の名称
二　登録に係る毒物又は劇物の品目（当該品目の製造又は輸入を廃止した場合に限る。）

（登録簿の記載事項）
第四条の五　登録簿に記載する事項は、法第六条に規定する事項のほか、次のとおりとする。
一　登録番号及び登録年月日
二　製造所、営業所又は店舗の名称
三　毒物劇物取扱責任者の氏名及び住所

（毒物劇物営業者及び特定毒物研究者の届出）
第十一条　法第十条第一項又は第二項の届出は、別記第十一号様式による届書を提出することによつて行うものとする。
2　前項の届書（法第十条第一項第二号又は第十条の三第一号若しくは第十条第一項第四号に掲げる事項に係るものに限る。）には、設備の概要図を添付しなければならない。ただし、申請等の行為の際当該届書の提出先とされている都道府県知事、指定都市の長、保健所を設置する市の市長又は特別区の区長に提出され、又は当該都道府県知事を経由して地方厚生局長に提出された設備の概要図については、当該届書にその旨が付記されたときは、この限りでない。

別記第十一号様式の(1)は二一九頁
(2)は二一九頁　掲載

（登録の変更の申請）

第十条　法第九条第二項において準用する法第四条第二項の登録変更申請書は、別記第十号様式によるものとする。

2　都道府県知事は、登録の変更をしたときは、遅滞なく、その旨及びその年月日を申請者に通知しなければならない。

〔別記第十号様式は二一八頁掲載〕

（電子情報処理組織による事務の取扱い）

第十九条　都道府県知事（販売業については保健所を設置する市の市長及び特別区の区長を含む。次項において同じ。）は、毒物又は劇物の製造業、輸入業又は販売業の登録及び登録の更新に関する事務（次項において「登録等の事務」という。）の全部又は一部を電子情報処理組織によつて取り扱うことができる。この場合においては、登録簿は、磁気ディスク（これに準ずる方法により一定の事項を確実に記録することができる物を含む。）に記録し、これをもつて調製する。

2　前項の規定により、都道府県知事が、電子情報処理組織によつて登録等の事務の全部又は一部を取り扱うときは、次に掲げる事項を厚生労働大臣に通知しなければならない。

一　電子情報処理組織によつて取り扱う登録等の事務の範囲

二　電子情報処理組織の使用を開始する年月日

三　その他必要な事項

（経過措置）
第二十三条の五　この法律の規定に基づき政令又は厚生労働省令を制定し、又は改廃する場合においては、それぞれ、政令又は厚生労働省令で、その制定又は改廃に伴い合理的に必要と判断される範囲内において、所要の経過措置を定めることができる。

（罰則）
第二十四条　次の各号のいずれかに該当する者は、三年以下の懲役若しくは二百万円以下の罰金に処し、又はこれを併科する。
一　第三条、第三条の二、第四条の三又は第九条の規定に違反した者
二　第十二条（第二十二条第四項及び第五項で準用する場合を含む。）の表示をせず、又は虚偽の表示をした者
三　第十三条、第十三条の二又は第十五条第一項の規定に違反した者
四　第十四条第一項又は第二項の規定に違反した者
五　第十五条の二の規定に違反した者
六　第十九条第四項の規定による業務の停止命令に違反した者

（省令への委任）
第三十七条　この章に定めるもののほか、毒物又は劇物の営業の登録及び登録の更新、特定毒物研究者の許可及び届出並びに特定毒物研究者についての法第十九条第四項の処分に関し必要な事項は、厚生労働省令で定める。

「厚生労働省令」＝規則十六

第十六条　削除

第二十四条の二　次の各号のいずれかに該当する者は、二年以下の懲役若しくは百万円以下の罰金に処し、又はこれを併科する。

一　みだりに摂取し、若しくは吸入し、又はこれらの目的で所持することの情を知つて第三条の三に規定する政令で定める物を販売し、又は授与した者

二　業務その他正当な理由によることなく所持することの情を知つて第三条の四に規定する政令で定める物を販売し、又は授与した者

三　第二十二条第六項の規定による命令に違反した者

第二十四条の三　第三条の三の規定に違反した者は、一年以下の懲役若しくは五十万円以下の罰金に処し、又はこれを併科する。

第二十四条の四　第三条の四の規定に違反した者は、六月以下の懲役若しくは五十万円以下の罰金に処し、又はこれを併科する。

第二十五条　次の各号のいずれかに該当する者は、三十万円以下の罰金に処する。
一　第十条第一項第四号又は第二項第三号に規定する事項につき、その届出を怠り、又は虚偽の届出をした者
二　第十四条第四項の規定に違反した者
二の二　第十五条第二項から第四項までの規定に違反した者
三　第十七条（第二十二条第四項及び第五項において準用する場合を含む。）の規定に違反した者
四　第十八条第一項（第二十二条第四項及び第五項において準用する場合を含む。）の規定による都道府県知事、指定都市の長、保健所を設置する市の市長又は特別区の区長の要求があつた場合に、報告をせず、又は虚偽の報告をした者
五　第十八条第一項（第二十二条第四項及び第五項において準用する場合を含む。）の規定による立入り、検査、質問又は収去を拒み、妨げ、又は忌避した者
六　第二十一条第一項（同条第四項において準用する場合を含む。）の規定に違反した者
七　第二十二条第一項から第三項までの規定による届出を怠り、又は虚偽の届出をした者

第二十六条　法人の代表者又は法人若しくは人の代理人、使用人その他の従業者が、その法人又は人の業務に関して、第二十四条、第二十四条の二、第二十四条の四又は前条の違反行為をしたときは、行為者を罰する外、その法人又は人に対しても、各本条の罰金を科する。但し、法人又は人の代理人、使用人その他の従業者の当該違反行為を防止するため、その業務について相当の注意及び監督が尽されたことの証明があつたときは、その法人又は人については、この限りでない。

第二十七条　第十六条の規定に基づく政令には、その政令に違反した者を二年以下の懲役若しくは百万円以下の罰金に処し、又はこれを併科する旨の規定及び法人の代表者又は法人若しくは人の代理人、使用人その他の従業者がその法人又は人の業務に関してその政令の違反行為をしたときはその行為者を罰するほか、その法人又は人に対して各本条の罰金を科する旨の規定を設けることができる。

本条の規定に基づく政令の「規定」令＝一〇・一五・二一・二七・三二・四〇の八

（罰則）

第十条　第四条又は第五条の規定に違反した者は、二年以下の懲役若しくは百万円以下の罰金に処し、又はこれを併科する。

2　第六条、第七条、第八条又は前条の規定に違反した者は、一年以下の懲役若しくは五十万円以下の罰金に処し、又はこれを併科する。

3　法人の代表者又は法人若しくは人の代理人、使用人その他の従業者がその法人又は人の業務に関して前二項の違反行為をしたときは、その行為者を罰するほか、その法人又は人に対しても前二項の罰金刑を科する。

根拠規定＝法二七

（罰則）

第十五条　第十三条の規定に違反した者は、二年以下の懲役若しくは百万円以下の罰金に処し、又はこれを併科する。

2　前条の規定に違反した者は、一年以下の懲役若しくは五十万円以下の罰金に処し、又はこれを併科する。

3　法人の代表者又は法人若しくは人の代理人、使用人その他の従業者がその法人又は人の業務に関して前二項の違反行為をしたときは、その行為者を罰するほか、その法人又は人に対しても前二項の罰金刑を科する。

根拠規定＝法二七

（罰則）

第二十一条　第十八条の規定に違反した者は、二年以下の懲役若しくは百万円以下の罰金に処し、又はこれを併科する。

2　前二条の規定に違反した者は、一年以下の懲役若しくは五十万円以下の罰金に処し、又はこれを併科する。

3　法人の代表者又は法人若しくは人の代理人、使用人その他の従業者がその法人又は人の業務に関して前二項の違反行為をしたときは、その行為者を罰するほか、その法人又は人に対しても前二項の罰金刑を科する。

根拠規定＝法二七

（罰則）

第二十七条　第二十四条の規定に違反した者は、二年以下の懲役若しくは百万円以下の罰金に処し、又はこれを併科する。

2　前二条の規定に違反した者は、一年以下の懲役若しくは五十万円以下の罰金に処し、又はこれを併科する。

3　法人の代表者又は法人若しくは人の代理人、使用人その他の従業者がその法人又は人の業務に関して前二項の違反行為をしたときは、その行為者を罰するほか、その法人又は人に対しても前二項の罰金刑を科する。

根拠規定＝法二七

（罰則）

第三十二条　前二条の規定に違反した者は、二年以下の懲役若しくは百万円以下の罰金に処し、又はこれを併科する。

2　法人の代表者又は法人若しくは人の代理人、使用人その他の従業者がその法人又は人の業務に関して前項の違反行為をしたときは、その行為者を罰するほか、その法人又は人に対しても同項の罰金刑を科する。

根拠規定＝法二七

（罰則）

第四十条の八　第四十条の二第一項から第五項まで、第四十条の三から第四十条の五まで、第四十条の六第一項又は前条の規定に違反した者は、二年以下の懲役若しくは百万円以下の罰金に処し、又はこれを併科する。

2　法人の代表者又は法人若しくは人の代理人、使用人その他の従業者がその法人又は人の業務に関して前項の違反行為をしたときは、その行為者を罰するほか、その法人又は人に対しても同項の罰金刑を科する。

根拠規定＝法二七

（フレキシブルディスクによる手続）

第二十条　次の表の上欄に掲げる規定中同表の下欄に掲げる書類の提出（特定毒物研究者に係るものを除く。）については、これらの書類の各欄に掲げる事項を記録したフレキシブルディスク並びに申請者又は届出者の氏名及び住所並びに申請又は届出の趣旨及びその年月日を記載した書類を提出することによつて行うことができる。

第一条第一項	別記第一号様式による登録申請書
第二条第一項	別記第二号様式による登録申請書
第四条第一項	別記第四号様式による登録更新申請書
第四条第二項	別記第五号様式による登録更新申請書
第五条第一項	別記第八号様式による届書
第五条第三項において準用する同条第一項	別記第九号様式による届書
第十条第一項	別記第十号様式による登録変更申請書事
第十一条第一項	別記第十一号様式による届書
第十一条の二	別記第十二号様式による申請書
第十一条の三	別記第十三号様式による申請書

2　前項の規定により同項の表の下欄に掲げる書類の提出に代えてフレキシブルディスク等を提出する場合においては、第二十条中「正副二通」とあるのは、「フレキシブルディスク一枚並びに申請者又は届出者の氏名及び住所並びに申請又は届出の趣旨及びその年月日を記載した書類正副二通」とする。

（フレキシブルディスクの構造）
第二十一条　前条第一項のフレキシブルディスクは、日本産業規格X六二二三号に適合する九十ミリメートルフレキシブルディスクカートリッジでなければならない。

（フレキシブルディスクへの記録方式）
第二十二条　第二十条のフレキシブルディスクへの記録は、次に掲げる方式に従つてしなければならない。
一　トラックフォーマットについては、日本産業規格X六二二五号に規定する方式
二　ボリューム及びファイル構成については、日本産業規格X〇六〇五号に規定する方式

（フレキシブルディスクに貼り付ける書面）
第二十三条　第二十条のフレキシブルディスクには、日本産業規格X六二二三号に規定するラベル領域に、次に掲げる事項を記載した書面を貼り付けなければならない。
一　申請者又は届出者の氏名
二　申請年月日又は届出年月日

◎毒物及び劇物取締法

昭和二十五年十二月二十八日法律第三百三号

改正　同　昭和二十八年八月十五日法律第二百十三号
同　昭和二十九年四月二十二日法律第七十一号
同　昭和三十年八月十二日法律第百六十二号
同　昭和三十五年八月十日法律第百四十五号
同　昭和三十九年七月十日法律第百六十五号
同　昭和四十五年十二月二十五日法律第百三十一号
同　昭和四十七年六月二十六日法律第百三号
同　昭和四十八年十月十二日法律第百十二号
同　昭和五十六年五月二十五日法律第五十一号
同　昭和五十七年九月一日法律第九十号
同　昭和五十八年十二月十日法律第八十三号
同　昭和六十年七月十二日法律第九十号
同　平成五年十一月十二日法律第八十九号
同　平成九年十一月二十一日法律第百五号
同　平成十一年七月十六日法律第八十七号
同　平成十一年十二月二十二日法律第百六十号
同　平成十二年十一月二十七日法律第百二十六号
同　平成十三年六月二十九日法律第八十七号
同　平成二十三年八月三十日法律第百五号
同　平成二十七年六月二十六日法律第五十号
同　平成三十年六月二十七日法律第六十六号

（目的）
第一条　この法律は、毒物及び劇物について、保健衛生上の見地から必要な取締を行うことを目的とする。

（定義）
第二条　この法律で「毒物」とは、別表第一に掲げる物であつて、医薬品及び医薬部外品以外のものをいう。

2　この法律で「劇物」とは、別表第二に掲げる物であつて、医薬品及び医薬部外品以外のものをいう。

3　この法律で「特定毒物」とは、毒物であつて、別表第三に掲げるものをいう。

（禁止規定）
第三条　毒物又は劇物の製造業の登録を受けた者でなければ、毒物又は劇物を販売又は授与の目的で製造してはならない。

2　毒物又は劇物の輸入業の登録を受けた者でなければ、毒物又は劇物を販売又は授与の目的で輸入してはならない。

3　毒物又は劇物の販売業の登録を受けた者でなければ、毒物又は劇物を販売し、授与し、又は販売若しくは授与の目的で貯蔵し、運搬し、若しくは陳列してはならない。但し、毒物又は劇物の製造業者又は輸入業者が、その製造し、又は輸入した毒物又は劇物を、他の毒物又は劇物の製造業者、輸入業者又は販売業者（以下「毒物劇物営業者」という。）に販売し、授与し、又はこれらの目的で貯蔵し、運搬し、若しくは陳列するときは、この限りでない。

第三条の二　毒物若しくは劇物の製造業者又は学術研究のため特定毒物を製造し、若しくは使用することができる者としてその主たる研究所の所在地の都道府県知事（その主たる研究所の所在地が、地方自治法（昭和二十二年法律第六十七号）第二百五十二条の十九第一項の指定都市（以下「指定都市」という。）の区域にある場合においては、指定都市の長。第六条の二及び第十条第二項において同じ。）の許可を受けた者（以下「特定毒物研究者」という。）でなければ、特定毒物を製造してはならない。

2　毒物若しくは劇物の輸入業者又は特定毒物研究者でなければ、特定毒物を輸入してはならない。

3　特定毒物研究者又は特定毒物を使用することができる者として品目ごとに政令で指定する者（以下「特定毒物使用者」という。）でなければ、特定毒物を使用してはならない。ただし、毒物又は劇物の製造業者が毒物又は劇物の製造のために特定毒物を使用するときは、この限りでない。

4　特定毒物研究者は、特定毒物を学術研究以外の用途に供してはならない。

5　特定毒物使用者は、特定毒物を品目ごとに政令で定める用途以外の用途に供してはならない。

6　毒物劇物営業者、特定毒物研究者又は特定毒物使用者でなければ、特定毒物を譲り渡し、又は譲り受けてはならない。

7　前項に規定する者は、同項に規定する者以外の者に特定毒物を譲り渡し、又は同項に規定する者以外の者から特定毒物を譲り受けてはならない。

8　毒物劇物営業者又は特定毒物研究者は、特定毒物使用者に対し、その者が使用することができる特定毒物以外の特定毒物を譲り渡してはならない。

9　毒物劇物営業者又は特定毒物研究者は、保健衛生上の危害を防止するため政令で特定毒物について品質、着色又は表示の基準が定められたときは、当該特定毒物については、その基準に適合するものでなければ、これを特定毒物使用者に譲り渡してはならない。

10　毒物劇物営業者、特定毒物研究者又は特定毒物使用者でなければ、特定毒物を所持してはならない。

11　特定毒物使用者は、その使用することができる特定毒物以外の特定毒物を譲り受け、又は所持してはならない。

第三条の三　興奮、幻覚又は麻酔の作用を有する毒物又は劇物（これらを含有する物を含む。）であつて政令で定めるものは、みだりに摂取し、若しくは吸入し、又はこれらの目的で所持してはならない。

第三条の四　引火性、発火性又は爆発性のある毒物又は劇物であつて政令で定めるものは、業務その他正当な理由による場合を除いては、所持してはならない。

（営業の登録）
第四条　毒物又は劇物の製造業、輸入業又は販売業の登録は、製造所、営業所又は店舗ごとに、その製造所、営業所又は店舗の所在地の都道府県知事（販売業にあつてはその店舗の所在地が、地域保健法（昭和二十二年法律第百一号）第五条第一項の政令で定める市（以下「保健所を設置する市」という。）又は特別区の区域にある場合においては、市長又は区長。次項、第五条、第七条第三項、第十条第一項及び第十九条第一項から第三項までにおいて同じ。）が行う。

2　毒物又は劇物の製造業、輸入業又は販売業の登録を受けようとする者は、製造業者にあつては製造所、輸入業者にあつては営業所、販売業者にあつては店舗ごとに、その製造所、営業所又は店舗の所在地の都道府県知事に申請書を出さなければならない。

3　製造業又は輸入業の登録は、五年ごとに、販売業の登録は、六年ごとに、更新を受けなければ、その効力を失う。

（販売業の登録の種類）
第四条の二　毒物又は劇物の販売業の登録を分けて、次のとおりとする。

一　一般販売業の登録
二　農業用品目販売業の登録
三　特定品目販売業の登録

（販売品目の制限）
第四条の三　農業用品目販売業の登録を受けた者は、農業上必要な毒物又は劇物であつて厚生労働省令で定めるもの以外の毒物又は劇物を販売し、授与し、又は販売若しくは授与の目的で貯蔵し、運搬し、若しくは陳列してはならない。

2　特定品目販売業の登録を受けた者は、厚生労働省令で定める毒物又は劇物以外の毒物又は劇物を販売し、授与し、又は販売若しくは授与の目的で貯蔵し、運搬し、若しくは陳列してはならない。

（登録基準）
第五条　都道府県知事は、毒物又は劇物の製造業、輸入業又は販売業の登録を受けようとする者の設備が、厚生労働省令で定める基準に適合しないと認めるとき、又はその者が第十九条第二項若しくは第四項の規定により登録を取り消され、取消しの日から起算して二年を経過していないものであるときは、第四条第一項の登録をしてはならない。

（登録事項）
第六条　第四条第一項の登録は、次に掲げる事項について行うものとする。

一　申請者の氏名及び住所（法人にあつては、その名称及び主たる事務所の所在地）
二　製造業又は輸入業の登録にあつては、製造し、又は輸入しようとする毒物又は劇物の品目
三　製造所、営業所又は店舗の所在地

（特定毒物研究者の許可）
第六条の二　特定毒物研究者の許可を受けようとする者は、その主たる研究所の所在地の都道府県知事に申請書を出さなければならない。
2　都道府県知事は、毒物に関し相当の知識を持ち、かつ、学術研究上特定毒物を製造し、又は使用することを必要とする者でなければ、特定毒物研究者の許可を与えてはならない。
3　都道府県知事は、次に掲げる者には、特定毒物研究者の許可を与えないことができる。
一　心身の障害により特定毒物研究者の業務を適正に行うことができない者として厚生労働省令で定めるもの
二　麻薬、大麻、あへん又は覚せい剤の中毒者
三　毒物若しくは劇物又は薬事に関する罪を犯し、罰金以上の刑に処せられ、その執行を終わり、又は執行を受けることがなくなつた日から起算して三年を経過していない者
四　第十九条第四項の規定により許可を取り消され、取消しの日から起算して二年を経過していない者

（毒物劇物取扱責任者）
第七条　毒物劇物営業者は、毒物又は劇物を直接に取り扱う製造所、営業所又は店舗ごとに、専任の毒物劇物取扱責任者を置き、毒物又は劇物による保健衛生上の危害の防止に当たらせなければならない。ただし、自ら毒物劇物取扱責任者として毒物又は劇物による保健衛生上の危害の防止に当たる製造所、営業所又は店舗については、この限りでない。
2　毒物劇物営業者が毒物若しくは劇物の製造業、輸入業若しくは販売業のうち二以上を併せて営む場合において、その製造所、営業所若しくは店舗が互に隣接しているとき、又は同一店舗において毒物若しくは劇物の販売業を二以上併せて営む場合には、毒物劇物取扱責任者は、前項の規定にかかわらず、これらの施設を通じて一人で足りる。
3　毒物劇物営業者は、毒物劇物取扱責任者を置いたときは、三十日以内に、その製造所、営業所又は店舗の所在地の都道府県知事にその毒物劇物取扱責任者の氏名を届け出なければならない。毒物劇物取扱責任者を変更したときも、同様とする。

（毒物劇物取扱責任者の資格）
第八条　次の各号に掲げる者でなければ、前条の毒物劇物取扱責任者となることができない。
一　薬剤師
二　厚生労働省令で定める学校で、応用化学に関する学課を修了した者
三　都道府県知事が行う毒物劇物取扱者試験に合格した者
2　次に掲げる者は、前条の毒物劇物取扱責任者となることができない。
一　十八歳未満の者
二　心身の障害により毒物劇物取扱責任者の業務を適正に行うことができない者として厚生労働省令で定めるもの
三　麻薬、大麻、あへん又は覚せい剤の中毒者
四　毒物若しくは劇物又は薬事に関する罪を犯し、罰金以上の刑に処せられ、その執行を終り、又は執行を受けることがなくなつた日から起算して三年を経過していない者
3　第一項第三号の毒物劇物取扱者試験を分けて、一般毒物劇物取扱者試験、農業用品目毒物劇物取扱者試験及び特定品目毒物劇物取扱者試験とする。
4　農業用品目毒物劇物取扱者試験又は特定品目毒物劇物取扱者試験に合格した者は、それぞれ第四条の三第一項の厚生労働省令で定める毒物若しくは劇物のみを取り扱う輸入業の営業所若しくは農業用品目販売業の店舗又は同条第二項の厚生労働省令で定める毒物若しくは劇物のみを取り扱う輸入業の営業所若しくは特定品目販売業の店舗においてのみ、毒物劇物取扱責任者となることができる。
5　この法律に定めるもののほか、試験科目その他毒物劇物取扱者試験に関し必要な事項は、厚生労働省令で定める。

（登録の変更）
第九条　毒物又は劇物の製造業者又は輸入業者は、登録を受けた毒物又は劇物以外の毒物又は劇物を製造し、又は輸入しようとするときは、あらかじめ、第六条第二号に掲げる事項につき登録の変更を受けなければならない。
2　第四条第二項及び第五条の規定は、登録の変更について準用する。

（届出）
第十条　毒物劇物営業者は、次の各号のいずれかに該当する場合には、三十日以内に、その製造所、営業所又は店舗の所在地の都道府県知事にその旨を届け出なければならない。
一　氏名又は住所（法人にあつては、その名称又は主たる事務所の所在地）を変更したとき。
二　毒物又は劇物を製造し、貯蔵し、又は運搬する設備の重要な部分を変更したとき。
三　その他厚生労働省令で定める事項を変更したとき。
四　当該製造所、営業所又は店舗における営業を廃止したとき。
2　特定毒物研究者は、次の各号のいずれかに該当する場合には、三十日以内に、その主たる研究所の所在地の都道府県知事にその旨を届け出なければならない。
一　氏名又は住所を変更したとき。
二　その他厚生労働省令で定める事項を変更したとき。
三　当該研究を廃止したとき。
3　第一項第四号又は前項第三号の場合において、その届出があつたときは、当該登録又は許可は、その効力を失う。

（毒物又は劇物の取扱）
第十一条　毒物劇物営業者及び特定毒物研究者は、毒物又は劇物が盗難にあい、又は紛失することを防ぐのに必要な措置を講じなければならない。
2　毒物劇物営業者及び特定毒物研究者は、毒物若しくは劇物又は毒物若しくは劇物を含有する物であつて政令で定めるものがその製造所、営業所若しくは店舗又は研究所の外に飛散し、漏れ、流れ出、若しくはしみ出、又はこれらの施設の地下にしみ込むことを防ぐのに必要な措置を講じなければならない。
3　毒物劇物営業者及び特定毒物研究者は、その製造所、営業所若しくは店舗又は研究所の外において毒物若しくは劇物又は前項の政令で定める物を運搬する場合には、これらの物が飛散し、漏れ、流れ出、又はしみ出ることを防ぐのに必要な措置を講じなければならない。
4　毒物劇物営業者及び特定毒物研究者は、毒物又は厚生労働省令で定める劇物については、その容器として、飲食物の容器として通常使用される物を使用してはならない。

（毒物又は劇物の表示）
第十二条　毒物劇物営業者及び特定毒物研究者は、毒物又は劇物の容器及び被包に、「医薬用外」の文字及び毒物については赤地に白色をもつて「毒物」の文字、劇物については白地に赤色をもつて「劇物」の文字を表示しなければならない。
2　毒物劇物営業者は、その容器及び被包に、左に掲げる事項を表示しなければ、毒物又は劇物を販売し、又は授与してはならない。
一　毒物又は劇物の名称
二　毒物又は劇物の成分及びその含量
三　厚生労働省令で定める毒物又は劇物については、それぞれ厚生労働省令で定めるその解毒剤の名称
四　毒物又は劇物の取扱及び使用上特に必要と認めて、厚生労働省令で定める事項
3　毒物劇物営業者及び特定毒物研究者は、毒物又は劇物を貯蔵し、又は陳列する場所に、「医薬用外」の文字及び毒物については「毒物」、劇物については「劇物」の文字を表示しなければならない。

（特定の用途に供される毒物又は劇物の販売等）
第十三条　毒物劇物営業者は、政令で定める毒物又は劇物については、厚生労働省令で定める方法により着色したものでなければ、これを農業用として販売し、又は授与してはならない。
第十三条の二　毒物劇物営業者は、毒物又は劇物のうち主として一般消費者の生活の用に供されると認められるものであつて政令で定めるものについては、その成分の含量又は容器若しくは被包について政令で定める基準に適合するものでなければ、こ

れを販売し、又は授与してはならない。

（毒物又は劇物の譲渡手続）

第十四条　毒物劇物営業者は、毒物又は劇物を他の毒物劇物営業者に販売し、又は授与したときは、その都度、次に掲げる事項を書面に記載しておかなければならない。

一　毒物又は劇物の名称及び数量

二　販売又は授与の年月日

三　譲受人の氏名、職業及び住所（法人にあつては、その名称及び主たる事務所の所在地）

2　毒物劇物営業者は、譲受人から前項各号に掲げる事項を記載し、厚生労働省令で定めるところにより作成した書面の提出を受けなければ、毒物又は劇物を毒物劇物営業者以外の者に販売し、又は授与してはならない。

3　前項の毒物劇物営業者は、同項の規定による書面の提出に代えて、政令で定めるところにより、当該譲受人の承諾を得て、当該書面に記載すべき事項について電子情報処理組織を使用する方法その他の情報通信の技術を利用する方法であつて厚生労働省令で定めるものにより提供を受けることができる。この場合において、当該毒物劇物営業者は、当該書面の提出を受けたものとみなす。

4　毒物劇物営業者は、販売又は授与の日から五年間、第一項及び第二項の書面並びに前項前段に規定する方法が行われる場合に当該方法において作られる電磁的記録（電子的方式、磁気的方式その他人の知覚によつては認識することができない方式で作られる記録であつて電子計算機による情報処理の用に供されるものとして厚生労働省令で定めるものをいう。）を保存しなければならない。

（毒物又は劇物の交付の制限等）

第十五条　毒物劇物営業者は、毒物又は劇物を次に掲げる者に交付してはならない。

一　十八歳未満の者

二　心身の障害により毒物又は劇物による保健衛生上の危害の防止の措置を適正に行うことができない者として厚生労働省令で定めるもの

三　麻薬、大麻、あへん又は覚せい剤の中毒者

2　毒物劇物営業者は、厚生労働省令の定めるところにより、その交付を受ける者の氏名及び住所を確認した後でなければ、第三条の四に規定する政令で定める物を交付してはならない。

3　毒物劇物営業者は、帳簿を備え、前項の確認をしたときは、厚生労働省令の定めるところにより、その確認に関する事項を記載しなければならない。

4　毒物劇物営業者は、前項の帳簿を、最終の記載をした日から五年間、保存しなければならない。

（廃棄）

第十五条の二　毒物若しくは劇物又は第十一条第二項に規定する政令で定める物は、廃棄の方法について政令で定める技術上の基準に従わなければ、廃棄してはならない。

（回収等の命令）

第十五条の三　都道府県知事（毒物又は劇物の販売業にあつてはその店舗の所在地が保健所を設置する市又は特別区の区域にある場合においては市長又は区長とし、特定毒物研究者にあつてはその主たる研究所の所在地が指定都市の区域にある場合においては指定都市の長とする。第十八条第一項、第十九条第四項及び第五項、第二十条第二項並びに第二十三条の二において同じ。）は、毒物劇物営業者又は特定毒物研究者の行う毒物若しくは劇物又は第十一条第二項の政令で定める物の廃棄の方法が前条の政令で定める基準に適合せず、これを放置しては不特定又は多数の者について保健衛生上の危害が生ずるおそれがあると認められるときは、その者に対し、当該廃棄物の回収又は毒性の除去その他保健衛生上の危害を防止するために必要な措置を講ずべきことを命ずることができる。

（運搬等についての技術上の基準等）

第十六条　保健衛生上の危害を防止するため必要があるときは、政令で、毒物又は劇物の運搬、貯蔵その他の取扱について、技術上の基準を定めることができる。

2　保健衛生上の危害を防止するため特に必要があるときは、政令で、次に掲げる事項を定めることができる。

一　特定毒物が附着している物又は特定毒物を含有する物の取扱に関する技術上の基準

二　特定毒物を含有する物の製造業者又は輸入業者が一定の品質又は着色の基準に適合するものでなければ、特定毒物を含有する物を販売し、又は授与してはならない旨

三　特定毒物を含有する物の製造業者、輸入業者又は販売業者が特定毒物を含有する物を販売し、又は授与する場合には、一定の表示をしなければならない旨

（事故の際の措置）

第十七条　毒物劇物営業者及び特定毒物研究者は、その取扱いに係る毒物若しくは劇物又は第十一条第二項の政令で定める物が飛散し、漏れ、流れ出し、染み出し、又は地下に染み込んだ場合において、不特定又は多数の者について保健衛生上の危害が生ずるおそれがあるときは、直ちに、その旨を保健所、警察署又は消防機関に届け出るとともに、保健衛生上の危害を防止するために必要な応急の措置を講じなければならない。

2　毒物劇物営業者及び特定毒物研究者は、その取扱いに係る毒物又は劇物が盗難にあい、又は紛失したときは、直ちに、その旨を警察署に届け出なければならない。

（立入検査等）

第十八条　都道府県知事は、保健衛生上必要があると認めるときは、毒物劇物営業者若しくは特定毒物研究者から必要な報告を徴し、又は薬事監視員のうちからあらかじめ指定する者に、これらの者の製造所、営業所、店舗、研究所その他業務上毒物若しくは劇物を取り扱う場所に立ち入り、帳簿その他の物件を検査させ、関係者に質問させ、若しくは試験のため必要な最小限度の分量に限り、毒物、劇物、第十一条第二項の政令で定める物若しくはその疑いのある物を収去させることができる。

2　前項の規定により指定された者は、毒物劇物監視員と称する。

3　毒物劇物監視員は、その身分を示す証票を携帯し、関係者の請求があるときは、これを提示しなければならない。

4　第一項の規定は、犯罪捜査のために認められたものと解してはならない。

（登録の取消等）

第十九条　都道府県知事は、毒物劇物営業者の有する設備が第五条の厚生労働省令で定める基準に適合しなくなつたと認めるときは、相当の期間を定めて、その設備を当該基準に適合させるために必要な措置をとるべき旨を命ずることができる。

2　前項の命令を受けた者が、その指定された期間内に必要な措置をとらないときは、都道府県知事は、その者の登録を取り消さなければならない。

3　都道府県知事は、毒物若しくは劇物の製造業、輸入業若しくは販売業の毒物劇物取扱責任者にこの法律に違反する行為があつたとき、又はその者が毒物劇物取扱責任者として不適当であると認めるときは、その毒物劇物営業者に対して、毒物劇物取扱責任者の変更を命ずることができる。

4　都道府県知事は、毒物劇物営業者又は特定毒物研究者にこの法律又はこれに基づく処分に違反する行為があつたとき（特定毒物研究者については、第六条の二第三項第一号から第三号までに該当するに至つたときを含む。）は、その営業の登録若しくは特定毒物研究者の許可を取り消し、又は期間を定めて、業務の全部若しくは一部の停止を命ずることができる。

5　厚生労働大臣は、保健衛生上の危害の発生又は拡大を防止するため緊急時において必要があると認めるときは、都道府県知事に対し、前各項までの規定による処分（指定都市の長に対しては、前項の規定に基づく処分に限る。）を行うよう指示をすることができる。

（聴聞等の方法の特例）

第二十条　前条第二項から第四項までの規定による処分に係る行政手続法（平成五年法律第八十八号）第十五条第一項又は第三十条の通知は、聴聞の期日又は弁明を記載した書面の提出期限（口頭による弁明の機会の付与を行う場合には、その日時）の一週間前までにしなければならない。

2　都道府県知事は、前条第二項の規定による登録の取消し、同条第三項の規定による毒物劇物取扱責任者の変更命令又は同条第四項の規定による許可の取消し（次項において「登録の取消処分等」という。）に係る行政手続法第十五条第一項の通知をしたときは、聴聞の期日及び場所を公示しなければならない。

3　登録の取消処分等に係る聴聞の期日における審理は、公開に

より行わなければならない。

（登録が失効した場合等の措置）

第二十一条　毒物劇物営業者、特定毒物研究者又は特定毒物使用者は、その営業の登録若しくは特定毒物研究者の許可が効力を失い、又は特定毒物使用者でなくなつたときは、十五日以内に、毒物劇物営業者にあつてはその製造所、営業所又は店舗の所在地の都道府県知事（販売業にあつてはその店舗の所在地が、保健所を設置する市又は特別区の区域にある場合においては、市長又は区長）に、特定毒物研究者にあつてはその主たる研究所の所在地の都道府県知事（その主たる研究所の所在地が指定都市の区域にある場合においては、指定都市の長）に、特定毒物使用者にあつては都道府県知事に、それぞれ現に所有する特定毒物の品名及び数量を届け出なければならない。

2　前項の規定により届出をしなければならないこととなつた者については、これらの者がその届出をしなければならないこととなつた日から起算して五十日以内に同項の特定毒物を毒物劇物営業者、特定毒物研究者又は特定毒物使用者に譲り渡す場合に限り、その譲渡し及び譲受けについては、第三条の二第六項及び第七項の規定を適用せず、また、その者の前項の特定毒物の所持については、同期間に限り、同条第十項の規定を適用しない。

3　毒物劇物営業者又は特定毒物研究者であつた者が前項の期間内に第一項の特定毒物を譲り渡す場合においては、第三条の二第八項及び第九項の規定の適用については、その者は、毒物劇物営業者又は特定毒物研究者であるものとみなす。

4　前三項の規定は、毒物劇物営業者、特定毒物研究者若しくは特定毒物使用者が死亡し、又は法人たるこれらの者が合併によつて消滅した場合に、その相続人若しくは相続人に代わつて相続財産を管理する者又は合併後存続し、若しくは合併により設立された法人の代表者について準用する。

（業務上取扱者の届出等）

第二十二条　政令で定める事業を行う者であつてその業務上シアン化ナトリウム又は政令で定めるその他の毒物若しくは劇物を取り扱うものは、事業場ごとに、その業務上これらの毒物又は劇物を取り扱うこととなつた日から三十日以内に、厚生労働省令で定めるところにより、次に掲げる事項を、その事業場の所在地の都道府県知事（その事業場の所在地が保健所を設置する市又は特別区の区域にある場合においては、市長又は区長。第三項において同じ。）に届け出なければならない。

一　氏名又は住所（法人にあつては、その名称及び主たる事務所の所在地）

二　シアン化ナトリウム又は政令で定めるその他の毒物若しくは劇物のうち取り扱う毒物又は劇物の品目

三　事業場の所在地

四　その他厚生労働省令で定める事項

2　前項の政令が制定された場合においてその政令の施行により同項に規定する者に該当することとなつた者は、その政令の施行の日から三十日以内に、同項の規定の例により同項各号に掲げる事項を届け出なければならない。

3　前二項の規定により届出をした者は、当該事業場におけるその事業を廃止したとき、当該事業場において第一項の毒物若しくは劇物を業務上取り扱わないこととなつたとき、又は同項各号に掲げる事項を変更したときは、その旨を当該事業場の所在地の都道府県知事に届け出なければならない。

4　第七条、第八条、第十一条、第十二条第一項及び第三項、第十五条の三、第十七条、第十八条並びに第十九条三項及び第五項の規定は、第一項に規定する者（第二項に規定する者を含む。以下この条において同じ。）について準用する。この場合において、第七条第三項中「その製造所、営業所又は店舗の所在地の都道府県知事」とあるのは「その事業場の所在地の都道府県知事（その事業場の所在地が保健所を設置する市又は特別区の区域にある場合においては、市長又は区長。第十五条の三、第十八条第一項並びに第十九条第三項及び第五項において同じ。）」と、第十五条の三中「都道府県知事（毒物又は劇物の販売業にあつてはその店舗の所在地が保健所を設置する市又は特別区の区域にある場合においては市長又は区長とし、特定毒物研究者にあつてはその主たる研究所の所在地が指定都市の区域にある場合においては指定都市の長とする。第十八条第一項、第十九条第四項及び第五項、第二十条第二項並びに第二十三条の二において同じ。）」とあるのは「都道府県知事」と読み替えるものとする。

5　第十一条、第十二条第一項及び第三項、第十七条並びに第十八条の規定は、毒物劇物営業者、特定毒物研究者及び第一項に規定する者以外の者であつて厚生労働省令で定める毒物又は劇物を業務上取り扱うものについて準用する。この場合において、同条第一項中「都道府県知事」とあるのは、「都道府県知事（第二十二条第五項に規定する者の業務上毒物又は劇物を取り扱う場所の所在地が保健所を設置する市又は特別区の区域にある場合においては、市長又は区長）」と読み替えるものとする。

6　厚生労働大臣又は都道府県知事（第一項に規定する者の事業場又は前項に規定する者の業務上毒物若しくは劇物を取り扱う場所の所在地が保健所を設置する市又は特別区の区域にある場合においては、市長又は区長。次項において同じ。）は、第一項に規定する者が第四項で準用する第七条若しくは第十一条の規定若しくは同項で準用する第十九条第三項の処分に違反していると認めるとき、又は前項に規定する者が同項において準用する第十一条の規定に違反していると認めるときは、その者に対し、相当の期間を定めて、必要な措置をとるべき旨を命ずることができる。

7　第二十条の規定は、厚生労働大臣又は都道府県知事が第四項において準用する第十九条第三項の処分又は前項の処分をしようとする場合について準用する。

（薬事・食品衛生審議会への諮問）

第二十三条　厚生労働大臣は、第十六条第一項、別表第一第二十八号、別表第二第九十四号及び別表第三第十号の政令の制定又は改廃の立案をしようとするときは、あらかじめ、薬事・食品衛生審議会の意見を聴かなければならない。ただし、薬事・食品衛生審議会が軽微な事項と認めるものについては、この限りでない。

（緊急時における厚生労働大臣の事務執行）

第二十三条の二　第十八条第一項の規定により都道府県知事の権限に属するものとされている事務（製剤の製造（製剤の小分けを含む。）若しくは原体の小分けのみを行う製造業者又は製剤の輸入のみを行う輸入業者に係る同項に規定する権限に属するものを除く。以下この条において同じ。）は、保健衛生上の危害の発生又は拡大を防止するため緊急の必要があると厚生労働大臣が認める場合にあつては、厚生労働大臣又は都道府県知事が行うものとする。この場合においては、この法律の規定中都道府県知事に関する規定（当該事務に係るものに限る。）は、厚生労働大臣に関する規定として厚生労働大臣に適用があるものとする。

2　前項の場合において、厚生労働大臣又は都道府県知事が当該事務を行うときは、相互に密接な連携の下に行うものとする。

（権限の委任）

第二十三条の三　この法律に規定する厚生労働大臣の権限は、厚生労働省令で定めるところにより、地方厚生局長に委任することができる。

2　前項の規定により地方厚生局長に委任された権限は、厚生労働省令で定めるところにより、地方厚生支局長に委任することができる。

（政令への委任）

第二十三条の四　この法律に規定するもののほか、毒物又は劇物の製造業、輸入業又は販売業の登録及び登録の更新に関し必要な事項並びに特定毒物研究者の許可及び届出並びに特定毒物研究者についての第十九条第四項の処分に関し必要な事項は、政令で定める。

（経過措置）

第二十三条の五　この法律の規定に基づき政令又は厚生労働省令を制定し、又は改廃する場合においては、それぞれ、政令又は厚生労働省令で、その制定又は改廃に伴い合理的に必要と判断される範囲内において、所要の経過措置を定めることができる。

（罰則）

第二十四条　次の各号のいずれかに該当する者は、三年以下の懲役若しくは二百万円以下の罰金に処し、又はこれを併科する。

一　第三条、第三条の二、第四条の三又は第九条の規定に違反した者

二　第十二条（第二十二条第四項及び第五項で準用する場合を

含む。）の表示をせず、又は虚偽の表示をした者
三　第十三条、第十三条の二又は第十五条第一項の規定に違反した者
四　第十四条第一項又は第二項の規定に違反した者
五　第十五条の二の規定に違反した者
六　第十九条第四項の規定による業務の停止命令に違反した者

第二十四条の二　次の各号のいずれかに該当する者は、二年以下の懲役若しくは百万円以下の罰金に処し、又はこれを併科する。
一　みだりに摂取し、若しくは吸入し、又はこれらの目的で所持することの情を知つて第三条の三に規定する政令で定める物を販売し、又は授与した者
二　業務その他正当な理由によることなく所持することの情を知つて第三条の四に規定する政令で定める物を販売し、又は授与した者
三　第二十二条第六項の規定による命令に違反した者

第二十四条の三　第三条の三の規定に違反した者は、一年以下の懲役若しくは五十万円以下の罰金に処し、又はこれを併科する。

第二十四条の四　第三条の四の規定に違反した者は、六月以下の懲役若しくは五十万円以下の罰金に処し、又はこれを併科する。

第二十五条　次の各号のいずれかに該当する者は、三十万円以下の罰金に処する。
一　第十条第一項第四号又は第二項第三号に規定する事項につき、その届出を怠り、又は虚偽の届出をした者
二　第十四条第四項の規定に違反した者
二の二　第十五条第二項から第四項までの規定に違反した者
三　第十七条（第二十二条第四項及び第五項において準用する場合を含む。）の規定に違反した者
四　第十八条第一項（第二十二条第四項及び第五項において準用する場合を含む。）の規定による都道府県知事、指定都市の長、保健所を設置する市の市長又は特別区の区長の要求があつた場合に、報告をせず、又は虚偽の報告をした者
五　第十八条第一項（第二十二条第四項及び第五項において準用する場合を含む。）の規定による立入り、検査、質問又は収去を拒み、妨げ、又は忌避した者
六　第二十一条第一項（同条第四項において準用する場合を含む。）の規定に違反した者
七　第二十二条第一項から第三項までの規定による届出を怠り、又は虚偽の届出をした者

第二十六条　法人の代表者又は法人若しくは人の代理人、使用人その他の従業者が、その法人又は人の業務に関して、第二十四条、第二十四条の二、第二十四条の四又は前条の違反行為をしたときは、行為者を罰する外、その法人又は人に対しても、各本条の罰金を科する。但し、法人又は人の代理人、使用人その他の従業者の当該違反行為を防止するため、その業務について相当の注意及び監督が尽されたことの証明があつたときは、その法人又は人については、この限りでない。

第二十七条　第十六条の規定に基づく政令には、その政令に違反した者を二年以下の懲役若しくは百万円以下の罰金に処し、又はこれを併科する旨の規定及び法人の代表者又は法人若しくは人の代理人、使用人その他の従業者がその法人又は人の業務に関してその政令の違反行為をしたときはその行為者を罰するほか、その法人又は人に対して各本条の罰金を科する旨の規定を設けることができる。

◎毒物及び劇物取締法施行令

改正
昭和三十年九月二十八日政令第二百六十一号
同　昭和三十一年六月十二日政令第百七十八号
同　昭和三十三年十二月十九日政令第三百三十四号
同　昭和三十四年三月二十四日政令第四十号
同　昭和三十四年十二月二十八日政令第三百八十五号
同　昭和三十六年一月十四日政令第七号
同　昭和三十六年一月二十六日政令第十一号
同　昭和三十六年六月十九日政令第二百三号
同　昭和三十六年九月十四日政令第三百九号
同　昭和三十七年一月二十三日政令第七号
同　昭和三十七年五月四日政令第百九十一号
同　昭和四十年一月四日政令第三号
同　昭和四十年十二月二十四日政令第三百七十九号
同　昭和四十二年一月三十一日政令第八号
同　昭和四十二年十二月二十六日政令第三百七十四号
同　昭和四十六年三月二十三日政令第三十号
同　昭和四十六年六月二十二日政令第百九十九号
同　昭和四十六年十一月二十七日政令第三百五十八号
同　昭和四十七年六月三十日政令第二百五十二号
同　昭和四十八年十一月二十四日政令第三百四十四号
同　昭和四十九年九月二十六日政令第三百三十五号
同　昭和五十年八月十九日政令第二百五十四号
同　昭和五十年十二月二十四日政令第三百七十二号
同　昭和五十三年三月三十日政令第五十八号
同　昭和五十三年七月五日政令第二百八十二号
同　昭和五十三年七月十一日政令第二百八十六号
同　昭和五十六年三月二十七日政令第四十四号
同　昭和五十七年四月二十日政令第百二十二号
同　昭和五十九年三月十六日政令第三十二号
同　昭和六十年三月五日政令第二十四号
同　昭和六十二年三月二十日政令第四十三号
同　平成二年九月二十一日政令第二百七十五号
同　平成三年三月十九日政令第三十九号
同　平成六年三月二十四日政令第六十四号
同　平成九年二月十九日政令第二十号
同　平成九年三月五日政令第二十八号
同　平成九年三月二十四日政令第五十七号
同　平成十一年九月二十九日政令第二百九十二号
同　平成十一年十二月八日政令第三百九十三号
同　平成十二年三月十七日政令第六十五号
同　平成十二年六月七日政令第三百九号
同　平成十二年六月三十日政令第三百六十六号
同　平成十三年一月四日政令第四号
同　平成十三年七月四日政令第二百三十六号
同　平成十四年十二月二十七日政令第四百六号
同　平成十五年一月三十一日政令第二十八号
同　平成十六年七月二日政令第二百二十四号
同　平成十七年一月二十六日政令第九号
同　平成十七年一月二十六日政令第十号
同　平成十八年三月二十三日政令第五十八号
同　平成二十一年三月十八日政令第三十九号
同　平成二十二年十二月十五日政令第二百四十一号
同　平成二十六年七月三十日政令第二百六十九号
同　平成二十八年三月十六日政令第六十六号
同　平成二十九年十月二十五日政令第二百六十四号
同　平成三十年十月十七日政令第二百九十一号
同　令和元年六月二十八日政令第四十四号

内閣は、毒物及び劇物取締法（昭和二十五年法律第三百三号）第三条の二第三項、第五項及び第九項、第十五条の二、第十六条第一項及び第二項並びに第二十七条の規定に基づき、この政令を制定する。

目次

第一章　四アルキル鉛を含有する製剤

（使用者及び用途）

第一条　毒物及び劇物取締法（以下「法」という。）第三条の二第三項及び第五項の規定により、四アルキル鉛を含有する製剤の使用者及び用途を次のように定める。

一　使用者　石油精製業者（原油から石油を精製することを業とする者をいう。）

二　用途　ガソリンへの混入

（着色及び表示）

第二条　法第三条の二第九項の規定により、四アルキル鉛を含有する製剤の着色及び表示の基準を次のように定める。

一　赤色、青色、黄色又は緑色に着色されていること。

二　その容器に、次に掲げる事項が表示されていること。

イ　四アルキル鉛を含有する製剤が入つている旨及びその内容量

ロ　その容器内の四アルキル鉛を含有する製剤の全部を消費したときは、消費者は、その空容器を、そのまま密閉して直ちに返送するか、又はその他の方法により保健衛生上危害を生ずるおそれがないように処置しなければならない旨

第三条　削除

（貯蔵）

第四条　四アルキル鉛を含有する製剤を貯蔵する場合には、次の各号に定める基準によらなければならない。

一　容器を密閉すること。

二　十分に換気が行われる倉庫内に貯蔵すること。

（混入の割合）

第五条　四アルキル鉛を含有する製剤をガソリンに混入する場合には、ガソリン一リツトルにつき四アルキル鉛一・三立方センチメートルの割合をこえて混入してはならない。

（空容器の処置）

第六条　容器に収められた四アルキル鉛を含有する製剤の全部を消費したときは、消費者は、その空容器を、そのまま密閉して直ちに毒物劇物営業者に返送するか、又はその他の方法により保健衛生上危害を生ずるおそれがないように処置しなければならない。

（加鉛ガソリンの品質）

第七条　四アルキル鉛を含有する製剤が混入されているガソリン（以下「加鉛ガソリン」という。）の製造業者又は輸入業者は、ガソリンに含有される四アルキル鉛の割合がガソリン一リツトルにつき四アルキル鉛〇・三立方センチメートル（航空ピストン発動機用ガソリンその他の特定の用に使用される厚生労働省令で定める加鉛ガソリンにあつては、一・三立方センチメートル）以下のものでなければ、加鉛ガソリンを販売し、又は授与してはならない。

（四アルキル鉛の量の測定方法）

第七条の二　第五条及び前条の数値は、厚生労働省令で定める方法により定量した場合における数値とする。

（加鉛ガソリンの着色）

第八条　加鉛ガソリンの製造業者又は輸入業者は、オレンジ色（第七条の厚生労働省令で定める加鉛ガソリンにあつては、厚生労働省令で定める色）に着色されたものでなければ、加鉛ガソリンを販売し、又は授与してはならない。

（加鉛ガソリンの表示）

第九条　加鉛ガソリンの製造業者、輸入業者又は販売業者は、容器のまま加鉛ガソリンを販売し、又は授与する場合において、その容器に次に掲げる事項が表示されていないときは、その容器にこれらの事項を表示しなければならない。

一　そのガソリンが加鉛ガソリンである旨（そのガソリンが第七条の厚生労働省令で定める加鉛ガソリンである場合にあつては、その旨）

二　そのガソリンを内燃機関以外の用（そのガソリンが第七条の厚生労働省令で定める加鉛ガソリンである場合にあつては、当該特定の用以外の用）に使用することが著しく危険である旨

2　加鉛ガソリンの販売業者は、加鉛ガソリンの給油塔の上部その他店舗内の見やすい場所に、前項に掲げる事項を表示しなければならない。ただし、加鉛ガソリンをもつぱら容器のまま販売する者は、この限りでない。

（罰則）

第十条　第四条又は第五条の規定に違反した者は、二年以下の懲役若しくは百万円以下の罰金に処し、又はこれを併科する。

2　第六条、第七条、第八条又は前条の規定に違反した者は、一年以下の懲役若しくは五十万円以下の罰金に処し、又はこれを併科する。

3　法人の代表者又は法人若しくは人の代理人、使用人その他の従業者がその法人又は人の業務に関して前二項の違反行為をしたときは、その行為者を罰するほか、その法人又は人に対しても前二項の罰金刑を科する。

第二章　モノフルオール酢酸の塩類を含有する製剤

（使用者及び用途）

第十一条　法第三条の二第三項及び第五項の規定により、モノフルオール酢酸の塩類を含有する製剤の使用者及び用途を次のように定める。

一　使用者　国、地方公共団体、農業協同組合、農業共済組合、農業共済組合連合会（農業保険法（昭和二十二年法律第百八十五号）第十条第一項に規定する全国連合会に限る。以下同じ。）、森林組合及び生産森林組合並びに三百ヘクタール以上の森林を経営する者、主として食糧を貯蔵するための倉庫を経営する者又は食糧を貯蔵するための倉庫を有し、かつ、食糧の製造若しくは加工を業とする者であつて、都道府県知事の指定を受けたもの

二　用途　野ねずみの駆除

（品質、着色及び表示）

第十二条　法第三条の二第九項の規定により、モノフルオール酢酸の塩類を含有する製剤の品質、着色及び表示の基準を次のように定める。

一　モノフルオール酢酸の塩類の含有割合が二パーセント以下であり、かつ、その製剤が固体状のものであるときは、医薬品、医療機器等の品質、有効性及び安全性の確保等に関する法律（昭和三十五年法律第百四十五号）に規定する日本薬局方で定める基準に適合するトウガラシ末が〇・五パーセント以上の割合で混入され、その製剤が液体状のものであるときは、同法に規定する日本薬局方で定める基準に適合するトウガラシチンキを五分の一に濃縮したものが一パーセント以上の割合で混入されていること。

二　深紅色に着色されていること。

三　その容器及び被包に、次に掲げる事項が表示されていること。

イ　モノフルオール酢酸の塩類を含有する製剤が入つている旨及びその内容量

ロ　モノフルオール酢酸の塩類を含有する製剤は、野ねずみの駆除以外の用に使用してはならない旨

ハ　その容器又は被包内のモノフルオール酢酸の塩類を含有する製剤の全部を消費したときは、消費者は、その容器又は被包を保健衛生上危害を生ずるおそれがないように処置しなければならない旨

（使用方法）

第十三条　モノフルオール酢酸の塩類を含有する製剤を使用して野ねずみの駆除を行う場合には、次の各号に定める基準によらなければならない。

一　次に掲げる者の実地の指導の下に行うこと。

イ　薬事又は毒物若しくは劇物に関する試験研究又は事務に従事する厚生労働省又は都道府県若しくは市町村の技術職員

ロ　法第八条に規定する毒物劇物取扱責任者の資格を有する者であつて、都道府県知事の指定を受けたもの

ハ　野ねずみの駆除に関する試験研究又は事務に従事する農林水産省の技術職員

ニ　農業改良助長法（昭和二十三年法律第百六十五号）第八条第一項に規定する普及指導員

ホ　森林病害虫等防除法（昭和二十五年法律第五十三号）第十一条に規定する森林害虫防除員

ヘ　植物防疫法（昭和二十五年法律第百五十一号）第三十三条第一項に規定する病害虫防除員

ト　森林法（昭和二十六年法律第二百四十九号）第百八十七条第一項に規定する林業普及指導員

チ　農業協同組合、農業共済組合、農業共済組合連合会、森林組合又は生産森林組合の技術職員であつて、都道府県知事の指定を受けたもの

二　モノフルオール酢酸の塩類を含有する製剤をえさとして用い、又はこれを使用した餌を用いて行う駆除については、次の基準によること。

イ　屋内で行わないこと。

ロ　一個の餌に含有されるモノフルオール酢酸の塩類の量は、三ミリグラム以下であること。

ハ　餌は、地表上に仕掛けないこと。ただし、厚生労働大臣が指定する地域において森林の野ねずみの駆除を行うため、降雪前に毒餌が入つている旨の表示がある容器に入れた餌を仕掛けるときは、この限りでない。

ニ　餌を仕掛ける日の前後各一週間にわたつて、餌を仕掛ける日時及び区域を公示すること。ただし、この号ハただし書に定める方法のみにより駆除を行うときは、餌を仕掛けた日の後一週間の公示をもつて足りる。

ホ　餌を仕掛け終わつたときは、余つたえさを保健衛生上危害を生ずるおそれがないように処置すること。

三　モノフルオール酢酸の塩類を含有する製剤を液体の状態で用いて行う駆除については、次の基準によること。

イ　食糧倉庫以外の場所で行わないこと。

ロ　液体に含有されるモノフルオール酢酸の塩類の割合は、〇・二パーセント以下であること。

ハ　一容器中の液体の量は、三百立方センチメートル以下であること。

ニ　液体を入れた容器は、倉庫の床面より高い場所に仕掛けないこと。

ホ　液体を入れた容器ごとに、モノフルオール酢酸の塩類を含有する液体が入つている旨を表示すること。

ヘ　液体を仕掛け終わつたときは、余つた液体を保健衛生上危害を生ずるおそれがないように処置すること。

（空容器等の処置）

第十四条　容器又は被包に収められたモノフルオール酢酸の塩類を含有する製剤の全部を消費したときは、消費者は、その製剤が収められていた容器又は被包を保健衛生上危害を生ずるおそれがないように処置しなければならない。

（罰則）

第十五条　第十三条の規定に違反した者は、二年以下の懲役若しくは百万円以下の罰金に処し、又はこれを併科する。

2　前条の規定に違反した者は、一年以下の懲役若しくは五十万円以下の罰金に処し、又はこれを併科する。

3　法人の代表者又は法人若しくは人の代理人、使用人その他の従業者がその法人又は人の業務に関して前二項の違反行為をしたときは、その行為者を罰するほか、その法人又は人に対しても前二項の罰金刑を科する。

第三章　ジメチルエチルメルカプトエチルチオホスフエイトを含有する製剤

（使用者及び用途）

第十六条　法第三条の二第三項及び第五項の規定により、ジメチルエチルメルカプトエチルチオホスフエイトを含有する製剤の使用者及び用途を次のように定める。

一　使用者　国、地方公共団体、農業協同組合及び農業者の組織する団体であつて都道府県知事の指定を受けたもの

二　用途　かんきつ類、りんご、なし、ぶどう、桃、あんず、梅、ホップ、なたね、桑、しちとうい又は食用に供されることがない観賞用植物若しくはその球根の害虫の防除

（着色及び表示）

第十七条　法第三条の二第九項の規定により、ジメチルエチルメルカプトエチルチオホスフエイトを含有する製剤の着色及び表示の基準を次のように定める。

一　紅色に着色されていること。

二　その容器及び被包に、次に掲げる事項が表示されていること。

イ　ジメチルエチルメルカプトエチルチオホスフエイトを含有する製剤が入つている旨及びその内容量

ロ　かんきつ類、りんご、なし、ぶどう、桃、あんず、梅、ホップ、なたね、桑、しちとうい又は食用に供されることがない観賞用植物若しくはその球根の害虫の防除以外の用に使用してはならない旨

ハ　その製剤が口に入り、又は皮膚から吸収された場合には、著しい危害を生ずるおそれがある旨

ニ　その容器又は被包内の製剤の全部を消費したときは、消費者は、その容器又は被包を保健衛生上危害を生ずるおそれがないように処置しなければならない旨

（使用方法）

第十八条　ジメチルエチルメルカプトエチルチオホスフエイトを含有する製剤を使用してかんきつ類、りんご、梨、ぶどう、桃、あんず、梅、ホップ、菜種、桑、七島い又は食用に供されることがない観賞用植物若しくはその球根の害虫の防除を行う場合には、次の各号に定める基準によらなければならない。

一　次に掲げる者の実地の指導の下に行うこと。

イ　薬事又は毒物若しくは劇物に関する試験研究又は事務に従事する厚生労働省又は都道府県若しくは市町村の技術職員

ロ　法第八条に規定する毒物劇物取扱責任者の資格を有する者であつて、都道府県知事の指定を受けたもの

ハ　植物防疫法第三条第一項に規定する植物防疫官、同条第二項に規定する植物防疫員その他農作物の病害虫の防除に関する試験研究又は事務に従事する農林水産省の技術職員

ニ　植物防疫法第三十三条第一項に規定する病害虫防除員であつて、都道府県知事の指定を受けたもの

ホ　農業改良助長法第八条第一項に規定する普及指導員であつて、都道府県知事の指定を受けたもの

ヘ　地方公共団体、農業協同組合、農業共済組合又は農業共済組合連合会の技術職員であつて、都道府県知事の指定を受けたもの

二　あらかじめ、防除実施の目的、日時及び区域、使用する薬剤の品名及び数量並びに指導員の氏名及び資格を防除実施区域の市町村長を経由して（特別区及び保健所を設置する市の区域にあつては、直接）保健所長に届け出ること。

三　防除実施の二日前から防除終了後七日までの間、防除実施の日時及び区域を公示すること。

四　菜種、桑又は七島いの害虫の防除は、散布以外の方法によらないこと。

五　かんきつ類、りんご、梨、ぶどう、桃、あんず、梅又は食用に供されることがない観賞用植物の害虫の防除は、散布及び塗布以外の方法によらないこと。

六　ホップの害虫の防除は、塗布以外の方法によらないこと。

七　食用に供されることがない観賞用植物の球根の害虫の防除は、浸漬以外の方法によらないこと。

八　菜種の害虫の防除は、その抽苔期間以外の時期に行わないこと。

（器具等の処置）

第十九条　ジメチルエチルメルカプトエチルチオホスフエイトを含有する製剤を使用して害虫の防除を行なつたときは、防除に使用した器具及び被服であつて、当該製剤が附着し、又は附着したおそれがあるものは、使用のつど、保健衛生上危害を生ずるおそれがないように処置しなければならない。

（空容器等の処置）

第二十条　容器又は被包に収められたジメチルエチルメルカプトエチルチオホスフエイトを含有する製剤の全部を消費したときは、消費者は、その製剤が収められていた容器又は被包を保健衛生上危害を生ずるおそれがないように処置しなければならない。

（罰則）

第二十一条　第十八条の規定に違反した者は、二年以下の懲役若しくは百万円以下の罰金に処し、又はこれを併科する。

2　前二条の規定に違反した者は、一年以下の懲役若しくは五十万円以下の罰金に処し、又はこれを併科する。

3　法人の代表者又は法人若しくは人の代理人、使用人その他の従業者がその法人又は人の業務に関して前二項の違反行為をしたときは、その行為者を罰するほか、その法人又は人に対しても前二項の罰金刑を科する。

第四章　モノフルオール酢酸アミドを含有する製剤

（使用者及び用途）

第二十二条　法第三条の二第三項及び第五項の規定により、モノフルオール酢酸アミドを含有する製剤の使用者及び用途を次のように定める。

一　使用者　国、地方公共団体、農業協同組合及び農業者の組織する団体であつて都道府県知事の指定を受けたもの

二　用途　かんきつ類、りんご、なし、桃又はかきの害虫の防除

（着色及び表示）

第二十三条　法第三条の二第九項の規定により、モノフルオール酢酸アミドを含有する製剤の着色及び表示の基準を次のように定める。

一　青色に着色されていること。

二　その容器及び被包に、次に掲げる事項が表示されていること。

イ　モノフルオール酢酸アミドを含有する製剤が入つている旨及びその内容量

ロ　かんきつ類、りんご、なし、桃又はかきの害虫の防除以外の用に使用してはならない旨

ハ　その製剤が口に入り、又は皮膚から吸収された場合には、著しい危害を生ずるおそれがある旨

ニ　その容器又は被包内の製剤の全部を消費したときは、消費者は、その容器又は被包を保健衛生上危害を生ずるおそれがないように処置しなければならない旨

（使用方法）

第二十四条　モノフルオール酢酸アミドを含有する製剤を使用してかんきつ類、りんご、なし、桃又はかきの害虫の防除を行う場合には、次の各号に定める基準によらなければならない。

一　次に掲げる者の実地の指導の下に行うこと。

イ　薬事又は毒物若しくは劇物に関する試験研究又は事務に従事する厚生労働省又は都道府県若しくは市町村の技術職員

ロ　法第八条に規定する毒物劇物取扱責任者の資格を有する者であつて、都道府県知事の指定を受けたもの

ハ　植物防疫法第三条第一項に規定する植物防疫官、同条第二項に規定する植物防疫員その他農作物の病害虫の防除に関する試験研究又は事務に従事する農林水産省の技術職員

ニ　植物防疫法第三十三条第一項に規定する病害虫防除員であつて、都道府県知事の指定を受けたもの

ホ　農業改良助長法第八条第一項に規定する普及指導員であつて、都道府県知事の指定を受けたもの

ヘ　農業協同組合の技術職員であつて、都道府県知事の指定

を受けたもの

二　あらかじめ、防除実施の目的、日時及び区域、使用する薬剤の品名及び数量並びに指導員の氏名及び資格を防除実施区域の市町村長を経由して（特別区及び保健所を設置する市の区域にあつては、直接）保健所長に届け出ること。

三　防除実施の二日前から防除終了後七日までの間、防除実施の日時及び区域を公示すること。

四　散布以外の方法によらないこと。

（器具等の処置）

第二十五条　モノフルオール酢酸アミドを含有する製剤を使用してかんきつ類、りんご、なし、桃又はかきの害虫の防除を行つたときは、防除に使用した器具及び被服であつて、当該製剤が附着し、又は附着したおそれがあるものは、使用のつど、保健衛生上危害を生ずるおそれがないように処置しなければならない。

（空容器等の処置）

第二十六条　容器又は被包に収められたモノフルオール酢酸アミドを含有する製剤の全部を消費したときは、消費者は、その製剤が収められていた容器又は被包を保健衛生上危害を生ずるおそれがないように処置しなければならない。

（罰則）

第二十七条　第二十四条の規定に違反した者は、二年以下の懲役若しくは百万円以下の罰金に処し、又はこれを併科する。

2　前二条の規定に違反した者は、一年以下の懲役若しくは五十万円以下の罰金に処し、又はこれを併科する。

3　法人の代表者又は法人若しくは人の代理人、使用人その他の従業者がその法人又は人の業務に関して前二項の違反行為をしたときは、その行為者を罰するほか、その法人又は人に対しても前二項の罰金刑を科する。

第五章　りん化アルミニウムとその分解促進剤とを含有する製剤

（使用者及び用途）

第二十八条　法第三条の二第三項及び第五項の規定により、りん化アルミニウムとその分解促進剤とを含有する製剤の使用者及び用途を次のように定める。

一　使用者

イ　国、地方公共団体、農業協同組合又は日本たばこ産業株式会社

ロ　くん蒸により倉庫内若しくはコンテナ内のねずみ、昆虫等を駆除することを業とする者又は営業のために倉庫を有する者であつて、都道府県知事の指定を受けたもの

ハ　船長（船長の職務を行う者を含む。以下同じ。）又はくん蒸により船倉内のねずみ、昆虫等を駆除することを業とする者

二　用途　倉庫内、コンテナ（産業標準化法（昭和二十四年法律第百八十五号）に基づく日本産業規格Z一六一〇号（大形コンテナ）に適合するコンテナ又はこれらと同等以上の内容積を有する密閉形コンテナに限る。以下同じ。）内又は船倉内におけるねずみ、昆虫等の駆除（前号ロに掲げる者にあつては倉庫内又はコンテナ内、同号ハに掲げる者にあつては船倉内におけるものに限る。）

（品質及び表示）

第二十九条　法第三条の二第九項の規定により、燐《りん》化アルミニウムとその分解促進剤とを含有する製剤の品質及び表示の基準を次のように定める。

一　温度が二十五度、相対湿度が七十パーセントの空気中において、その製剤中の燐《りん》化アルミニウムのすべてが分解するのに要する時間が十二時間以上二十四時間以内であること。

二　その製剤中の燐《りん》化アルミニウムが分解する場合に悪臭を発生するものであること。

三　その容器及び被包に、次に掲げる事項が表示されていること。

イ　燐《りん》化アルミニウムとその分解促進剤とを含有する製剤が入つている旨

ロ　倉庫内、コンテナ内又は船倉内におけるねずみ、昆《こん》虫等の駆除以外の用に使用してはならない旨

ハ　空気に触れた場合に燐《りん》化水素を発生し、著しい危害を生ずるおそれがある旨

（使用方法）

第三十条　燐《りん》化アルミニウムとその分解促進剤とを含有する製剤を使用して倉庫内、コンテナ内又は船倉内のねずみ、昆《こん》虫等を駆除するための燻《くん》蒸作業（燐《りん》化水素を当該倉庫、当該コンテナ又は当該船倉から逸散させる作業を含む。）を行なう場合には、次の各号に定める基準によらなければならない。

一　倉庫内におけるねずみ、昆《こん》虫等の駆除については、次の基準によること。

イ　燻《くん》蒸中は、当該倉庫のとびら、通風口等を閉鎖し、その他必要に応じ、当該倉庫について、燐《りん》化水素が当該倉庫の外部にもれることによる保健衛生上の危害の発生を防止するため必要な措置を講ずること。

ロ　燻《くん》蒸中及び燐《りん》化水素が当該倉庫から逸散し終わるまでの間、当該倉庫のとびら及びその附近の見やすい場所に、当該倉庫に近寄ることが著しく危険である旨を表示すること。

二　コンテナ内におけるねずみ、昆《こん》虫等の駆除については、次の基準によること。

イ　燻《くん》蒸作業は、都道府県知事が指定した場所で行なうこと。

ロ　燻《くん》蒸中は、当該コンテナのとびら、通風口等を閉鎖し、その他必要に応じ、当該コンテナについて、燐《りん》化水素が当該コンテナの外部にもれることによる保健衛生上の危害の発生を防止するため必要な措置を講ずること。

ハ　燻《くん》蒸中及び燐《りん》化水素が当該コンテナから逸散し終わるまでの間、当該コンテナのとびら及びその附近の見やすい場所に、当該コンテナに近寄ることが著しく危険である旨を表示すること。

ニ　燻《くん》蒸中及び燐《りん》化水素が当該コンテナから逸散し終わるまでの間、当該コンテナを移動させてはならないこと。

三　船倉内におけるねずみ、昆《こん》虫等の駆除については、次の基準によること。

イ　使用者が船長以外の者であるときは、あらかじめ、燻《くん》蒸作業を始める旨を船長に通知すること。

ロ　燻《くん》蒸中は、当該船倉のとびら、通風口等を密閉し、その他必要に応じ、当該船倉について、燐《りん》化水素が当該船倉の外部にもれることを防ぐため必要な措置を講ずること。

ハ　燻《くん》蒸中は、当該船倉のとびら及びその附近の見やすい場所に、当該船倉内に立ち入ることが著しく危険である旨を表示すること。

ニ　燐《りん》化水素を当該船倉から逸散させるときは、逸散し終わるまでの間、当該船倉のとびら、逸散口及びそれらの附近の見やすい場所に、当該船倉に立ち入り、又は当該逸散口に近寄ることが著しく危険である旨を表示すること。

（保管）

第三十一条　燐《りん》化アルミニウムとその分解促進剤とを含有する製剤の保管は、密閉した容器で行わなければならない。

（罰則）

第三十二条　前二条の規定に違反した者は、二年以下の懲役若しくは百万円以下の罰金に処し、又はこれを併科する。

2　法人の代表者又は法人若しくは人の代理人、使用人その他の従業者がその法人又は人の業務に関して前項の違反行為をしたときは、その行為者を罰するほか、その法人又は人に対しても同項の罰金刑を科する。

第五章の二　興奮、幻覚又は麻酔の作用を有する物

（興奮、幻覚又は麻酔の作用を有する物）

第三十二条の二　法第三条の三に規定する政令で定める物は、トルエン並びに酢酸エチル、トルエン又はメタノールを含有するシンナー（塗料の粘度を減少させるために使用される有機溶剤をいう。）、接着剤、塗料及び閉そく用又はシーリング用の充てん料とする。

第五章の三　発火性又は爆発性のある劇物

（発火性又は爆発性のある劇物）

第三十二条の三　法第三条の四に規定する政令で定める物は、亜塩素酸ナトリウム及びこれを含有する製剤（亜塩素酸ナトリウム三十パーセント以上を含有するものに限る。）、塩素酸塩類及びこれを含有する製剤（塩素酸塩類三十五パーセント以上を含有するものに限る。）、ナトリウム並びにピクリン酸とする。

第六章　営業の登録及び特定毒物研究者の許可

（登録票の交付等）

第三十三条　都道府県知事（毒物又は劇物の販売業にあつては、その店舗の所在地が、地域保健法（昭和二十二年法律第百一号）第五条第一項の政令で定める市（以下「保健所を設置する市」という。）又は特別区の区域にある場合においては、市長又は区長）は、毒物又は劇物の製造業、輸入業又は販売業の登録を行つたときは、厚生労働省令の定めるところにより、登録を申請した者に登録票を交付しなければならない。毒物又は劇物の製造業、輸入業又は販売業の登録を更新したときも、同様とする。

（許可証の交付等）

第三十四条　都道府県知事（特定毒物研究者の主たる研究所の所在地が、地方自治法（昭和二十二年法律第六十七号）第二百五十二条の十九第一項の指定都市（以下「指定都市」という。）の区域にある場合においては、指定都市の長）は、特定毒物研究者の許可を与えたときは、厚生労働省令の定めるところにより、許可を申請した者に許可証を交付しなければならない。

（登録票又は許可証の書換え交付）

第三十五条　毒物劇物営業者又は特定毒物研究者は、登録票又は許可証の記載事項に変更を生じたときは、登録票又は許可証の書換え交付を申請することができる。

2　前項の申請は、厚生労働省令で定めるところにより、申請書に登録票又は許可証を添え、毒物劇物営業者にあつてはその製造所、営業所又は店舗の所在地の都道府県知事（販売業にあつてはその店舗の所在地が、保健所を設置する市又は特別区の区域にある場合においては、市長又は区長。次条第二項及び第三項並びに第三十六条の二第一項において同じ。）に、特定毒物研究者にあつてはその主たる研究所の所在地の都道府県知事（その主たる研究所の所在地が、指定都市の区域にある場合においては、指定都市の長。次条第二項及び第三項、第三十六条の二第一項並びに第三十六条の六において同じ。）に対して行わなければならない。

（登録票又は許可証の再交付）

第三十六条　毒物劇物営業者又は特定毒物研究者は、登録票又は許可証を破り、汚し、又は失つたときは、登録票又は許可証の再交付を申請することができる。

2　前項の申請は、厚生労働省令で定めるところにより、毒物劇物営業者にあつてはその製造所、営業所又は店舗の所在地の都道府県知事に、特定毒物研究者にあつてはその主たる研究所の所在地の都道府県知事に対して行わなければならない。この場合において、登録票若しくは許可証を破り、又は汚した毒物劇物営業者又は特定毒物研究者は、申請書にその登録票又は許可証を添えなければならない。

3　毒物劇物営業者又は特定毒物研究者は、登録票又は許可証の再交付を受けた後、失つた登録票又は許可証を発見したときは、毒物劇物営業者にあつてはその製造所、営業所又は店舗の所在地の都道府県知事に、特定毒物研究者にあつてはその主たる研究所の所在地の都道府県知事に、これを返納しなければならない。

（登録票又は許可証の返納）

第三十六条の二　毒物劇物営業者又は特定毒物研究者は、法第十九条第二項若しくは第四項の規定により登録若しくは特定毒物研究者の許可を取り消され、若しくは業務の停止の処分を受け、又は営業若しくは研究を廃止したときは、毒物劇物営業者にあつてはその製造所、営業所又は店舗の所在地の都道府県知事に、特定毒物研究者にあつてはその主たる研究所の所在地の都道府県知事に、その登録票又は許可証を速やかに返納しなければならない。

2　都道府県知事、指定都市の長、保健所を設置する市の市長又は特別区の区長は、法第十九条第四項の規定により業務の停止の処分を受けた者については、業務停止の期間満了の後、登録票又は許可証を交付するものとする。

（登録簿又は特定毒物研究者名簿）

第三十六条の三　都道府県知事、指定都市の長、保健所を設置する市の市長又は特別区の区長は、登録簿又は特定毒物研究者名簿を備え、厚生労働省令で定めるところにより、必要な事項を記載するものとする。

（特定毒物研究者の主たる研究所の所在地の変更）

第三十六条の四　特定毒物研究者は、都道府県又は指定都市の区域を異にしてその主たる研究所の所在地を変更したときは、その主たる研究所の所在地を変更した日において、その変更後の主たる研究所の所在地の都道府県知事（その変更後の主たる研究所の所在地が、指定都市の区域にある場合においては、指定都市の長。以下この条において「新管轄都道府県知事」という。）による法第三条の二第一項の許可を受けたものとみなす。

2　新管轄都道府県知事は、法第十条第二項の届出が都道府県又は指定都市の区域を異にしてその主たる研究所の所在地を変更した特定毒物研究者からあつたときは、当該特定毒物研究者の変更前の主たる研究所の所在地の都道府県知事（その変更前の主たる研究所の所在地が、指定都市の区域にある場合においては、指定都市の長。次項において「旧管轄都道府県知事」という。）にその旨を通知しなければならない。

3　前項の規定による通知を受けた旧管轄都道府県知事は、特定毒物研究者名簿のうち同項特定毒物研究者に関する部分を新管轄都道府県知事に送付しなければならない。

（厚生労働省令で定める者に係る保健衛生上の危害の防止のための措置）

第三十六条の五　特定毒物研究者のうち厚生労働省令で定める者は、その者が主たる研究所において毒物又は劇物による保健衛生上の危害を確実に防止するために必要な設備の設置、補助者の配置その他の措置を講じなければならない。

2　毒物劇物営業者は、毒物劇物取扱責任者として厚生労働省令で定める者を置くときは、当該毒物劇物取扱責任者がその製造所、営業所又は店舗において毒物又は劇物による保健衛生上の危害を確実に防止するために必要な設備の設置、補助者の配置その他の措置を講じなければならない。

3　前項の規定は、毒物劇物取扱責任者を同項に規定する者に変更する場合について準用する。

（行政処分に関する通知）

第三十六条の六　都道府県知事又は指定都市の長は、主たる研究所の所在地が他の都道府県又は指定都市の区域にある特定毒物研究者について、適当な措置をとることが必要であると認めるときは、理由を付して、その主たる研究所の所在地の都道府県知事にその旨を通知しなければならない。

（権限の委任）

第三十六条の七　この政令に規定する厚生労働大臣の権限は、厚生労働省令で定めるところにより、地方厚生局長に委任することができる。

2　前項の規定により地方厚生局長に委任された権限は、厚生労働省令で定めるところにより、地方厚生支局長に委任することができる。

（省令への委任）

第三十七条　この章に定めるもののほか、毒物又は劇物の営業の登録及び登録の更新、特定毒物研究者の許可及び届出並びに特定毒物研究者についての法第十九条第四項の処分に関し必要な事項は、厚生労働省令で定める。

第七章　危害防止の措置を講ずべき毒物等含有物

（毒物又は劇物を含有する物）

第三十八条　法第十一条第二項に規定する政令で定める物は、次のとおりとする。

一　無機シアン化合物たる毒物を含有する液体状の物（シアン含有量が一リットルにつき一ミリグラム以下のものを除く。）

二　塩化水素、硝酸若しくは硫酸又は水酸化カリウム若しくは水酸化ナトリウムを含有する液体状の物（水で十倍に希釈した場合の水素イオン濃度が水素指数二・〇から十二・〇までのものを除く。）

2　前項の数値は、厚生労働省令で定める方法により定量した場合における数値とする。

第八章　特定の用途に供される毒物又は劇物

（着色すべき農業用劇物）

第三十九条　法第十三条に規定する政令で定める劇物は、次のとおりとする。

一　硫酸タリウムを含有する製剤たる劇物

二　燐化亜鉛を含有する製剤たる劇物

（劇物たる家庭用品）

第三十九条の二　法第十三条の二に規定する政令で定める劇物は、別表第一の上欄に掲げる物とし、同条に規定する政令で定める基準は、同表の上欄に掲げる物に応じ、その成分の含量については同表の中欄に、容器又は被包については同表の下欄に掲げるとおりとする。

第八章の二　毒物又は劇物の譲渡手続

（毒物又は劇物の譲渡手続に係る情報通信の技術を利用する方法）

第三十九条の三　毒物劇物営業者は、法第十四条第三項の規定により同項に規定する事項の提供を受けようとするときは、厚生労働省令で定めるところにより、あらかじめ、当該譲受人に対し、その用いる同項前段に規定する方法（以下この条において「電磁的方法」という。）の種類及び内容を示し、書面又は電磁的方法による承諾を得なければならない。

2　前項の規定による承諾を得た毒物劇物営業者は、当該譲受人から書面又は電磁的方法により電磁的方法による提供を行わない旨の申出があつたときは、当該譲受人から、法第十四条第三項に規定する事項の提供を電磁的方法によつて受けてはならない。ただし、当該譲受人が再び前項の規定による承諾をした場合は、この限りでない。

第九章　毒物及び劇物の廃棄

（廃棄の方法）

第四十条　法第十五条の二の規定により、毒物若しくは劇物又は法第十一条第二項に規定する政令で定める物の廃棄の方法に関する技術上の基準を次のように定める。

一　中和、加水分解、酸化、還元、稀釈その他の方法により、毒物及び劇物並びに法第十一条第二項に規定する政令で定める物のいずれにも該当しない物とすること。

二　ガス体又は揮発性の毒物又は劇物は、保健衛生上危害を生ずるおそれがない場所で、少量ずつ放出し、又は揮発させること。

三　可燃性の毒物又は劇物は、保健衛生上危害を生ずるおそれがない場所で、少量ずつ燃焼させること。

四　前各号により難い場合には、地下一メートル以上で、かつ、地下水を汚染するおそれがない地中に確実に埋め、海面上に引き上げられ、若しくは浮き上がるおそれがない方法で海水中に沈め、又は保健衛生上危害を生ずるおそれがないその他の方法で処理すること。

第九章の二　毒物及び劇物の運搬

（容器）

第四十条の二　四アルキル鉛を含有する製剤（自動車燃料用アンチノック剤を除く。）を運搬する場合には、その容器は、産業標準化法に基づく日本産業規格Ｚ一六〇一号（鋼製ドラム缶）第一種に適合するドラム缶又はこれと同等以上の強度を有するドラム缶でなければならない。

2　四アルキル鉛を含有する製剤（自動車燃料用アンチノック剤に限る。）を運搬する場合には、その容器は、産業標準化法に基づく日本産業規格Ｚ一六〇一号（鋼製ドラム缶）第一種に適合するドラム缶若しくはこれと同等以上の強度を有するドラム缶又は当該製剤の国際海事機関が採択した危険物の運送に関する規程に定める基準に適合している容器であつて厚生労働省令で定めるものでなければならない。

3　無機シアン化合物たる毒物（液体状のものに限る。）を内容積が千リットル以上の容器に収納して運搬する場合には、その容器は、次の各号に定める基準に適合するもの又は高圧ガス保安法（昭和二十六年法律第二百四号）第四十四条第一項の容器検査に合格したもの若しくは同項第一号若しくは第二号に掲げるものでなければならない。

一　容器の内容積は、一万リットル以下であること。

二　容器並びにそのマンホール及び注入口の蓋の材質は、産業標準化法に基づく日本産業規格Ｇ三一〇一号（一般構造用圧延鋼材）に適合する鋼材又はこれと同等以上の強度を有する鋼材であること。

三　容器並びにそのマンホール及び注入口の蓋に使用される鋼板の厚さは、四ミリメートル以上であること。

四　常用の温度において二百九十四キロパスカルの圧力（ゲージ圧力をいう。以下同じ。）で行う水圧試験において、漏れ、又は変形しないものであること。

五　内容積が二千リットル以上の容器にあつては、その内部に防波板が設けられていること。

六　弁及び配管は、鋼製であること。

七　容器の外部に突出しているマンホール、注入口その他の附属装置には、厚さ二・三ミリメートル以上の鋼板で作られた山形の防護枠が取り付けられていること。

4　ふっ化水素又はこれを含有する製剤（ふっ化水素七十パーセント以上を含有するものに限る。）を内容積が千リットル以上の容器に収納して運搬する場合には、その容器は、前項第一号、第二号及び第五号から第七号までに定めるもののほか、次の各号に定める基準に適合するものでなければならない。

一　容器並びにそのマンホール及び注入口の蓋に使用される鋼板の厚さは、六ミリメートル以上であること。

二　常用の温度において四百九十キロパスカルの圧力で行う水圧試験において、漏れ、又は変形しないものであること。

三　内容積が五千リットル以上の容器にあつては、当該容器内の温度を四十度以下に保つことができる断熱材が使用されていること。

四　内容積が二千リットル以上の容器にあつては、弁がその容器の上部に設けられていること。

5　ふっ化水素を含有する製剤（ふっ化水素七十パーセント以上を含有するものを除く。）を内容積が千リットル以上の容器に収納して運搬する場合には、その容器は、第三項第一号、第二号、第四号、第五号及び第七号並びに前項第四号に定めるもののほか、次の各号に定める基準に適合するものでなければならない。

一　容器並びにそのマンホール及び注入口の蓋に使用される鋼板の厚さは、四・五ミリメートル以上であること。

二　容器の内面がポリエチレンその他の腐食され難い物質で被覆されていること。

三　弁は、プラスチック製又はプラスチック皮膜を施した鋼製であり、配管は、プラスチック皮膜を施した鋼製であること。この場合において、使用されるプラスチックは、ポリプロピレンその他の腐食され難いものでなければならない。

6　無機シアン化合物たる毒物(液体状のものに限る。)又はふっ化水素若しくはこれを含有する製剤の国際海事機関が採択した危険物の運送に関する規程に定める基準に適合している容器であつて厚生労働省令で定めるものによる運搬については、厚生労働省令で、前三項に掲げる基準の特例を定めることができる。

7　無機シアン化合物たる毒物（液体状のものに限る。）又はふっ化水素若しくはこれを含有する製剤の船舶による運搬については、第三項から前項までの規定は、適用しない。

（容器又は被包の使用）

第四十条の三　四アルキル鉛を含有する製剤は、次の各号に適合する場合でなければ、運搬してはならない。ただし、次項に規定する場合は、この限りでない。

一　ドラム缶内に十パーセント以上の空間が残されていること。

二　ドラム缶の口金が締められていること。

三　ドラム缶ごとにその内容が四アルキル鉛を含有する製剤である旨の表示がなされていること。

2　四アルキル鉛を含有する製剤（自動車燃料用アンチノツク剤に限る。）を前条第二項に規定する厚生労働省令で定める容器により運搬する場合には、容器ごとにその内容が四アルキル鉛を含有する製剤であつて自動車燃料用アンチノツク剤である旨の表示がなされていることその他の厚生労働省令で定める要件を満たすものでなければ、運搬してはならない。

3　毒物（四アルキル鉛を含有する製剤を除く。以下この項において同じ。）又は劇物は、次の各号に適合する場合でなければ、車両（道路交通法（昭和三十五年法律第百五号）第二条第八号に規定する車両をいう。以下同じ。）を使用して、又は鉄道によつて運搬してはならない。

一　容器又は被包に収納されていること。

二　ふたをし、弁を閉じる等の方法により、容器又は被包が密閉されていること。

三　一回につき千キログラム以上運搬する場合には、容器又は被包の外部に、その収納した毒物又は劇物の名称及び成分の表示がなされていること。

（積載の態様）

第四十条の四　四アルキル鉛を含有する製剤を運搬する場合には、その積載の態様は、次の各号に定める基準に適合するものでなければならない。ただし、次項に規定する場合は、この限りでない。

一　ドラム缶の下に厚いむしろの類が敷かれていること。

二　ドラム缶は、その口金が上位になるように置かれていること。

三　ドラム缶が積み重ねられていないこと。

四　ドラム缶が落下し、転倒し、又は破損することのないように積載されていること。

五　積載装置を備える車両を使用して運搬する場合には、ドラム缶が当該積載装置の長さ又は幅を超えないように積載されていること。

六　四アルキル鉛を含有する製剤及び四アルキル鉛を含有する製剤の空容器以外の物と混載されていないこと。

2　四アルキル鉛を含有する製剤（自動車燃料用アンチノック剤に限る。）を第四十条の二第二項に規定する厚生労働省令で定める容器により運搬する場合には、その積載の態様は、次の各号に定める基準に適合するものでなければならない。

一　容器は、その開口部が上位になるように置かれていること。

二　容器が積み重ねられていないこと。

三　容器が落下し、転倒し、又は破損することのないように積載されていること。

四　積載装置を備える車両を使用して運搬する場合には、容器が当該積載装置の長さ又は幅を超えないように積載されていること。

五　四アルキル鉛を含有する製剤及び四アルキル鉛を含有する製剤の空容器以外の物と混載されていないこと。

3　弗化水素又はこれを含有する製剤（弗化水素七十パーセント以上を含有するものに限る。）を車両を使用して、又は鉄道によつて運搬する場合には、その積載の態様は、次の各号に定める基準に適合するものでなければならない。

一　容器又は被包に対する日光の直射を防ぐための措置が講じられていること。ただし、容器内の温度を四十度以下に保つことができる断熱材が使用されている場合は、この限りでない。

二　容器又は被包が落下し、転倒し、又は破損することのないように積載されていること。

三　積載装置を備える車両を使用して運搬する場合には、容器又は被包が当該積載装置の長さ又は幅を超えないように積載されていること。

4　毒物（四アルキル鉛を含有する製剤並びに弗《ふつ》化水素及びこれを含有する製剤（弗《ふつ》化水素七十パーセント以上を含有するものに限る。）を除く。）又は劇物を車両を使用して、又は鉄道によつて運搬する場合には、その積載の態様は、前項第二号及び第三号に定める基準に適合するものでなければならない。

（運搬方法）

第四十条の五　四アルキル鉛を含有する製剤を鉄道によつて運搬する場合には、有がい貨車を用いなければならない。

2　別表第二に掲げる毒物又は劇物を車両を使用して一回につき五千キログラム以上運搬する場合には、その運搬方法は、次の各号に定める基準に適合するものでなければならない。

一　厚生労働省令で定める時間を超えて運搬する場合には、車両一台について運転者のほか交替して運転する者を同乗させること。

二　車両には、厚生労働省令で定めるところにより標識を掲げること。

三　車両には、防毒マスク、ゴム手袋その他事故の際に応急の措置を講ずるために必要な保護具で厚生労働省令で定めるものを二人分以上備えること。

四　車両には、運搬する毒物又は劇物の名称、成分及びその含量並びに事故の際に講じなければならない応急の措置の内容を記載した書面を備えること。

（荷送人の通知義務）

第四十条の六　毒物又は劇物を車両を使用して、又は鉄道によつて運搬する場合で、当該運搬を他に委託するときは、その荷送人は、運送人に対し、あらかじめ、当該毒物又は劇物の名称、成分及びその含量並びに数量並びに事故の際に講じなければならない応急の措置の内容を記載した書面を交付しなければならない。ただし、厚生労働省令で定める数量以下の毒物又は劇物を運搬する場合は、この限りでない。

2　前項の荷送人は、同項の規定による書面の交付に代えて、当該運送人の承諾を得て、当該書面に記載すべき事項を電子情報処理組織を使用する方法その他の情報通信の技術を利用する方法であつて厚生労働省令で定めるもの（以下この条において「電磁的方法」という。）により提供することができる。この場合において、当該荷送人は、当該書面を交付したものとみなす。

3　第一項の荷送人は、前項の規定により同項に規定する事項を提供しようとするときは、厚生労働省令で定めるところにより、あらかじめ、当該運送人に対し、その用いる電磁的方法の種類及び内容を示し、書面又は電磁的方法による承諾を得なければならない。

4　前項の規定による承諾を得た荷送人は、当該運送人から書面又は電磁的方法により電磁的方法による提供を受けない旨の申出があつたときは、当該運送人に対し、第二項に規定する事項の提供を電磁的方法によつてしてはならない。ただし、当該運送人が再び前項の規定による承諾をした場合は、この限りでない。

（船舶による運搬）

第四十条の七　船舶により四アルキル鉛を含有する製剤を運搬する場合には、第四十条の二から第四十条の四までの規定にかかわらず、船舶安全法（昭和八年法律第十一号）第二十八条第一項の規定に基づく国土交通省令の定めるところによらなければならない。

（罰則）

第四十条の八　第四十条の二第一項から第五項まで、第四十条の三から第四十条の五まで、第四十条の六第一項又は前条の規定に違反した者は、二年以下の懲役若しくは百万円以下の罰金に処し、又はこれを併科する。

2　法人の代表者又は法人若しくは人の代理人、使用人その他の従業者がその法人又は人の業務に関して前項の違反行為をしたときは、その行為者を罰するほか、その法人又は人に対しても同項の罰金刑を科する。

第九章の三　毒物劇物営業者等による情報の提供

第四十条の九　毒物劇物営業者は、毒物又は劇物を販売し、又は授与するときは、その販売し、又は授与する時までに、譲受人に対し、当該毒物又は劇物の性状及び取扱いに関する情報を提供しなければならない。ただし、当該毒物劇物営業者により、当該譲受人に対し、既に当該毒物又は劇物の性状及び取扱いに関する情報の提供が行われている場合その他厚生労働省令で定める場合は、この限りでない。

2　毒物劇物営業者は、前項の規定により提供した毒物又は劇物の性状及び取扱いに関する情報の内容に変更を行う必要が生じたときは、速やかに、当該譲受人に対し、変更後の当該毒物又は劇物の性状及び取扱いに関する情報を提供するよう努めなければならない。

3　前二項の規定は、特定毒物研究者が製造した特定毒物を譲り渡す場合について準用する。

4　前三項に定めるもののほか、毒物劇物営業者又は特定毒物研究者による毒物又は劇物の譲受人に対する情報の提供に関し必要な事項は、厚生労働省令で定める。

第十章　業務上取扱者の届出

（業務上取扱者の届出）

第四十一条　法第二十二条第一項に規定する政令で定める事業は、次のとおりとする。

一　電気めつきを行う事業

二　金属熱処理を行う事業

三　最大積載量が五千キログラム以上の自動車若しくは被牽《けん》引自動車（以下「大型自動車」という。）に固定された容器を用い、又は内容積が厚生労働省令で定める量以上の容器を大型自動車に積載して行う毒物又は劇物の運送の事業

四　しろありの防除を行う事業

第四十二条　法第二十二条第一項に規定する政令で定める毒物又は劇物は、次の各号に掲げる事業にあつては、それぞれ当該各号に定める物とする。

一　前条第一号及び第二号に掲げる事業　無機シアン化合物たる毒物及びこれを含有する製剤

二　前条第三号に掲げる事業　別表第二に掲げる物

三　前条第四号に掲げる事業　砒素化合物たる毒物及びこれを含有する製剤

◎毒物及び劇物取締法施行規則

（昭和二十六年一月二十三日厚生省令第四号）

改正　昭和二十六年四月二十日厚生省令第十五号
同　昭和二十八年十月一日厚生省令第四十七号
同　昭和二十九年七月一日厚生省令第三十五号
同　昭和三十年十月一日厚生省令第二十四号
同　昭和三十一年六月十二日厚生省令第二十号
同　昭和三十三年六月十二日厚生省令第十五号
同　昭和三十七年三月二十日厚生省令第九号
同　昭和三十九年一月三十一日厚生省令第二号
同　昭和四十年一月九日厚生省令第一号
同　昭和四十年七月二十七日厚生省令第四十号
同　昭和四十年十月二十五日厚生省令第四十八号
同　昭和四十一年七月十八日厚生省令第二十六号
同　昭和四十二年一月三十一日厚生省令第四号
同　昭和四十二年十二月二十六日厚生省令第五十九号
同　昭和四十三年八月三十日厚生省令第三十五号
同　昭和四十四年五月十三日厚生省令第十号
同　昭和四十四年七月一日厚生省令第十七号
同　昭和四十四年九月一日厚生省令第二十八号
同　昭和四十六年三月三十一日厚生省令第十一号
同　昭和四十六年十二月二十七日厚生省令第四十五号
同　昭和四十七年二月九日厚生省令第三号
同　昭和四十七年五月十七日厚生省令第二十五号
同　昭和四十七年七月二十日厚生省令第三十九号
同　昭和四十九年五月二十四日厚生省令第十八号
同　昭和五十年十一月二十五日厚生省令第四十一号
同　昭和五十年十二月十九日厚生省令第四十六号
同　昭和五十一年四月三十日厚生省令第十五号
同　昭和五十一年七月三十日厚生省令第三十五号
同　昭和五十三年十月二十四日厚生省令第六十七号
同　昭和五十五年八月八日厚生省令第三十号
同　昭和五十六年八月二十五日厚生省令第五十九号
同　昭和五十七年四月二十日厚生省令第十九号
同　昭和五十八年三月二十九日厚生省令第十一号
同　昭和五十八年十二月二日厚生省令第四十二号
同　昭和五十九年三月十六日厚生省令第十一号
同　昭和五十九年三月二十一日厚生省令第十四号
同　昭和六十年四月十六日厚生省令第二十三号
同　昭和六十年七月十二日厚生省令第三十一号
同　昭和六十年十二月十七日厚生省令第四十四号
同　昭和六十一年八月二十九日厚生省令第四十三号
同　昭和六十二年一月十二日厚生省令第四号
同　昭和六十二年十月二日厚生省令第四十四号
同　昭和六十三年六月三日厚生省令第四十一号
同　昭和六十三年九月三十日厚生省令第五十五号
同　平成元年三月十七日厚生省令第九号
同　平成元年三月二十四日厚生省令第十号
同　平成二年二月十七日厚生省令第三号
同　平成二年九月二十一日厚生省令第五十号
同　平成三年四月五日厚生省令第二十七号
同　平成三年十二月十八日厚生省令第五十七号
同　平成四年三月二十一日厚生省令第九号
同　平成四年十月二十一日厚生省令第六十号
同　平成五年三月十九日厚生省令第七号
同　平成五年九月十六日厚生省令第三十九号
同　平成六年二月二十八日厚生省令第六号
同　平成六年三月十八日厚生省令第十二号
同　平成六年四月二十八日厚生省令第三十五号
同　平成六年九月十九日厚生省令第五十九号
同　平成七年四月十四日厚生省令第三十号
同　平成七年九月二十二日厚生省令第五十一号
同　平成八年三月二十五日厚生省令第十一号
同　平成八年三月二十八日厚生省令第二十一号
同　平成八年十一月二十二日厚生省令第六十三号
同　平成九年三月五日厚生省令第九号
同　平成九年三月二十四日厚生省令第十七号
同　平成九年十一月二十一日厚生省令第八十三号
同　平成十年五月十五日厚生省令第五十六号
同　平成十一年一月十一日厚生省令第五号
同　平成十一年九月二十九日厚生省令第八十四号
同　平成十二年三月二十四日厚生省令第三十八号
同　平成十二年四月二十八日厚生省令第九十四号
同　平成十二年九月二十二日厚生省令第百十八号
同　平成十二年十月二十日厚生省令第百二十七号
同　平成十二年十一月二十日厚生省令第百三十四号
同　平成十三年三月二十六日厚生労働省令第三十六号
同　平成十三年六月二十九日厚生労働省令第百三十四号
同　平成十三年七月十三日厚生労働省令第百六十五号
同　平成十四年三月二十五日厚生労働省令第三十号
同　平成十四年十一月二十七日厚生労働省令第百五十三号
同　平成十五年一月三十一日厚生労働省令第五号
同　平成十六年七月二日厚生労働省令第百十一号
同　平成十七年三月七日厚生労働省令第二十五号
同　平成十七年三月二十五日厚生労働省令第四十一号
同　平成十八年四月二十一日厚生労働省令第百十四号
同　平成十九年二月二十八日厚生労働省令第十五号
同　平成十九年八月十五日厚生労働省令第百七号
同　平成十九年十二月二十五日厚生労働省令第百五十二号
同　平成二十年六月二十日厚生労働省令第百十七号
同　平成二十一年四月八日厚生労働省令第百二号
同　平成二十二年十二月十五日厚生労働省令第百二十五号
同　平成二十三年二月一日厚生労働省令第十五号
同　平成二十三年十月十四日厚生労働省令第百三十号
同　平成二十三年十二月二十一日厚生労働省令第百五十号
同　平成二十四年九月二十日厚生労働省令第百三十号
同　平成二十四年九月二十一日厚生労働省令第百三十一号
同　平成二十六年七月三十日厚生労働省令第八十七号
同　平成二十七年六月三十日厚生労働省令第百十三号
同　平成二十八年三月十六日厚生労働省令第三十三号
同　平成三十年六月二十九日厚生労働省令第七十九号
同　平成三十年十月十七日厚生労働省令第百二十八号
同　平成三十年十二月十九日厚生労働省令第百四十四号
同　令和元年六月二十八日厚生労働省令第二十号

（登録の申請）

第一条　毒物及び劇物取締法（昭和二十五年法律第三百三号。以下「法」という。）第四条第二項の毒物又は劇物の製造業又は輸入業の登録申請書は、別記第一号様式によるものとする。

2　前項の登録申請書には、次に掲げる書類を添付しなければならない。ただし、法の規定による登録等の申請又は届出（以下「申請等の行為」という。）の際都道府県知事に提出された書類については、当該登録申請書にその旨が付記されたときは、この限りでない。

一　毒物若しくは劇物を直接取り扱う製造所又は営業所の設備の概要図

二　申請者が法人であるときは、定款若しくは寄附行為又は登記事項証明書

3　前項の場合において、同項第二号に掲げる書類について、当該登録申請書の提出先とされる都道府県知事が、インターネットにおいて識別するための文字、記号その他の符号又はこれらの結合をその使用に係る電子計算機に入力することによつて、自動公衆送信装置（著作権法（昭和四十五年法律第四十八号）第二条第一項第九号の五イに規定する自動公衆送信装置をいう。）に記録されている情報のうち前項第二号に掲げる書類の内容を閲覧し、かつ、当該電子計算機に備えられたファイルに当該情報を記録することができるときは、前項の規定にかかわらず、第一項の登録申請書に前項第二号に掲げる書類を添付することを要しない。

第二条　法第四条第二項の毒物又は劇物の販売業の登録申請書は、別記第二号様式によるものとする。

2　前項の登録申請書には、次に掲げる書類を添付しなければならない。ただし、申請等の行為又は医薬品、医療機器等の品質、有効性及び安全性の確保等に関する法律（昭和三十五年法律第百四十五号）第四条第一項の許可若しくは同法第二十四条第一項の許可の申請の際当該登録申請書の提出先とされている都道府県知事、地域保健法（昭和二十二年法律第百一号）第五条第一項の政令で定める市（以下「保健所を設置する市」という。）の市長若しくは特別区の区長に提出された書類については、当該登録申請書にその旨が付記されたときは、この限りでない。

一　毒物又は劇物を直接取り扱う店舗の設備の概要図

二　申請者が法人であるときは、定款若しくは寄附行為又は登記事項証明書

3　前項の場合において、同項第二号に掲げる書類について、当該登録申請書の提出先とされる都道府県知事、保健所を設置する市の市長若しくは特別区の区長が、インターネットにおいて識別するための文字、記号その他の符号又はこれらの結合をその使用に係る電子計算機に入力することによつて、自動公衆送

信装置（著作権法（昭和四十五年法律第四十八号）第二条第一項第九号の五イに規定する自動公衆送信装置をいう。）に記録されている情報のうち前項第二号に掲げる書類の内容を閲覧し、かつ、当該電子計算機に備えられたファイルに当該情報を記録することができるときは、前項の規定にかかわらず、第一項の登録申請書に前項第二号に掲げる書類を添付することを要しない。

（登録票の様式）

第三条　毒物又は劇物の製造業、輸入業又は販売業の登録票は、別記第三号様式によるものとする。

（登録の更新の申請）

第四条　法第四条第三項の毒物又は劇物の製造業又は輸入業の登録の更新は、登録の日から起算して五年を経過した日の一月前までに、別記第四号様式による登録更新申請書に登録票を添えて提出することによつて行うものとする。

2　法第四条第三項の毒物又は劇物の販売業の登録の更新は、登録の日から起算して六年を経過した日の一月前までに、別記第五号様式による登録更新申請書に登録票を添えて提出することによつて行うものとする。

（農業用品目販売業者の取り扱う毒物及び劇物）

第四条の二　法第四条の三第一項に規定する厚生労働省令で定める毒物及び劇物は、別表第一に掲げる毒物及び劇物とする。

（特定品目販売業者の取り扱う劇物）

第四条の三　法第四条の三第二項に規定する厚生労働省令で定める劇物は、別表第二に掲げる劇物とする。

（製造所等の設備）

第四条の四　毒物又は劇物の製造所の設備の基準は、次のとおりとする。

一　毒物又は劇物の製造作業を行なう場所は、次に定めるところに適合するものであること。

イ　コンクリート、板張り又はこれに準ずる構造とする等その外に毒物又は劇物が飛散し、漏れ、しみ出若しくは流れ出、又は地下にしみ込むおそれのない構造であること。

ロ　毒物又は劇物を含有する粉じん、蒸気又は廃水の処理に要する設備又は器具を備えていること。

二　毒物又は劇物の貯蔵設備は、次に定めるところに適合するものであること。

イ　毒物又は劇物とその他の物とを区分して貯蔵できるものであること。

ロ　毒物又は劇物を貯蔵するタンク、ドラムかん、その他の容器は、毒物又は劇物が飛散し、漏れ、又はしみ出るおそれのないものであること。

ハ　貯水池その他容器を用いないで毒物又は劇物を貯蔵する設備は、毒物又は劇物が飛散し、地下にしみ込み、又は流れ出るおそれがないものであること。

ニ　毒物又は劇物を貯蔵する場所にかぎをかける設備があること。ただし、その場所が性質上かぎをかけることができないものであるときは、この限りでない。

ホ　毒物又は劇物を貯蔵する場所が性質上かぎをかけることができないものであるときは、その周囲に、堅固なさくが設けてあること。

三　毒物又は劇物を陳列する場所にかぎをかける設備があること。

四　毒物又は劇物の運搬用具は、毒物又は劇物が飛散し、漏れ、又はしみ出るおそれがないものであること。

2　毒物又は劇物の輸入業の営業所及び販売業の店舗の設備の基準については、前項第二号から第四号までの　規定を準用する。

（登録簿の記載事項）

第四条の五　登録簿に記載する事項は、法第六条に規定する事項のほか、次のとおりとする。

一　登録番号及び登録年月日

二　製造所、営業所又は店舗の名称

三　毒物劇物取扱責任者の氏名及び住所

（特定毒物研究者の許可の申請）

第四条の六　法第六条の二第一項の許可申請書は、別記第六号様式によるものとする。

2　前項の許可申請書には、次に掲げる書類を添付しなければならない。ただし、申請等の行為の際当該許可申請書の提出先とされている都道府県知事（特定毒物研究者の主たる研究所の所在地が、地方自治法（昭和二十二年法律第六十七号）第二百五十二条の十九第一項の指定都市（以下「指定都市」という。）の区域にある場合においては、指定都市の長。第四条の八において同じ。）に提出され、又は当該都道府県知事を経由して地方厚生局長に提出された書類については、当該許可申請書にその旨が付記されたときは、この限りでない。

一　申請者の履歴書

二　研究所の設備の概要図

三　法第六条の二第三項第一号又は第二号に該当するかどうかに関する医師の診断書

四　第十一条の三の二第一項に規定する者にあつては、毒物及び劇物取締法施行令（昭和三十年政令第二百六十一号。以下「令」という。）第三十六条の五第一項の規定により講じる措置の内容を記載した書面

（法第六条の二第三項第一号の厚生労働省令で定める者）

第四条の七　法第六条の二第三項第一号の厚生労働省令で定める者は、精神の機能の障害により特定毒物研究者の業務を適正に行うに当たつて必要な認知、判断及び意思疎通を適切に行うことができない者とする。

（治療等の考慮）

第四条の八　都道府県知事は、特定毒物研究者の許可の申請を行つた者が前条に規定する者に該当すると認める場合において、当該者に当該許可を与えるかどうかを決定するときは、当該者が現に受けている治療等により障害の程度が軽減している状況を考慮しなければならない。

（許可証の様式）

第四条の九　特定毒物研究者の許可証は、別記第七号様式によるものとする。

（特定毒物研究者名簿の記載事項）

第四条の十　特定毒物研究者名簿に記載する事項は、次のとおりとする。

一　許可番号及び許可年月日

二　特定毒物研究者の氏名及び住所

三　主たる研究所の名称及び所在地

四　特定毒物を必要とする研究事項

五　特定毒物の品目

六　令第三十六条の四第三項の規定による特定毒物研究者名簿の送付が行われる場合にあつては、許可の権限を有する者の変更があつた旨及びその年月日

（毒物劇物取扱責任者に関する届出）

第五条　法第七条第三項の届出は、別記第八号様式による届書を提出することによつて行うものとする。

2　前項の届書には、次に掲げる書類を添付しなければならない。ただし、申請等の行為の際当該届書の提出先とされている都道府県知事、保健所を設置する市の市長又は特別区の区長に提出された書類については、当該届書にその旨が付記されたときは、この限りでない。

一　薬剤師免許証の写し、法第八条第一項第二号に規定する学校を卒業したことを証する書類又は同項第三号に規定する試験に合格したことを証する書類

二　法第八条第二項第二号又は第三号に該当するかどうかに関する医師の診断書

三　法第八条第二項第四号に該当しないことを証する書類

四　雇用契約書の写しその他毒物劇物営業者の毒物劇物取扱責任者に対する使用関係を証する書類

五　毒物劇物取扱責任者として第十一条の三の二第二項において準用する同条第一項に規定する者を置く場合にあつては、令第三十六条の五第二項の規定により講じる措置の内容を記載した書面

3　前二項の規定は、毒物劇物営業者が毒物劇物取扱責任者を変更したときに準用する。この場合において、第一項中「別記第八号様式」とあるのは、「別記第九号様式」と読み替えるものとする。

（学校の指定）

第六条　法第八条第一項第二号に規定する学校とは、学校教育法（昭和二十二年法律第二十六号）第五十条に規定する高等学校又はこれと同等以上の学校をいう。

（法第八条第二項第二号の厚生労働省令で定める者）

第六条の二　第四条の七の規定は、法第八条第二項第二号の厚生労働省令で定める者について準用する。この場合において、「特定毒物研究者」とあるのは、「毒物劇物取扱責任者」と読み替えるものとする。

（毒物劇物取扱者試験）

第七条　法第八条第一項第三号に規定する毒物劇物取扱者試験は、筆記試験及び実地試験とする。

2　筆記試験は、左の事項について行う。

一　毒物及び劇物に関する法規
二　基礎化学
三　毒物及び劇物（農業用品目毒物劇物取扱者試験にあつては別表第一に掲げる毒物及び劇物、特定品目毒物劇物取扱者試験にあつては別表第二に掲げる劇物に限る。）の性質及び貯蔵その他取扱方法

3　実地試験は、左の事項について行う。

毒物及び劇物（農業用品目毒物劇物取扱者試験にあつては別表第一に掲げる毒物及び劇物、特定品目毒物劇物取扱者試験にあつては別表第二に掲げる劇物に限る。）の識別及び取扱方法

第八条　都道府県知事は、毒物劇物取扱者試験を実施する期日及び場所を定めたときは、少くとも試験を行う一月前までに公告しなければならない。

（合格証の交付）

第九条　都道府県知事は、毒物劇物取扱者試験に合格した者に合格証を交付しなければならない。

（登録の変更の申請）

第十条　法第九条第二項において準用する法第四条第二項の登録変更申請書は、別記第十号様式によるものとする。

2　都道府県知事は、登録の変更をしたときは、遅滞なく、その旨及びその年月日を申請者に通知しなければならない。

（営業者の届出事項）

第十条の二　法第十条第一項第三号に規定する厚生労働省令で定める事項は、次のとおりとする。

一　製造所、営業所又は店舗の名称
二　登録に係る毒物又は劇物の品目（当該品目の製造又は輸入を廃止した場合に限る。）

（特定毒物研究者の届出事項）

第十条の三　法第十条第二項第三号に規定する厚生労働省令で定める事項は、次のとおりとする。

一　主たる研究所の名称又は所在地
二　特定毒物を必要とする研究事項
三　特定毒物の品目
四　主たる研究所の設備の重要な部分

（毒物劇物営業者及び特定毒物研究者の届出）

第十一条　法第十条第一項又は第二項の届書は、別記第十一号様式による届出をすることによつて行うものとする。

2　前項の届書（法第十条第一項第二号又は第十条の三第一号又は第四号に掲げる事項に係るものに限る。）には、設備の概要図を添付しなければならない。ただし、申請等の行為の際当該届書の提出先とされている都道府県知事、指定都市の長、保健所を設置する市の市長又は特別区の区長に提出された設備の概要図については、当該届書にその旨が付記されたときは、この限りでない。

（登録票又は許可証の書換え交付の申請書の様式）

第十一条の二　令第三十五条第二項の申請書は、別記第十二号様式によるものとする。

（登録票又は許可証の再交付の申請書の様式）

第十一条の三　令第三十六条第二項の申請書は、別記第十三号様式によるものとする。

（令第三十六条の五第一項の厚生労働省令で定める者等）

第十一条の三の二　令第三十六条の五第一項の厚生労働省令で定める者は、視覚、聴覚又は音声機能若しくは言語機能の障害により、特定毒物研究者の業務を行うに当たつて必要な認知、判断及び意思疎通を適切に行うために同項に規定する措置を講じることが必要な者とする。

2　前項の規定は、令第三十六条の五第二項の厚生労働省令で定める者について準用する。この場合において、「特定毒物研究者」とあるのは、「毒物劇物取扱責任者」と読み替えるものとする。

（飲食物の容器を使用してはならない劇物）

第十一条の四　法第十一条第四項に規定する劇物は、すべての劇物とする。

（解毒剤に関する表示）

第十一条の五　法第十二条第二項第三号に規定する毒物及び劇物は、有機燐化合物及びこれを含有する製剤たる毒物及び劇物とし、同号に規定するその解毒剤は、二―ピリジルアルドキシムメチオダイド（別名ＰＡＭ）の製剤及び硫酸アトロピンの製剤とする。

（取扱及び使用上特に必要な表示事項）

第十一条の六　法第十二条第二項第四号に規定する毒物又は劇物の取扱及び使用上特に必要な表示事項は、左の通りとする。

一　毒物又は劇物の製造業者又は輸入業者が、その製造し、又は輸入した毒物又は劇物を販売し、又は授与するときは、その氏名及び住所（法人にあつては、その名称及び主たる事務所の所在地）
二　毒物又は劇物の製造業者又は輸入業者が、その製造し、又は輸入した塩化水素又は硫酸を含有する製剤たる劇物（住宅用の洗浄剤で液体状のものに限る。）を販売し、又は授与するときは、次に掲げる事項
イ　小児の手の届かないところに保管しなければならない旨
ロ　使用の際、手足や皮膚、特に眼にかからないように注意しなければならない旨
ハ　眼に入つた場合は、直ちに流水でよく洗い、医師の診断を受けるべき旨
三　毒物及び劇物の製造業者又は輸入業者が、その製造し、又は輸入したジメチル―二・二―ジクロルビニルホスフエイト（別名ＤＤＶＰ）を含有する製剤（衣料用の防虫剤に限る。）を販売し、又は授与するときは次に掲げる事項
イ　小児の手の届かないところに保管しなければならない旨
ロ　使用直前に開封し、包装紙等は直ちに処分すべき旨
ハ　居間等人が常時居住する室内では使用してはならない旨
ニ　皮膚に触れた場合には、石けんを使つてよく洗うべき旨
四　毒物又は劇物の販売業者が、毒物又は劇物の直接の容器又は直接の被包を開いて、毒物又は劇物を販売し、又は授与するときは、その氏名及び住所（法人にあつては、その名称及び主たる事務所の所在地）並びに毒物劇物取扱責任者の氏名

（農業用劇物の着色方法）

第十二条　法第十三条に規定する厚生労働省令で定める方法は、あせにくい黒色で着色する方法とする。

（毒物又は劇物の譲渡手続に係る書面）

第十二条の二　法第十四条第二項の規定により作成する書面は、譲受人が押印した書面とする。

（情報通信の技術を利用する方法）

第十二条の二の二　法第十四条第三項に規定する厚生労働省令で定める方法は、次のとおりとする。

一　電子情報処理組織を使用する方法のうちイ又はロに掲げるもの
イ　毒物劇物営業者の使用に係る電子計算機と譲受人の使用に係る電子計算機とを接続する電気通信回線を通じて送信し、受信者の使用に係る電子計算機に備えられたファイルに記録する方法
ロ　譲受人の使用に係る電子計算機に備えられたファイルに記録された書面に記載すべき事項を電気通信回線を通じて毒物劇物営業者の閲覧に供し、当該毒物劇物営業者の使用に係る電子計算機に備えられたファイルに当該事項を記録する方法（法第十四条第三項前段に規定する方法による提供

を行う旨の承諾又は行わない旨の申出をする場合にあつては、毒物劇物営業者の使用に係る電子計算機に備えられたファイルにその旨を記録する方法）

二　磁気ディスク、シー・ディー・ロムその他これらに準ずる方法により一定の事項を確実に記録しておくことができる物をもつて調製するファイルに書面に記載すべき事項を記録したものを交付する方法

2　前項に掲げる方法は、次に掲げる技術的基準に適合するものでなければならない。

一　毒物劇物営業者がファイルへの記録を出力することによる書面を作成することができるものであること。

二　ファイルに記録された書面に記載すべき事項について、改変が行われていないかどうかを確認することができる措置を講じていること。

3　第一項第一号の「電子情報処理組織」とは、毒物劇物営業者の使用に係る電子計算機と、譲受人の使用に係る電子計算機とを電気通信回線で接続した電子情報処理組織をいう。

第十二条の二の三　法第十四条第四項に規定する厚生労働省令で定める電磁的記録は、前条第一項第一号に掲げる電子情報処理組織を使用する方法又は同項第二号に規定する磁気ディスク、シー・ディー・ロムその他これらに準ずる方法により記録されたものをいう。

第十二条の二の四　令第三十九条の三第一項の規定により示すべき方法の種類及び内容は、次に掲げる事項とする。

一　第十二条の二の二第一項各号に規定する方法のうち毒物劇物営業者が使用するもの

二　ファイルへの記録の方式

（毒物又は劇物の交付の制限）

第十二条の二の五　第四条の七の規定は、法第十五条第一項第二号の厚生労働省令で定める者について準用する。この場合において、「特定毒物研究者の業務」とあるのは、「毒物又は劇物による保健衛生上の危害の防止の措置」と読み替えるものとする。

（交付を受ける者の確認）

第十二条の二の六　法第十五条第二項の規定による確認は、法第三条の四に規定する政令で定める物の交付を受ける者から、その者の身分証明書、運転免許証、国民健康保険被保険者証等交付を受ける者の氏名及び住所を確めるに足りる資料の提示を受けて行なうものとする。ただし、毒物劇物営業者と常時取引関係にある者、毒物劇物営業者が農業協同組合その他の協同組織体である場合におけるその構成員等毒物劇物営業者がその氏名及び住所を知しつしている者に交付する場合、その代理人、使用人その他の従業者（毒物劇物営業者と常時取引関係にある法人又は毒物劇物営業者が農業協同組合その他の協同組織体である場合におけるその構成員たる法人の代表者、代理人、使用人その他の従業者を含む。）であることが明らかな者にその者の業務に関し交付する場合及び官公署の職員であることが明らかな者にその者の業務に関し交付する場合は、その資料の提示を受けることを要しない。

（確認に関する帳簿）

第十二条の三　法第十五条第三項の規定により同条第二項の確認に関して帳簿に記載しなければならない事項は、次のとおりとする。

一　交付した劇物の名称

二　交付の年月日

三　交付を受けた者の氏名及び住所

（加鉛ガソリンの品質）

第十二条の四　令第七条に規定する厚生労働省令で定める加鉛ガソリンは、航空ピストン発動機用ガソリン、自動車排出ガス試験用ガソリン及びモーターオイル試験用ガソリンとする。

（定量方法）

第十二条の五　令第七条の二に規定する厚生労働省令で定める方法により定量した場合における数値は、産業標準化法（昭和二十四年法律第百八十五号）に基づく日本産業規格（以下「日本産業規格」という。）K二二五五号（石油製品―ガソリン―鉛分の求め方）により定量した場合における数値を四エチル鉛に換算した数値とする。

（航空ピストン発動機用ガソリン等の着色）

第十二条の六　令第八条に規定する厚生労働省令で定める色は、赤色、青色、緑色又は紫色とする。

（防除実施の届出）

第十三条　令第十八条第二号又は第二十四条第二号の規定による届出は、別記第十四号様式による届書によるものとする。

（毒物又は劇物を運搬する容器に関する基準等）

第十三条の二　令第四十条の二第二項に規定する厚生労働省令で定める容器は、四アルキル鉛を含有する製剤（自動車燃料用アンチノツク剤に限る。）の国際海事機関が採択した危険物の運送に関する規程に定めるポータブルタンクに該当するものであつて次の各号の要件を満たすものとする。

一　ポータブルタンクに使用される鋼板の厚さは、六ミリメートル以上であること。

二　常用の温度において六百キロパスカルの圧力（ゲージ圧力をいう。）で行う水圧試験において、漏れ、又は変形しないものであること。

三　圧力安全装置（バネ式のものに限る。以下同じ。）の前に破裂板を備えていること。

四　破裂板と圧力安全装置との間には、圧力計を備えていること。

五　破裂板は、圧力安全装置が四アルキル鉛を含有する製剤（自動車燃料用アンチノツク剤に限る。）の放出を開始する圧力より十パーセント高い圧力で破裂するものであること。

六　ポータブルタンクの底に開口部がないこと。

2　令第四十条の二第六項に規定する厚生労働省令で定める容器は、無機シアン化合物たる毒物（液体状のものに限る。）又は弗化水素若しくはこれを含有する製剤の国際海事機関が採択した危険物の運送に関する規程に定めるポータブルタンク及びロードタンクビークルに該当するもの（以下この条において「ポータブルタンク等」という。）とし、ポータブルタンク等については、同条第三項から第五項までの規定は、適用しないものとする。

（令第四十条の三第二項の厚生労働省令で定める要件）

第十三条の三　令第四十条の三第二項に規定する厚生労働省令で定める要件は、次の各号に掲げるものとする。

一　ポータブルタンク内に温度五十度において五パーセント以上の空間が残されていること。

二　ポータブルタンクごとにその内容が四アルキル鉛を含有する自動車燃料用アンチノツク剤である旨の表示がなされていること。

三　自蔵式呼吸具を備えていること。

（交替して運転する者の同乗）

第十三条の四　令第四十条の五第二項第一号の規定により交替して運転する者を同乗させなければならない場合は、運搬の経路、交通事情、自然条件その他の条件から判断して、次の各号のいずれかに該当すると認められる場合とする。

一　一の運転者による連続運転時間（一回が連続十分以上で、かつ、合計が三十分以上の運転の中断をすることなく連続して運転する時間をいう。）が、四時間を超える場合

二　一の運転者による運転時間が、一日当たり九時間を超える場合

（毒物又は劇物を運搬する車両に掲げる標識）

第十三条の五　令第四十条の五第二項第二号に規定する標識は、〇・三メートル平方の板に地を黒色、文字を白色として「毒」と表示し、車両の前後の見やすい箇所に掲げなければならない。

（毒物又は劇物を運搬する車両に備える保護具）

第十三条の六　令第四十条の五第二項第三号に規定する厚生労働省令で定める保護具は、別表第五の上欄に掲げる毒物又は劇物ごとに下欄に掲げる物とする。

（荷送人の通知義務を要しない毒物又は劇物の数量）

第十三条の七　令第四十条の六第一項に規定する厚生労働省令で定める数量は、一回の運搬につき千キログラムとする。

（情報通信の技術を利用する方法）

第十三条の八　令第四十条の六第二項に規定する厚生労働省令で定める方法は、次のとおりとする。

一　電子情報処理組織を使用する方法のうちイ又はロに掲げるもの

イ　荷送人の使用に係る電子計算機と運送人の使用に係る電子計算機とを接続する電気通信回線を通じて送信し、受信者の使用に係る電子計算機に備えられたファイルに記録する方法

ロ　荷送人の使用に係る電子計算機に備えられたファイルに記録された書面に記載すべき事項を電気通信回線を通じて運送人の閲覧に供し、当該運送人の使用に係る電子計算機に備えられたファイルに当該事項を記録する方法（令第四十条の六第二項前段に規定する方法による提供を受ける旨の承諾又は受けない旨の申出をする場合にあつては、荷送人の使用に係る電子計算機に備えられたファイルにその旨を記録する方法）

二　磁気ディスク、シー・ディー・ロムその他これらに準ずる方法により一定の事項を確実に記録しておくことができる物をもつて調製するファイルに書面に記載すべき事項を記録したものを交付する方法

2　前項に掲げる方法は、運送人がファイルへの記録を出力することによる書面を作成することができるものでなければならない。

3　第一項第一号の「電子情報処理組織」とは、荷送人の使用に係る電子計算機と、運送人の使用に係る電子計算機とを電気通信回線で接続した電子情報処理組織をいう。

第十三条の九　令第四十条の六第三項の規定により示すべき方法の種類及び内容は、次に掲げる事項とする。

一　前条第二項各号に規定する方法のうち荷送人が使用するもの

二　ファイルへの記録の方式

（毒物劇物営業者等による情報の提供）

第十三条の十　令第四十条の九第一項ただし書に規定する厚生労働省令で定める場合は、次のとおりとする。

一　一回につき二百ミリグラム以下の劇物を販売し、又は授与する場合

二　令別表第一の上欄に掲げる物を主として生活の用に供する一般消費者に対して販売し、又は授与する場合

第十三条の十一　令第四十条の九第一項及び第二項（同条第三項において準用する場合を含む。）の規定による情報の提供は、次の各号のいずれかに該当する方法により、邦文で行わなければならない。

一　文書の交付

二　磁気ディスクの交付その他の方法であつて、当該方法により情報を提供することについて譲受人が承諾したもの

第十三条の十二　令第四十条の九第一項（同条第三項において準用する場合を含む。）の規定により提供しなければならない情報の内容は、次のとおりとする。

一　情報を提供する毒物劇物営業者の氏名及び住所（法人にあつては、その名称及び主たる事務所の所在地）

二　毒物又は劇物の別

三　名称並びに成分及びその含量

四　応急措置

五　火災時の措置

六　漏出時の措置

七　取扱い及び保管上の注意

八　暴露の防止及び保護のための措置

九　物理的及び化学的性質

十　安定性及び反応性

十一　毒性に関する情報

十二　廃棄上の注意

十三　輸送上の注意

（令第四十一条第三号に規定する内容積）

第十三条の十三　令第四十一条第三号に規定する厚生労働省令で定める量は、四アルキル鉛を含有する製剤を運搬する場合の容器にあつては二百リツトルとし、それ以外の毒物又は劇物を運搬する場合の容器にあつては千リツトルとする。

（身分を示す証票）

第十四条　法第十八条第三項に規定する証票は、別記第十五号様式の定めるところによる。

（収去証）

第十五条　法第十八条第一項の規定により当該職員が毒物若しくは劇物又はその疑いのある物を収去しようとするときは、別記第十六号様式による収去証を交付しなければならない。

第十六条　削除

（登録が失効した場合等の届書）

第十七条　法第二十一条第一項の規定による登録若しくは特定毒物研究者の許可が効力を失い、又は特定毒物使用者でなくなつたときの届出は、別記第十七号様式による届書によるものとする。

（業務上取扱者の届出等）

第十八条　法第二十二条第一項第四号に規定する厚生労働省令で定める事項は、事業場の名称とする。

2　法第二十二条第一項及び第二項に規定する届出は、別記第十八号様式による届書を提出することによつて行うものとする。

3　法第二十二条第三項に規定する届出は、別記第十九号様式による届書を提出することによつて行うものとする。

4　第五条（第二項第五号を除く。）の規定は、法第二十二条第一項に規定する者（同条第二項に規定する者を含む。）が行う毒物劇物取扱責任者に関する届出について準用する。この場合において第五条第一項中「法第七条第三項」とあるのは「法第二十二条第四項において準用する法第七条第三項」と、同条第三項中「毒物劇物営業者」とあるのは「法第二十二条第一項に規定する者」と読み替えるものとする。

（法第二十二条第五項に規定する厚生労働省令で定める毒物及び劇物）

第十八条の二　法第二十二条第五項に規定する厚生労働省令で定める毒物及び劇物は、すべての毒物及び劇物とする。

（電子情報処理組織による事務の取扱い）

第十九条　都道府県知事（販売業については保健所を設置する市の市長及び特別区の区長を含む。次項において同じ。）は、毒物又は劇物の製造業、輸入業又は販売業の登録及び登録の更新に関する事務（次項において「登録等の事務」という。）の全部又は一部を電子情報処理組織によつて取り扱うことができる。この場合においては、登録簿は、磁気ディスク（これに準ずる方法により一定の事項を確実に記録することができる物を含む。）に記録し、これをもつて調製する。

2　前項の規定により、都道府県知事が、電子情報処理組織によつて登録等の事務の全部又は一部を取り扱うときは、次に掲げる事項を厚生労働大臣に通知しなければならない。

一　電子情報処理組織によつて取り扱う登録等の事務の範囲

二　電子情報処理組織の使用を開始する年月日

三　その他必要な事項

（フレキシブルディスクによる手続）

第二十条　次の表の上欄に掲げる規定中同表の下欄に掲げる書類の提出（特定毒物研究者に係るものを除く。）については、これらの書類の各欄に掲げる事項を記録したフレキシブルディスク並びに申請者又は届出者の氏名及び住所並びに申請又は届出の趣旨及びその年月日を記載した書類を提出することによつて行うことができる。

第一条第一項	別記第一号様式による登録申請書
第二条第一項	別記第二号様式による登録申請書
第四条第一項	別記第四号様式による登録更新申請書
第四条第二項	別記第五号様式による登録更新申請書
第五条第一項	別記第八号様式による届書
第五条第三項に	別記第九号様式による届書

おいて準用する同条第一項	
第十条第一項	別記第十号様式による登録変更事請書
第十一条第一項	別記第十一号様式による届書
第十一条の二	別記第十二号様式による申請書
第十一条の三	別記第十三号様式による申請書

（フレキシブルディスクの構造）

第二十一条　前条第一項のフレキシブルディスクは、日本産業規格X六二二三号に適合する九十ミリメートルフレキシブルディスクカートリッジでなければならない。

（フレキシブルディスクへの記録方式）

第二十二条　第二十条のフレキシブルディスクへの記録は、次に掲げる方式に従ってしなければならない。

一　トラックフォーマットについては、日本産業規格X六二二五号に規定する方式

二　ボリューム及びファイル構成については、日本産業規格X〇六〇五号に規定する方式

（フレキシブルディスクに貼り付ける書面）

第二十三条　第二十条のフレキシブルディスクには、日本産業規格X六二二三号に規定するラベル領域に、次に掲げる事項を記載した書面を貼り付けなければならない。

一　申請者又は届出者の氏名

二　申請年月日又は届出年月日

（権限の委任）

第二十四条　法第二十三条の三第一項及び令第三十六条の七第一項の規定により、次に掲げる厚生労働大臣の権限は、地方厚生局長に委任する。ただし、厚生労働大臣が次に掲げる権限を自ら行うことを妨げない。

一　法第十九条第五項（法第二十二条第四項において準用する場合を含む。）に規定する権限

二　法第二十二条第七項において準用する法第二十条第二項に規定する権限

三　法第二十二条第六項に規定する権限

四　法第二十三条の二第一項に規定する権限

◎附　則・法律関係〔毒物及び劇物取締法〕

附　則

（施行期日）

1　この法律は、公布の日から施行する。

（毒物劇物営業取締法の廃止）

2　毒物劇物営業取締法（昭和二十二年法律第二百六号。以下「旧法」という。）は、廃止する。

（経過規定）

3　この法律の施行の際、現に旧法の規定により都道府県知事に届け出て、又はその許可を受けて毒物又は劇物の製造業、輸入業又は販売業を営んでいる者については、この法律の施行の日から一年を限り、それぞれこの法律による毒物又は劇物の製造業、輸入業又は販売業の登録があるものとみなす。

4　毒物劇物営業取締法施行規則（昭和二十二年厚生省令第三十八号）第四条の事業管理人試験に合格した者は、第八条の毒物劇物取扱者試験に合格した者とみなす。

5　この法律の施行の際、現に旧法の規定により表示のされている毒物又は劇物については、この法律の施行の日から一年を限り、この法律の規定による表示がされているものとみなす。

6　この法律の施行の際、現に旧法第十条第一項の規定により保存されている文書の保存については、なお従前の例による。

7　この法律の施行前、旧法の規定により、毒物劇物営業を営んでいる者について した処分その他の行為で、この法律に相当規定のあるものは、この法律の当該規定によつてした処分その他の行為とみなす。

8　この法律の施行前になされた違反行為に対する罰則の適用については、この法律の施行後も、旧法は、なおその効力を有する。

9　厚生省設置法（昭和二十四年法律第百五十一号）の一部を次のように改正する。

第五条第五十号を次のように改める。

五十　毒物又は劇物の製造業又は輸入業の登録を行い、その登録を取り消し、及び営業の停止を命ずること。

第二十九条第一項の表薬事審議会の項目的の欄中「再審査を行うこと。」を「再審査を行い、並びに毒物及び劇物取締法（昭和二十五年法律第三百三号）に定める事項について厚生大臣に建議すること。」に改める。

10　薬事法（昭和二十三年法律第百九十七号）の一部を次のように改正する。

第七条中「及び新医薬品その他薬事に関し」を「並びにこの法律に規定する薬事に関し、又は毒物及び劇物取締法（昭和二十五年法律第三百三号）に定める事項に関して、」に改める。

附　則（昭和二十八年八月十五日法律第二百十三号）（抄）

1　この法律〔地方自治法の一部を改正する法律の施行に伴う関係法令の整理に関する法律〕は、昭和二十八年九月一日から施行する。（但書略）

2　この法律施行前従前の法令の規定によりなされた許可、認可その他の処分又は申請、届出その他の手続は、それぞれ改正後の相当規定に基いてなされた処分又は手続とみなす。

3　この法律施行の際以前の法令の規定により置かれている機関又は職員は、それぞれ改正後の相当規定に基いて置かれたものとみなす。

附　則（昭和二十九年四月二十二日法律第七十一号）（抄）

（施行期日）

1　この法律〔あへん法〕は、昭和二十五年五月一日から施行する。

附　則（昭和三十年八月十二日法律第百六十二号）

1　この法律は、公布の日から起算して五十日を経過した日から施行する。

2　この法律の施行の際現に事業管理人の業務に従事している者であつて、この法律の施行前に毒物若しくは劇物又は薬事に関する罪を犯し、罰金に処せられ、その執行を終り、又は執行を受けることがなくなつた日から起算してこの法律の施行の際まだ三年を経過していないものの事業管理人となる資格については、その者が当該製造所、営業所又は店舗において引き続きその業務に従事する場合に限り、第八条第二項第四号の改正規定にかかわらず、なお従前の例による。

3　この法律の施行前にした違反行為に対する罰則の適用については、なお従前の例による。

附　則（昭和三十五年八月十日法律第百四十五号）（抄）

（施行期日）

第一条　この法律〔薬事法〕は、公布の日から起算して六箇月をこえない範囲内において政令で定める日から施行する。

（政令で定める日＝昭和三十六年二月一日）

「政令」＝薬事法の施行期日を定める政令（昭三六政令一〇）

附　則（昭和三十九年七月十日法律第百六十五号）

（施行期日）

1　この法律は、公布の日から起算して六箇月をこえない範囲内において政令で定める日から施行する。

（政令で定める日＝昭和四十年一月九日）

「政令」＝毒物及び劇物取締法の一部を改正する法律の施行期日を定める政令（昭四〇政令一）

（経過規定）

2　この法律の施行の際現に改正前の毒物及び劇物取締法による毒物又は劇物の販売業の登録を受けている者は、次の表の上欄に定める区分に従い、それぞれ同表の下欄に規定する改正後の毒物及び劇物取締法による毒物又は劇物の販売業の登録を受けた者とみなす。

農業上必要な毒物又は劇物のみを取り扱う販売業者及び改正前の第八条第五項の規定により厚生大臣が指定する毒物又は劇物のみを取り扱う販売業者以外の販売業者	一般販売業の登録
農業上必要な毒物又は劇物のみを取り扱う販売業者	農業用品目販売業の登録
改正前の第八条第五項の規定により厚生大臣が指定する毒物又は劇物のみを取り扱う販売業者	特定品目販売業の登録

3　改正前の毒物及び劇物取締法による毒物劇物取扱者試験に合格した者は、次の表の上欄に定める区分に従い、それぞれ同表の下欄に規定する改正後の毒物及び劇物取締法による毒物劇物取扱者試験に合格した者とみなす。

課目を限定しない毒物劇物取扱者試験に合格した者	一般毒物劇物取扱者試験
改正前の第八条第三項の規定により限定された課目につき毒物劇物取扱者試験に合格した者	農業用品目毒物劇物取扱者試験
改正前の第八条第五項で準用する同条第三項の規定により限定された課目につき毒物劇物取扱者試験に合格した者	特定品目毒物劇物取扱者試験

附　則（昭和四十五年十二月二十五日法律第百三十一号）

この法律は、公布の日から起算して六月をこえない範囲内において政令で定める日から施行する。

（政令で定める日＝昭和四十六年六月二十四日）

「政令」＝毒物及び劇物取締法の一部を改正する法律の施行期日を定める政令（昭四六政令一九八）

附　則（昭和四十七年六月二十六日法律第百三号）（抄）

（施行期日）

1　この法律〔毒物及び劇物取締法等の一部を改正する法律〕は、公布の日から起算して三月をこえない範囲内において政令で定める日から施行する。（以下略）

（経過規定）

2　この法律の施行前にした行為に対する罰則の適用については、なお従前の例による。

（政令で定める日＝昭和四十七年八月一日）

「政令」＝毒物及び劇物取締法等の一部を改正する法律の施行期日を定める政令（昭四七政令二五一）

附　則（昭和四十八年十月十二日法律第百十二号）

（施行期日）

1　略

（毒物及び劇物取締法の一部改正に伴う経過措置）

2　毒物及び劇物取締法の一部を次のように改正する。

第二十二条の二及び第二十五条第八号を削る。

（毒物及び劇物取締法の一部改正に伴う経過措置）

3　この法律の施行前にした行為に対する罰則の適用については、なお従前の例による。

附　則（昭和五十六年五月二十五日法律第五十一号）

この法律は、公布の日から施行する。

附　則（昭和五十七年九月一日　法律第九十号）

この法律は、公布の日から起算して三十日を経過した日から施行する。

附　則（昭和五十八年十二月十日法律第八十三号）（抄）

（施行期日）

第一条　この法律〔行政事務の簡素合理化及び整理に関する法律〕は、公布の日から施行する。ただし、次の各号に掲げる規定は、それぞれ当該各号に定める日から施行する。

一　（略）

二　第一条から第三条まで、第二十一条及び第二十三条〔毒物及び劇物取締法の一部改正〕の規定、第二十四条中麻薬取締法第二十九条の改正規定、第四十一条、第四十七条及び第五十四条から第五十六条までの規定並びに附則第二条、第六条、第十三条及び第二十条の規定　昭和五十九年四月一日

三～七　（略）

（毒物及び劇物取締法の一部改正に伴う経過措置）

第六条　第二十三条の規定の施行の際現に毒物又は劇物の販売業の登録を受けている者については、同条の規定による改正後の毒物及び劇物取締法第四条第四項に規定する登録の有効期間は、現に受けている登録又は登録の更新の日から起算するものとする。

（その他の処分、申請等に係る経過措置）

第十四条　この法律（附則第一条各号に掲げる規定については、当該各規定。以下この条及び第十六条において同じ。）の施行前に改正前のそれぞれの法律の規定によりされた許可等の処分その他の行為（以下この条において「処分等の行為」という。）又はこの法律の施行の際現に改正前のそれぞれの法律の規定によりされている許可等の申請その他の行為（以下この条において「申請等の行為」という。）で、この法律の施行の日においてこれらの行為に係る行政事務を行うべき者が異なることとなるものは、附則第二条から前条までの規定又は改正後のそれぞれの法律（これに基づく命令を含む。）の経過措置に関する規定に定めるものを除き、この法律の施行の日以後における改正後のそれぞれの法律の適用については、改正後のそれぞれの法律の相当規定によりされた処分等の行為又は申請等の行為とみなす。

（罰則に関する経過措置）

第十六条　この法律の施行前にした行為及び附則第三条、第五条第五項、第八条第二項、第九条又は第十条の規定により従前の例によることとされる場合における第十七条、第二十二条、第三十六条、第三十七条又は第三十九条の規定の施行後にした行為に対する罰則の適用については、なお従前の例による。

附　則（昭和六十年七月十二日法律第九十号）

（施行期日）

第一条　この法律〔地方公共団体の事務に係る国の関与等の整理、合理化等に関する法律〕は、公布の日から施行する。ただし、次の各号に掲げる規定は、それぞれ当該各号に定める日から施行する。

一及び二　（略）

三　第二十二条及び附則第六条の規定　公布の日から起算して一月を経過した日

四～五（略）

（毒物及び劇物取締法の一部改正に伴う経過措置）

第六条　第二十二条の規定の施行の際現に同条の規定による改正前の毒物及び劇物取締法第十八条の毒物劇物監視員であり、かつ、薬事監視員である者は、第二十二条の規定による改正後の毒物及び劇物取締法第十七条第一項の規定により指定された者とみなす。

（罰則に関する経過措置）

第十一条　この法律（附則第一条各号に掲げる規定については、当該各規定）の施行前にした行為に対する罰則の適用については、なお従前の例による。

附　則（平成五年十一月十二日法律第八十九号）

（施行期日）

第一条　この法律〔行政手続法の施行に伴う関係法律の整備に関する法律〕は、行政手続法（平成五年法律第八十八号）の施行の日から施行する。

（諮問等された不利益処分に関する経過措置）

第二条　この法律の施行前に法令に基づき審議会その他の合議制の機関に対し行政手続法第十三条に規定する聴聞又は弁明の機会の付与の手続その他の意見陳述のための手続に相当する手続を執るべきことの諮問その他の求めがされた場合においては、当該諮問その他の求めに係る不利益処分の手続に関しては、この法律による改正後の関係法律の規定にかかわらず、なお従前の例による。

（罰則に関する経過措置）

第十三条　この法律の施行前にした行為に対する罰則の適用については、なお従前の例による。

（聴聞に関する規定の整理に伴う経過措置）

第十四条　この法律の施行前に法律の規定により行われた聴聞、聴聞若しくは聴聞会（不利益処分に係るものを除く。）又はこれらのための手続は、この法律による改正後の関係法律の相当規定により行われたものとみなす。

（政令への委任）

第十五条　附則第二条から前条までに定めるもののほか、この法律の施行に関して必要な経過措置は、政令で定める。

附　則（平成九年十一月二十一日法律第百五号）（抄）

（施行期日）

1　この法律（許可等の有効期間の延長に関する法律）は、公布の日から施行する。ただし、次の各号に掲げる規定は、当該各号に定める日から施行する。

一　第十五条及び第十六条の規定並びに附則第七項及び第八項の規定　公布の日から起算して一月を経過した日

二　第四条の規定　公布の日から起算して三月を経過した日

2～3　（略）

（毒物及び劇物取締法の一部改正に伴う経過措置）

4　第六条の規定の施行の際現に毒物及び劇物取締法第四条第三項の登録を受けている者の当該登録の有効期間については、第六条の規定による改正後の同法第四条第四項の規定にかかわらず、なお従前の例による。

5～8　（略）

附　則（平成十一年七月十六日法律第八十七号）（抄）

（施行期日）

第一条　この法律〔地方分権の推進を図るための関係法律の整備等に関する法律〕は、平成十二年四月一日から施行する。ただし、次の各号に掲げる規定は、当該各号に定める日から施行する。

一　第一条地方自治法第二百五十条の次に五条、節名並びに二款及び款名を加える改正規定（同法第二百五十条の九第一項に係る部分（両議院の同意を得ることに係る部分に限る。）に限る。）、第四十条中自然公園法附則第九項及び第十項の改正規定（同法附則第十項に係る部分に限る。）、第二百四十四条の規定（農業改良助長法第十四条の三の改正規定に係る部分を除く。）並びに第四百七十二条の規定（市町村の合併の特例に関する法律第六条、第八条及び第十七条の改正規定に係る部分を除く。）並びに附則第七条、第十条、第十二条、第五十九条ただし書、第六十条第四項及び第五項、第七十三条、第七十七条、第百五十七条第四項から第六項まで、第百六十条、第百六十三条、第百六十四条並びに第二百二条、の規定　公布の日

第二条～第六十八条　（略）

（従前の例による事務等に関する経過措置）

第六十九条　国民年金法等の一部を改正する法律（昭和六十年法律第三十四号）附則第三十二条第一項、第七十八条第一項並びに第八十七条第一項及び第十三項の規定によりなお従前の例によることとされた事項に係る都道府県知事の事務、権限又は職権（以下この条において「事務等」という。）については、この法律による改正後の国民年金法、厚生年金保険法及び船員保険法又はこれらの法律に基づく命令の規定により当該事務等に相当する事務又は権限を行うこととされた厚生大臣若しくは社会保険庁長官又はこれらの者から委任を受けた地方社会保険事務局長若しくはその地方社会保険事務局長から委任を受けた社会保険事務所長の事務又は権限とする。

（新地方自治法第百五十六条第四項の適用の特例）

第七十条　第百六十六条の規定による改正後の厚生省設置法第十四条の地方社会保険事務局及び社会保険事務所であって、この法律の施行の際旧地方自治法附則第八条の事務を処理するための都道府県の機関（社会保険関係事務を取り扱うものに限る。）の位置と同一の位置に設けられるもの（地方社会保険事務局にあっては、都道府県庁の置かれている市（特別区を含む。）に設けられるものに限る。）については、新地方自治法第百五十六条第四項の規定は、適用しない。

（社会保険関係地方事務官に関する経過措置）

第七十一条　この法律の施行の際現に旧地方自治法附則第八条に規定する職員（厚生大臣又はその委任を受けた者により任命された者に限る。附則第百五十八条において「社会保険関係地方事務官」という。）である者は、別に辞令が発せられない限り、相当の地方社会保険事務局又は社会保険事務所の職員となるものとする。

（地方社会保険医療協議会に関する経過措置）

第七十二条　第百六十九条の規定による改正前の社会保険医療協議会法の規定による地方社会保険医療協議会並びにその会長、委員及び専門委員は、相当の地方社会保険事務局の地方社会保険医療協議会並びにその会長、委員及び専門委員となり、同一性をもって存続するものとする。

（準備行為）

第七十三条　第二百条の規定による改正後の国民年金法第九十二条の三第一項第二号の規定による指定及び同条第二項の規定による公示は、第二百条の規定の施行前においても行うことができる。

（厚生大臣に対する再審査請求に係る経過措置）

第七十四条　施行日前にされた行政庁の処分に係る第百四十九条から第百五十一条まで、第百五十七条、第百五十八条、第百六十五条、第百六十八条、第百七十条、第百七十二条、第百七十三条、第百七十五条、第百七十六条、第百八十三条、第百八十八条、第百九十五条、第二百一条、第二百八条、第二百十四条、第二百十九条から第二百二十一条まで、第二百二十九条又は第二百三十八条の規定による改正前の児童福祉法第五十九条の四第二項、あん摩マッサージ指圧師、はり師、きゆう師等に関する法律第十二条の四、食品衛生法第二十九条の四、旅館業法第九条の三、公衆浴場法第七条の三、医療法第七十一条の三、身体障害者福祉法第四十三条の二第二項、精神保健及び精神障害者福祉に関する法律第五十一条の十二第二項、クリーニング業法第十四条の二第二項、狂犬病予防法第二十五条の二、社会福祉事業法第八十三条の二第二項、結核予防法第六十九条、と畜場法第二十条、歯科技工士法第二十七条の二、臨床検査技師、衛生検査技師等に関する法律第二十条の八の二、知的障害者福祉法第三十条第二項、老人福祉法第三十四条第二項、母子保健法第二十六条第二項、柔道整復師法第二十三条、建築物における衛生的環境の確保に関する法律第十四条第二項、廃棄物の処理及び清掃に関する法律第二十四条、食鳥処理の事業の規制及び食鳥検査に関する法律第四十一条第三項又は感染症の予防及び感染症の患者に対する医療に関する法律第六十五条の規定に基づく再審査請求については、なお従前の例による。

第七十五条　この法律による改正前の児童福祉法第四十六条第四項若しくは第五十九条第一項若しくは第三項、あん摩マッサージ指圧師、はり師、きゆう師等に関する法律第八条第一項（同法第十二条の二第二項において準用する場合を含む。）、食品衛生法第二十二条、医療法第五条第二項若しくは第二十五条第一項、毒物及び劇物取締法第十七条第一項（同法第二十二条第四項及び第五項で準用する場合を含む。）、厚生年金保険法第百条第一項、水道法第三十九条第一項、国民年金法第百六条第一項、薬事法第六十九条第一項若しくは第七十二条又は柔道整復師法第十八条第一項の規定により厚生大臣又は都道府県知事その他の地方公共団体の機関がした事業の停止命令その他の処分は、それぞれ、この法律による改正後の児童福祉法第四十六条第四項若しくは第五十九条第一項若しくは第三項、あん摩マッサージ指圧師、はり師、きゆう師等に関する法律第八条第一項（同法第十二条の二第二項において準用する場合を含む。）、食品衛生法第二十二条、医療法第五条第二項若しくは第二十五条第一項、毒物及び劇物取締法第十七条第一項若しくは第二項（同法第二十二条第四項及び第五項で準用する場合を含む。）、厚生年金保険法第百条第一項、水道法第三十九条第一項若しくは第二項、国民年金法第百六条第一項、薬事法第六十九条第一項若しくは第二項若しくは第七十二条第二項又は柔道整復師法第十八条第一項の規定により厚生大臣又は地方公共団体がした事業の停止命令その他の処分とみなす。

第七十六条～第二百五十二条　（略）

附　則（平成十一年十二月二十二日法律第百六十号）（抄）

（施行期日）

第一条　この法律（第二条及び第三条を除く。）は、平成十三年一月六日から施行する。ただし書き　（略）

（地方自治法の一部改正）

第二条～第三条　（略）

附　則（平成十二年十一月二十七日法律第百二十六号）（抄）

（施行期日）

第一条　この法律〔書面の交付等に関する情報通信の技術の利用のための関係法律の整備に関する法律〕は、公布の日から起算して五月を超えない範囲内において政令で定める日から施行する。

ただし書　（略）

（罰則に関する経過措置）

第二条　この法律の施行前にした行為に対する罰則の適用については、なお従前の例による。

附　則（平成十三年六月二十九日法律第八十七号）（抄）

（施行期日）

第一条　この法律は、公布の日から起算して一月を超えない範囲内において政令で定める日から施行する。

（検討）

第二条　政府は、この法律の施行後五年を目途として、この法律による改正後のそれぞれの法律における障害者に係る欠格事由の在り方について、当該欠格事由に関する規定の施行の状況を勘案して検討を加え、その結果に基づいて必要な措置を講ずるものとする。

（再免許に係る経過措置）

第三条　この法律による改正前のそれぞれの法律に規定する免許の取消事由により免許を取り消された者に係る当該取消事由がこの法律による改正後のそれぞれの法律により再免許を与えることができる取消事由（以下この条において「再免許

が与えられる免許の取消事由」という。）に相当するものであるときは、その者を再免許が与えられる免許の取消事由により免許が取り消された者とみなして、この法律による改正後のそれぞれの法律の再免許に関する規定を適用する。

（罰則に係る経過措置）

第四条　この法律の施行前にした行為に対する罰則の適用については、なお従前の例による。

第五条～第八条　（略）

附　則（平成二十三年八月三十日法律第百五号）（抄）

（施行期日）

第一条　この法律〔地域の自主性及び自立性を高めるための改革の推進を図るための関係法律の整備に関する法律〕は、公布の日から施行する。ただし書き以下、略

第二条～第二十三条　（略）

（毒物及び劇物取締法の一部改正に伴う経過措置）

第二十四条　第三十三条の規定の施行前に同条の規定による改正前の毒物及び劇物取締法（以下この条において「旧毒物及び劇物取締法」という。）の規定によりされた命令その他の行為又は第三十三条の規定の施行の際現に旧毒物及び劇物取締法の規定によりされている届出で、同条の規定の施行の日においてこれらの行為に係る行政事務を行うべき者が異なることとなるものは、同日以後における同条の規定による改正後の毒物及び劇物取締法（以下この条において「新毒物及び劇物取締法」という。）の適用については、新毒物及び劇物取締法の相当規定によりされた命令その他の行為又は届出とみなす。

2　第三十三条の規定の施行前に旧毒物及び劇物取締法の規定により都道府県知事に対し届出その他の手続をしなければならない事項で、同条の規定の施行の日前にその手続がされていないものについては、これを、新毒物及び劇物取締法の相当規定により地域保健法第五条第一項の規定に基づく政令で定める市の市長又は特別区の区長に対して届出その他の手続をしなければならない事項についてその手続がされていないものとみなして、新毒物及び劇物取締法の規定を適用する。

第二十五条～第百二十三条　（略）

附　則（平成二十七年六月二十六日法律第五十号）（抄）

（施行期日）

第一条　この法律〔地域の自主性及び自立性を高めるための改革の推進を図るための関係法律の整備に関する法律〕は、平成二十八年四月一日から施行する。ただし、次の各号に掲げる規定は、当該各号に定める日から施行する。

一～五　（略）

第二条～第五条　（略）

（処分、申請等に関する経過措置）

第六条　この法律（附則第一条各号に掲げる規定については、当該各規定。以下この条及び次条において同じ。）の施行前にこの法律による改正前のそれぞれの法律の規定によりされた許可等の処分その他の行為（以下この項において「処分等の行為」という。）又はこの法律の施行の際現にこの法律による改正前のそれぞれの法律の規定によりされている許可等の申請その他の行為（以下この項において「申請等の行為」という。）で、この法律の施行の日においてこれらの行為に係る行政事務を行うべき者が異なることとなるものは、附則第二条から前条までの規定又は附則第八条の規定に基づく政令の規定に定めるものを除き、この法律の施行の日以後におけるこの法律による改正後のそれぞれの法律の適用については、この法律による改正後のそれぞれの法律の相当規定によりされた処分等の行為又は申請等の行為とみなす。

2　この法律の施行前にこの法律による改正前のそれぞれの法律の規定により国又は地方公共団体の機関に対し報告、届出、提出その他の手続をしなければならない事項で、この法律の施行の日前にその手続がされていないものについては、附則第二条から前条までの規定又は附則第八条の規定に基づく政令の規定に定めるもののほか、これを、この法律による改正後のそれぞれの法律の相当規定により国又は地方公共団体の相当の機関に対して報告、届出、提出その他の手続をしなければならない事項についてその手続がされていないものとみなして、この法律による改正後のそれぞれの法律の規定を適用する。

（罰則に関する経過措置）

第七条　この法律の施行前にした行為に対する罰則の適用については、なお従前の例による。

（政令への委任）

第八条　附則第二条から前条までに規定するもののほか、この法律の施行に関し必要な経過措置（罰則に関する経過措置を含む。）は、政令で定める。

第九条～第二十一条　（略）

附　則（平成三十年六月二十七日法律第六十六号）（抄）

（施行期日）

第一条　この法律は、公布の日から起算して一年を超えない範囲内において政令で定める日から施行する。ただし、次の各号に掲げる規定は、当該各号に定める日から施行する。

一　第一条、第五条（行政手続における特定の個人を識別するための番号の利用等に関する法律別表第二の二十の項及び五十三の項の改正規定を除く。）及び第十三条の規定並びに附則第十一条から第十三条まで、第十六条及び第十七条の規定　公布の日

二～四まで　略

五　第十条の規定並びに附則第八条及び第十四条（第三号に掲げる改正規定を除く。）の規定　平成三十二年四月一日

（毒物及び劇物取締法の一部改正に伴う経過措置）

第八条　附則第一条第五号に掲げる規定の施行の際現に第十条の規定による改正前の毒物及び劇物取締法第二十三条の規定により納付すべきであった手数料については、なお従前の例による。

（処分、申請等に関する経過措置）

第十一条　この法律（附則第一条各号に掲げる規定については、当該各規定。以下この条及び次条において同じ。）の施行の日前にこの法律による改正前のそれぞれの法律の規定によりされた認定等の処分その他の行為（以下この項において「処分等の行為」という。）又はこの法律の施行の際現にこの法律による改正前のそれぞれの法律の規定によりされている認定等の申請その他の行為（以下この項において「申請等の行為」という。）で、この法律の施行の日においてこれらの行為に係る行政事務を行うべき者が異なることとなるものは、附則第二条から前条までの規定又は附則第十三条の規定に基づく政令に定めるものを除き、この法律の施行の日以後におけるこの法律による改正後のそれぞれの法律の適用については、この法律による改正後のそれぞれの法律の相当規定によりされた処分等の行為又は申請等の行為とみなす。

2　この法律の施行の日前にこの法律による改正前のそれぞれの法律の規定により国又は地方公共団体の機関に対し、報告、届出その他の手続をしなければならない事項で、この法律の施行の日前にその手続がされていないものについては、附則第二条から前条までの規定又は附則第十三条の規定に基づく政令に定めるもののほか、これを、この法律による改正後のそれぞれの法律の相当規定により国又は地方公共団体の相当の機関に対して報告、届出その他の手続をしなければならない事項についてその手続がされていないものとみなして、この法律による改正後のそれぞれの法律の規定を適用する。

（罰則に関する経過措置）

第十二条　この法律の施行前にした行為に対する罰則の適用については、なお従前の例による。

（政令への委任）

（地方自治法の一部改正）

第十四条　地方自治法の一部を次のように改正する。

別表第一毒物及び劇物取締法（昭和二十五年法律第三百三号）の項を削り、以下（略）

◎附則・政令（施行令）関係〔毒物及び劇物取締法施行令〕

附　則

（施行期日）

1　この政令は、毒物及び劇物取締法の一部を改正する法律（昭和三十年法律第百六十二号）の施行の日（昭和三十年十月一日）から施行する。

（関係政令の廃止）

2　次に掲げる政令は、廃止する。

一　四エチル鉛取扱基準令（昭和二十六年政令第百五十八号）

二　モノフルオール酢酸ナトリウム取扱基準令（昭和二十七年政令第二十八号）

三　ヂエチルパラニトロフエニールチオホスフエイト及びヂメチルパラニトロフエニールチオホスフエイト取扱基準令（昭和二十八年政令第九十五号）

四　毒物及び劇物を指定する政令（昭和二十七年政令第二十六号）

（経過規定）

3　この政令の施行前にヂエチルパラニトロフエニールチオホスフエイト及びヂメチルパラニトロフエニールチオホスフエイト取扱基準令第四条第一号ハの規定により都道府県知事がした指定は、第十八条第一号への規定により都道府県知事がした指定とみなす。

附　則（昭和三十一年六月十二日政令第百七十八号）

この政令は、公布の日から施行する。

附　則（昭和三十三年十二月十九日政令第三百三十四号）（抄）

1　この政令は、昭和三十四年一月一日から施行する。

附　則（昭和三十四年三月二十四日政令第四十号）

この政令は、公布の日から施行する。

附　則（昭和三十四年十二月二十八日政令第三百八十五号）

この政令は、公布の日から起算して九十日を経過した日から施行する。

附　則（昭和三十六年一月十四日政令第七号）

1　この政令は、公布の日から施行する。

2　この政令の施行前にした違反行為に対する罰則の適用については、なお従前の例による。

附　則（昭和三十六年一月二十六日政令第十一号）（抄）

（施行期日）

1　この政令は、法〔薬事法（昭和三十五年法律第一四五号）〕の施行の日（昭和三十六年二月一日）から施行する。

2　この政令の施行前にした違反行為に対する罰則の適用については、なお従前の例による。

附　則（昭和三十六年六月十九日政令第二百三号）

この政令は、公布の日から起算して九十日を経過した日から施行する。

附　則（昭和三十六年九月十四日政令第三百九号）

1　この政令は、昭和三十六年九月十五日から施行する。

2　この政令の施行前にした違反行為に対する罰則の適用については、なお従前の例による。

附　則（昭和三十七年一月二十三日政令第七号）

1　この政令は、公布の日から施行する。

2　この政令の施行前にした違反行為に対する罰則の適用については、なお従前の例による。

附　則（昭和三十七年五月四日政令第百九十一号）

（施行期日）

1　この政令は、公布の日から施行する。

（経過規定）

2　この政令の施行の際、現に第十三条第一号ロの規定による都道府県知事の指定を受けている者は改正後の毒物及び劇物取締法施行令（以下「新令」という。）第十八条第一号ロ及び第二十四条第一号ロの規定による都道府県知事の指定を受けた者と、現に第十八条第一号ニ又はホの規定による都道府県知事の指定を受けている者は新令第二十四条第一号ニ又はホの規定による都道府県知事の指定を受けた者とみなす。

附　則（昭和四十年一月四日政令第三号）

（施行期日）

1　この政令は、昭和四十年一月九日から施行する。ただし、改正後の第三十八条の規定は、昭和四十一年六月三十日までは、適用しない。

（経過規定）

2　この政令の施行の際現に改正後の第四十一条に規定する事業を行なう者であつてその業務上シアン化ナトリウム又は改正後の第四十二条に規定する毒物を取り扱うものの事業場においてこれらの毒物による保健衛生上の危害の防止に当たつている者であつて、この政令の施行の日から九十日以内に氏名その他厚生省令で定める事項を都道府県知事に届け出たものは、法第二十二条第四項において準用する法第八条第一項の規定にかかわらず、当該事業場においては、当分の間、毒物劇物取扱責任者となることができる。

（地方公共団体手数料令の一部改正）

3　地方公共団体手数料令（昭和三十年政令第三百三十号）の一部を次のように改正する。

第一条第一項第百二十九号の三の次に次の二号を加える。

百二十九の四　毒物及び劇物取締法施行令（昭和三十年政令第二百六十一号）第三十五条の規定に基づく毒物又は劇物の販売業の登録票の書換え交付　毒物劇物販売業登録票書換え交付手数料　百円

百二十九の五　毒物及び劇物取締法施行令第三十六条の規定に基づく毒物又は劇物の販売業の登録票の再交付　毒物劇物販売業登録票再交付手数料　二百円

附　則（昭和四十年十二月二十四日政令第三百七十九号）

この政令は、公布の日から施行する。ただし、毒物及び劇物取締法施行令第四十条の改正規定は、昭和四十一年七月一日から施行する。

附　則（昭和四十二年一月三十一日政令第八号）

この政令は、公布の日から施行する。

附　則（昭和四十二年十二月二十六日政令第三百七十四号）

1　この政令は、公布の日から施行する。ただし、第十二条第三号の改正規定は、昭和四十三年四月一日から施行する。

2　この政令の施行前にした違反行為に対する罰則の適用については、なお従前の例による。

附　則（昭和四十六年三月二十三日政令第三十号）

1　この政令は昭和四十六年六月一日から施行する。

2　この政令の施行の際現に第十八条第一号への規定による都道府県知事の指定を受けている者は、改正後の第二十四条第一号への規定による都道府県知事の指定を受けた者とみなす。

3　この政令の施行の際現に金属熱処理の事業を行なう者であつてその業務上シアン化ナトリウム又は第四十二条に規定する毒物を取り扱うものの事業場においてこれらの毒物による保健衛生上の危害の防止に当たつている者であつて、この政令の施行の日から九十日以内に氏名その他厚生省令で定める事項を都道府県知事に届け出たものは、法第二十二条第四項において準用する法第八条第一項の規定にかかわらず、当該事業場においては、当分の間、毒物劇物取扱責任者となることができる。

4　この政令の施行前にした違反行為に対する罰則の適用については、なお従前の例による。

附　則（昭和四十六年六月二十二日政令第百九十九号）

（施行期日）

1　この政令は、毒物及び劇物取締法の一部を改正する法律（昭和四十五年法律第百三十一号）の施行の日（昭和四十六年六月二十四日）から施行する。

（経過措置）

2　この政令の施行の際現に無機シアン化合物たる毒物（液体状のものに限る。）又は弗化水素若しくはこれを含有する製剤の運搬の用に供されている容器で内容積が千リツトル以上のものを使用して運搬する場合は、この政令の施行の日から起算して二年間は、改正後の第四十条の二第二項までの規定は、適用しない。

3　この政令の施行前にした違反行為に対する罰則の適用については、なお従前の例による。

附　則（昭和四十六年十一月二十七日政令第三百五十八号）

（施行期日）

1　この政令中、第一条及び次項の規定は、昭和四十七年三月一日から、第二条及び附則第三項の規定は、同年六月一日から施行する。

（第一条の規定による改正に伴う経過措置）

2　第一条の規定の施行の際現に同条の規定による改正後の毒物及び劇物取締法施行令第四十一条第三号に掲げる事業を行なう者であつてその業務上シアン化ナトリウム又は同令別表に掲げる毒物若しくは劇物を取り扱うものの事業場においてこれらの毒物又は劇物による保健衛生上の危害の防止に当たつている者であつて、昭和四十七年五月三十一日までに氏名その他厚生省令で定める事項を都道府県知事に届け出たものは、毒物及び劇物取締法第二十二条第四項において準用する同法第八条第一項の規定にかかわらず、当該事業場においては、当分の間、毒物劇物取扱責任者となることができる。

（第二条の規定による改正に伴う経過措置）

3　第二条の規定の施行前に製造された塩化水素若しくは硫酸を含有する製剤たる劇物（住宅用の洗浄剤で液体状のものに限る。）又はジメチル―二・二―ジクロルビニルホスフエイトを含有する製剤（衣料用の防虫剤に限る。）については、同条の規定による改正後の毒物及び劇物取締法施行令第三十九条の二の規定は適用しない。

附　則（昭和四十七年六月三十日政令第二百五十二号）

この政令は、昭和四十七年八月一日から施行する。

附　則（昭和四十八年十一月二十四日政令第三百四十四号）

この政令〔船舶安全法施行令等の一部を改正する政令〕は、船舶安全法の一部を改正する法律〔昭和四十八年法律第八十号〕の施行の日（昭和四十八年十二月二十四日）から施行する。

附　則（昭和四十九年九月二十六日政令第三百三十五号）

この政令〔有害物質を含有する家庭用品の規制に関する法律の施行に伴う関係政令の整理等に関する政令〕は、昭和四十九年十月一日から施行する。

附　則（昭和五十年八月十九日政令第二百五十四号）

この政令は、昭和五十年九月一日から施行する。

附　則（昭和五十年十二月二十四日政令第三百七十二号）

この政令は、昭和五十一年一月一日から施行する。

附　則（昭和五十三年三月三十日政令第五十七号）

この政令は、昭和五十三年四月十日から施行する。

附　則（昭和五十三年七月五日政令第二百八十二号）

（施行期日）

第一条　この政令（農林省組織令及び地方農政局組織令の一部を改正する政令）は、公布の日から施行する。

附　則（昭和五十三年七月十一日政令第二百八十六号）（抄）

（施行期日）

第一条　この政令（森林組合法施行令）は、法（森林組合法）の施行の日（昭和五十三年十月二日）から施行する。

附　則（昭和五十六年三月二十七日政令第四十四号）

1　この政令は、昭和五十六年四月一日から施行する。

2　この政令の施行前に実施の公告がされた毒物劇物取扱者試験を受けようとする者が納付すべき手数料については、なお従前の例による。

附　則（昭和五十七年四月二十日政令第百二十二号）

この政令は、昭和五十七年五月一日から施行する。

附　則（昭和五十九年三月十六日政令第三十二号）（抄）

1　この政令（と畜場法施行令等の一部を改正する政令）は、昭和五十九年四月一日から施行する。

2～3（略）

4　この政令の施行前に実施の公告がされた毒物劇物取扱者試験を受けようとする者が納付すべき手数料については、なお従前の例による。

附　則（昭和六十年三月五日政令第二十四号）

（施行期日）

第一条　この政令（たばこ事業法等の施行に伴う関係政令の整備等に関する政令）は、昭和六十年四月一日から施行する。

附　則（昭和六十二年三月二十日政令第四十三号）

この政令（検疫法施行令等の一部を改正する政令）は、昭和六十二年四月一日から施行する。

附　則（平成二年九月二十一日政令第二百七十五号）

この政令は、平成二年十月一日から施行する。

附　則（平成三年三月十九日政令第三十九号）

この政令（外国医師又は外国歯科医師が行う臨床修練に係る医師法第十七条及び歯科医師法第十七条の特例等に関する法律施行令等の一部を改正する政令）は、平成三年四月一日から施行する。

附　則（平成六年三月二十四日政令第六十四号）

この政令（外国医師又は外国歯科医師が行う臨床修練に係る医師法第十七条及び歯科医師法第十七条の特例等に関する法律施行令等の一部を改正する政令）は、平成六年四月一日から施行する。

附　則（平成九年二月十九日政令第二十号）

第一条　この政令は、平成九年四月一日から施行する。

附　則（平成九年三月五日政令第二十八号）

この政令は、平成九年三月二十一日から施行する。

附　則（平成九年三月二十四日政令第五十七号）

（施行期日）

1　この政令（救急救命法施行令等の一部を改正する政令）は、平成九年四月一日から施行する。

附　則（平成十一年九月二十九日政令第二百九十二号）

（施行期日）

1　この政令は、公布の日から施行する。ただし、次の各号に掲げる規定は、それぞれ当該各号に定める日から施行する。

一　第四十条の二第二項第四号及び第三項第二号並びに別表第一の一の項の改正規定　平成十一年十月一日

二　第四十一条及び第四十二条の改正規定　平成十一年十一月一日

（経過措置）

2　前項第二号に掲げる規定の施行の際現に改正後の第四十一条第四号に掲げる事業を行う者であってその業務上シアン化ナトリウム又は砒素化合物たる毒物若しくはこれを含有する製剤を取り扱うものの事業場においてこれらの毒物による保健衛生上の危害の防止に当たっている者であって、この政令の施行の日から九十日以内に氏名その他厚生省令で定める事項を都道府県知事に届け出たものは、毒物及び劇物取締法第二十二条第四項において準用する同法第八条第一項の規定にかかわらず、当該事業場においては、当分の間、毒物劇物取扱責任者となることができる。

3　附則第一項第二号に掲げる規定の施行前にした違反行為に対する罰則の適用については、なお従前の例による。

附　則（平成十一年十二月八日政令第三百九十三号）（抄）

（施行期日）

第一条　この政令（地方分権の推進を図るための関係法律の整備等に関する法律の施行に伴う厚生省関係政令の整備等に関する政令）は、平成十二年四月一日から施行する。ただし書き（略）

第二条～第六条（略）

（毒物及び劇物取締法施行令の一部改正に伴う経過措置）

第七条　この政令の施行の際現に第三十一条の規定による改正前の毒物及び劇物取締法施行令第三十五条又は第三十六条の規定により販売業者（その店舗の所在地が、保健所を設置する市又は特別区の区域にあるものに限る。）から都道府県知事に対してされている申請は、第三十一条の規定による改正後の毒物及び劇物取締法施行令第三十五条第一項又は第三十六条第一項の規定により保健所を設置する市の市長又は特別区の区長に対してされた申請とみなす。

第八条～第十六条（略）

附　則（平成十二年三月十七日政令第六十五号）（抄）

この〔検疫法施行令等の一部を改正する政令〕政令は、平成十二年四月一日から施行する。

附　則（平成十二年六月七日政令第三百九号）

（施行期日）

1　この政令は、内閣法の一部を改正する法律（平成十一年法律第八十八号）の施行の日（平成十三年一月六日）から施行する。ただし、附則第三項の規定は、公布の日から施行する。

2～3（略）

附　則（平成十二年六月三十日政令第三百六十六号）

この政令は、平成十三年一月一日から施行する。

附　則（平成十三年一月四日政令第四号）

（施行期日）

1　この政令（書面の交付等に関する情報通信の技術の利用のための関係法律の整備に関する法律の施行に伴う関係政令の整備等に関する政令）は、書面の交付等に関する情報通信の技術の利用のための関係法律の整備に関する法律の施行の日（平成十三年四月一日）から施行する。ただし、第十条中社会福祉法施行令第十五条の改正規定（「第百二十三条」を「第百二十四条」に改める部分に限る。）は、平成十三年一月六日から施行する。

（罰則に関する経過措置）

2　この政令の施行前にした行為に対する罰則の適用については、なお従前の例による。

附　則（平成十三年七月四日政令第二百三十六号）

（施行期日）

第一条　この政令は、障害者等に係る欠格事由の適正化等を図るための医師法等の一部を改正する法律の施行の日（平成十三年七月十六日）から施行する。

（地方自治法施行令の一部改正）

第二条　地方自治法施行令（昭和二十二年政令第十六号）の一部を次のように改正する。

別表第一毒物及び劇物取締法施行令（昭和三十年政令第二百六十一号）の項中「第三十六条の六第一項」を「第三十六条の七第一項」に、「第三十六条の七第二項」を「第三十六条の八第二項」に改める。

（地方公共団体の手数料の標準に関する政令の一部改正）

第三条　地方公共団体の手数料の標準に関する政令（平成十二年政令第十六号）の一部を次のように改正する。

本則の表四十一の項中「第三十六条の六第一項第一号」を「第三十六条の七第一項第一号」に改める。

附　則（平成十四年十一月二十七日政令第三百四十七号）

1　この政令は、平成十五年二月一日から施行する。

2　この政令の施行前にした行為に対する罰則の適用については、なお従前の例による。

附　則（平成十五年一月三十一日政令第二十八号）（抄）

（施行期日）

第一条　この政令（行政手続等における情報通信の技術の利用に関する法律及び行政手続等における情報通信の技術の利用に関する法律の施行に伴う関係法律の整備等に関する法律の施行に伴う関係政令の整備等に関する政令）は、行政手続等における情報通信の技術の利用に関する法律の施行の日（平成十五年二月三日）から施行する。

第二条～第四条　（略）

附　則（平成十六年七月二日政令第二百二十四号）

（施行期日）

第一条　この政令は、平成十六年十月一日から施行する。

（罰則に関する経過措置）

第二条　この政令の施行前にした行為に対する罰則の適用については、なお従前の例による。

附　則（平成十七年一月二十六日政令第九号）

（施行期日）

第一条　この政令（農業改良助長法施行令の一部を改正する政令）は、平成十七年四月一日から施行する。

第二条～第四条（略）

（毒物及び劇物取締法施行令の一部改正）

第五条　毒物及び劇物取締法施行令（昭和三十年政令第二百六十一号）の一部を次のように改正する。

第十三条第一号ニ、第十八条第一号ホ及び第二十四条第一号ホ中「第十四条の二第一項」を「第八条第一項」に、「専門技術員又は改良普及員」を「普及指導員」に改める。

第六条　（略）

附　則（平成十七年一月二十六日政令第十号）

（施行期日）

第一条　この政令（森林法施行令の一部を改正する政令）は、平成十七年四月一日から施行する。

第二条　（略）

（毒物及び劇物取締法施行令の一部改正）

第三条　毒物及び劇物取締法施行令（昭和三十年政令第二百六十一号）の一部を次のように改正する。

第十三条第一号ト中「林業改良指導員」を「林業普及指導員」に改める。

附　則（平成十八年三月二十三日政令第五十八号）

この政令は、平成十八年四月一日から施行する。

附　則（平成二十一年三月十八日政令第三十九号）

この政令は、平成二十一年四月一日から施行する。

附　則（平成二十二年十二月十五日政令第二百四十一号）

1　この政令〔毒物及び劇物取締法施行令の一部を改正する政令〕は、平成二十三年二月一日から施行する。

2　この政令〔毒物及び劇物取締法施行令の一部を改正する政令〕の施行前にした行為に対する罰則の適用については、なお従前の例による。

附　則（平成二十六年七月三十日政令第二百六十九号）

（施行期日）（抄）

第一条　この政令〔薬事法等の一部を改正する法律の施行に伴う関係政令の整備等及び経過措置に関する政令〕は、改正法の施行の日（平成二十六年十一月二十五日）から施行する。

第二条～第五条　（略）

附　則（平成二十八年三月十六日政令第六十六号）

（施行期日）

第一条　この政令〔毒物及び劇物取締法施行令の一部を改正する政令〕は、平成二十八年四月一日から施行する。

（経過措置）

第二条　この政令〔毒物及び劇物取締法施行令の一部を改正する政令〕の施行の際現にこの政令による改正前の毒物及び劇物取締法施行令（第三項において「旧令」という。）第三十五条第二項又は第三十六条第二項の規定により特定毒物研究者（毒物及び劇物取締法第三条の二第一項に規定する特定毒物研究者をいう。以下この条において同じ。）から同法第三条の二第一項の許可（以下この条において「特定毒物研究者の許可」という。）を与えた都道府県知事に対してされている特定毒物研究者の許可証（以下この条において「許可証」という。）の書換え交付又は再交付の申請（当該都道府県知事とその主たる研究所の所在地の都道府県知事とが異なる場合又はその主たる研究所の所在地が地方自治法（昭和二十二年法律第六十七号）第二百五十二条の十九第一項の指定都市（以下この条において「指定都市」という。）の区域にある場合に限る。）は、それぞれこの政令による改正後の毒物及び劇物取締法施行令（第三項において「新令」という。）第三十五条第二項又は第三十六条第二項の規定によりその主たる研究所の所在地の都道府県知事又は指定都市の長に対してされた許可証の書換え交付又は再交付の申請とみなす。

2　この政令の施行前に特定毒物研究者が特定毒物研究者の許可を与えた都道府県知事から交付され、又は書換え交付若しくは再交付を受けた許可証（当該都道府県知事とその主たる研究所の所在地の都道府県知事とが異なる場合又はその主たる研究所の所在地が指定都市の区域にある場合に限る。）は、それぞれその主たる研究所の所在地の都道府県知事又は指定都市の長から交付され、又は書換え交付若しくは再交付を受けた許可証とみなす。

3　旧令第三十六条第三項又は第三十六条の二第一項の規定により特定毒物研究者が特定毒物研究者の許可を与えた都道府県知事に対して返納しなければならない許可証で、この政令の施行前にその返納がされていないもの（当該都道府県知事とその主たる研究所の所在地の都道府県知事とが異なる場合又はその主たる研究所の所在地が指定都市の区域にある場合に限る。）については、新令第三十六条第三項又は第三十六条の二第一項の規定によりその主たる研究所の所在地の都道府県知事又は指定都市の長に対して返納しなければならない許可証についてその返納がされていないものとみなす。

附　則（平成二十九年十月二十五日政令第二百六十四号）

この政令〔農業災害補償法の一部を改正する法律の施行に伴う関係政令の整備に関する政令〕は、平成三十年四月一日から施行する。ただし書き、以下（略）

附　則（平成三十年十月十七日政令第二百九十一号）

（施行期日）

第一条　この政令は、地域の自主性及び自立性を高めるための改革の推進を図るための関係法律の整備に関する法律の施行の日（令和元年六月一日）から施行する。ただし、第二条及び第四条並びに次条及び附則第三条の規定は、令和二年四月一日から施行する。

（毒物及び劇物取締法施行令の一部改正に伴う経過措置）

第二条　第二条の規定の施行の際現に同条の規定による改正前の毒物及び劇物取締法施行令（第三項において「旧令」という。）第三十五条第二項又は第三十六条第二項の規定により毒物又は劇物の製造業者又は輸入業者から厚生労働大臣に対してされている毒物又は劇物の製造業又は輸入業の登録票（以下この条において「登録票」という。）の書換え交付又は再交付の申請は、それぞれ第二条の規定による改正後の毒物及び劇物取締法施行令（第三項において「新令」という。）第三十五条第二項又は第三十六条第二項の規定によりその製造所又は営業所の所在地の都道府県知事に対してされた登録票の書換え交付又は再交付の申請とみなす。

2　第二条の規定の施行前に毒物又は劇物の製造業者又は輸入業者が厚生労働大臣から交付され、又は書換え交付若しくは再交付を受けた登録票は、それぞれその製造所又は営業所の所在地の都道府県知事から交付され、又は書換え交付若しくは再交付を受けた登録票とみなす。

3　旧令第三十六条第三項又は第三十六条の二第一項の規定により毒物又は劇物の製造業者又は輸入業者が厚生労働大臣に対して返納しなければならない登録票で、第二条の規定の施行前にその返納がされていないものについては、新令第三十六条第三項又は第三十六条の二第一項の規定によりその製造所又は営業所の所在地の都道府県知事に対して返納しなければならない登録票についてその返納がされていないものとみなす。

（地方自治法施行令の一部改正）

第三条　地方自治法施行令（昭和二十二年政令第十六号）の一部を次のように改正する。

別表第一毒物及び劇物取締法施行令（昭和三十年政令第二百六十一号）の項を削る。

附　則（令和元年六月二十八日政令第四十四号）　**抄**

（施行期日）

第一条　この政令〔不正競争防止法等の一部を改正する法律の施行に伴う関係政令の整理に関する政令〕は、不正競争防止法等の一部を改正する法律の施行の日（令和元年七月一日）から施行する。

第二条～第七条　（略）

（地域の自主性及び自立性を高めるための改革の推進を図るための関係法律の整備に関する法律の施行に伴う厚生労働省関係政令等の整理に関する政令の一部改正）

第八条　地域の自主性及び自立性を高めるための改革の推進を図るための関係法律の整備に関する法律の施行に伴う厚生労働省関係政令等の整理に関する政令（平成三十年政令第二百九十一号）の一部を次のように改正する。

附則第一条中「平成三十一年六月一日」を「令和元年六月一日」に改め、同条ただし書中「平成三十二年四月一日」を「令和二年四月一日」に改める。

第九条～第十二条　（略）

◎附　則・省令関係

〔毒物及び劇物取締法施行規則〕

附　則

1　この省令は、公布の日から施行し、昭和二十五年十二月二十八日から適用する。
2　学校教育法附則第三条第一項の規定により存続を認められた旧中等学校令（昭和十八年勅令第三十六号）第二条第三項に規定する実業学校は、第六条に規定する学校とみなす。
3　当分の間、特定品目販売業の登録を受け、別表第二第十九号に掲げる劇物（内燃機関用に使用されるものであつて、厚生大臣が定める方法により着色されたものに限る。以下「内燃機関用メタノール」という。）のみを販売し、授与し、販売若しくは授与の目的で貯蔵し、運搬し、若しくは陳列する者については、第四条の三の規定にかかわらず、法第四条の三第二項に規定する厚生省令で定める劇物は、内燃機関用メタノールとする。この場合において、当該販売業者の店舗においてのみ法第七条第一項に規定する毒物劇物取扱責任者の業務を行うことのできる者に係る特定品目毒物劇物取扱者試験についての第七条第二項第三号及び同条第三項の規定の適用については、これらの規定中「別表第二に掲げる劇物」とあるのは、「附則第三項に規定する内燃機関用メタノール」とする。

附　則（昭和二十六年四月二十日厚生省令第十五号）
この省令は、公布の日から施行する。

附　則（昭和二十八年十月一日厚生省令第四十七号）
1　この省令は、公布の日から施行する。
2　毒物又は劇物の指定等に関する省令（昭和二十六年厚生省令第二十四号）は、廃止する。

附　則（昭和二十九年七月一日厚生省令第三十五号）（抄）
1　この省令は、公布の日から施行し、昭和二十九年六月一日から適用する。

附　則（昭和三十年十月一日厚生省令第二十四号）
（施行期日）
1　この省令は、毒物及び劇物取締法の一部を改正する法律（昭和三十年法律第百六十二号）の施行の日（昭和三十年十月一日）から施行する。
（経過規定）
2　この省令の施行前に交付された改正前の別記第三号様式による毒物（劇物）製造業（輸入業、販売業）登録票は、この様式に相当する改正後の毒物（劇物）製造業（輸入業、販売業）登録票とみなす。

附　則（昭和三十一年六月十二日厚生省令第二十号）
この省令は、公布の日から施行する。ただし、第十二条の改正規定中燐《りん》化亜鉛を含有する製剤に関しては、公布の日から起算して六十日を経過した日から施行する。

附　則（昭和三十三年六月十二日厚生省令第十五号）
この省令は、公布の日（昭和三十三年六月十二日）から施行する。

附　則（昭和三十七年三月二十日厚生省令第九号）
（施行期日）
1　この省令は、公布の日（昭和三十七年三月二十日）から施行する。ただし、第十八条及び別表第二の改正規定は、昭和三十七年七月一日から施行する。
（経過規定）
2　この省令の施行の際現にある登録票、許可証、申請書、届書等の用紙は、当分の間、これを取り繕つて使用することができる。

附　則（昭和三十九年一月三十一日厚生省令第二号）
この省令は、公布の日（昭和三十九年一月三十一日）から施行する。

附　則（昭和四十年一月九日厚生省令第一号）
（施行期日）
1　この省令は、公布の日（昭和四十年一月九日）から施行する。
（毒物の取扱いに関する実務に従事している者の届出事項）
2　毒物及び劇物取締法施行令の一部を改正する政令（昭和四十年政令第三号）附則第二項に規定する厚生省令で定める事項は、次のとおりとする。
一　届出者の住所
二　届出者がシアン化ナトリウム又は毒物及び劇物取締法施行令（昭和三十年政令第二百六十一号）第四十二条に規定する毒物による保健衛生上の危害の防止に当たつている事業場の名称及び所在地
三　届出者が前号の事業場において前号の実務に従事することとなつた年月日
四　第二号の事業場において取り扱う毒物の品目
（経過規定）
3　この省令の施行の際現にある申請書等の用紙は、当分の間、これを取り繕つて使用することができる。

附　則（昭和四十年七月二十七日厚生省令第四十号）
この省令は、公布の日から施行する。

附　則（昭和四十年十月二十五日厚生省令第四十八号）
この省令中、別表第一の劇物の項第五号の次に一号を加える改正規定は公布の日から、同項第六十一号の次に一号を加える改正規定は公布の日から起算して九十日を経過した日から施行する。

附　則（昭和四十一年七月十八日厚生省令第二十六号）
この省令は、公布の日から施行する。

附　則（昭和四十二年一月三十一日厚生省令第四号）
この省令は、公布の日から施行する。

附　則（昭和四十二年十二月二十六日厚生省令第五十九号）
この省令は、公布の日から施行する。

附　則（昭和四十三年八月三十日厚生省令第三十五号）
この省令は、公布の日から施行する。ただし、第十一条の四の次に一条を加える改正規定は、昭和四十四年三月一日から施行する。

附　則（昭和四十四年五月十三日厚生省令第十号）
この省令は、公布の日から施行する。

附　則（昭和四十四年七月一日厚生省令第十七号）（抄）
1　この省令は、公布の日から施行する。

附　則（昭和四十四年九月一日厚生省令第二十八号）
この省令は、昭和四十五年三月一日から施行する。

附　則（昭和四十六年三月三十一日厚生省令第十一号）
1　この省令は、昭和四十六年六月一日から施行する。ただし、別表第一の毒物の項第八号の改正規定、同表の劇物の項中第十五号の二を第十五号の三とし、第十五号の次に一号を加える改正規定、同項中第十七号の六を第十七号の七とし、第十七号の五を第十七号の六とし、第十七号の四の次に一号を加える改正規定、同項第三十三号の四の改正規定及び同項第五十九号の二の改正規定は、公布の日から施行する。
2　毒物及び劇物取締法施行令の一部を改正する政令（昭和四十六年政令第三十号）附則第三項に規定する厚生省令で定める事項は、次のとおりとする。
一　届出者の住所
二　届出者がシアン化ナトリウム又は令第四十二条に規定する毒物による保健衛生上の危害の防止に当たつている事業場の名称及び所在地
三　届出者が前号の事業場において同号の実務に従事することとなつた年月日
四　第二号の事業場において取り扱う毒物の品目

附　則（昭和四十六年十二月二十七日厚生省令第四十五号）
この省令は、昭和四十七年三月一日から施行する。

附　則（昭和四十七年二月九日厚生省令第三号）
1　この省令は、昭和四十七年三月一日から施行する。
2　毒物及び劇物取締法施行令の一部を改正する政令（昭和四十六年政令第三百五十八号）附則第二項に規定する厚生省令で定める事項は、次のとおりとする。
一　届出者の住所
二　届出者が令別表第二に定める毒物又は劇物による保健衛生上の危害の防止に当たつている事業場の名称及び所在地
三　届出者が前号の事業場において同号の実務に従事することとなつた年月日
四　第二号の事業場において取扱う毒物又は劇物の品目

附　則（昭和四十七年五月十七日厚生省令第二十五号）
この省令は、昭和四十七年六月一日から施行する。

附　則（昭和四十七年七月二十日厚生省令第三十九号）
この省令は、昭和四十七年八月一日から施行する。

附　則（昭和四十九年五月二十四日厚生省令第十八号）
この省令は、昭和四十九年六月三日から施行する。

附　則（昭和五十年十一月二十五日厚生省令第四十一号）
この省令は、公布の日から施行する。

附　則（昭和五十年十二月十九日厚生省令第四十六号）
この省令は、公布の日から施行する。

附　則（昭和五十一年四月三十日厚生省令第十五号）
この省令は、公布の日から施行する。

附　則（昭和五十一年七月三十日厚生省令第三十五号）
この省令は、公布の日から施行する。

附　則（昭和五十三年十月二十四日厚生省令第六十七号）
この省令は、昭和五十三年十一月一日から施行する。

附　則（昭和五十五年八月八日厚生省令第三十号）
この省令は、公布の日から施行する。

附　則（昭和五十六年八月二十五日厚生省令第五十九号）
この省令は、昭和五十六年九月一日から施行する。

附　則（昭和五十七年四月二十日厚生省令第十九号）
この省令は、公布の日から施行する。

附　則（昭和五十八年三月二十九日厚生省令第十一号）
この省令は、昭和五十八年四月十日から施行する。

附　則（昭和五十八年十二月二日厚生省令第四十二号）
この省令は、昭和五十八年十二月十日から施行する。

附　則（昭和五十九年三月十六日厚生省令第十一号）
この省令は、公布の日から施行する。

附　則（昭和五十九年三月二十一日厚生省令第十四号）（抄）
1　この省令〔と畜場法施行規則等の一部を改正する省令〕は、昭和五十九年四月一日から施行する。
2〜3（略）
4　この省令の施行の際現に原体の製造の登録を受けている製造業者であつて、原体の小分けを行うものは、この省令の施行後は、原体の小分けの登録を受けているものとみなす。
5　この省令の施行の際現に原体の製造の登録を受けている製造業者であつて、原体の製造（小分けを除く。）を行うものは、この省令の施行後は、原体の製造（小分けを除く。）の登録及び原体の小分けの登録を受けているものとみなす。

附　則（昭和六十年四月十六日厚生省令第二十三号）
この省令は、公布の日から施行する。

附　則（昭和六十年七月十二日厚生省令第三十一号）（抄）
1　この省令〔伝染病予防法施行規則等の一部を改正する省令〕は、公布の日から施行する。ただし、第六条の規定は、地方公共団体の事務に係る国の関与等の整理、合理化等に関する法律附則第一条第三号に定める日（昭和六十年八月十二日）から、第二条中児童福祉法施行規則第三十一条及び第五十条の二の改正規定並びに第四条の規定は、同法附則第一条第五号に定める日（昭和六十一年一月十二日）から施行する。

附　則（昭和六十年十二月十七日厚生省令第四十四号）
この省令は、公布の日から施行する。

附　則（昭和六十一年八月二十九日厚生省令第四十三号）
この省令は、公布の日から施行する。

附　則（昭和六十二年一月十二日厚生省令第四号）
この省令は、公布の日から施行する。

附　則（昭和六十二年十月二日厚生省令第四十四号）
この省令は、公布の日から施行する。

附　則（昭和六十三年六月三日厚生省令第四十一号）
この省令は、公布の日から施行する。

附　則（昭和六十三年九月三十日厚生省令第五十五号）
この省令は、公布の日から施行する。

附　則（平成元年三月十七日厚生省令第九号）
この省令は、公布の日から施行する。

附　則（平成元年三月二十四日厚生省令第十号）
1　この省令〔人口動態調査令施行細則等の一部を改正する省令〕は、公布の日から施行する。
2　この省令の施行の際この省令による改正前の様式（以下「旧様式」という。）により使用されている書類は、この省令による改正後の様式によるものとみなす。
3　この省令の施行の際現にある旧様式による用紙及び板については、当分の間、これを取り繕って使用することができる。
4　この省令による改正後の省令の規定にかかわらず、この省令により改正された規定であって改正後の様式により記載することが適当でないものについては、当分の間、なお従前の例による。
5　（略）

附　則（平成二年二月十七日厚生省令第三号）
この省令は、平成二年四月一日から施行する。ただし、別表第一及び別表第四の改正規定は公布の日から施行する。

附　則（平成二年九月二十一日厚生省令第五十号）
この省令は、公布の日から施行する。

附　則（平成三年四月五日厚生省令第二十七号）
この省令は、公布の日から施行する。

附　則（平成三年十二月十八日厚生省令第五十七号）
この省令は、公布の日から施行する。

附　則（平成四年三月二十一日厚生省令第九号）
この省令は、平成四年四月一日から施行する。ただし、別表第一劇物の項第三十二号の三の改正規定は、公布の日から施行する。

附　則（平成四年十月二十一日厚生省令第六十号）
この省令は、平成四年十月三十日から施行する。

附　則（平成五年三月十九日厚生省令第七号）
この省令は、平成五年四月一日から施行する。ただし、別表第一劇物の項第五号の改正規定については、公布の日から施行する。

附　則（平成五年九月十六日厚生省令第三十九号）
この省令は、公布の日から施行する。

附　則（平成六年二月二十八日厚生省令第六号）
1　この省令〔厚生省関係研究交流促進法施行規則等の一部を改正する省令〕は、平成六年四月一日から施行する。
2　この省令の施行の際現にあるこの省令による改正前の様式による用紙については、当分の間、これを使用することができる。

附　則（平成六年三月十八日厚生省令第十二号）
この省令は、公布の日から施行する。

附　則（平成六年四月二十八日厚生省令第三十五号）
この省令は、公布の日から施行する。

附　則（平成六年九月十九日厚生省令第五十九号）
この省令は、平成六年十月一日から施行する。ただし、別表第一毒物の項第十八号並びに同表劇物の項第五号の三及び第十一号の六の改正規定は、公布の日から施行する。

附　則（平成七年四月十四日厚生省令第三十号）
この省令は、平成七年四月二十三日から施行する。ただし、別表第一劇物の項第十一号の六の改正規定は公布の日から施行する。

附　則（平成七年九月二十二日厚生省令第五十一号）
この省令は、平成七年十月一日から施行する。ただし、別表第一劇物の項第十一号の七の改正規定（同号を同項第十一号の八とする部分を除く。）は、公布の日から施行する。

附　則（平成八年三月二十五日厚生省令第十一号）
この省令は、平成八年四月一日から施行する。ただし、別表第一劇物の項第五号、第十一号の八、第十七号の三及び第五十一号の二の改正規定は、公布の日から施行する。

附　則（平成八年三月二十八日厚生省令第二十一号）
（施行期日）
1　この省令は、公布の日から施行する。
（毒物及び劇物取締法施行規則の一部改正に伴う経過措置）
2　この省令の施行の際第二条の規定による改正前の様式（次項において「旧様式」という。）により使用されている書類は、同条の規定による改正後の様式によるものとする。
3　この省令の施行の際現にある旧様式による用紙については、当分の間、これを取り繕って使用することができる。

附　則（平成八年十一月二十二日厚生省令第六十三号）
この省令は、平成八年十二月一日から施行する。

附　則（平成九年三月五日厚生省令第九号）
1　この省令は、平成九年三月二十一日から施行する。ただし、第二条の規定〔第二十四条第一項中「毒物又は劇物の販売業者及び」を削る。」〕は、平成十年四月一日から施行する。
2　この省令の施行の際現にある第一条の規定による改正前の様式（次項において「旧様式」という。）により使用されている書類は、改正後の様式によるものとみなす。
3　この省令の施行の際現にある旧様式による用紙については、当分の間、これを取り繕って使用することができる。

附　則（平成九年三月二月十四日厚生省令第十七号）
この省令は、平成九年四月一日から施行する。ただし、別表第一劇物の項第十一号の八の改正規定は、公布の日から施行する。

附　則（平成九年十一月二十一日厚生省令第八十三号）
（施行期日）
1　この省令は、公布の日から施行する。
（経過措置）
2　この省令の施行の際現に毒物及び劇物取締法第四条第一項の登録を受けている者の当該登録の更新の申請については、この省令による改正後の第四条第二項の規定にかかわらず、なお従前の例による。

附　則（平成十年五月十五日厚生省令第五十六号）
この省令は、公布の日から施行する。

附　則（平成十一年一月十一日厚生省令第五号）
1　この省令〔薬事法施行規則等の一部を改正する省令〕は、公布の日から施行する。
2　この省令の施行の際現にあるこの省令による改正前の様式による用紙については、当分の間、これを取り繕って使用することができる。

附　則（平成十一年九月二十九日厚生省令第八十四号）
（施行期日）
1　この省令は、平成十一年十月十五日から施行する。ただし、第十二条及び別表第一劇物の項第十一号の八の改正規定は、公布の日から施行する。
（経過措置）
2　この省令の施行の際限に農業用品目販売業の登録を受けた者が販売又は授与の目的で貯蔵改正前の別表第一に掲げる毒物又は劇物についての毒物及び劇物取締法第四条の三第一項の規定の適用については、平成十一年十二月三十一日までの間は、なお従前の例による。
3　毒物及び劇物取締法施行令の一部を改正する政令附則第二項の規定する厚生省令で定める事項は、次のとおりとする。
一　届出者の住所
二　届出者がシアン化ナトリウム又は砒《ひ》素化合物たる毒物若しくはこれを含有する製剤による保健衛生上の危害の防止に当たっている事業場の名称及び所在地

三　届出者が前号の事業場において同号の実務に従事することとなった年月日
四　第二号の事業場において取り扱う毒物の品目

附　則（平成十二年三月二十四日厚生省令第三十八号）

1　（施行期日）
この省令は、平成十二年四月一日から施行する。

2　（経過期日）
この省令の施行の際現にあるこの省令による改正前の様式（以下「旧様式」という。）により使用されている書類は、この省令による改正後の様式によるものとみなす。

3　この省令の施行の際現にある旧様式による用紙については、当分の間、これを取り繕って使用することができる。

附　則（平成十二年四月二十八日厚生省令第九十四号）

この省令は、平成十二年五月二十日から施行する。ただし、別表第一劇物の項第八号の四、第九号の二及び第十一号の八（同号を同項第十一号の九とする部分を除く。）の改正規定は、公布の日から施行する。

附　則（平成十二年九月二十二日厚生省令第百十八号）

この省令は、平成十二年十月五日から施行する。ただし、別表第一劇物の項第十一号の九の改正規定は、公布の日から施行する。

附　則（平成十二年十月二十日厚生省令第百二十七号）

（施行期日）
1　この省令〔中央省庁等改革のための健康保険法施行規則等の一部を改正する等の省令〕は、内閣法の一部を改正する法律（平成十一年法律第八十八号）の施行の日（平成十三年一月六日）から施行する。

（栄養改善法施行規則の一部改正に伴う経過措置）
2　この省令の施行の際現に中央省庁等改革関係法施行法（平成十一年法律第百六十号）第六百二十八条の規定による改正前の栄養改善法（昭和二十七年法律第二百四十八号）第十二条第一項又は第十五条の規定による許可又は承認を受けている者が行う当該許可又は承認に係る食品に係る表示については、第三十三条の規定による改正後の栄養改善法施行規則第九条の規定及び様式第三号から様式第三号の四までにかかわらず、なお従前の例によることができる。

（様式に関する経過措置）
3　この省令の施行の際現にあるこの省令による改正前の様式（次項において「旧様式」という。）により使用されている書類は、この省令による改正後の様式によるものとみなす。

4　この省令の施行の際現にある旧様式による用紙については、当分の間、これを取り繕って使用することができる。

附　則（平成十二年十一月二十日厚生省令第百三十四号）

この省令は、平成十三年一月一日から施行する。

附　則（平成十三年三月二十六日厚生労働省令第三十六号）

（施行期日）
1　この省令〔書面の交付等に関する情報通信の技術の利用のための関係法律の整備に関する法律の施行に伴う厚生労働省関係省令の整備に関する省令〕は、書面の交付等に関する情報通信の技術の利用のための関係法律の整備に関する法律の施行の日（平成十三年四月一日）から施行する。

2　略

3　この省令の施行の際現にある旧様式による用紙については、当分の間、これを取り繕って使用することができる。

4　略

附　則（平成十三年六月二十九日厚生労働省令第百三十四号）

この省令は、平成十三年七月十日から施行する。ただし、別表第一劇物の項第十一号の九の改正規定は、公布の日から施行する。

附　則（平成十三年七月十三日厚生労働省令第百六十五号）

この省令は、障害者等に係る欠格事由の適正化等を図るための医師法等の一部を改正する法律の施行の日（平成十三年七月十六日）から施行する。

附　則（平成十四年三月二十五日厚生労働省令第三十号）

この省令は、平成十四年四月一日から施行する。ただし、別表第一劇物の項第十一号の九の改正規定は、公布の日から施行する。

附　則（平成十四年十一月二十七日厚生労働省令第百五十三号）

この省令は、公布の日〔平成十四年十一月二十七日〕から施行する。

附　則（平成十五年一月三十一日厚生労働省令第五号）

この省令は、平成十五年二月一日から施行する。ただし、第二十二条、第二十三条及び第二十八条の改正規定は、行政手続等における情報通信の技術の利用に関する法律の施行の日から施行する。

附　則（平成十六年三月十七日厚生労働省令第二十九号）

この省令は、平成十六年四月一日から施行する。ただし、別表第一劇物の項第十一号の九の改正規定は、公布の日から施行する。

附　則（平成十六年七月二日厚生労働省令第百十一号）

この省令は、平成十六年十月一日から施行する。

附　則（平成十七年三月七日厚生労働省令第二十五号）

第一条　この省令〔健康保険法施行規則等の一部を改正する省令〕は、不動産登記法の施行の日〔平成十七年三月七日〕から施行する。

第二条　（略）

附　則（平成十七年三月二十五日厚生労働省令第四十一号）

この省令は、公布の日〔平成十七年三月二十五日〕から施行する。

附　則（平成十八年四月二十一日厚生労働省令第百十四号）

この省令は、公布の日〔平成十八年四月二十一日〕から施行する。

附　則（平成十九年二月十五日厚生労働省令第十五号）

（施行期日）
1　この省令は、平成十九年四月一日から施行する。

（経過措置）
2　この省令の施行の際現にあるこの省令による改正前の様式により使用されている書類は、この省令による改正後の様式によるものとみなす。

附　則（平成十九年八月十五日厚生労働省令第百七号）

この省令は、平成十九年九月一日から施行する。ただし、別表第一劇物の項第十一号の九の改正規定は、公布の日〔平成十九年八月十五日〕から施行する。

附　則（平成十九年十二月二十五日厚生労働省令第百五十二号）

この省令〔学校教育法等の一部を改正する法律の施行に伴う厚生労働省関係省令の整理に関する省令〕は、平成十九年十二月二十六日から施行する。

附　則（平成二十年六月二十日厚生労働省令第百十七号）

この省令は、公布の日〔平成二十年六月二十日〕から施行する。

附　則（平成二十一年四月八日厚生労働省令第百二号）

この省令は、平成二十一年四月二十日から施行する。ただし、別表第一劇物の項第五号及び第十一号の九の改正規定は、公布の日〔平成二十一年四月八日〕から施行する。

附　則（平成二十二年十二月十五日厚生労働省令第百二十五号）

この省令は、平成二十二年十二月三十一日から施行する。ただし、別表第一劇物の項第十一号の九の改正規定は、公布の日〔平成二十二年十二月十五日〕から施行する。

附　則（平成二十三年二月一日厚生労働省令第十五号）

この省令は、公布の日〔平成二十三年二月一日〕から施行する。

附　則（平成二十三年十月十四日厚生労働省令第百三十号）

この省令は、公布の日〔平成二十三年十月十四日〕から施行する。

附　則（平成二十三年十二月二十一日厚生労働省令第百五十号）

（施行期日）
第一条　この省令は、平成二十四年四月一日から施行する。ただし書き以下、（略）

（毒物及び劇物取締法施行規則の一部改正に伴う経過措置）
第二条　第四条の規定の施行の際現にある同条の規定による改正前の様式（次項において「旧様式」という。）により使用されている書類は、同条の規定による改正後の様式によるものとみなす。

2　第四条の規定の施行の際現にある旧様式による用紙については、当分の間、これを取り繕って使用することができる。

第三条～第八条　**（略）**

附　則（平成二十四年九月二十日厚生労働省令第百三十号）

この省令は、公布の日〔平成二十四年九月二十日〕から施行する。

附　則（平成二十四年九月二十一日厚生労働省令第百三十一号）

この省令は、平成二十四年十月一日から施行する。

附　則（平成二十六年七月三十日厚生労働省令第八十七号）　**（抄）**

（施行期日）
第一条　この省令〔薬事法等の一部を改正する法律及び薬事法等の一部を改正する法律の施行に伴う関係政令の整備等及び経過措置に関する政令の施行に伴う関係省令の整備等に関する省令〕は、薬事法等の一部を改正する法律（以下「改正法」という。）の施行の日（平成二十六年十一月二十五日）から施行する。

第二条～第十一条　（略）

附　則（平成二十七年六月十九日厚生労働省令第百十三号）

この省令は、平成二十七年七月一日から施行する。

附　則（平成二十八年三月十六日厚生労働省令第三十二号）

（施行期日）
第一条　この省令は、平成二十八年四月一日から施行する。

（経過措置）
第二条　この省令の施行の際現にあるこの省令による改正前の様式（次項において「旧様式」という。）により使用されている書類は、この省令による改正後の様式によるものとみなす。

2　この省令の施行の際現にある旧様式による用紙については、当分の間、これを取り繕って使用することができる。

附　則（平成三十年六月二十九日厚生労働省令第七十九号）

この省令は、公布の日〔平成三十年六月二十九日〕から施行する。

附　則（平成三十年十月十七日厚生労働省令第百二十八号）

（施行期日）
第一条　この省令は、地域の自主性及び自立性を高めるための改革の推進を図るための法律の整備に関する法律附則第一条第五号に規定する日から施行する。

（経過措置）
第二条　この省令の施行の際現にあるこの省令による改正前の様式（次項において

「旧様式」という。）により使用されている書類は、この省令による改正後の様式によるものとみなす。

2　この省令の施行の際現にある旧様式による用紙については、当分の間、これを取り繕って使用することができる。

附　則（平成三十年十二月十九日厚生労働省令第百四十四号）

この省令は、平成三十一年一月一日から施行する。

附　則（令和元年六月二十八日厚生労働省令第二十号）

（施行期日）

第一条　この省令〔不正競争防止法等の一部を改正する法律の施行に伴う厚生労働省関係省令の整備に関する省令〕は、不正競争防止法等の一部を改正する法律の施行の日（令和元年七月一日）から施行する。

（様式に関する経過措置）

第二条～第三条　（略）

附　則（令和二年十二月二十五日厚生労働省令第二百八号）抄

（施行期日）

第一条　この省令〔押印を求める手続の見直し等のための厚生労働省関係省令の一部を改正する省令〕は、公布の日（令和二年十二月二十五日）から施行する。

（経過措置）

第二条　この省令〔押印を求める手続の見直し等のための厚生労働省関係省令の一部を改正する省令〕の施行の際現にあるこの省令による改正前の様式（次項において「旧様式」という。）により使用されている書類は、この省令による改正後の様式によるものとみなす。

2　この省令〔押印を求める手続の見直し等のための厚生労働省関係省令の一部を改正する省令〕の施行の際現にある旧様式による用紙については、当分の間、これを取り繕って使用することができる。

別表第一

一　エチルパラニトロフエニルチオノベンゼンホスホネイト（別名ＥＰＮ）
二　黄燐《りん》
三　オクタクロルテトラヒドロメタノフタラン
四　オクタメチルピロホスホルアミド（別名シユラーダン）
五　クラーレ
六　四アルキル鉛
七　シアン化水素
八　シアン化ナトリウム
九　ジエチルパラニトロフエニルチオホスフエイト（別名パラチオン）
十　ジニトロクレゾール
十一　二・四―ジニトロ―六―（一―メチル・プロピル）―フエノール
十二　ジメチルエチルメルカプトエチルチオホスフエイト（別名メチルジメトン）
十三　ジメチル―（ジエチルアミド―一―クロルクロトニル）―ホスフエイト
十四　ジメチルパラニトロフエニルチオホスフエイト（別名メチルパラチオン）
十五　水銀
十六　セレン
十七　チオセミカルバジド
十八　テトラエチルピロホスフエイト（別名ＴＥＰＰ）
十九　ニコチン
二十　ニツケルカルボニル
二十一　砒《ひ》素

毒物及び劇物指定令

（昭和三十一年政令第百七十九号の全部改正）

昭和四十年一月四日政令第二号
改正　昭和四十年七月五日政令第二百四十四号（第一次）
同　昭和四十年十月二十五日政令第三百四十号（第二次）
同　昭和四十一年七月十八日政令第二百五十五号（第三次）
同　昭和四十二年一月三十一日政令第九号（第四次）
同　昭和四十二年十二月二十六日政令第三百七十三号（第五次）
同　昭和四十三年八月三十日政令第二百七十六号（第六次）
同　昭和四十四年五月十三日政令第百十五号（第七次）
同　昭和四十六年三月二十三日政令第三十一号（第八次）
同　昭和四十七年六月三十日政令第二百五十三号（第九次）
同　昭和四十九年五月二十四日政令第百七十四号（第十次）
同　昭和五十年八月十九日政令第二百五十三号（第十一次）
同　昭和五十年十二月十九日政令第三百五十八号（第十二次）
同　昭和五十一年四月三十日政令第七十四号（第十三次）
同　昭和五十一年七月三十日政令第二百五号（第十四次）
同　昭和五十三年五月四日政令第百五十六号（第十五次）
同　昭和五十三年十月二十四日政令第三百五十八号（第十六次）
同　昭和五十五年八月八日政令第二百九号（第十七次）
同　昭和五十六年八月二十五日政令第二百七十一号（第十八次）
同　昭和五十七年四月二十日政令第百二十三号（第十九次）
同　昭和五十八年三月二十九日政令第三十五号（第二十次）
同　昭和五十八年十二月二日政令第二百四十六号（第二十一次）
同　昭和五十九年三月十六日政令第三十号（第二十二次）
同　昭和六十年四月十六日政令第百九号（第二十三次）
同　昭和六十年十二月十七日政令第三百十三号（第二十四次）
同　昭和六十一年八月二十九日政令第二百八十四号（第二十五次）
同　昭和六十二年一月十二日政令第二号（第二十六次）
同　昭和六十二年十月二日政令第三百四十五号（第二十七次）
同　昭和六十三年六月三日政令第百八十号（第二十八次）
同　昭和六十三年九月三十日政令第二百八十五号（第二十九次）
同　平成元年三月十七日政令第四十七号（第三十次）
同　平成二年二月十七日政令第十六号（第三十一次）
同　平成二年九月二十一日政令第二百七十六号（第三十二次）
同　平成三年四月五日政令第百五号（第三十三次）
同　平成三年十二月十八日政令第三百六十九号（第三十四次）
同　平成四年三月二十一日政令第三十八号（第三十五次）
同　平成四年十月二十一日政令第三百四十号（第三十六次）
同　平成五年三月十九日政令第四十一号（第三十七次）
同　平成五年九月十六日政令第二百九十四号（第三十八次）
同　平成六年三月十八日政令第五十三号（第三十九次）
同　平成六年九月十六日政令第二百九十六号（第四十次）
同　平成七年四月十四日政令第百八十三号（第四十一次）
同　平成七年九月二十二日政令第三百三十八号（第四十二次）
同　平成七年十一月十七日政令第三百九十号（第四十三次）
同　平成八年三月二十五日政令第三十九号（第四十四次）
同　平成八年十一月二十二日政令第三百二十一号（第四十五次）
同　平成九年三月二十四日政令第五十九号（第四十六次）
同　平成十年五月十五日政令第百七十一号（第四十七次）
同　平成十年十二月二十四日政令第四百五号（第四十八次）
同　平成十一年九月二十九日政令第二百九十三号（第四十九次）
同　平成十二年四月二十八日政令第二百十三号（第五十次）
同　平成十二年九月二十二日政令第四百二十九号（第五十一次）
同　平成十三年六月二十九日政令第二百二十七号（第五十二次）
同　平成十四年三月二十五日政令第六十三号（第五十三次）
同　平成十四年十一月二十七日政令第三百四十七号（第五十四次）
同　平成十六年三月十七日政令第四十三号（第五十五次）
同　平成十七年三月二十四日政令第六十五号（第五十六次）
同　平成十八年四月二十一日政令第百七十六号（第五十七次）
同　平成十九年八月十五日政令第二百六十三号（第五十八次）
同　平成二十年六月二十日政令第百九十九号（第五十九次）
同　平成二十一年四月八日政令第百二十号（第六十次）
同　平成二十二年十二月十五日政令第二百四十二号（第六十一次）
同　平成二十三年十月十四日政令第三百十七号（第六十二次）
同　平成二十四年九月二十日政令第二百四十二号（第六十三次）
同　平成二十四年九月二十一日政令第二百四十五号（第六十四次）
同　平成二十五年六月二十八日政令第二百八号（第六十五次）
同　平成二十六年六月二十五日政令第二百二十七号（第六十六次）
同　平成二十七年六月十九日政令第二百五十一号（第六十七次）
同　平成二十八年七月一日政令第二百五十五号（第六十八次）
同　平成二十九年六月十四日政令第百六十号（第六十九次）
同　平成三十年六月二十九日政令第百九十七号（第七十次）
同　平成三十年十二月十九日政令第三百四十二号（第七十一次）
同　令和元年六月十九日政令第三十一号（第七十二次）
同　令和二年六月二十四日政令第二百三号（第七十三次）

二十二　弗《ふつ》化水素

二十三　ヘキサクロルエポキシオクタヒドロエンドエンドジメタノナフタリン（別名エンドリン）

二十四　ヘキサクロルヘキサヒドロメタノベンゾジオキサチエピンオキサイド

二十五　モノフルオール酢酸

二十六　モノフルオール酢酸アミド

二十七　硫化燐《りん》

二十八　前各号に掲げる物のほか、前各号に掲げる物を含有する製剤その他の毒性を有する物であつて政令で定めるもの

第二十八号の「政令で定めるもの」＝指定令一

内閣は、毒物及び劇物取締法（昭和二十五年法律第三百三号）別表第一第二十八号、別表第二第九十四号、別表第三第十号及び第二十三条の二の規定に基づき、毒物及び劇物指定令（昭和三十一年政令第百七十九号）の全部を改正するこの政令を制定する。

（毒　物）

第一条　毒物及び劇物取締法（以下「法」という。）別表第一第二十八号の規定に基づき、次に掲げる物を毒物に指定する。

一　アジ化ナトリウム及びこれを含有する製剤。ただし、アジ化ナトリウム〇・一％以下を含有するものを除く。（追加　第四十八次）

一の二　亜硝酸イソプロピル及びこれを含有する製剤（追加　第六十次）

一の三　亜硝酸ブチル及びこれを含有する製剤（追加　第六十次）

一の四　アバメクチン及びこれを含有する製剤。ただし、アバメクチン一・八％以下を含有するものを除く。（追加　第六十次）

一の五　三―アミノ―一―プロペン及びこれを含有する製剤（追加　第四十七次）

一の六　アリルアルコール及びこれを含有する製剤（第三十四次）

一の七　アルカノールアンモニウム―二・四―ジニトロ―六―（一―メチルプロピル）―フエノラート及びこれを含有する製剤。ただし、トリエタノールアンモニウム―二・四―ジニトロ―六―（一―メチルプロピル）―フエノラート及びこれを含有する製剤を除く。

一の八　五―イソシアナト―一―（イソシアナトメチル）―一・三・三―トリメチルシクロヘキサン及びこれを含有する製剤（第七十次）

一の九　O―エチル―O―（二―イソプロポキシカルボニルフエニル）―N―イソプロピルチオホスホルアミド（別名イソフエンホス）及びこれを含有する製剤。ただし、O―エチル―O―（二―イソプロポキシカルボニルフエニル）―N―イソプロピルチオホスホルアミド五％以下を含有するものを除く。（追加　第二十四次）

一の十　O―エチル＝S・S―ジプロピル＝ホスホロジチオアート（別名エトプロホス）及びこれを含有する製剤。ただし、O―エチル＝S・S―ジプロピル＝ホスホロジチオアート五％以下を含有するものを除く。（追加　第三十七次）

二　エチルパラニトロフエニルチオノベンゼンホスホネイト（別名ＥＰＮ）を含有する製剤。ただし、エチルパラニトロフエニルチオノベンゼンホスホネイト一・五％以下を含有するものを除く。

二の二　N―エチル―メチル―（二―クロル―四―メチルメルカプトフエニル）―チオホスホルアミド及びこれを含有する製剤（追加　第一次）

二の三　塩化ベンゼンスルホニル及びこれを含有する製剤（追加　第五十九次）

二の四　塩化ホスホリル及びこれを含有する製剤（追加　第三十二次）

三　黄燐《りん》を含有する製剤
四　オクタクロルテトラヒドロメタノフタランを含有する製剤
五　オクタメチルピロホスホルアミド（別名シュラーダン）を含有する製剤
五の二　オルトケイ酸テトラメチル及びこれを含有する製剤（追加　第六十四次）
六　クラーレを含有する製剤
六の二　クロトンアルデヒド及びこれを含有する製剤（追加　第六十五次）
六の三　クロロアセトアルデヒド及びこれを含有する製剤（追加　第四十九次）
六の四　クロロ酢酸メチル及びこれを含有する製剤（追加　第六十五次）
六の五　一―クロロ―二・四―ジニトロベンゼン及びこれを含有する製剤（追加　第六十六次）
六の六　クロロ炭酸フェニルエステル及びこれを含有する製剤（追加　第六十六次）
六の七　二―クロロピリジン及びこれを含有する製剤（追加　第七十次）
六の八　三―クロロ―一・二―プロパンジオール及びこれを含有する製剤（追加　第六十二次）
六の九　（クロロメチル）ベンゼン及びこれを含有する製剤（追加　第六十八次）
六の十　五塩化燐《りん》及びこれを含有する製剤（追加第三十二次）
六の十一　三塩化硼《ほう》素及びこれを含有する製剤（追加　第三十二次）
六の十二　三塩化燐《りん》及びこれを含有する製剤（追加第三十二次）
六の十三　酸化コバルト（Ⅱ）及びこれを含有する製剤（追加第七十三次）
六の十四　三弗《ふっ》化硼《ほう》素及びこれを含有する製剤（追加　第三十二次）
六の十五　三弗《ふっ》化燐《りん》及びこれを含有する製剤（追加　第三十二次）
六の十六　ジアセトキシプロペン及びこれを含有する製剤（追加　第五次）
七　四アルキル鉛を含有する製剤
八　無機シアン化合物及びこれを含有する製剤。ただし、次に掲げるものを除く。（一部改正第一次）
イ　紺青及びこれを含有する製剤
ロ　フエリシアン塩及びこれを含有する製剤
ハ　フエロシアン塩及びこれを含有する製剤
九　ジエチル―S―（エチルチオエチル）―ジチオホスフエイト及びこれを含有する製剤。ただし、ジエチル―S―（エチルチオエチル）―ジチオホスフエイト五％以下を含有するものを除く。
九の二　ジエチル―S―（二―クロル―一―フタルイミドエチル）―ジチオホスフエイト及びこれを含有する製剤（追加　第十六次）
九の三　ジエチル―（一・三―ジチオシクロペンチリデン）―チオホスホルアミド及びこれを含有する製剤。ただし、ジエチル―（一・三―ジチオシクロペンチリデン）―チオホスホルアミド五％以下を含有するものを除く。（追加第一次）

九の四　ジエチルパラジメチルアミノスルホニルフエニルチオホスフエイト及びこれを含有する製剤（追加　第三次、一部改正　第四次）

十　ジエチルパラニトロフエニルチオホスフエイト（別名パラチオン）を含有する製剤

十の二　ジエチル―四―メチルスルフイニルフエニル―チオホスフエイト及びこれを含有する製剤。ただし、ジエチル―四―メチルスルフイニルフエニル―チオホスフエイト三％以下を含有するものを除く。（追加　第八次）

十の三　一・三―ジクロロプロパン―二―オール及びこれを含有する製剤（追加　第五十九次）

十の四　（ジクロロメチル）ベンゼン及びこれを含有する製剤（追加　第七十次）

十の五　二・三―ジシアノ―一・四―ジチアアントラキノン（別名ジチアノン）及びこれを含有する製剤。ただし、二・三―ジシアノ―一・四―ジチアアントラキノン五〇％以下を含有するものを除く。（追加　第六十四次）

十一　ジニトロクレゾールを含有する製剤

十二　ジニトロクレゾール塩類及びこれを含有する製剤

十二の二　ジニトロフエノール及びこれを含有する製剤（追加　第四十九次）

十三　二・四―ジニトロ―六―（一―メチルプロピル）―フエノールを含有する製剤。ただし、二・四―ジニトロ―六―（一―メチルプロピル）―フエノール二％以下を含有するものを除く。

十三の二　二―ジフエニルアセチル―一・三―インダンジオン及びこれを含有する製剤。ただし、二―ジフエニルアセチル―一・三―インダンジオン〇・〇〇五％以下を含有するものを除く。（追加　第十四次）

十三の三　ジブチル（ジクロロ）スタンナン及びこれを含有する製剤（追加　第七十三次）

十三の四　四弗《ふっ》化硫黄及びこれを含有する製剤（追加　第三十二次）

十三の五　ジボラン及びこれを含有する製剤（追加　第三十二次）

十三の六　ジメチル―（イソプロピルチオエチル）―ジチオホスフエイト及びこれを含有する製剤。ただし、ジメチル―（イソプロピルチオエチル）―ジチオホスフエイト四％以下を含有するものを除く。（追加　第九次）

十四　ジメチルエチルメルカプトエチルチオホスフエイト（別名メチルジメトン）を含有する製剤

十五　ジメチル―（ジエチルアミド―一―クロルクロトニル）―ホスフエイトを含有する製剤

十五の二　一・一′―ジメチル―四・四′―ジピリジニウムヒドロキシド、その塩類及びこれらのいずれかを含有する製剤（追加　第十六次）

十六　ジメチルパラニトロフエニルチオホスフエイト（別名メチルパラチオン）を含有する製剤

十六の二　一・一―ジメチルヒドラジン及びこれを含有する製剤（追加　第六十四次）

十六の三　二・二―ジメチルプロパノイルクロライド（別名トリメチルアセチルクロライド）及びこれを含有する製剤（追加　第六十次）

十六の四　二・二―ジメチル―一・三―ベンゾジオキソール―四―イル―N―メチルカルバマー

ト（別名ベンダイオカルブ）及びこれを含有する製剤。ただし、二・二―ジメチル―一・三―ベンゾジオキソール―四―イル―N―メチルカルバマート五％以下を含有するものを除く。（追加　第二十二次）

十七　水銀化合物及びこれを含有する製剤。ただし、次に掲げるものを除く。

イ　アミノ塩化第二水銀及びこれを含有する製剤

ロ　塩化第一水銀及びこれを含有する製剤

ハ　オレイン酸水銀及びこれを含有する製剤

ニ　酸化水銀五％以下を含有する製剤

ホ　沃《よう》化第一水銀及びこれを含有する製剤（一部改正　第一次）

ヘ　雷酸第二水銀及びこれを含有する製剤

ト　硫化第二水銀及びこれを含有する製剤

十七の二　ストリキニーネ、その塩類及びこれらのいずれかを含有する製剤（追加　第二十六次）

十八　セレン化合物及びこれを含有する製剤。ただし、次に掲げるものを除く。（一部改正　第四十五次）

イ　亜セレン酸〇・〇〇八二％以下を含有する製剤（追加　第六十九次）

ロ　亜セレン酸ナトリウム〇・〇〇〇一一％以下を含有する製剤（追加　第四十五次）

ハ　硫黄、カドミウム及びセレンから成る焼結した物質並びにこれを含有する製剤（追加　第六十七次）

ニ　ゲルマニウム、セレン及び砒《ひ》素から成るガラス状態の物質並びにこれを含有する製剤（追加　第六十三次）

ホ　セレン酸ナトリウム〇・〇〇〇一二％以下を含有する製剤（追加　第四十五次）

十九　テトラエチルピロホスフエイト（別名ＴＥＰＰ）を含有する製剤

十九の二　二・三・五・六―テトラフルオロ―四―メチルベンジル＝（Ｚ）―（一ＲＳ・三ＲＳ）―三―（二―クロロ―三・三・三―トリフルオロ―一―プロペニル）―二・二―ジメチルシクロプロパンカルボキシラート（別名テフルトリン）及びこれを含有する製剤。ただし、二・三・五・六―テトラフルオロ―四―メチルベンジル＝（Ｚ）―（一ＲＳ・三ＲＳ）―三―（二―クロロ―三・三・三―トリフルオロ―一―プロペニル）―二・二―ジメチルシクロプロパンカルボキシラート〇・五％以下を含有するものを除く。（追加　第三十七次）

十九の三　テトラメチルアンモニウム＝ヒドロキシド及びこれを含有する製剤（追加　第六十五次）

十九の四　一―ドデシルグアニジニウム＝アセタ―ト（別名ドジン）及びこれを含有する製剤。ただし、一―ドデシルグアニジニウム＝アセタ―ト六五％以下を含有するものを除く。（追加　第五十八次）

十九の五　（トリクロロメチル）ベンゼン及びこれを含有する製剤（追加　第七十次）

十九の六　トリブチルアミン及びこれを含有する製剤（追加　第六十四次）

十九の七　ナラシン、その塩類及びこれらのいずれかを含有する製剤。ただし、ナラシンとして

一〇%以下を含有するものを除く。（追加　第五十二次）

二十　ニコチンを含有する製剤

二十一　ニコチン塩類及びこれを含有する製剤

二十二　ニッケルカルボニルを含有する製剤

二十二の二　ビス(四―イソシアナトシクロヘキシル)メタン及びこれを含有する製剤（追加第七十次）

二十二の三　Ｓ・Ｓ―ビス（一―メチルプロピル）＝Ｏ―エチル＝ホスホロジチオアート（別名カズサホス）及びこれを含有する製剤。ただし、Ｓ・Ｓ―ビス（一―メチルプロピル）＝Ｏ―エチル＝ホスホロジチオアート一〇%以下を含有するものを除く。（追加　第五十一次）

二十三　砒《ひ》素化合物及びこれを含有する製剤。ただし、次に掲げるものを除く。（一部改正　第九次、第四十次、第六十三次）

イ　ゲルマニウム、セレン及び砒《ひ》素から成るガラス状態の物質並びにこれを含有する製剤（追加　第六十三次）

ロ　砒《ひ》化インジウム及びこれを含有する製剤（追加第四十次）

ハ　砒《ひ》化ガリウム及びこれを含有する製剤（追加　第四十次）

ニ　メタンアルソン酸カルシウム及びこれを含有する製剤

ホ　メタンアルソン酸鉄及びこれを含有する製剤

二十三の二　ヒドラジン（追加　第四十一次）

二十三の三　二―ヒドロキシエチル＝アクリラート及びこれを含有する製剤（追加第七十次）

二十三の四　二―ヒドロキシプロピル＝アクリラート及びこれを含有する製剤（追加第七十次）

二十三の五　ブチル＝二・三―ジヒドロ―二・二―ジメチルベンゾフラン―七―イル＝Ｎ・Ｎ′―ジメチル―Ｎ・Ｎ′―チオジカルバマート（別名フラチオカルブ）及びこれを含有する製剤。ただし、ブチル＝二・三―ジヒドロ―二・二―ジメチルベンゾフラン―七―イル＝Ｎ・Ｎ′―ジメチル―Ｎ・Ｎ′―チオジカルバマート五%以下を含有するものを除く。（追加第四十一次）

二十四　弗《ふっ》化水素を含有する製剤

二十四の二　弗《ふっ》化スルフリル及びこれを含有する製剤（追加第五十三次）

二十四の三　フルオロスルホン酸及びこれを含有する製剤（追加第五十五次）

二十四の四　一―（四―フルオロフエニル）プロパン―二―アミン、その塩類及びこれらのいずれかを含有する製剤（追加第六十二次）

二十四の五　七―ブロモ―六―クロロ―三―〔三―〔（二Ｒ・三Ｓ）―三―ヒドロキシ―二―ピペリジル〕―二―オキソプロピル〕―四（三Ｈ）―キナゾリノン、七―ブロモ―六―クロロ―三―〔三―〔（二Ｓ・三Ｒ）―三―ヒドロキシ―二―ピペリジル〕―二―オキソプロピル〕―四（三Ｈ）―キナゾリノン及びこれらの塩類並びにこれらのいずれかを含有する製剤。ただし、スチレン及びジビニルベンゼンの共重合物のスルホン化物の七―ブロモ―六―クロロ―三―〔三―〔（二Ｒ・三Ｓ）―三―ヒドロキシ―二―ピペリジル〕―二―オキソプロピル〕―四

（三H）—キナゾリノンと七—ブロモ—六—クロロ—三—〔三—［（二S・三R）—三—ヒドロキシ—二—ピペリジル］—二—オキソプロピル〕—四（三H）—キナゾリノンとのラセミ体とカルシウムとの混合塩（七—ブロモ—六—クロロ—三—〔三—［（二R・三S）—三—ヒドロキシ—二—ピペリジル］—二—オキソプロピル〕—四（三H）—キナゾリノンと七—ブロモ—六—クロロ—三—〔三—［（二S・三R）—三—ヒドロキシ—二—ピペリジル］—二—オキソプロピル〕—四（三H）—キナゾリノンとのラセミ体として七・二％以下を含有するものに限る。）及びこれを含有する製剤を除く。（追加　第二十七次）

二十四の六　ブロモ酢酸エチル及びこれを含有する製剤（追加　第六十五次）

二十四の七　ヘキサキス（β・β—ジメチルフエネチル）ジスタンノキサン（別名酸化フエンブタスズ）及びこれを含有する製剤（追加　第六十四次）

二十五　ヘキサクロルエポキシオクタヒドロエンドエンドジメタノナフタリン（別名エンドリン）を含有する製剤

二十六　ヘキサクロルヘキサヒドロメタノベンゾジオキサチエピンオキサイドを含有する製剤

二十六の二　ヘキサクロロシクロペンタジエン及びこれを含有する製剤（追加　第五十次）

二十六の三　ベンゼンチオール及びこれを含有する製剤（追加　第四十七次）

二十六の四　ホスゲン及びこれを含有する製剤（追加　第三十八次）

二十六の五　メタンスルホニル＝クロリド及びこれを含有する製剤（追加　第六十八次）

二十六の六　メチルシクロヘキシル—四—クロルフエニルチオホスフエイト及びこれを含有する製剤。ただし、メチルシクロヘキシル—四—クロルフエニルチオホスフエイト一・五％以下を含有するものを除く。（追加　第四次）

二十六の七　メチル—N′・N′—ジメチル—N—［（メチルカルバモイル）オキシ］—一—チオオキサムイミデート及びこれを含有する製剤。ただし、メチル—N′・N′—ジメチル—N—［（メチルカルバモイル）オキシ］—一—チオオキサムイミデート〇・八％以下を含有するものを除く。（追加　第十七次、一部改正　第四十五次）

二十六の八　メチルホスホン酸ジクロリド（追加　第四十三次）

二十六の九　S—メチル—N—［（メチルカルバモイル）—オキシ］—チオアセトイミデート（別名メトミル）及びこれを含有する製剤。ただし、S—メチル—N—［（メチルカルバモイル）—オキシ］—チオアセトイミデート四五％以下を含有するものを除く。（追加　第六十次）

二十六の十　メチルメルカプタン及びこれを含有する製剤（追加　第三十八次）

二十六の十一　メチレンビス（一—チオセミカルバジド）及びこれを含有する製剤。ただし、メチレンビス（一—チオセミカルバジド）二％以下を含有するものを除く。（追加　第十次）

二十六の十二　二―メルカプトエタノール及びこれを含有する製剤。ただし、二―メルカプトエタノール一〇％以下を含有するものを除く。（追加　第五十九次、一部改正　第六十八次）

二十七　モノフルオール酢酸塩類及びこれを含有する製剤

二十八　モノフルオール酢酸アミドを含有する製剤

二十九　燐《りん》化アルミニウムとその分解促進剤とを含有する製剤

三十　燐《りん》化水素及びこれを含有する製剤（追加　第十八次）

三十一　六弗《ふつ》化タングステン及びこれを含有する製剤（追加第五十五次）

別表第二

一　アクリルニトリル
二　アクロレイン
三　アニリン
四　アンモニア
五　二―イソプロピル―四―メチルピリミジル―六―ジエチルチオホスフエイト（別名ダイアジノン）
六　エチル―N―（ジエチルジチオホスホリールアセチル）―N―メチルカルバメート
七　エチレンクロルヒドリン
八　塩化水素
九　塩化第一水銀
十　過酸化水素
十一　過酸化ナトリウム
十二　過酸化尿素
十三　カリウム
十四　カリウムナトリウム合金
十五　クレゾール
十六　クロルエチル
十七　クロルスルホン酸
十八　クロルピクリン
十九　クロルメチル
二十　クロロホルム
二十一　硅《けい》弗《ふつ》化水素酸
二十二　シアン酸ナトリウム
二十三　ジエチル―四―クロルフエニルメルカプトメチルジチオホスフエイト
二十四　ジエチル―（二・四―ジクロルフエニル）―チオホスフエイト

二十五　ジエチル―二・五―ジクロルフエニルメルカプトメチルジチオホスフエイト
二十六　四塩化炭素
二十七　シクロヘキシミド
二十八　ジクロル酢酸
二十九　ジクロルブチン
三十　二・三―ジ―（ジエチルジチオホスホロ）―パラジオキサン
三十一　二・四―ジニトロ―六―シクロヘキシルフエノ―ル
三十二　二・四―ジニトロ―六―（一―メチルプロピル）―フエニルアセテ―ト
三十三　二・四―ジニトロ―六―メチルプロピルフエノ―ルジメチルアクリレ―ト
三十四　二・二′―ジピリジリウム―一・一′―エチレンジブロミド
三十五　一・二―ジブロムエタン（別名ＥＤＢ）
三十六　ジブロムクロルプロパン（別名ＤＢＣＰ）
三十七　三・五―ジブロム―四―ヒドロキシ―四′―ニトロアゾベンゼン
三十八　ジメチルエチルスルフイニルイソプロピルチオホスフエイト
三十九　ジメチルエチルメルカプトエチルジチオホスフエイト（別名チオメトン）
四十　ジメチル―二・二―ジクロルビニルホスフエイト（別名ＤＤＶＰ）
四十一　ジメチルジチオホスホリルフエニル酢酸エチル
四十二　ジメチルジブロムジクロルエチルホスフ

エイト
四十三　ジメチルフタリルイミドメチルジチオホスフエイト
四十四　ジメチルメチルカルバミルエチルチオエチルチオホスフエイト
四十五　ジメチル―（N―メチルカルバミルメチル）―ジチオホスフエイト（別名ジメトエート）
四十六　ジメチル―四―メチルメルカプト―三―メチルフエニルチオホスフエイト
四十七　ジメチル硫酸
四十八　重クロム酸
四十九　蓚《しゅう》酸
五十　臭素
五十一　硝酸
五十二　硝酸タリウム
五十三　水酸化カリウム
五十四　水酸化ナトリウム
五十五　スルホナール
五十六　テトラエチルメチレンビスジチオホスフエイト
五十七　トリエタノールアンモニウム―二・四―ジニトロ―六―（一―メチルプロピル）―フエノラート
五十八　トリクロル酢酸
五十九　トリクロルヒドロキシエチルジメチルホスホネイト
六十　トリチオシクロヘプタジエン―三・四・六・七―テトラニトリル
六十一　トルイジン

六十二　ナトリウム
六十三　ニトロベンゼン
六十四　二硫化炭素
六十五　発煙硫酸
六十六　パラトルイレンジアミン
六十七　パラフエニレンジアミン
六十八　ピクリン酸。ただし、爆発薬を除く。
六十九　ヒドロキシルアミン
七十　フエノール
七十一　ブラストサイジンS
七十二　ブロムエチル
七十三　ブロム水素
七十四　ブロムメチル
七十五　ヘキサクロルエポキシオクタヒドロエンドエキソジメタノナフタリン（別名デイルドリン）
七十六　一・二・三・四・五・六―ヘキサクロルシクロヘキサン（別名リンデン）
七十七　ヘキサクロルヘキサヒドロジメタノナフタリン（別名アルドリン）
七十八　ベタナフトール
七十九　一・四・五・六・七―ペンタクロル―三a・四・七・七a―テトラヒドロ―四・七―（八・八―ジクロルメタノ）―インデン（別名ヘプタクロール）
八十　ペンタクロルフエノール（別名ＰＣＰ）
八十一　ホルムアルデヒド
八十二　無水クロム酸
八十三　メタノール
八十四　メチルスルホナール
八十五　Ｎ―メチル―一―ナフチルカルバメート

八十六　モノクロル酢酸
八十七　沃《よう》化水素
八十八　沃《よう》素
八十九　硫酸
九十　硫酸タリウム
九十一　燐《りん》化亜鉛
九十二　ロダン酢酸エチル
九十三　ロテノン
九十四　前各号に掲げる物のほか、前各号に掲げる物を含有する製剤その他の劇性を有する物であつて政令で定めるもの

第九十四の「政令で定めるもの」＝指定令二

（劇　物）

第二条　法別表第二第九十四号の規定に基づき、次に掲げる物を劇物に指定する。ただし、毒物であるものを除く。

一　無機亜鉛塩類。ただし、次に掲げるものを除く。（一部改正　第五十六次）
イ　炭酸亜鉛
ロ　雷酸亜鉛
ハ　焼結した硫化亜鉛（Ⅱ）（追加　第六十九次）
ニ　六水酸化錫《すず》亜鉛
一の二　亜塩素酸ナトリウム及びこれを含有する製剤。ただし、亜塩素酸ナトリウム二五％以下を含有するもの及び爆発薬を除く。（追加　第三十二次）
一の三　アクリルアミド及びこれを含有する製剤（追加　第十次）
一の四　アクリル酸及びこれを含有する製剤。ただし、アクリル酸一〇％以下を含有するものを除く。（追加第三十四次、一部改正　第三十九次）
一の五　亜硝酸イソブチル及びこれを含有する製剤（追加　第五十九次）
一の六　亜硝酸イソペンチル及びこれを含有する製剤（追加　第五十九次）
二　亜硝酸塩類
二の二　亜硝酸三級ブチル及びこれを含有する製剤（追加　第六十次）
二の三　亜硝酸メチル及びこれを含有する製剤（追加　第三十八次）
三　アセチレンジカルボン酸アミド及びこれを含有する製剤
三の二　亜セレン酸〇・〇〇八二％以下を含有する製剤。ただし、容量一リツトル以下の容器に収められたものであつて、亜セレン酸〇・〇〇〇〇八二％以下を含有するものを除く。（追加　第六十八九次）
四　アニリン塩類
四の二　アバメクチン一・八％以下を含有する製剤（追加　第六十次）
四の三　二―アミノエタノール及びこれを含有する製剤。ただし、二―アミノエタノール二〇％以下を含有するものを除く。（追加　第三十八次）
四の四　N―（二―アミノエチル）―二―アミノエタノール及びこれを含有する製剤。ただし、N―（二―アミノエチル）―二―アミノエタノール一〇％以下を含有するものを除く。（追加　第六十七次）
四の五　N―（二―アミノエチル）エタン―一・二―ジアミン及びこれを含有する製剤。（追加　第七十次）
四の六　L―二―アミノ―四―〔（ヒドロキシ）

（メチル）ホスフイノイル〕ブチリル―L―アラニル―L―アラニン、その塩類及びこれらのいずれかを含有する製剤。ただし、L―二―アミノ―四―〔（ヒドロキシ）（メチル）ホスフイノイル〕ブチリル―L―アラニル―L―アラニンとして一九％以下を含有するものを除く。

（全部改正　第二十六次）

四の七　一―アミノプロパン―二―オール及びこれを含有する製剤。ただし、一―アミノプロパン―二―オール四％以下を含有するものを除く。（追加　第七十三次）

四の八　三―アミノメチル―三・五・五―トリメチルシクロヘキシルアミン（別名イソホロンジアミン）及びこれを含有する製剤。ただし、三―アミノメチル―三・五・五―トリメチルシクロヘキシルアミン六％以下を含有するものを除く。（追加　第六十一次、一部改正　第六十二次）

四の九　三―（アミノメチル）ベンジルアミン及びこれを含有する製剤。ただし、三―（アミノメチル）ベンジルアミン八％以下を含有するものを除く。（追加　第五十八次）

五　N―アルキルアニリン及びその塩類

六　N―アルキルトルイジン及びその塩類

七　アンチモン化合物及びこれを含有する製剤。ただし、次に掲げるものを除く。（一部改正　第二十七次）

イ　四―アセトキシフエニルジメチルスルホニウム＝ヘキサフルオロアンチモネート及びこれを含有する製剤（追加　第五十六次）

ロ　アンチモン酸ナトリウム及びこれを含有する製剤（追加　第三十一次）

ハ　酸化アンチモン（Ⅲ）を含有する製剤（追加　第二十七次）

ニ　酸化アンチモン（Ｖ）及びこれを含有する製剤（追加　第二十七次）

ホ　トリス（ジペンチルジチオカルバマト―κ^{二}S・S′）アンチモン五％以下を含有する製剤（追加　第六十九次）

ヘ　硫化アンチモン及びこれを含有する製剤

八　アンモニアを含有する製剤。ただし、アンモニア一〇％以下を含有するものを除く。

八の二　二―イソブトキシエタノール及びこれを含有する製剤。ただし、二―イソブトキシエタノール一〇％以下を含有するものを除く。（追加　第七十三次）

九　二―イソプロピルオキシフエニル―N―メチルカルバメート及びこれを含有する製剤。ただし、二―イソプロピルオキシフエニル―N―メチルカルバメート一％以下を含有するものを除く。（一部改正　第三次）

九の二　二―イソプロピルフエニル―N―メチルカルバメート及びこれを含有する製剤。ただし、二―イソプロピルフエニル―N―メチルカルバメート一・五％以下を含有するものを除く。（追加　第四次）

十　二―イソプロピル―四―メチルピリミジル―六―ジエチルチオホスフエイト（別名ダイアジノン）を含有する製剤。ただし、二―イソプロピル―四―メチルピリミジル―六―ジエチルチオホスフエイト五％（マイクロカプセル製剤にあつては、二五％）以下を含有するものを除

く。（一部改正　第四十四次、第六十次）

十の二　一水素二弗《ふっ》化アンモニウム及びこれを含有する製剤。ただし、一水素二弗《ふっ》化アンモニウム四％以下を含有するものを除く。（追加　第二次　一部改正　第五十四次）

十の三　一・一′—イミノジ（オクタメチレン）ジグアニジン（別名イミノクタジン）、その塩類及びこれらのいずれかを含有する製剤。ただし、次に掲げるものを除く。

イ　一・一′—イミノジ（オクタメチレン）ジグアニジンとして三・五％以下を含有する製剤（ロに該当するものを除く。）

ロ　一・一′—イミノジ（オクタメチレン）ジグアニジンアルキルベンゼンスルホン酸及びこれを含有する製剤（追加　第二十次、一部改正　第三十一次　第四十次）

十一　可溶性ウラン化合物及びこれを含有する製剤

十一の二　エタン—一・二—ジアミン及びこれを含有する製剤（追加　第七十次）

十一の三　O—エチル—O—（二—イソプロポキシカルボニルフエニル）—N—イソプロピルチオホスホルアミド（別名イソフエンホス）五％以下を含有する製剤（追加　第二十四次）

十一の四　N—エチル—O—（二—イソプロポキシカルボニル—一—メチルビニル）—O—メチルチオホスホルアミド（別名プロペタンホス）及びこれを含有する製剤。ただし、N—エチル—O—（二—イソプロポキシカルボニル—一—メチルビニル）—O—メチルチオホスホルアミド一％以下を含有するものを除く。（追加　第二十三次）

十二　エチル—N—（ジエチルジチオホスホリ—ルアセチル）—N—メチルカルバメートを含有する製剤

十二の二　エチル＝二—ジエトキシチオホスホリルオキシ—五—メチルピラゾロ［一・五—a］ピリミジン—六—カルボキシラート（別名ピラゾホス）及びこれを含有する製剤（追加　第二十次）

十三　エチル—二・四—ジクロルフエニルチオノベンゼンホスホネイト及びこれを含有する製剤。ただし、エチル—二・四—ジクロルフエニルチオノベンゼンホスホネイト三％以下を含有するものを除く。

十三の二　エチルジフエニルジチオホスフエイト及びこれを含有する製剤。ただし、エチルジフエニルジチオホスフエイト二％以下を含有するものを除く。（追加　第五次）

十三の三　O—エチル＝S・S—ジプロピル＝ホスホロジチオアート（別名エトプロホス）五％以下を含有する製剤。ただし、O—エチル＝S・S—ジプロピル＝ホスホロジチオアート三％以下を含有する徐放性製剤を除く。（追加　第三十七次）

十三の四　二—エチル—三・七—ジメチル—六—［四—（トリフルオロメトキシ）フエノキシ］—四—キノリル＝メチル＝カルボナート及びこれを含有する製剤（追加　第六十七次）

十三の五　二―エチルチオメチルフエニル―N―メチルカルバメート（別名エチオフエンカルブ）及びこれを含有する製剤。ただし、二―エチルチオメチルフエニル―N―メチルカルバメート二％以下を含有するものを除く。（追加　第十九次、一部改正　第二十一次）

十四　エチルパラニトロフエニルチオノベンゼンホスホネイト（別名ＥＰＮ）一・五％以下を含有する製剤

十四の二　Ｏ―エチル＝Ｓ―プロピル＝［（二Ｅ）―二―（シアノイミノ）―三―エチルイミダゾリジン―一―イル］ホスホノチオアート（別名イミシアホス）及びこれを含有する製剤。ただし、Ｏ―エチル＝Ｓ―プロピル＝［（二Ｅ）―二―（シアノイミノ）―三―エチルイミダゾリジン―一―イル］ホスホノチオアート一・五％以下を含有するものを除く。（追加　第五十八次）

十四の三　エチル＝（Ｚ）―三―［Ｎ―ベンジル―Ｎ―［［メチル（一―メチルチオエチリデンアミノオキシカルボニル）アミノ］チオ］アミノ］プロピオナート及びこれを含有する製剤（追加　第三十三次）

十四の四　Ｏ―エチル―Ｏ―四―メチルチオフエニル―Ｓ―プロピルジチオホスフエイト及びこれを含有する製剤。ただし、Ｏ―エチル―Ｏ―四―メチルチオフエニル―Ｓ―プロピルジチオホスフエイト三％以下を含有するものを除く。（追加　第二十二次）

十四の五　Ｏ―エチル＝Ｓ―一―メチルプロピル＝（二―オキソ―三―チアゾリジニル）ホスホノチオアート（別名ホスチアゼート）及びこれを含有する製剤。ただし、Ｏ―エチル＝Ｓ―一―メチルプロピル＝（二―オキソ―三―チアゾリジニル）ホスホノチオアート一・五％以下を含有するものを除く。（追加　第三十五次、一部改正　第五十次）

十四の六　四―エチルメルカプトフエニル―Ｎ―メチルカルバメート及びこれを含有する製剤（追加　第一次）

十四の七　エチレンオキシド及びこれを含有する製剤（追加　第三十四次）

十五　エチレンクロルヒドリンを含有する製剤

十五の二　エピクロルヒドリン及びこれを含有する製剤（追加　第三十四次）

十五の三　エマメクチン、その塩類及びこれらのいずれかを含有する製剤。ただし、エマメクチンとして二％以下を含有するものを除く。（追加　第四十六次、一部改正　第五十次）

十六　塩化水素を含有する製剤。ただし、塩化水素一〇％以下を含有するものを除く。

十六の二　塩化水素と硫酸とを含有する製剤。ただし、塩化水素と硫酸とを合わせて一〇％以下を含有するものを除く。（追加　第八次）

十七　塩化第一水銀を含有する製剤

十七の二　塩化チオニル及びこれを含有する製剤（追加　第三十八次）

十七の三　塩素（追加　第八次）

十八　塩素酸塩類及びこれを含有する製剤。ただし、爆発薬を除く。

十八の二　（一Ｒ・二Ｓ・三Ｒ・四Ｓ）―七―オキサビシクロ［二・二・一］ヘプタン―二・三

―ジカルボン酸（別名エンドタール）、その塩類及びこれらのいずれかを含有する製剤。ただし、（一R・二S・三R・四S）―七―オキサビシクロ［二・二・一］ヘプタン―二・三―ジカルボン酸として一・五％以下を含有するものを除く。（追加　第四十一次）

十八の三　オキシ三塩化バナジウム及びこれを含有する製剤（追加　第六十一次）

十八の四　オキシラン―二―イルメチル＝メタクリラート及びこれを含有する製剤（追加　第七十三次）

十八の五　一・二・四・五・六・七・八・八―オクタクロロ―二・三・三a・四・七・七a―ヘキサヒドロ―四・七―メタノ―一H―インデン、一・二・三・四・五・六・七・八・八―ノナクロロ―二・三・三a・四・七・七a―ヘキサヒドロ―四・七―メタノ―一H―インデン、四・五・六・七・八・八―ヘキサクロロ―三a・四・七・七a―テトラヒドロ―四・七―メタノインデン、一・四・五・六・七・八・八―ヘプタクロロ―三a・四・七・七a―テトラヒドロ―四・七―メタノ―一H―インデン及びこれらの類縁化合物の混合物（別名クロルデン）並びにこれを含有する製剤。ただし、一・二・四・五・六・七・八・八―オクタクロロ―二・三・三a・四・七・七a―ヘキサヒドロ―四・七―メタノ―一H―インデン、一・二・三・四・五・六・七・八・八―ノナクロロ―二・三・三a・四・七・七a―ヘキサヒドロ―四・七―メタノ―一H―インデン、四・五・六・七・八・八―ヘキサクロロ―三a・四・七・七a―テトラヒドロ―四・七―メタノインデン、一・四・五・六・七・八・八―ヘプタクロロ―三a・四・七・七a―テトラヒドロ―四・七―メタノ―一H―インデン及びこれらの類縁化合物の混合物六％以下を含有するものを除く。（追加　第二十一次）

十九　過酸化水素を含有する製剤。ただし、過酸化水素六％以下を含有するものを除く。

二十　過酸化ナトリウムを含有する製剤。ただし、過酸化ナトリウム五％以下を含有するものを除く。

二十一　過酸化尿素を含有する製剤。ただし、過酸化尿素一七％以下を含有するものを除く。

二十二　カドミウム化合物。ただし、硫黄、カドミウム及びセレンから成る焼結した物質を除く。（一部追加　第六十七次）

二十二の二　ぎ酸及びこれを含有する製剤。ただし、ぎ酸九〇％以下を含有するものを除く。（追加第四十一次）

二十二の三　キシレン（追加　第十一次）

二十二の四　キノリン及びこれを含有する製剤（追加　第三十八次）

二十三　無機金塩類。ただし、雷金を除く。

二十四　無機銀塩類。ただし、塩化銀及び雷酸銀を除く。

二十四の二　グリコール酸及びこれを含有する製剤。ただし、グリコール酸三・六％以下を含有するものを除く。（追加　第六十八次）

二十五　クレゾールを含有する製剤。ただし、クレゾール五％以下を含有するものを除く。

二十六　クロム酸塩類及びこれを含有する製剤。ただし、クロム酸鉛七〇％以下を含有するもの

を除く。（一部改正　第四・五次）

二十六の二　二―クロルエチルトリメチルアンモニウム塩類及びこれを含有する製剤（追加　第二十二次）

二十六の三　N―（三―クロル―四―クロルジフルオロメチルチオフエニル）―N′・N′―ジメチルウレア及びこれを含有する製剤。ただし、N―（三―クロル―四―クロルジフルオロメチルチオフエニル）―N′・N′―ジメチルウレア一二％以下を含有するものを除く。（追加　第十二次）

二十六の四　二―クロル―一―（二・四―ジクロルフエニル）ビニルエチルメチルホスフエイト及びこれを含有する製剤（追加　第十二次）

二十六の五　二―クロル―一―（二・四―ジクロルフエニル）ビニルジメチルホスフエイト及びこれを含有する製剤（追加　第十二次）

二十六の六　一―クロル―一・二―ジブロムエタン及びこれを含有する製剤（追加　第一次）

二十六の七　二―クロル―四・五―ジメチルフエニル―N―メチルカルバメート及びこれを含有する製剤（追加　第三次）

二十七　クロルピクリンを含有する製剤

二十八　クロルメチルを含有する製剤。ただし、容量三〇〇ミリリツトル以下の容器に収められた殺虫剤であつて、クロルメチル五〇％以下を含有するものを除く。

二十八の二　クロロアセチルクロライド及びこれを含有する製剤（追加　第三十八次）

二十八の三　二―クロロアニリン及びこれを含有する製剤（追加　第三十八次）

二十八の四　四―クロロ―三―エチル―一―メチル―N―［四―（パラトリルオキシ）ベンジル］ピラゾール―五―カルボキサミド及びこれを含有する製剤（追加　第五十三次）

二十八の五　五―クロロ―N―［二―［四―（二―エトキシエチル）―二・三―ジメチルフエノキシ］エチル］―六―エチルピリミジン―四―アミン（別名ピリミジフエン）及びこれを含有する製剤。ただし、五―クロロ―N―［二―［四―（二―エトキシエチル）―二・三―ジメチルフエノキシ］エチル］―六―エチルピリミジン―四―アミン四％以下を含有するものを除く。（追加　第四十一次）

二十八の六　クロロぎ酸ノルマルプロピル及びこれを含有する製剤（追加　第四十七次）

二十八の七　クロロ酢酸エチル及びこれを含有する製剤（追加　第四十七次）

二十八の八　クロロ酢酸ナトリウム及びこれを含有する製剤（追加　第三十八次）

二十八の九　一―クロロ―四―ニトロベンゼン及びこれを含有する製剤（追加　第七十三次）

二十八の十　二―クロロニトロベンゼン及びこれを含有する製剤（追加　第三十四次）

二十八の十一　トランス―N―（六―クロロ―三―ピリジルメチル）―N′―シアノ―N―メチルアセトアミジン（別名アセタミプリド）及びこれを含有する製剤。ただし、トランス―N―（六―クロロ―三―ピリジルメチル）―N′―シアノ―N―メチルアセトアミジン二％以下を含有するものを除く。（追加　第四十二次）

二十八の十二　一―（六―クロロ―三―ピリジルメチル）―N―ニトロイミダゾリジン―二―イ

リデンアミン（別名イミダクロプリド）及びこれを含有する製剤。ただし、一―（六―クロロ―三―ピリジルメチル）―N―ニトロイミダゾリジン―二―イリデンアミン二%（マイクロカプセル製剤にあつては、一二%）以下を含有するものを除く。（追加　第三十六次、一部改正　第五十九次）

二十八の十三　三―（六―クロロピリジン―三―イルメチル）―一・三―チアゾリジン―二―イリデンシアナミド（別名チアクロプリド）及びこれを含有する製剤。ただし、三―（六―クロロピリジン―三―イルメチル）―一・三―チアゾリジン―二―イリデンシアナミド三%以下を含有するものを除く。（追加　第五十次　一部改正　第五十四次）

二十八の十四　（RS）―［O―一―（四―クロロフエニル）ピラゾール―四―イル＝O―エチル＝S―プロピル＝ホスホロチオアート］（別名ピラクロホス）及びこれを含有する製剤。ただし、（RS）―［O―一―（四―クロロフエニル）ピラゾール―四―イル＝O―エチル＝S―プロピル＝ホスホロチオアート］六%以下を含有するものを除く。（追加　第三十次、一部改正　第三十二次）

二十八の十五　クロロプレン及びこれを含有する製剤（追加　第三十八次）

二十九　硅弗化《けいふつ》水素酸を含有する製剤

三十　硅弗化《けいふつ》水素酸塩類及びこれを含有する製剤

三十の二　五酸化バナジウム（溶融した五酸化バナジウムを固形化したものを除く。）及びこれを含有する製剤。ただし、五酸化バナジウム（溶融した五酸化バナジウムを固形化したものを除く。）一〇%以下を含有するものを除く。（追加　第四十一次）

三十の三　酢酸エチル（追加　第九次）

三十の四　酢酸タリウム及びこれを含有する製剤（追加　第四次）

三十の五　サリノマイシン、その塩類及びこれらのいずれかを含有する製剤。ただし、サリノマイシンとして一%以下を含有するものを除く。（追加　第十五次）

三十の六　塩化アルミニウム及びこれを含有する製剤（追加　第七十二次）

三十の七　三塩化チタン及びこれを含有する製剤（追加　第五十七次）

三十一　酸化水銀五%以下を含有する製剤

三十一の二　シアナミド及びこれを含有する製剤。ただし、シアナミド一〇%以下を含有するものを除く。（追加　第六十七次）

三十一の三　四―ジアリルアミノ―三・五―ジメチルフエニル―N―メチルカルバメート及びこれを含有する製剤（追加　第四次）

三十二　有機シアン化合物及びこれを含有する製剤。ただし、次に掲げるものを除く。（全部改正　第二十八次）

(1)　四―［六―（アクリロイルオキシ）ヘキシルオキシ］―四′―シアノビフエニル及びこれを含有する製剤（追加　第六十一次）

(2)　［二―アセトキシ―（四―ジエチルアミノ）ベンジリデン］マロノニトリル及びこれを含有する製剤（追加　第五十九次）

(3) アセトニトリル四〇%以下を含有する製剤（追加　第六十一次）

(4) 四・四′—アゾビス（四—シアノ吉草酸）及びこれを含有する製剤（追加　第六十七次）

(5) 五—アミノ—一—（二・六—ジクロロ—四—トリフルオロメチルフエニル）—四—エチルスルフイニル—一H—ピラゾール—三—カルボニトリル（別名エチプロール）及びこれを含有する製剤（追加　第五十五次）

(6) 五—アミノ—一—（二・六—ジクロロ—四—トリフルオロメチルフエニル）—三—シアノ—四—トリフルオロメチルスルフイニルピラゾール（別名フイプロニル）一%（マイクロカプセル製剤にあつては、五%）以下を含有する製剤（追加　第四十四次　一部改正第五十二次）

(7) 四—アルキル安息香酸シアノフエニル及びこれを含有する製剤

(8) 四—アルキル—四″—シアノ—パラ—テルフエニル及びこれを含有する製剤

(9) 四—アルキル—四′—シアノビフエニル及びこれを含有する製剤

(10) 四—アルキル—四′—シアノフエニルシクロヘキサン及びこれを含有する製剤

(11) 五—アルキル—二—（四—シアノフエニル）ピリミジン及びこれを含有する製剤

(12) 四—アルキルシクロヘキシル—四′—シアノビフエニル及びこれを含有する製剤

(13) 五—（四—アルキルフエニル）—二—（四—シアノフエニル）ピリミジン及びこれを含有する製剤

(14) 四—アルコキシ—四′—シアノビフエニル及びこれを含有する製剤

(15) 四—イソプロピルベンゾニトリル及びこれを含有する製剤（追加　第三十次）

(16) （E）—ウンデカ—九—エンニトリル、（Z）—ウンデカ—九—エンニトリル及びウンデカ—一〇—エンニトリルの混合物（（E）—ウンデカ—九—エンニトリル四五%以上五五%以下を含有し、（Z）—ウンデカ—九—エンニトリル二三%以上三三%以下を含有し、かつ、ウンデカ—一〇—エンニトリル一〇%以上二〇%以下を含有するものに限る。）及びこれを含有する製剤（追加　第五十五次）

(17) 四—エチルオクタ—三—エンニトリル及びこれを含有する製剤（追加　第七十三次）

(18) 四—〔トランス—四—（トランス—四—エチルシクロヘキシル）シクロヘキシル〕ベンゾニトリル及びこれを含有する製剤（追加第三十四次）

(19) 四—〔五—（トランス—四—エチルシクロヘキシル）—二—ピリミジニル〕ベンゾニトリル及びこれを含有する製剤

(20) 四—（トランス—四—エチルシクロヘキシル）—二—フルオロベンゾニトリル及びこれを含有する製剤（追加　第三十四次）

(21) トランス—四′—エチル—トランス—一・一′—ビシクロヘキサン—四—カルボニトリル及びこれを含有する製剤（追加　第三十四次）

(22) 四′—〔二—（エトキシ）エトキシ〕—四—ビフエニルカルボニトリル及びこれを含有する製剤（追加　第三十四次）

(23) 四—〔トランス—四—（エトキシメチル）シクロヘキシル〕ベンゾニトリル及びこれを含有する製剤（追加　第三十四次）

(24) 三—（オクタデセニルオキシ）プロピオノニトリル及びこれを含有する製剤

(25) オレオニトリル及びこれを含有する製剤

(26) カプリニトリル及びこれを含有する製剤

(27) カプリロニトリル及びこれを含有する製剤

(28) 二—（四—クロル—六—エチルアミノ—S—トリアジン—二—イルアミノ）—二—メチル—プロピオニトリル五〇％以下を含有する製剤

(29) 四—クロロ—二—シアノ—N・N—ジメチル—五—パラ—トリルイミダゾール—一—スルホンアミド及びこれを含有する製剤（追加　第五十一次）

(30) 三—クロロ—四—シアノフエニル＝四—エチルベンゾアート及びこれを含有する製剤（追加　第三十四次）

(31) 三—クロロ—四—シアノフエニル＝四—プロピルベンゾアート及びこれを含有する製剤（追加　第三十四次）

(32) 一—（三—クロロ—四・五・六・七—テトラヒドロピラゾロ〔一・五—a〕ピリジン—二—イル）—五—〔メチル（プロプ—二—イン—一—イル）アミノ〕—一H—ピラゾール—四—カルボニトリル（別名ピラクロニル）及びこれを含有する製剤（追加　第五十七次）

(33) 一—(三—クロロ—二—ピリジル)—四′—シアノ—二′—メチル—六′—(メチルカルバモイル)—三—〔〔五—(トリフルオロメチル)—二H—一・二・三・四—テトラゾール—二—イル〕メチル〕—一H—ピラゾール—五—カルボキサニリド及びこれを含有する製剤（追加　第七十次）

(34) （E）—〔（四RS）—四—（二—クロロフエニル）—一・三—ジチオラン—二—イリデン〕（一H—イミダゾール—一—イル）アセトニトリル及びこれを含有する製剤（追加　第六十七次）

(35) 二—（四—クロロフエニル）—二—（一H—一・二・四—トリアゾール—一—イルメチル）ヘキサンニトリル（別名ミクロブタニル）及びこれを含有する製剤（追加　第三十二次）

(36) （RS）—四—（四—クロロフエニル）—二—フエニル—二—（一H—一・二・四—トリアゾール—一—イルメチル）ブチロニトリル及びこれを含有する製剤（追加　第四十九次）

(37) 高分子化合物

(38) シアノアクリル酸エステル及びこれを含有する製剤

(39) N—（二—シアノエチル）—一・三—ビス（アミノメチル）ベンゼン、N・N′—ジ（二—シアノエチル）—一・三—ビス（アミノメチル）ベンゼン及びN・N・N′―トリ（二―シアノエチル）―一・三―ビス（アミノメチル）ベンゼンの混合物並びにこれを含有する製剤（追加　第四十七次）

(40)　（RS）―二―シアノ―N―［（R）―一―（二・四―ジクロロフエニル）エチル］―三・三―ジメチルブチラミド（別名ジクロシメツト）及びこれを含有する製剤（追加　第五十次）

(41)　二―シアノ―三・三―ジフエニルプロパ―二―エン酸二―エチルヘキシルエステル及びこれを含有する製剤（追加　第五十二次）

(42)　四―シアノ―三・五―ジフルオロフエニル＝四―ブタ―三―エニルベンゾアート及びこれを含有する製剤（追加　第五十五次）

(43)　四―シアノ―三・五―ジフルオロフエニル＝四―ペンチルベンゾアート及びこれを含有する製剤（追加　第五十七次）

(44)　N―（一―シアノ―一・二―ジメチルプロピル）―二―（二・四―ジクロロフエノキシ）プロピオンアミド及びこれを含有する製剤（追加　第五十一次）

(45)　N―［（RS）―シアノ（チオフエン―二―イル）メチル］―四―エチル―二―（エチルアミノ）―一・三―チアゾール―五―カルボキサミド（別名エタボキサム）及びこれを含有する製剤（追加　第六十一次）

(46)　四′―シアノ―四―ビフエニリル＝トランス―四―エチル―一―シクロヘキサンカルボキシラート及びこれを含有する製剤（追加　第三十四次）

(47)　四′―シアノ―四―ビフエニリル＝トランス―四―（トランス―四―プロピルシクロヘキシル）―一―シクロヘキサンカルボキシラート及びこれを含有する製剤（追加　第三十四次）

(48)　四―シアノ―四′―ビフエニリル＝四―（トランス―四―プロピルシクロヘキシル）ベンゾアート及びこれを含有する製剤

(49)　四′―シアノ―四―ビフエニリル＝四′―ヘプチル―四―ビフエニルカルボキシラート及びこれを含有する製剤（追加　第三十四次）

(50)　四′―シアノ―四―ビフエニリル＝トランス―四―（トランス―四―ペンチルシクロヘキシル）―一―シクロヘキサンカルボキシラート及びこれを含有する製剤（追加　第三十四次）

(51)　四―シアノ―四′―ビフエニリル＝四―（トランス―四―ペンチルシクロヘキシル）ベンゾアート及びこれを含有する製剤

(52)　四―シアノフエニル＝トランス―四―ブチル―一―シクロヘキサンカルボキシラート及びこれを含有する製剤

(53)　四―シアノフエニル＝トランス―四―プロピル―一―シクロヘキサンカルボキシラート及びこれを含有する製剤

(54)　四―シアノフエニル＝トランス―四―ペンチル―一―シクロヘキサンカルボキシラート及びこれを含有する製剤

(55)　四―シアノフエニル＝四―（トランス―四

―ペンチルシクロヘキシル）ベンゾアート及びこれを含有する製剤（追加　第三十四次）

(56)（Ｅ）―二―｛二―（四―シアノフェニル）―一―［三―（トリフルオロメチル）フェニル］エチリデン｝―Ｎ―［四―（トリフルオロメトキシ）フェニル］ヒドラジンカルボキサミドと（Ｚ）―二―｛二―（四―シアノフェニル）―一―［三―（トリフルオロメチル）フェニル］エチリデン｝―Ｎ―［四―（トリフルオロメトキシ）フェニル］ヒドラジンカルボキサミドとの混合物（（Ｅ）―二―｛二―（四―シアノフェニル）―一―［三―（トリフルオロメチル）フェニル］エチリデン｝―Ｎ―［四―（トリフルオロメトキシ）フェニル］ヒドラジンカルボキサミド九〇％以上を含有し、かつ、（Ｚ）―二―｛二―（四―シアノフェニル）―一―［三―（トリフルオロメチル）フェニル］エチリデン｝―Ｎ―［四―（トリフルオロメトキシ）フェニル］ヒドラジンカルボキサミド一〇％以下を含有するものに限る。）（別名メタフルミゾン）及びこれを含有する製剤（追加　第五十八次）

(57)（Ｓ）―四―シアノフェニル＝四―（二―メチルブトキシ）ベンゾアート及びこれを含有する製剤

(58)（ＲＳ）―シアノ―（三―フェノキシフェニル）メチル＝二・二・三・三―テトラメチルシクロプロパンカルボキシラート（別名フエンプロパトリン）一％以下を含有する製剤（追加　第五十次）

(59)（ＲＳ）―α―シアノ―三―フェノキシベンジル＝Ｎ―（二―クロロ―α・α・α―トリフルオロ―パラトリル）―Ｄ―バリナート（別名フルバリネート）五％以下を含有する製剤

(60) α―シアノ―三―フェノキシベンジル＝二・二―ジクロロ―一―（四―エトキシフェニル）―一―シクロプロパンカルボキシラート（別名シクロプロトリン）及びこれを含有する製剤

(61)（Ｓ）―α―シアノ―三―フェノキシベンジル＝（一Ｒ・三Ｒ）―三―（二・二―ジクロロビニル）―二・二―ジメチルシクロプロパン―カルボキシラートと（Ｒ）―α―シアノ―三―フェノキシベンジル＝（一Ｓ・三Ｓ）―三―（二・二―ジクロロビニル）―二・二―ジメチルシクロプロパン―カルボキシラートとの等量混合物〇・八八％以下を含有する製剤（追加　第四十七次）

(62)（Ｓ）―α―シアノ―三―フェノキシベンジル＝（一Ｒ・三Ｓ）―二・二―ジメチル―三―（一・二・二・二―テトラブロモエチル）シクロプロパンカルボキシラート（別名トラロメトリン）〇・九％以下を含有する製剤（追加　第三十二次）

(63)（Ｓ）―α―シアノ―三―フェノキシベンジル＝（Ｚ）―（一Ｒ・三Ｓ）―二・二―ジメチル―三―｛二―（二・二・二―トリフルオロ―一―トリフルオロメチルエトキシカルボニル）ビニル｝シクロプロパンカルボキシラート及びこれを含有する製剤（追加　第三

十八次）

(64)　（Ｓ）—α—シアノ—三—フエノキシベンジル＝（一Ｒ・三Ｒ）—二・二—ジメチル—三—（二—メチル—一—プロペニル）—一—シクロプロパンカルボキシラートと（Ｒ）—α—シアノ—三—フエノキシベンジル＝（一Ｒ・三Ｒ）—二・二—ジメチル—三—（二—メチル—一—プロペニル）—一—シクロプロパンカルボキシラートとの混合物（（Ｓ）—α—シアノ—三—フエノキシベンジル＝（一Ｒ・三Ｒ）—二・二—ジメチル—三—（二—メチル—一—プロペニル）—一—シクロプロパンカルボキシラート九一％以上九九％以下を含有し、かつ、（Ｒ）—α—シアノ—三—フエノキシベンジル＝（一Ｒ・三Ｒ）—二・二—ジメチル—三—（二—メチル—一—プロペニル）—一—シクロプロパンカルボキシラート一％以上九％以下を含有するものに限る。）一〇％以下を含有するマイクロカプセル製剤（追加　第五十三次）

(65)　（ＲＳ）—α—シアノ—三—フエノキシベンジル＝（一Ｒ・三Ｒ）—二・二—ジメチル—三—（二—メチル—一—プロペニル）—一—シクロプロパンカルボキシラート八％以下を含有する製剤

(66)　（ＲＳ）—α—シアノ—三—フエノキシベンジル＝（一Ｒ・三Ｓ）—二・二—ジメチル—三—（二—メチル—一—プロペニル）—一—シクロプロパンカルボキシラート二％以下を含有する製剤

(67)　四—シアノ—三—フルオロフエニル＝四—（トランス—四—エチルシクロヘキシル）ベンゾアート及びこれを含有する製剤

(68)　四—シアノ—三—フルオロフエニル＝四—エチルベンゾアート及びこれを含有する製剤

(69)　四—シアノ—三—フルオロフエニル＝四—（エトキシメチル）ベンゾアート及びこれを含有する製剤（追加　第四十次）

(70)　四—シアノ—三—フルオロフエニル＝四—（トランス—四—ブチルシクロヘキシル）ベンゾアート及びこれを含有する製剤（追加　第三十四次）

(71)　四—シアノ—三—フルオロフエニル＝四—ブチルベンゾアート及びこれを含有する製剤（追加　第三十四次）

(72)　四—シアノ—三—フルオロフエニル＝四—（ブトキシメチル）ベンゾアート及びこれを含有する製剤（追加　第四十次）

(73)　四—シアノ—三—フルオロフエニル＝四—（トランス—四—プロピルシクロヘキシル）ベンゾアート及びこれを含有する製剤

(74)　四—シアノ—三—フルオロフエニル＝四—プロピルベンゾアート及びこれを含有する製剤

(75)　四—シアノ—三—フルオロフエニル＝四—（プロポキシメチル）ベンゾアート及びこれを含有する製剤（追加　第四十次）

(76)　四—シアノ—三—フルオロフエニル＝四—ヘプチルベンゾアート及びこれを含有する製剤（追加　第三十四次）

(77)　四—シアノ—三—フルオロフエニル＝四—［（三Ｅ）—ペンタ—三—エン—一—イ

ル〕ベンゾアート及びこれを含有する製剤（追加　第六十一次）

(78)　四―シアノ―三―フルオロフエニル＝四―（ペンチルオキシメチル）ベンゾアート及びこれを含有する製剤（追加　第四十次）

(79)　四―シアノ―三―フルオロフエニル＝四―（トランス―四―ペンチルシクロヘキシル）ベンゾアート及びこれを含有する製剤（追加　第三十四次）

(80)　四―シアノ―三―フルオロフエニル＝四―ペンチルベンゾアート及びこれを含有する製剤（追加　第三十四次）

(81)　α―シアノ―四―フルオロ―三―フエノキシベンジル＝三―（二・二―ジクロロビニル）―二・二―ジメチルシクロプロパンカルボキシラ―ト〇・五％以下を含有する製剤（追加　第二十九次）

(82)　四―（シアノメチル）―二―イソプロピル―五・五―ジメチルシクロヘキサンカルボキサニリド及びこれを含有する製剤（追加　第七十次）

(83)　二―シアノ―N―メチル―二―〔三―（二・四・六―トリオキソテトラヒドロピリミジン―五（二H）―イリデン）―二・三―ジヒドロ―一H―イソインドール―一―イリデン〕アセトアミド（別名ピグメントイエロ―一八五）及びこれを含有する製剤（追加　第六十一次）

(84)　N―シアノメチル―四―（トリフルオロメチル）ニコチンアミド（別名フロニカミド）及びこれを含有する製剤（追加　第五十六次）

(85)　N―（四―シアノメチルフエニル）―二―イソプロピル―五―メチルシクロヘキサンカルボキサミド及びこれを含有する製剤（追加　第六十六次）

(86)　トランス―一―（二―シアノ―二―メトキシイミノアセチル）―三―エチルウレア（別名シモキサニル）及びこれを含有する製剤（追加　第四十二次）

(87)　一・四―ジアミノ―二・三―ジシアノアントラキノン及びこれを含有する製剤（追加　第二十九次）

(88)　O・O―ジエチル―O―（α―シアノベンジリデンアミノ）チオホスフエイト（別名ホキシム）及びこれを含有する製剤

(89)　三・三′―（一・四―ジオキソピロロ〔三・四―c〕ピロール―三・六―ジイル）ジベンゾニトリル及びこれを含有する製剤（追加　第四十四次）

(90)　シクロヘキシリデン―o―トリルアセトニトリル及びこれを含有する製剤（追加　第六十二次）

(91)　二―シクロヘキシリデン―二―フエニルアセトニトリル及びこれを含有する製剤（追加　第五十一次）

(92)　シクロポリ（三〜四）〔ジフエノキシ、フエノキシ（四―シアノフエノキシ）及びビス（四―シアノフエノキシ）〕ホスフアゼン〕の混合物並びにこれを含有する製剤（追加　第六十次）

(93)　二・六―ジクロルシアンベンゼン及びこれ

を含有する製剤

(94) 三・四―ジクロロ―二―シアノ―一・二―チアゾール―五―カルボキサニリド（別名イソチアニル）及びこれを含有する製剤（追加　第六十次）

(95) 一―（二・六―ジクロロ―α・α・α―トリフルオロ―p―トリル）―四―（ジフルオロメチルチオ）―五―［（二―ピリジルメチル）アミノ］ピラゾール―三―カルボニトリル（別名ピリプロール）二・五％以下を含有する製剤（追加　第六十七次）

(96) （E）―［（四R）―四―（二・四―ジクロロフエニル）―一・三―ジチオラン―二―イリデン］（一H―イミダゾール―一―イル）アセトニトリル及びこれを含有する製剤（追加　第六十七次）

(97) 四―（二・二―ジシアノエテン―一―イル）フエニル＝二・四・五―トリクロロベンゼン―一―スルホナート及びこれを含有する製剤（追加　第七十二次）

(98) ジシアンジアミド及びこれを含有する製剤

(99) 二・六―ジフルオロ―四―（トランス―四―ビニルシクロヘキシル）ベンゾニトリル及びこれを含有する製剤（追加　第五十六次）

(100) 二・六―ジフルオロ―四―（トランス―四―プロピルシクロヘキシル）ベンゾニトリル及びこれを含有する製剤（追加　第四十九次）

(101) 二・六―ジフルオロ―四―（五―プロピルピリミジン―二―イル）ベンゾニトリル及びこれを含有する製剤（追加　第五十七次）

(102) 四―［二・三―（ジフルオロメチレンジオキシ）フエニル］ピロール―三―カルボニトリル（別名フルジオキソニル）及びこれを含有する製剤（追加第四十四次）

(103) 三・七―ジメチル―二・六―オクタジエンニトリル及びこれを含有する製剤

(104) 三・七―ジメチル―六―オクテンニトリル及びこれを含有する製剤

(105) 三・七―ジメチル―二・六―ノナジエンニトリル及びこれを含有する製剤

(106) 三・七―ジメチル―三・六―ノナジエンニトリル及びこれを含有する製剤

(107) 四・八―ジメチル―七―ノネンニトリル及びこれを含有する製剤

(108) ジメチルパラシアンフエニル―チオホスフエイト及びこれを含有する製剤

(109) 三―（六・六―ジメチルビシクロ［三・一・一］ヘプタ―二―エン―二―イル）―二・二―ジメチルプロパンニトリル及びこれを含有する製剤（追加第六十九次）

(110) N―（α・α―ジメチルベンジル）―二―シアノ―二―フエニルアセトアミド及びこれを含有する製剤（追加　第三十九次）

(111) 三・四―ジメチルベンゾニトリル及びこれを含有する製剤（追加　第七十三次）

(112) 四・四―ジメトキシブタンニトリル及びこれを含有する製剤（追加　第四十七次）

(113) 三・五―ジヨード―四―オクタノイルオキシベンゾニトリル及びこれを含有する製剤（一部改正　第四十次）

(114) ステアロニトリル及びこれを含有する製剤

(115) 染料

(116) テトラクロル―メタジシアンベンゼン及びこれを含有する製剤

(117) 二・三・三・三―テトラフルオロ―二―（トリフルオロメチル）プロパンニトリル及びこれを含有する製剤（追加　第七十次）

(118) 二・三・五・六―テトラフルオロ―四―（メトキシメチル）ベンジル＝（Ｚ）―（一Ｒ・三Ｒ）―三―（二―シアノプロパ―一―エニル）―二・二―ジメチルシクロプロパンカルボキシラート、二・三・五・六―テトラフルオロ―四―（メトキシメチル）ベンジル＝（Ｅ）―（一Ｒ・三Ｒ）―三―（二―シアノプロパ―一―エニル）―二・二―ジメチルシクロプロパンカルボキシラート、二・三・五・六―テトラフルオロ―四―（メトキシメチル）ベンジル＝（Ｚ）―（一Ｓ・三Ｓ）―三―（二―シアノプロパ―一―エニル）―二・二―ジメチルシクロプロパンカルボキシラート、二・三・五・六―テトラフルオロ―四―（メトキシメチル）ベンジル＝（ＥＺ）―（一ＲＳ・三ＳＲ）―三―（二―シアノプロパ―一―エニル）―二・二―ジメチルシクロプロパンカルボキシラート及び二・三・五・六―テトラフルオロ―四―（メトキシメチル）ベンジル＝（Ｅ）―（一Ｓ・三Ｓ）―三―（二―シアノプロパ―一―エニル）―二・二―ジメチルシクロプロパンカルボキシラートの混合物（二・三・五・六―テトラフルオロ―四―（メトキシメチル）ベンジル＝（Ｚ）―（一Ｒ・三Ｒ）―三―（二―シアノプロパ―一―エニル）―二・二―ジメチルシクロプロパンカルボキシラート八〇・九％以上を含有し、二・三・五・六―テトラフルオロ―四―（メトキシメチル）ベンジル＝（Ｅ）―（一Ｒ・三Ｒ）―三―（二―シアノプロパ―一―エニル）―二・二―ジメチルシクロプロパンカルボキシラート一〇％以下を含有し、二・三・五・六―テトラフルオロ―四―（メトキシメチル）ベンジル＝（Ｚ）―（一Ｓ・三Ｓ）―三―（二―シアノプロパ―一―エニル）―二・二―ジメチルシクロプロパンカルボキシラート二％以下を含有し、二・三・五・六―テトラフルオロ―四―（メトキシメチル）ベンジル＝（ＥＺ）―（一ＲＳ・三ＳＲ）―三―（二―シアノプロパ―一―エニル）―二・二―ジメチルシクロプロパンカルボキシラート一％以下を含有し、かつ、二・三・五・六―テトラフルオロ―四―（メトキシメチル）ベンジル＝（Ｅ）―（一Ｓ・三Ｓ）―三―（二―シアノプロパ―一―エニル）―二・二―ジメチルシクロプロパンカルボキシラート〇・二％以下を含有するものに限る。）並びにこれを含有する製剤（追加　第六十五次）

(119) （四Ｚ）―四―ドデセンニトリル及びこれを含有する製剤（追加　第六十六次）

(120) トリチオシクロヘプタジエン―三・四・六・七―テトラニトリル一五％以下を含有する燻《くん》蒸剤

(121) 二―トリデセンニトリルと三―トリデセンニトリルとの混合物（二―トリデセンニトリル八〇％以上八四％以下を含有し、かつ、三―トリデセンニトリル一五％以上一九％以下を含有するものに限る。）及びこれを含有する製剤（追加　第三十次）

(122) 二・二・二―トリフルオロエチル＝［（一

S）—一—シアノ—二—メチルプロピル〕カルバマート及びこれを含有する製剤（追加　第六十八次）

(123) 二・二・三—トリメチル—三—シクロペンテンアセトニトリル一〇%以下を含有する製剤（追加　第四十六次）

(124) p—トルエンスルホン酸＝四—〔〔三—〔シアノ（二—メチルフエニル）メチリデン〕チオフエン—二（三H）—イリデン〕アミノオキシスルホニル〕フエニル及びこれを含有する製剤（追加　第五十九次）

(125) ノナ—二・六—ジエンニトリル及びこれを含有する製剤（追加　第六十二次）

(126) パラジシアンベンゼン及びこれを含有する製剤

(127) パルミトニトリル及びこれを含有する製剤

(128) 一・二—ビス（N—シアノメチル—N・N—ジメチルアンモニウム）エタン＝ジクロリド及びこれを含有する製剤（追加　第二十九次）

(129) 二—ヒドロキシ—五—ピリジンカルボニトリル及びこれを含有する製剤（追加　第四十一次）

(130) 四—（トランス—四—ビニルシクロヘキシル）ベンゾニトリル及びこれを含有する製剤（追加　第三十四次）

(131) 三—ピリジンカルボニトリル及びこれを含有する製剤（追加　第四十一次）

(132) （二Z）—二—フエニル—二—ヘキセンニトリル及びこれを含有する製剤（追加　第六十二次）

(133) ブチル＝（R）—二—〔四—（四—シアノ—二—フルオロフエノキシ）フエノキシ〕プロピオナート（別名シハロホップブチル）及びこれを含有する製剤（追加　第四十四次）

(134) トランス—四—（五—ブチル—一・三—ジオキサン—二—イル）ベンゾニトリル及びこれを含有する製剤

(135) 四—〔トランス—四—〔二—（トランス—四—ブチルシクロヘキシル）エチル〕シクロヘキシル〕ベンゾニトリル及びこれを含有する製剤（追加　第六十一次）

(136) 四—〔トランス—四—（トランス—四—ブチルシクロヘキシル）シクロヘキシル〕ベンゾニトリル及びこれを含有する製剤（追加　第三十四次）

(137) 四—ブチル—二・六—ジフルオロ安息香酸四—シアノ—三—フルオロフエニルエステル及びこれを含有する製剤（追加　第四十九次）

(138) （E）—二—（四—ターシヤリ—ブチルフエニル）—二—シアノ—一—（一・三・四—トリメチルピラゾール—五—イル）ビニル＝二・二—ジメチルプロピオナート（別名シエノピラフエン）及びこれを含有する製剤（追加　第五十九次）

(139) トランス—四′—ブチル—トランス—四—ヘプチル—トランス—一・一′—ビシクロヘキサン—四—カルボニトリル及びこれを含有する製剤（追加　第三十四次）

(140) 四′—〔トランス—四—（三—ブテニル）シクロヘキシル〕—四—ビフエニルカルボニトリル及びこれを含有する製剤

(141) 四―〔トランス―四―（三―ブテニル）シクロヘキシル〕ベンゾニトリル及びこれを含有する製剤
(142) 二―フルオロ―四―〔トランス―四―（トランス―四―エチルシクロヘキシル）シクロヘキシル〕ベンゾニトリル及びこれを含有する製剤
(143) （Z）―二―〔二―フルオロ―五―（トリフルオロメチル）フエニルチオ〕―二―〔三―（二―メトキシフエニル）―一・三―チアゾリジン―二―イリデン〕アセトニトリル（別名フルチアニル）及びこれを含有する製剤
(144) 二―フルオロ―四―（トランス―四―ビニルシクロヘキシル）ベンゾニトリル及びこれを含有する製剤（追加　第五十六次）
(145) 二―フルオロ―四―〔トランス―四―（E）―（プロパ―一―エン―一―イル）シクロヘキシル〕ベンゾニトリル及びこれを含有する製剤（追加　第五十六次）
(146) 二―フルオロ―四―〔トランス―四―（トランス―四―プロピルシクロヘキシル）シクロヘキシル〕ベンゾニトリル及びこれを含有する製剤
(147) 二―フルオロ―四―（トランス―四―プロピルシクロヘキシル）ベンゾニトリル及びこれを含有する製剤
(148) 二^{一}―フルオロ―三^{四}―プロピル［一^{一}・二^{一}：二^{四}・三^{一}―テルフエニル］―一―カルボニトリル及びこれを含有する製剤（追加　第七十一次）
(149) 三′―フルオロ―四″―プロピル―四―パラ―テルフエニルカルボニトリル及びこれを含有する製剤（追加　第四十次）
(150) 二―フルオロ―四―（トランス―四―ペンチルシクロヘキシル）ベンゾニトリル及びこれを含有する製剤
(151) 二―フルオロ―四―〔トランス―四―（三―メトキシプロピル）シクロヘキシル〕ベンゾニトリル及びこれを含有する製剤（追加　第四十次）
(152) トランス―四―（五―プロピル―一・三―ジオキサン―二―イル）ベンゾニトリル及びこれを含有する製剤
(153) 四―〔トランス―四―〔二―（トランス―四―プロピルシクロヘキシル）エチル〕シクロヘキシル〕ベンゾニトリル及びこれを含有する製剤（追加　第六十一次）
(154) 四―〔トランス―四―（トランス―四―プロピルシクロヘキシル）シクロヘキシル〕ベンゾニトリル及びこれを含有する製剤
(155) 二―〔二―（プロピルスルホニルオキシイミノ）チオフエン―三（二H）―イリデン〕―二―（二―メチルフエニル）アセトニトリル及びこれを含有する製剤（追加　第六十二次）
(156) 四―〔二―（トランス―四′―プロピル―トランス―一・一′―ビシクロヘキサン―四―イル）エチル〕ベンゾニトリル及びこれを含有する製剤（追加　第三十四次）
(157) 四―〔トランス―四―（一―プロペニル）

シクロヘキシル〕ベンゾニトリル及びこれを含有する製剤（追加　第三十四次）

(158)　三—ブロモ—一—（三—クロロピリジン—二—イル）—N—〔四—シアノ—二—メチル—六—（メチルカルバモイル）フェニル〕—一H—ピラゾール—五—カルボキサミド（別名シアントラニリプロール）及びこれを含有する製剤（追加　第六十三次）

(159)　四—ブロモ—二—（四—クロロフェニル）—一—エトキシメチル—五—トリフルオロメチルピロール—三—カルボニトリル（別名クロルフエナピル）〇・六％以下を含有する製剤（追加　第五十一次）

(160)　二—ブロモ—二—（ブロモメチル）グルタロニトリル及びこれを含有する製剤

(161)　三—（シス—三—ヘキセニロキシ）プロパンニトリル及びこれを含有する製剤（追加　第四十四次）

(162)　四—〔五—（トランス—四—ヘプチルシクロヘキシル）—二—ピリミジニル〕ベンゾニトリル及びこれを含有する製剤

(163)　ペンタクロルマンデル酸ニトリル及びこれを含有する製剤

(164)　トランス—四—（五—ペンチル—一・三—ジオキサン—二—イル）ベンゾニトリル及びこれを含有する製剤

(165)　四—〔トランス—四—（トランス—四—ペンチルシクロヘキシル）シクロヘキシル〕ベンゾニトリル及びこれを含有する製剤（追加　第三十四次）

(166)　四—〔五—（トランス—四—ペンチルシクロヘキシル）—二—ピリミジニル〕ベンゾニトリル及びこれを含有する製剤

(167)　四—ペンチル—二・六—ジフルオロ安息香酸四—シアノ—三—フルオロフェニルエステル及びこれを含有する製剤（追加　第四十九次）

(168)　四—〔（E）—三—ペンテニル〕安息香酸四—シアノ—三・五—ジフルオロフェニルエステル及びこれを含有する製剤（追加　第四十九次）

(169)　四—〔トランス—四—（四—ペンテニル）シクロヘキシル〕—四—ビフェニルカルボニトリル及びこれを含有する製剤

(170)　四—〔トランス—四—（一—ペンテニル）シクロヘキシル〕ベンゾニトリル及びこれを含有する製剤（追加　第三十四次）

(171)　四—〔トランス—四—（三—ペンテニル）シクロヘキシル〕ベンゾニトリル及びこれを含有する製剤（追加　第三十四次）

(172)　四—〔トランス—四—（四—ペンテニル）シクロヘキシル〕ベンゾニトリル及びこれを含有する製剤

(173)　ミリストニトリル及びこれを含有する製剤

(174)　メタジシアンベンゼン及びこれを含有する製剤

(175)　四—メチル—二—シアノビフェニル及びこれを含有する製剤（追加　第六十次）

(176)　メチル＝（E）—二—〔二—〔六—（二—シアノフエノキシ）ピリミジン—四—イルオキシ〕フエニル〕—三—メトキシアクリレ—

ト八〇％以下を含有する製剤（追加　第四十七次）

(177)　二―メチルデカンニトリル及びこれを含有する製剤（追加　第六十二次）

(178)　三―メチル―二―ノネンニトリル及びこれを含有する製剤

(179)　三―メチル―三―ノネンニトリル及びこれを含有する製剤

(180)　二―〔二―（四―メチルフエニルスルホニルオキシイミノ）チオフエン―三（二H）―イリデン〕―二―（二―メチルフエニル）アセトニトリル及びこれを含有する製剤（追加　第六十次）

(181)　（Z）―〔五―〔四―（四―メチルフエニルスルホニルオキシ）フエニルスルホニルオキシイミノ〕―五H―チオフエン―二―イリデン〕―（二―メチルフエニル）アセトニトリル及びこれを含有する製剤（追加　第五十六次）

(182)　三―メチル―五―フエニルペンタ―二―エンニトリル及びこれを含有する製剤（追加　第六十九次）

(183)　二―メトキシエチル＝（RS）―二―（四―t―ブチルフエニル）―二―シアノ―三―オキソ―三―（二―トリフルオロメチルフエニル）プロパノアート（別名シフルメトフエン）及びこれを含有する製剤（追加　第五十七次）

(184)　四―〔トランス―四―（メトキシプロピル）シクロヘキシル〕ベンゾニトリル及びこれを含有する製剤（追加　第三十四次）

(185)　四―〔トランス―四―（メトキシメチル）シクロヘキシル〕ベンゾニトリル及びこれを含有する製剤

(186)　ラウロニトリル及びこれを含有する製剤

三十三　ジイソプロピル―S―（エチルスルフイニルメチル）―ジチオホスフエイト及びこれを含有する製剤。ただし、ジイソプロピル―S―（エチルスルフイニルメチル）―ジチオホスフエイト五％以下を含有するものを除く。

三十三の二　二―（ジエチルアミノ）エタノール及びこれを含有する製剤。ただし、二―（ジエチルアミノ）エタノール〇・七％以下を含有するものを除く。（追加　第六十五次）

三十三の三　二―ジエチルアミノ―六―メチルピリミジル―四―ジエチルチオホスフエイト及びこれを含有する製剤（追加　第十二次）

三十四　ジエチル―S―（エチルチオエチル）―ジチオホスフエイト五％以下を含有する製剤

三十四の二　ジエチル―S―（二―オキソ―六―クロルベンゾオキサゾロメチル）―ジチオホスフエイト及びこれを含有する製剤。ただし、ジエチル―S―（二―オキソ―六―クロルベンゾオキサゾロメチル）―ジチオホスフエイト二・二％以下を含有するものを除く。（追加　第三次）

三十四の三　O・O′―ジエチル＝O″―（二―キノキサリニル）＝チオホスフアート（別名キナルホス）及びこれを含有する製剤（追加　第二十六次）

三十五　ジエチル―四―クロルフエニルメルカプトメチルジチオホスフエイトを含有する製剤

三十五の二　ジエチル―一―（二・四―ジクロルフエニル）―二―クロルビニルホスフエイト及びこれを含有する製剤（追加　第四次）

三十六　ジエチル―（二・四―ジクロルフエニル）―チオホスフエイトを含有する製剤。ただし、ジエチル―（二・四―ジクロルフエニル）―チオホスフエイト三％以下を含有するものを除く。

三十七　ジエチル―二・五―ジクロルフエニルメルカプトメチルジチオホスフエイトを含有する製剤。ただし、ジエチル―二・五―ジクロルフエニルメルカプトメチルジチオホスフエイト一・五％以下を含有するものを除く。

三十七の二　ジエチル―（一・三―ジチオシクロペンチリデン）―チオホスホルアミド五％以下を含有する製剤（追加　第一次）

三十七の三　ジエチル＝スルフアート及びこれを含有する製剤（追加　第七十次）

三十七の四　ジエチル―三・五・六―トリクロル―二―ピリジルチオホスフエイト及びこれを含有する製剤。ただし、ジエチル―三・五・六―トリクロル―二―ピリジルチオホスフエイト一％（マイクロカプセル製剤にあつては、二五％）以下を含有するものを除く。（追加　第七次、一部改正　第二十三次、第四十四次）

三十七の五　ジエチル―（五―フエニル―三―イソキサゾリル）―チオホスフエイト（別名イソキサチオン）及びこれを含有する製剤。ただし、ジエチル―（五―フエニル―三―イソキサゾリル）―チオホスフエイト二％以下を含有するものを除く。（全部改正　第二十四次）

三十七の六　ジエチル―S―ベンジルチオホスフエイト及びこれを含有する製剤。ただし、ジエチル―S―ベンジルチオホスフエイト二・三％以下を含有するものを除く。（追加　第一次、一部改正　第三次）

三十七の七　ジエチル―四―メチルスルフイニルフエニル―チオホスフエイト三％以下を含有する製剤（追加　第八次）

三十八　四塩化炭素を含有する製剤

三十八の二　二―（一・三―ジオキソラン―二―イル）―フエニル―N―メチルカルバメート及びこれを含有する製剤（追加　第七次）

三十八の三　一・三―ジカルバモイルチオ―二―（N・N―ジメチルアミノ）―プロパン、その塩類及びこれらのいずれかを含有する製剤。ただし、一・三―ジカルバモイルチオ―二―（N・N―ジメチルアミノ）―プロパンとして二％以下を含有するものを除く。（追加　第四次）

三十九　しきみの実

三十九の二　シクロヘキサ―四―エン―一・二―ジカルボン酸無水物及びこれを含有する製剤（追加　第七十二次）

四十　シクロヘキシミドを含有する製剤。ただし、シクロヘキシミド〇・二％以下を含有するものを除く。

四十の二　シクロヘキシルアミン及びこれを含有する製剤（追加　第三十四次）

四十の三　ジ（二―クロルイソプロピル）エーテル及びこれを含有する製剤（追加　第一次）

四十の四　ジクロルジニトロメタン及びこれを含有する製剤（追加　第三次）

四十の五　二・四―ジクロル―六―ニトロフエノ―ル、その塩類及びこれらのいずれかを含有する製剤（追加　第四次）

四十一　ジクロルブチンを含有する製剤

四十一の二　二′・四―ジクロロ―α・α・α―トリフルオロ―四′―ニトロメタトルエンスルホンアニリド（別名フルスルフアミド）及びこれを含有する製剤。ただし、二′・四―ジクロロ―α・α・α―トリフルオロ―四′―ニトロメタトルエンスルホンアニリド〇・三%以下を含有するものを除く。（追加　第三十六次）

四十一の三　二・四―ジクロロ―一―ニトロベンゼン及びこれを含有する製剤（追加　第六十四次）

四十一の四　二・四―ジクロロフエノ―ル及びこれを含有する製剤（追加　第七十三次）

四十一の五　一・三―ジクロロプロペン及びこれを含有する製剤（追加　第六十一次）

四十二　二・三―ジ―（ジエチルジチオホスホロ）―パラジオキサンを含有する製剤

四十二の二　ジシクロヘキシルアミン及びこれを含有する製剤。ただし、ジシクロヘキシルアミン四%以下を含有するものを除く。（追加　第七十一次）

四十二の三　ジデシル（ジメチル）アンモニウム＝クロリド及びこれを含有する製剤。ただし、ジデシル（ジメチル）アンモニウム＝クロリド〇・四%以下を含有するものを除く。（追加　第七十二次）

四十三　二・四―ジニトロ―六―シクロヘキシルフエノ―ルを含有する製剤。ただし、二・四―ジニトロ―六―シクロヘキシルフエノ―ル〇・五%以下を含有するものを除く。

四十三の二　二・四―ジニトロトルエン及びこれを含有する製剤（追加　第三十四次）

四十四　二・四―ジニトロ―六―（一―メチルプロピル）―フエニルアセテ―トを含有する製剤

四十五　二・四―ジニトロ―六―（一―メチルプロピル）―フエノ―ル二%以下を含有する製剤

四十六　二・四―ジニトロ―六―メチルプロピルフエノ―ルジメチルアクリレ―トを含有する製剤

四十六の二　ジニトロメチルヘプチルフエニルクロトナ―ト（別名ジノカツプ）及びこれを含有する製剤。ただし、ジニトロメチルヘプチルフエニルクロトナ―ト〇・二%以下を含有するものを除く。（追加　第二十次）

四十六の三　二・三―ジヒドロ―二・二―ジメチル―七―ベンゾ［b］フラニル―N―ジブチルアミノチオ―N―メチルカルバマ―ト（別名カルボスルフアン）及びこれを含有する製剤（追加　第二十次）

四十七　二・二′―ジピリジリウム―一・一′―エチレンジブロミドを含有する製剤

四十七の二　二―ジフエニルアセチル―一・三―インダンジオン〇・〇〇五%以下を含有する製剤（追加　第十四次）

四十七の三　三―（ジフルオロメチル）―一―メチル―N―［（三R）―一・一・三―トリメチル―二・三―ジヒドロ―一H―インデン―四

―イル〕―一H―ピラゾール―四―カルボキサミド及びこれを含有する製剤。ただし、三―（ジフルオロメチル）―一―メチル―N―〔（三R）―一・一・三―トリメチル―二・三―ジヒドロ―一H―インデン―四―イル〕―一H―ピラゾール―四―カルボキサミド三％以下を含有するものを除く。（追加　第七十一次）

四十七の四　ジプロピル―四―メチルチオフェニルホスフエイト及びこれを含有する製剤（追加　第七次）

四十八　一・二―ジブロムエタン（別名EDB）を含有する製剤。ただし、一・二―ジブロムエタン五〇％以下を含有するものを除く。

四十九　ジブロムクロルプロパン（別名DBCP）を含有する製剤

五十　三・五―ジブロム―四―ヒドロキシ―四′―ニトロアゾベンゼンを含有する製剤。ただし、三・五―ジブロム―四―ヒドロキシ―四′―ニトロアゾベンゼン三％以下を含有するものを除く。

五十の二　二・三―ジブロモプロパン―一―オール及びこれを含有する製剤（追加　第六十四次）

五十の三　二―（ジメチルアミノ）エタノール及びこれを含有する製剤。ただし、二―（ジメチルアミノ）エタノール三・一％以下を含有するものを除く。（追加　第七十二次）

五十の四　二―（ジメチルアミノ）エチル＝メタクリレート及びこれを含有する製剤。ただし、二―（ジメチルアミノ）エチル＝メタクリレート六・四％以下を含有するものを除く。（追加　第五十九次、一部改正　第七十二次）

五十の五　二―ジメチルアミノ―五・六―ジメチルピリミジル―四―N・N―ジメチルカルバメート及びこれを含有する製剤（追加　第十二次）

五十の六　五―ジメチルアミノ―一・二・三―トリチアン、その塩類及びこれらのいずれかを含有する製剤。ただし、五―ジメチルアミノ―一・二・三―トリチアンとして三％以下を含有するものを除く。（追加　第十七次）

五十の七　ジメチルアミン及びこれを含有する製剤。ただし、ジメチルアミン五〇％以下を含有するものを除く。（追加　第四十一次）

五十の八　ジメチル―（イソプロピルチオエチル）―ジチオホスフエイト四％以下を含有する製剤（追加　第九次）

五十一　ジメチルエチルスルフイニルイソプロピルチオホスフエイトを含有する製剤

五十二　ジメチルエチルメルカプトエチルジチオホスフエイト（別名チオメトン）を含有する製剤

五十三　ジメチル―二・二―ジクロルビニルホスフエイト（別名DDVP）を含有する製剤

五十四　ジメチルジチオホスホリルフエニル酢酸エチルを含有する製剤。ただし、ジメチルジチオホスホリルフエニル酢酸エチル三％以下を含有するものを除く。

五十四の二　三―ジメチルジチオホスホリル―S―メチル―五―メトキシ―一・三・四―チアジアゾリン―二―オン及びこれを含有する製剤

（追加　第五次）

五十四の三　二・二―ジメチル―二・三―ジヒドロ―一―ベンゾフラン―七―イル＝N―〔N―（二―エトキシカルボニルエチル）―N―イソプロピルスルフエナモイル〕―N―メチルカルバマート（別名ベンフラカルブ）及びこれを含有する製剤。ただし、二・二―ジメチル―二・三―ジヒドロ―一―ベンゾフラン―七―イル＝N―〔N―（二―エトキシカルボニルエチル）―N―イソプロピルスルフエナモイル〕―N―メチルカルバマート六％以下を含有するものを除く。（追加　第二十五次、一部改正　第六十二次）

五十五　ジメチルジブロムジクロルエチルホスフエイトを含有する製剤

五十五の二　ジメチル―S―パラクロルフエニルチオホスフエイト（別名DMCP）及びこれを含有する製剤（追加　第六次）

五十五の三　三・四―ジメチルフエニル―N―メチルカルバメート及びこれを含有する製剤（追加　第四次）

五十五の四　三・五―ジメチルフエニル―N―メチルカルバメート及びこれを含有する製剤。ただし、三・五―ジメチルフエニル―N―メチルカルバメート三％以下を含有するものを除く。

（追加　第六次、一部改正　第八次）

五十六　ジメチルフタリルイミドメチルジチオホスフエイトを含有する製剤

五十六の二　N・N―ジメチルプロパン―一・三―ジアミン及びこれを含有する製剤（追加　第七十次）

五十六の三　二・二―ジメチル―一・三―ベンゾジオキソール―四―イル―N―メチルカルバマート（別名ベンダイオカルブ）五％以下を含有する製剤（追加　第二十二次）

五十七　ジメチルメチルカルバミルエチルチオエチルチオホスフエイトを含有する製剤

五十八　ジメチル―（N―メチルカルバミルメチル）―ジチオホスフエイト（別名ジメトエート）を含有する製剤

五十八の二　ジメチル―〔二―（一′―メチルベンジルオキシカルボニル）―一―メチルエチレン〕―ホスフエイト及びこれを含有する製剤

（追加　第四次）

五十八の三　O・O―ジメチル―O―（三―メチル―四―メチルスルフイニルフエニル）―チオホスフエイト及びこれを含有する製剤（追加　第十九次）

五十九　ジメチル―四―メチルメルカプト―三―メチルフエニルチオホスフエイトを含有する製剤。ただし、ジメチル―四―メチルメルカプト―三―メチルフエニルチオホスフエイト二％以下を含有するものを除く。

五十九の二　三―（ジメトキシホスフイニルオキシ）―N―メチル―シス―クロトナミド及びこれを含有する製剤（追加　第十三次）

六十　重クロム酸塩類及びこれを含有する製剤

六十一　蓚《しゅう》酸を含有する製剤。ただし、蓚《しゅう》酸一〇％以下を含有するものを除く。

六十二　蓚《しゅう》酸塩類及びこれを含有する製剤。ただし、蓚《しゅう》酸として一〇％以下を含有するものを除く。

六十三　硝酸を含有する製剤。ただし、硝酸一〇%以下を含有するものを除く。

六十四　硝酸タリウムを含有する製剤。ただし、硝酸タリウム〇・三%以下を含有し、黒色に着色され、かつ、トウガラシエキスを用いて著しくからく着味されているものを除く。

六十五　水酸化カリウムを含有する製剤。ただし、水酸化カリウム五%以下を含有するものを除く。

六十六　水酸化トリアリール錫《すず》、その塩類及びこれらの無水物並びにこれらのいずれかを含有する製剤。ただし、水酸化トリアリール錫《すず》、その塩類又はこれらの無水物二%以下を含有するものを除く。

六十七　水酸化トリアルキル錫《すず》、その塩類及びこれらの無水物並びにこれらのいずれかを含有する製剤。ただし、水酸化トリアルキル錫《すず》、その塩類又はこれらの無水物二%以下を含有するものを除く。

六十八　水酸化ナトリウムを含有する製剤。ただし、水酸化ナトリウム五%以下を含有するものを除く。

六十八の二　水酸化リチウム及びこれを含有する製剤（追加　第七十次）

六十八の三　水酸化リチウム一水和物及びこれを含有する製剤。ただし、水酸化リチウム一水和物〇・五%以下を含有するものを除く。（追加　第七十次、一部改正　第七十二次）

六十九　無機錫《すず》塩類

六十九の二　スチレン及びジビニルベンゼンの共重合物のスルホン化物の七―ブロモ―六―クロロ―三―〔三―〔（二R・三S）―三―ヒドロキシ―二―ピペリジル〕―二―オキソプロピル〕―四（三H）―キナゾリノンと七―ブロモ―六―クロロ―三―〔三―〔（二S・三R）―三―ヒドロキシ―二―ピペリジル〕―二―オキソプロピル〕―四（三H）―キナゾリノンとのラセミ体とカルシウムとの混合塩（七―ブロモ―六―クロロ―三―〔三―〔（二R・三S）―三―ヒドロキシ―二―ピペリジル〕―二―オキソプロピル〕―四（三H）―キナゾリノンと七―ブロモ―六―クロロ―三―〔三―〔（二S・三R）―三―ヒドロキシ―二―ピペリジル〕―二―オキソプロピル〕―四（三H）―キナゾリノンとのラセミ体として七・二%以下を含有するものに限る。以下この号において同じ。）及びこれを含有する製剤。ただし、スチレン及びジビニルベンゼンの共重合物のスルホン化物の七―ブロモ―六―クロロ―三―〔三―〔（二R・三S）―三―ヒドロキシ―二―ピペリジル〕―二―オキソプロピル〕―四（三H）―キナゾリノンと七―ブロモ―六―クロロ―三―〔三―〔（二S・三R）―三―ヒドロキシ―二―ピペリジル〕―二―オキソプロピル〕―四（三H）―キナゾリノンとのラセミ体とカルシウムとの混合塩一%以下を含有するものを除く。（追加　第二十七次）

六十九の三　センデュラマイシン、その塩類及びこれらのいずれかを含有する製剤。ただし、センデュラマイシンとして〇・五%以下を含有す

るものを除く。（追加　第三十九次）

六十九の四　二―チオ―三・五―ジメチルテトラヒドロ―一・三・五―チアジアジン及びこれを含有する製剤（追加　第十二次）

七十　チオセミカルバジドを含有する製剤。ただし、チオセミカルバジド〇・二%以下を含有し、黒色に着色され、かつ、トウガラシエキスを用いて著しくからく着味されているものを除く。

七十一　テトラエチルメチレンビスジチオホスフエイトを含有する製剤

七十一の二　テトラクロルニトロエタン及びこれを含有する製剤（追加　第三次）

七十一の三　（S）―二・三・五・六―テトラヒドロ―六―フエニルイミダゾ〔二・一―b〕チアゾール、その塩類及びこれらのいずれかを含有する製剤。ただし、（S）―二・三・五・六―テトラヒドロ―六―フエニルイミダゾ〔二・一―b〕チアゾールとして六・八%以下を含有するものを除く。（追加　第二十四次、一部改正　第三十八次）

七十一の四　二・三・五・六―テトラフルオロ―四―メチルベンジル＝（Z）―（一RS・三RS）―三―（二―クロロ―三・三・三―トリフルオロ―一―プロペニル）―二・二―ジメチルシクロプロパンカルボキシラート（別名テフルトリン）〇・五%以下を含有する製剤（追加　第三十七次）

七十一の五　三・七・九・一三―テトラメチル―五・一一―ジオキサ―二・八・一四―トリチア―四・七・九・一二―テトラアザペンタデカ―三・一二―ジエン―六・一〇―ジオン（別名チオジカルブ）及びこれを含有する製剤（追加　第二十九次）

七十一の六　二・四・六・八―テトラメチル―一・三・五・七―テトラオキソカン（別名メタアルデヒド）及びこれを含有する製剤。ただし、二・四・六・八―テトラメチル―一・三・五・七―テトラオキソカン一〇%以下を含有するものを除く。（追加　第六十次）

七十二　無機銅塩類。ただし、雷銅を除く。

七十二の二　一―ドデシルグアニジニウム＝アセタート（別名ドジン）六五%以下を含有する製剤（追加　第五十八次）

七十二の三　三・六・九―トリアザウンデカン―一・一一―ジアミン及びこれを含有する製剤（追加　第五十七次）

七十三　トリエタノールアンモニウム―二・四―ジニトロ―六―（一―メチルプロピル）―フエノラートを含有する製剤

七十三の二　トリクロルニトロエチレン及びこれを含有する製剤（追加　第三次）

七十四　トリクロルヒドロキシエチルジメチルホスホネイトを含有する製剤。ただし、トリクロルヒドロキシエチルジメチルホスホネイト一〇%以下を含有するものを除く。

七十四の二　二・四・五―トリクロルフエノキシ酢酸、そのエステル類及びこれらのいずれかを含有する製剤（追加　第八次）

七十四の三　トリクロロシラン及びこれを含有する製剤（追加　第三十二次）

七十四の四　トリクロロ（フエニル）シラン及びこ

れを含有する製剤（追加　第七十二次）

七十四の五　一・二・三―トリクロロプロパン及びこれを含有する製剤（追加　第七十次）

七十四の六　トリブチルトリチオホスフエイト及びこれを含有する製剤（追加　第五次）

七十四の七　トリフルオロメタンスルホン酸及びこれを含有する製剤。ただし、トリフルオロメタンスルホン酸一〇％以下を含有するものを除く。（追加　第二十八次）

七十五　トルイジン塩類

七十六　トルイレンジアミン及びその塩類

七十六の二　トルエン（追加　第九次）

七十七　鉛化合物。ただし、次に掲げるものを除く。

イ　四酸化三鉛

ロ　ヒドロオキシ炭酸鉛

ハ　硫酸鉛

七十七の二　ナラシン又はその塩類のいずれかを含有する製剤であつて、ナラシンとして一〇％以下を含有するもの。ただし、ナラシンとして一％以下を含有し、かつ、飛散を防止するための加工をしたものを除く。（追加　第五十二次）

七十七の三　二酸化アルミニウムナトリウム及びこれを含有する製剤（追加　第七十次）

七十七の四　一―（四―ニトロフエニル）―三―（三―ピリジルメチル）ウレア及びこれを含有する製剤（追加　第十三次）

七十八　二硫化炭素を含有する製剤

七十八の二　ノニルフエノール及びこれを含有する製剤。ただし、ノニルフエノール一％以下を含有するものを除く。（追加　第七十三次）

七十九　バリウム化合物。ただし、次に掲げるものを除く。（一部改正　第五十八次）

イ　バリウム＝四―（五―クロロ―四―メチル―二―スルホナトフエニルアゾ）―三―ヒドロキシ―二―ナフトアート

ロ　硫酸バリウム

八十　ピクリン酸塩類。ただし、爆発薬を除く。

八十の二　N・N′―ビス（二―アミノエチル）エタン―一・二―ジアミン及びこれを含有する製剤（追加　第七十次）

八十の三　ビス（二―エチルヘキシル）＝水素＝ホスフアート及びこれを含有する製剤。ただし、ビス（二―エチルヘキシル）＝水素＝ホスフアート二％以下を含有するものを除く。（追加　第六十八次）

八十の四　S・S―ビス（一―メチルプロピル）＝O―エチル＝ホスホロジチオアート（別名カズサホス）一〇％以下を含有する製剤。ただし、S・S―ビス（一―メチルプロピル）＝O―エチル＝ホスホロジチオアート三％以下を含有する徐放性製剤を除く。（追加　第五十一次）

八十の五　ヒドラジン一水和物及びこれを含有する製剤。ただし、ヒドラジン一水和物三〇％以下を含有するものを除く。（追加　第四十四次）

八十の六　ヒドロキシエチルヒドラジン、その塩類及びこれらのいずれかを含有する製剤（追加　第五次）

八十の七　二―ヒドロキシ―四―メチルチオ酪酸及びこれを含有する製剤。ただし、二―ヒドロキシ―四―メチルチオ酪酸〇・五％以下を含有するものを除く。（追加　第三十三次）

八十一　ヒドロキシルアミンを含有する製剤

八十二　ヒドロキシルアミン塩類及びこれを含有する製剤

八十二の二　一―ビニル―二―ピロリドン及びこれを含有する製剤。ただし、一―ビニル―二―ピロリドン一〇%以下を含有するものを除く。（追加　第七十三次）

八十三　二―（三―ピリジル）―ピペリジン（別名アナバシン）、その塩類及びこれらのいずれかを含有する製剤（一部改正　第一次）

八十三の二　ピロカテコール及びこれを含有する製剤（追加　第六十六次）

八十三の三　二―（フェニルパラクロルフェニルアセチル）―一・三―インダンジオン及びこれを含有する製剤。ただし、二―（フェニルパラクロルフェニルアセチル）―一・三―インダンジオン〇・〇二五%以下を含有するものを除く。（追加　第九次）

八十四　フェニレンジアミン及びその塩類

八十五　フェノールを含有する製剤。ただし、フェノール五%以下を含有するものを除く。

八十五の二　一―t―ブチル―三―（二・六―ジイソプロピル―四―フェノキシフェニル）チオウレア（別名ジアフェンチウロン）及びこれを含有する製剤（追加　第四十四次）

八十五の三　ブチル＝二・三―ジヒドロ―二・二―ジメチルベンゾフラン―七―イル＝N・N′―ジメチル―N・N′―チオジカルバマート（別名フラチオカルブ）五%以下を含有する製剤（追加　第四十一次）

八十五の四　t―ブチル＝（E）―四―（一・三―ジメチル―五―フェノキシ―四―ピラゾリルメチレンアミノオキシメチル）ベンゾアート及びこれを含有する製剤。ただし、t―ブチル＝（E）―四―（一・三―ジメチル―五―フェノキシ―四―ピラゾリルメチレンアミノオキシメチル）ベンゾアート五%以下を含有するものを除く。（追加　第三十三次）

八十五の五　ブチル（トリクロロ）スタンナン及びこれを含有する製剤（追加　第六十八次）

八十五の六　N―ブチルピロリジン（追加　第二次）

八十五の七　二―セカンダリ―ブチルフェノール及びこれを含有する製剤（追加　第六十八次）

八十五の八　二―ターシャリ―ブチルフェノール及びこれを含有する製剤（追加　第六十九次）

八十五の九　二―t―ブチル―五―（四―t―ブチルベンジルチオ）―四―クロロピリダジン―三（二H）―オン及びこれを含有する製剤（追加　第三十三次）

八十五の十　ブチル―S―ベンジル―S―エチルジチオホスフエイト及びこれを含有する製剤（追加　第六次）

八十五の十一　N―（四―t―ブチルベンジル）―四―クロロ―三―エチル―一―メチルピラゾ―ル―五―カルボキサミド（別名テブフエンピラド）及びこれを含有する製剤（追加　第三十七次）

八十五の十二　二―t―ブチル―五―メチルフェノール及びこれを含有する製剤（追加　第五十七次）

八十五の十三　ふっ化アンモニウム及びこれを含

有する製剤（追加　第七十三次）

八十五の十四　ふっ化ナトリウム及びこれを含有する製剤。ただし、ふっ化ナトリウム六％以下を含有するものを除く。（追加　第七十三次）

八十六　ブラストサイジンＳを含有する製剤

八十七　ブラストサイジンＳ塩類及びこれを含有する製剤

八十七の二　ブルシン及びその塩類（追加　第四十九次）

八十七の三　ブロムアセトン及びこれを含有する製剤（追加　第二次）

八十八　ブロム水素を含有する製剤

八十八の二　ブロムメチルを含有する製剤（追加　第十三次）

八十八の三　一―ブロモ―三―クロロプロパン及びこれを含有する製剤追加　第五十九次）

八十八の四　二―（四―ブロモジフルオロメトキシフエニル）―二―メチルプロピル＝三―フエノキシベンジル＝エ―テル（別名ハルフエンプロツクス）及びこれを含有する製剤。ただし、二―（四―ブロモジフルオロメトキシフエニル）―二―メチルプロピル＝三―フエノキシベンジル＝エ―テル五％以下を含有する徐放性製剤を除く。（追加　第四十次、一部改正　第四十四次）

八十九　ヘキサクロルエポキシオクタヒドロエンドエキソジメタノナフタリン（別名デイルドリン）を含有する製剤

九十　一・二・三・四・五・六―ヘキサクロルシクロヘキサン（別名リンデン）を含有する製剤。ただし、一・二・三・四・五・六―ヘキサクロルシクロヘキサン一・五％以下を含有するものを除く。

九十一　ヘキサクロルヘキサヒドロジメタノナフタリン（別名アルドリン）を含有する製剤

九十一の二　ヘキサメチレンジイソシアナ―ト及びこれを含有する製剤（追加　第三十四次）

九十一の三　ヘキサン酸及びこれを含有する製剤。ただし、ヘキサン酸一一％以下を含有するものを除く。（追加　第七十二次）

九十一の四　ヘキサン―一・六―ジアミン及びこれを含有する製剤（追加　第五十七次）

九十二　ベタナフト―ルを含有する製剤。ただし、ベタナフト―ル一％以下を含有するものを除く。

九十二の二　ヘプタン酸及びこれを含有する製剤。ただし、ヘプタン酸一一％以下を含有するものを除く。（追加　第七十二次）

九十二の三　ベンゼン―一・四―ジカルボニル＝ジクロリド及びこれを含有する製剤（追加　第七十三次）

九十二の四　ベンゾイル＝クロリド及びこれを含有する製剤。ただし、ベンゾイル＝クロリド〇・〇五％以下を含有するものを除く。（追加　第七十三次）

九十三　一・四・五・六・七―ペンタクロル―三ａ・四・七・七ａ―テトラヒドロ―四・七―（八・八―ジクロルメタノ）―インデン（別名ヘプタクロ―ル）を含有する製剤

九十四　ペンタクロルフエノ―ル（別名ＰＣＰ）を含有する製剤。ただし、ペンタクロルフエノ―ル一％以下を含有するものを除く。

九十五　ペンタクロルフエノール塩類及びこれを含有する製剤。ただし、ペンタクロルフエノールとして一%以下を含有するものを除く。

九十五の二　ペンタン酸及びこれを含有する製剤。ただし、ペンタン酸一一%以下を含有するものを除く。（追加　第七十二次）

九十六　硼弗《ほうふっ》化水素酸及びその塩類

九十六の二　ホスホン酸及びこれを含有する製剤（追加　第七十次）

九十七　ホルムアルデヒドを含有する製剤。ただし、ホルムアルデヒド一%以下を含有するものを除く。

九十八　無水クロム酸を含有する製剤

九十八の二　無水酢酸及びこれを含有する製剤。ただし、無水酢酸〇・二%以下を含有するものを除く。（追加　第六十八次、一部改正　第七十次）

九十八の三　無水マレイン酸及びこれを含有する製剤。ただし、無水マレイン酸一・二%以下を含有するものを除く。（追加　第六十八次、一部改正　第六十九次）

九十八の四　メタクリル酸及びこれを含有する製剤。ただし、メタクリル酸二五%以下を含有するものを除く。（追加　第三十四次、一部改正　第三十九次）

九十八の五　メタバナジン酸アンモニウム及びこれを含有する製剤。ただし、メタバナジン酸アンモニウム〇・〇一%以下を含有するものを除く。（追加　第六十四次、一部改正　第六十八次）

九十八の六　メタンアルソン酸カルシウム及びこれを含有する製剤（追加　第九次）

九十八の七　メタンアルソン酸鉄及びこれを含有する製剤（追加　第九次）

九十八の八　メタンスルホン酸及びこれを含有する製剤。ただし、メタンスルホン酸〇・五%以下を含有するものを除く。（追加　第七十三次）

九十八の九　二―メチリデンブタン二酸（別名メチレンコハク酸）及びこれを含有する製剤（追加　第六十四次）

九十八の十　メチルアミン及びこれを含有する製剤。ただし、メチルアミン四〇%以下を含有するものを除く。（追加　第四十一次）

九十八の十一　メチルイソチオシアネート及びこれを含有する製剤（追加　第十二次）

九十八の十二　三―メチル―五―イソプロピルフエニル―N―メチルカルバメート及びこれを含有する製剤（追加　第九次）

九十八の十三　メチルエチルケトン（追加　第十一次）

九十九　N―メチルカルバミル―二―クロルフエノール及びこれを含有する製剤。ただし、N―メチルカルバミル―二―クロルフエノール二・五%以下を含有するものを除く。（一部改正　第三次）

九十九の二　N′―（二―メチル―四―クロルフエニル）―N・N―ジメチルホルムアミジン、その塩類及びこれらのいずれかを含有する製剤。ただし、N′―（二―メチル―四―クロルフエニル）―N・N―ジメチルホルムアミジンとして

三％以下を含有するものを除く。（追加　第四次、一部改正　第八次）

九十九の三　メチル＝Ｎ―〔二―〔一―（四―クロロフエニル）―一Ｈ―ピラゾール―三―イルオキシメチル〕フエニル〕（Ｎ―メトキシ）カルバマート（別名ピラクロストロビン）及びこれを含有する製剤。ただし、メチル＝Ｎ―〔二―〔一―（四―クロロフエニル）―一Ｈ―ピラゾール―三―イルオキシメチル〕フエニル〕（Ｎ―メトキシ）カルバマート六・八％以下を含有するものを除く。（追加　第五十五次　一部改正　第五十六次）

九十九の四　メチルシクロヘキシル―四―クロルフエニルチオホスフエイト一・五％以下を含有する製剤（追加　第四次）

九十九の五　メチルジクロルビニルリン酸カルシウムとジメチルジクロルビニルホスフエイトとの錯化合物及びこれを含有する製剤（追加　第十三次）

九十九の六　メチルジチオカルバミン酸亜鉛及びこれを含有する製剤（追加　第八次）

九十九の七　メチル―Ｎ′・Ｎ′―ジメチル―Ｎ―〔（メチルカルバモイル）オキシ〕―一―チオオキサムイミデート〇・八％以下を含有する製剤（追加　第四十五次改正）

九十九の八　Ｓ―（四―メチルスルホニルオキシフエニル）―Ｎ―メチルチオカルバマート及びこれを含有する製剤（追加　第二十二次）

九十九の九　五―メチル―一・二・四―トリアゾロ〔三・四―ｂ〕ベンゾチアゾール（別名トリシクラゾール）及びこれを含有する製剤。ただし、五―メチル―一・二・四―トリアゾロ〔三・四―ｂ〕ベンゾチアゾール八％以下を含有するものを除く。（追加　第十八次）

百　Ｎ―メチル―一―ナフチルカルバメートを含有する製剤。ただし、Ｎ―メチル―一―ナフチルカルバメート五％以下を含有するものを除く。（一部改正　第五次）

百の二　Ｎ―メチル―Ｎ―（一―ナフチル）―モノフルオール酢酸アミド及びこれを含有する製剤（追加　第一次）

百の三　二―メチルビフエニル―三―イルメチル＝（一ＲＳ・二ＲＳ）―二―（Ｚ）―（二―クロロ―三・三・三―トリフルオロ―一―プロペニル）―三・三―ジメチルシクロプロパンカルボキシラート及びこれを含有する製剤。ただし、二―メチルビフエニル―三―イルメチル＝（一ＲＳ・二ＲＳ）―二―（Ｚ）―（二―クロロ―三・三・三―トリフルオロ―一―プロペニル）―三・三―ジメチルシクロプロパンカルボキシラート二％以下を含有するものを除く。

（追加　第三十三次）

百の四　Ｓ―（二―メチル―一―ピペリジル―カルボニルメチル）ジプロピルジチオホスフエイト及びこれを含有する製剤。ただし、Ｓ―（二―メチル―一―ピペリジル―カルボニルメチル）ジプロピルジチオホスフエイト四・四％以下を含有するものを除く。（追加　第十二次）

百の五　三―メチルフエニル―Ｎ―メチルカルバメート及びこれを含有する製剤。ただし、三―メチルフエニル―Ｎ―メチルカルバメート二％

以下を含有するものを除く。（追加　第五次）

百の六　二―（一―メチルプロピル）―フエニル―N―メチルカルバメート及びこれを含有する製剤。ただし、二―（一―メチルプロピル）―フエニル―N―メチルカルバメート二%（マイクロカプセル製剤にあつては、一五%）以下を含有するものを除く。（追加　第六次、一部改正　第三十八次）

百の七　メチル―（四―ブロム―二・五―ジクロルフエニル）―チオノベンゼンホスホネイト及びこれを含有する製剤（追加　第六次）

百の八　メチルホスホン酸ジメチル（追加　第四十三次）

百の九　S―メチル―N―［（メチルカルバモイル）―オキシ］―チオアセトイミデート（別名メトミル）四五%以下を含有する製剤（追加第六次　一部改正　第六十次）

百の十　メチレンビス（一―チオセミカルバジド）二%以下を含有する製剤（追加　第十次）

百の十一　五―メトキシ―N・N―ジメチルトリプタミン、その塩類及びこれらのいずれかを含有する製剤（追加　第六十二次）

百の十二　一―（四―メトキシフエニル）ピペラジン及びこれを含有する製剤（追加　第六十次）

百の十三　一―（四―メトキシフエニル）ピペラジン一塩酸塩及びこれを含有する製剤（追加第六十次）

百の十四　一―（四―メトキシフエニル）ピペラジン二塩酸塩及びこれを含有する製剤（追加第六十次）

百の十五　二―メトキシ―一・三・二―ベンゾジオキサホスホリン―二―スルフイド及びこれを含有する製剤（追加　第五次）

百の十六　二―メルカプトエタノール一〇%以下を含有する製剤。ただし、容量二〇リツトル以下の容器に収められたものであつて、二―メルカプトエタノール〇・一%以下を含有するものを除く。（追加　第六十八次）

百の十七　メルカプト酢酸及びこれを含有する製剤。ただし、メルカプト酢酸一%以下を含有するものを除く。（追加　第七十一次）

百の十八　モネンシン、その塩類及びこれらのいずれかを含有する製剤。ただし、モネンシンとして八%以下を含有するものを除く。（追加第十五次）

百の十九　モノゲルマン及びこれを含有する製剤（追加　第三十二次）

百一　モノフルオール酢酸パラブロムアニリド及びこれを含有する製剤

百一の二　モノフルオール酢酸パラブロムベンジルアミド及びこれを含有する製剤（追加　第五次）

百一の三　モルホリン及びこれを含有する製剤。ただし、モルホリン六%以下を含有するものを除く。（追加　第七十一次）

百二　沃《よう》化水素を含有する製剤

百二の二　沃《よう》化メチル及びこれを含有する製剤（追加　第二次）

百二の三　ラサロシド、その塩類及びこれらのいずれかを含有する製剤。ただし、ラサロシドと

して二%以下を含有するものを除く。（追加　第二十次）

百二の四　硫化水素ナトリウム及びこれを含有する製剤（追加　第七十三次）

百二の五　硫化二ナトリウム及びこれを含有する製剤（追加　第七十三次）

百三　硫化燐《りん》を含有する製剤

百四　硫酸を含有する製剤。ただし、硫酸一〇%以下を含有するものを除く。

百五　硫酸タリウムを含有する製剤。ただし、硫酸タリウム〇・三%以下を含有し、黒色に着色され、かつ、トウガラシエキスを用いて著しくからく着味されているものを除く。

百六　硫酸パラジメチルアミノフエニルジアゾニウム、その塩類及びこれらのいずれかを含有する製剤

百七　燐《りん》化亜鉛を含有する製剤。ただし、燐《りん》化亜鉛一%以下を含有し、黒色に着色され、かつ、トウガラシエキスを用いて著しくからく着味されているものを除く。

百八　レソルシノール及びこれを含有する製剤。ただし、レソルシノール二〇%以下を含有するものを除く。（追加　第七十次）

百九　ロダン酢酸エチルを含有する製剤。ただし、ロダン酢酸エチル一%以下を含有するものを除く。

百十　ロテノンを含有する製剤。ただし、ロテノン二%以下を含有するものを除く。

2　硝酸タリウム、チオセミカルバジド、硫酸タリウム又は燐《りん》化亜鉛が均等に含有されていない製剤に関する前項第六十四号ただし書、第七十号ただし書、第百五号ただし書又は第百七号ただし書に規定する百分比の計算については、当該製剤一〇グラム中に含有される硝酸タリウム、チオセミカルバジド、硫酸タリウム又は燐《りん》化亜鉛の重量の一〇グラムに対する比率によるものとする。

別表第三

一　オクタメチルピロホスホルアミド
二　四アルキル鉛
三　ジエチルパラニトロフエニルチオホスフエイト
四　ジメチルエチルメルカプトエチルチオホスフエイト
五　ジメチル―（ジエチルアミド―一―クロルクロトニル）―ホスフエイト
六　ジメチルパラニトロフエニルチオホスフエイト
七　テトラエチルピロホスフエイト
八　モノフルオ―ル酢酸
九　モノフルオ―ル酢酸アミド
十　前各号に掲げる毒物のほか、前各号に掲げる物を含有する製剤その他の著しい毒性を有する毒物であつて政令で定めるもの

第十の「政令で定めるもの」＝指定令三

（特定毒物）

第三条　法別表第三第十号の規定に基づき、次に掲げる毒物を特定毒物に指定する。
一　オクタメチルピロホスホルアミドを含有する製剤
二　四アルキル鉛を含有する製剤
三　ジエチルパラニトロフエニルチオホスフエイトを含有する製剤
四　ジメチルエチルメルカプトエチルチオホスフエイトを含有する製剤
五　ジメチル―（ジエチルアミド―一―クロルクロトニル）―ホスフエイトを含有する製剤
六　ジメチルパラニトロフエニルチオホスフエイトを含有する製剤
七　テトラエチルピロホスフエイトを含有する製剤
八　モノフルオ―ル酢酸塩類及びこれを含有する製剤
九　モノフルオ―ル酢酸アミドを含有する製剤
十　燐《りん》化アルミニウムとその分解促進剤とを含有する製剤

◎毒物及び劇物指定令

改正 昭和四十年一月四日政令第二号
同 昭和四十年七月五日政令第二百四十四号（第一次）
同 昭和四十年十月二十五日政令第三百四十号（第二次）
同 昭和四十一年七月十八日政令第二百五十五号（第三次）
同 昭和四十二年一月三十一日政令第九号（第四次）
同 昭和四十二年十二月二十六日政令第三百七十三号（第五次）
同 昭和四十三年八月三十日政令第二百七十六号（第六次）
同 昭和四十四年五月十三日政令第百十五号（第七次）
同 昭和四十六年三月二十三日政令第三十一号（第八次）
同 昭和四十七年六月三十日政令第二百五十三号（第九次）
同 昭和四十九年五月二十四日政令第百七十四号（第十次）
同 昭和五十年八月十九日政令第二百五十三号（第十一次）
同 昭和五十年十二月十九日政令第三百五十八号（第十二次）
同 昭和五十一年四月三十日政令第七十四号（第十三次）
同 昭和五十一年七月三十日政令第二百五号（第十四次）
同 昭和五十三年五月四日政令第百五十六号（第十五次）
同 昭和五十三年十月二十四日政令第三百五十八号（第十六次）
同 昭和五十五年八月八日政令第二百九号（第十七次）
同 昭和五十六年八月二十五日政令第二百七十一号（第十八次）
同 昭和五十七年四月二十日政令第百二十三号（第十九次）
同 昭和五十八年三月二十九日政令第三十五号（第二十次）
同 昭和五十八年十二月二日政令第二百四十六号（第二十一次）
同 昭和五十九年三月十六日政令第三十号（第二十二次）
同 昭和六十年四月十六日政令第百九号（第二十三次）
同 昭和六十年十二月十七日政令第三百十三号（第二十四次）
同 昭和六十一年八月二十九日政令第二百八十四号（第二十五次）
同 昭和六十二年一月十二日政令第二号（第二十六次）
同 昭和六十二年十月二日政令第三百四十五号（第二十七次）
同 昭和六十三年六月三日政令第百八十号（第二十八次）
同 昭和六十三年九月三十日政令第二百八十五号（第二十九次）
同 平成元年三月十七日政令第四十七号（第三十次）
同 平成二年二月十七日政令第十六号（第三十一次）
同 平成二年九月二十一日政令第二百七十六号（第三十二次）
同 平成三年四月五日政令第百五号（第三十三次）
同 平成三年十二月十八日政令第三百六十九号（第三十四次）
同 平成四年三月二十一日政令第三十八号（第三十五次）
同 平成四年十月二十一日政令第三百四十号（第三十六次）
同 平成五年三月十九日政令第四十一号（第三十七次）
同 平成五年九月十六日政令第二百九十四号（第三十八次）
同 平成六年三月十八日政令第五十三号（第三十九次）
同 平成六年九月十九日政令第二百九十六号（第四十次）
同 平成七年四月十四日政令第百八十三号（第四十一次）
同 平成七年九月二十二日政令第三百三十八号（第四十二次）
同 平成七年十一月十七日政令第三百九十号（第四十三次）
同 平成八年三月二十五日政令第三十九号（第四十四次）
同 平成八年十一月二十二日政令第三百二十一号（第四十五次）
同 平成九年三月二十四日政令第五十九号（第四十六次）
同 平成十年五月十五日政令第百七十一号（第四十七次）
同 平成十年十二月二十四日政令第四百五号（第四十八次）
同 平成十一年九月二十九日政令第二百九十三号（第四十九次）
同 平成十二年四月二十八日政令第二百十三号（第五十次）
同 平成十二年九月二十二日政令第四百二十九号（第五十一次）
同 平成十三年六月二十九日政令第二百二十七号（第五十二次）
同 平成十四年三月二十五日政令第六十三号（第五十三次）
同 平成十四年十一月二十七日政令第三百四十七号（第五十四次）
同 平成十六年三月十七日政令第四十三号（第五十五次）
同 平成十七年三月二十四日政令第六十五号（第五十六次）
同 平成十八年四月二十一日政令第百七十六号（第五十七次）
同 平成十九年八月十五日政令第二百六十三号（第五十八次）
同 平成二十年六月二十日政令第百九十九号（第五十九次）
同 平成二十一年四月八日政令第百二十号（第六十次）
同 平成二十二年十二月十五日政令第二百四十二号（第六十一次）
同 平成二十三年十月十四日政令第三百十七号（第六十二次）
同 平成二十四年九月二十日政令第二百四十二号（第六十三次）
同 平成二十四年九月二十一日政令第二百四十五号（第六十四次）
同 平成二十五年六月二十八日政令第二百八号（第六十五次）
同 平成二十六年六月二十五日政令第二百二十七号（第六十六次）
同 平成二十七年六月十九日政令第二百二十七号（第六十七次）
同 平成二十八年七月一日政令第二百五十五号（第六十八次）
同 平成二十九年六月十四日政令第百六十号（第六十九次）
同 平成三十年六月二十九日政令第百九十七号（第七十次）
同 平成三十年十二月十九日政令第百九十七号（第七十一次）
同 令和元年六月十九日政令第三十一号（第七十二次　）
同 令和二年六月二十四日政令第二百三号（第七十三次　）

内閣は、毒物及び劇物取締法（昭和二十五年法律第三百三号）別表第一第二十八号、別表第二第九十四号、別表第三第十号及び第二十三条の二の規定に基づき、毒物及び劇物指定令（昭和三十一年政令第百七十九号）の全部を改正するこの政令を制定する。

（毒　物）

第一条　毒物及び劇物取締法（以下「法」という。）別表第一第二十八号の規定に基づき、次に掲げる物を毒物に指定する。

一　アジ化ナトリウム及びこれを含有する製剤。ただし、アジ化ナトリウム〇・一%以下を含有するものを除く。（追加　第四十八次）

一の二　亜硝酸イソプロピル及びこれを含有する製剤（追加　第六十次）

一の三　亜硝酸ブチル及びこれを含有する製剤（追加　第六十次）

一の四　アバメクチン及びこれを含有する製剤。ただし、アバメクチン一・八%以下を含有するものを除く。（追加　第六十次）

一の五　三―アミノ―一―プロペン及びこれを含有する製剤（追加　第四十七次）

一の六　アリルアルコール及びこれを含有する製剤（第三十四次）

一の七　アルカノールアンモニウム―二・四―ジニトロ―六―（一―メチルプロピル）―フエノラート及びこれを含有する製剤。ただし、トリエタノールアンモニウム―二・四―ジニトロ―六―（一―メチルプロピル）―フエノラート及びこれを含有する製剤を除く。

一の八　五―イソシアナト―一―（イソシアナトメチル）―一・三・三―トリメチルシクロヘキサン及びこれを含有する製剤（追加　第七十次）

一の九　O―エチル―O―（二―イソプロポキシカルボニルフエニル）―N―イソプロピルチオホスホルアミド（別名イソフエンホス）及びこれを含有する製剤。ただし、O―エチル―O―（二―イソプロポキシカルボニルフエニル）―N―イソプロピルチオホスホルアミド五%以下を含有するものを除く。（追加　第二十四次）

一の十　O―エチル＝S・S―ジプロピル＝ホスホロジチオアート（別名エトプロホス）及びこれを含有する製剤。ただし、O―エチル＝S・S―ジプロピル＝ホスホロジチオアート五%以下を含有するものを除く。（追加　第三十七次）

二　エチルパラニトロフエニルチオノベンゼンホスホネイト（別名EPN）を含有する製剤。ただし、エチルパラニトロフエニルチオノベンゼンホスホネイト一・五%以下を含有するものを除く。

二の二　N―エチル―メチル―（二―クロル―四―メチルメルカプトフエニル）―チオホスホルアミド及びこれを含有する製剤（追加　第一次）

二の三　塩化ベンゼンスルホニル及びこれを含有する製剤（追加　第五十九次）

二の四　塩化ホスホリル及びこれを含有する製剤（追加　第三十二次）

三　黄燐《りん》を含有する製剤

四　オクタクロルテトラヒドロメタノフタランを含有する製剤
五　オクタメチルピロホスホルアミド（別名シュラーダン）を含有する製剤
五の二　オルトケイ酸テトラメチル及びこれを含有する製剤（追加　第六十四次）
六　クラーレを含有する製剤
六の二　クロトンアルデヒド及びこれを含有する製剤（追加　第六十五次）
六の三　クロロアセトアルデヒド及びこれを含有する製剤（追加　第四十九次）六の四　クロロ酢酸メチル及びこれを含有する製剤（追加　第六十五次）
六の五　一―クロロ―二・四―ジニトロベンゼン及びこれを含有する製剤（追加　第六十六次）
六の六　クロロ炭酸フェニルエステル及びこれを含有する製剤（追加　第六十六次）
六の七　二―クロロピリジン及びこれを含有する製剤（追加　第七十次）
六の八　三―クロロ―一・二―プロパンジオール及びこれを含有する製剤（追加　第六十二次）
六の九　（クロロメチル）ベンゼン及びこれを含有する製剤（追加　第六十八次）
六の十　五塩化燐《りん》及びこれを含有する製剤（追加　第三十二次）
六の十一　三塩化硼《ほう》素及びこれを含有する製剤（追加　第三十二次）
六の十二　三塩化燐《りん》及びこれを含有する製剤（追加第三十二次）
六の十三　酸化コバルト（Ⅱ）及びこれを含有する製剤追加第七十三次）
六の十四　三弗《ふっ》化硼《ほう》素及びこれを含有する製剤（追加　第三十二次）
六の十五　三弗《ふっ》化燐《りん》及びこれを含有する製剤（追加　第三十二次）
六の十六　ジアセトキシプロペン及びこれを含有する製剤（追加　第五次）

七　四アルキル鉛を含有する製剤
八　無機シアン化合物及びこれを含有する製剤。ただし、次に掲げるものを除く。（一部改正　第一次）
イ　紺青及びこれを含有する製剤
ロ　フエリシアン塩及びこれを含有する製剤
ハ　フエロシアン塩及びこれを含有する製剤
九　ジエチル―S―（エチルチオエチル）―ジチオホスフエイト及びこれを含有する製剤。ただし、ジエチル―S―（エチルチオエチル）―ジチオホスフエイト五％以下を含有するものを除く。
九の二　ジエチル―S―（二―クロル―一―フタルイミドエチル）―ジチオホスフエイト及びこれを含有する製剤（追加　第十六次）
九の三　ジエチル―（一・三―ジチオシクロペンチリデン）―チオホスホルアミド及びこれを含有する製剤。ただし、ジエチル―（一・三―ジチオシクロペンチリデン）―チオホスホルアミド五％以下を含有するものを除く。（追加第一次）
九の四　ジエチルパラジメチルアミノスルホニルフエニルチオホスフエイト及びこれを含有する製剤（追加　第三次、一部改正　第四次）
十　ジエチルパラニトロフエニルチオホスフエイト（別名パラチオン）を含有する製剤
十の二　ジエチル―四―メチルスルフイニルフエニル―チオホスフエイト及びこれを含有する製剤。ただし、ジエチル―四―メチルスルフイニルフエニル―チオホスフエイト三％以下を含有するものを除く。（追加　第八次）
十の三　一・三―ジクロロプロパン―二―オール及びこれを含有する製剤（追加　第五十九次）
十の四　（ジクロロメチル）ベンゼン及びこれを含有する製剤（追加　第七十次）
十の五　二・三―ジシアノ―一・四―ジチアアントラキノン（別名ジチアノン）及びこれを含有する製剤。ただし、二・三―ジシアノ―一・四―ジチアアントラキノン五〇％以下を含有するものを除く。（追加　第六十四次）
十一　ジニトロクレゾールを含有する製剤
十二　ジニトロクレゾール塩類及びこれを含有する製剤
十二の二　ジニトロフエノール及びこれを含有する製剤（追加　第四十九次）
十三　二・四―ジニトロ―六―（一―メチルプロピル）―フエノールを含有する製剤。ただし、二・四―ジニトロ―六―（一―メチルプロピル）―フエノール二％以下を含有するものを除く。
十三の二　二―ジフエニルアセチル―一・三―インダンジオン及びこれを含有する製剤。ただし、二―ジフエニルアセチル―一・三―インダンジオン〇・〇〇五％以下を含有するものを除く。（追加　第十四次）
十三の三　ジブチル（ジクロロ）スタンナン及びこれを含有する製剤（追加　第七十三次）
十三の四　四弗《ふっ》化硫黄及びこれを含有する製剤（追加　第三十二次）
十三の五　ジボラン及びこれを含有する製剤（追加　第三十二次）
十三の六　ジメチル―（イソプロピルチオエチル）―ジチオホスフエイト及びこれを含有する製剤。ただし、ジメチル―（イソプロピルチオエチル）―ジチオホスフエイト四％以下を含有するものを除く。（追加　第九次）
十四　ジメチルエチルメルカプトエチルチオホスフエイト（別名メチルジメトン）を含有する製剤
十五　ジメチル―（ジエチルアミド―一―クロルクロトニル）―ホスフエイトを含有する製剤
十五の二　一・一′―ジメチル―四・四′―ジピリジニウムヒドロキシド、その塩類及びこれらのいずれかを含有する製剤（追加　第十六次）
十六　ジメチルパラニトロフエニルチオホスフエイト（別名メチルパラチオン）を含有する製剤
十六の二　一・一―ジメチルヒドラジン及びこれを含有する製剤（追加　第六十四次）
十六の三　二・二―ジメチルプロパノイルクロライド（別名トリメチルアセチルクロライド）及びこれを含有する製剤（追加　第六十次）
十六の四　二・二―ジメチル―一・三―ベンゾジオキソール―四―イル―N―メチルカルバマート（別名ベンダイオカルブ）及びこれを含有する製剤。ただし、二・二―ジメチル―

一・三—ベンゾジオキソール—四—イル—N—メチルカルバマート五%以下を含有するものを除く。（追加　第二十二次）
十七　水銀化合物及びこれを含有する製剤。ただし、次に掲げるものを除く。
イ　アミノ塩化第二水銀及びこれを含有する製剤
ロ　塩化第一水銀及びこれを含有する製剤
ハ　オレイン酸水銀及びこれを含有する製剤
ニ　酸化水銀五%以下を含有する製剤
ホ　沃《よう》化第一水銀及びこれを含有する製剤（一部改正　第一次）
ヘ　雷酸第二水銀及びこれを含有する製剤
ト　硫化第二水銀及びこれを含有する製剤
十七の二　ストリキニーネ、その塩類及びこれらのいずれかを含有する製剤（追加　第二十六次）
十八　セレン化合物及びこれを含有する製剤。ただし、次に掲げるものを除く。（一部改正　第四十五次）
イ　亜セレン酸〇・〇〇八二%以下を含有する製剤（追加　第六十九次）
ロ　亜セレン酸ナトリウム〇・〇〇〇一一%以下を含有する製剤（追加　第四十五次）
ハ　硫黄、カドミウム及びセレンから成る焼結した物質並びにこれを含有する製剤（追加　第六十七次）
ニ　ゲルマニウム、セレン及び砒《ひ》素から成るガラス状態の物質並びにこれを含有する製剤（追加　第六十三次）
ホ　セレン酸ナトリウム〇・〇〇〇一二%以下を含有する製剤（追加　第四十五次）
十九　テトラエチルピロホスフエイト（別名TEPP）を含有する製剤
十九の二　二・三・五・六—テトラフルオロ—四—メチルベンジル＝（Z）—（一RS・三RS）—三—（二—クロロ—三・三・三—トリフルオロ—一—プロペニル）—二・二—ジメチルシクロプロパンカルボキシラート（別名テフルトリン）及びこれを含有する製剤。ただし、二・三・五・六—テトラフルオロ—四—メチルベンジル＝（Z）—（一RS・三RS）—三—（二—クロロ—三・三・三—トリフルオロ—一—プロペニル）—二・二—ジメチルシクロプロパンカルボキシラート〇・五%以下を含有するものを除く。（追加　第三十七次）
十九の三　テトラメチルアンモニウム＝ヒドロキシド及びこれを含有する製剤（追加　第六十五次）
十九の四　一—ドデシルグアニジニウム＝アセタート（別名ドジン）及びこれを含有する製剤。ただし、一—ドデシルグアニジニウム＝アセタート六五%以下を含有するものを除く。（追加　第五十八次）
十九の五　（トリクロロメチル）ベンゼン及びこれを含有する製剤（追加　第七十次）
十九の六　トリブチルアミン及びこれを含有する製剤（追加　第六十四次）
十九の七　ナラシン、その塩類及びこれらのいずれかを含有する製剤。ただし、ナラシンとして一〇%以下を含有するものを除く。（追加　第五十二次）
二十　ニコチンを含有する製剤
二十一　ニコチン塩類及びこれを含有する製剤
二十二　ニツケルカルボニルを含有する製剤
二十二の二　ビス(四—イソシアナトシクロヘキシル)メタン及びこれを含有する製剤追加　第七十次）
二十二の三　S・S—ビス（一—メチルプロピル）＝O—エチル＝ホスホロジチオアート（別名カズサホス）及びこれを含有する製剤。ただし、S・S—ビス（一—メチルプロピル）＝O—エチル＝ホスホロジチオアート一〇%以下を含有するものを除く。（追加　第五十一次）
二十三　砒《ひ》素化合物及びこれを含有する製剤。ただし、次に掲げるものを除く。（一部改正　第九次、第四十次、第六十三次）
イ　ゲルマニウム、セレン及び砒《ひ》素から成るガラス状態の物質並びにこれを含有する製剤（追加　第六十三次）
ロ　砒《ひ》化インジウム及びこれを含有する製剤（追加　第四十次）
ハ　砒《ひ》化ガリウム及びこれを含有する製剤（追加　第四十次）
ニ　メタンアルソン酸カルシウム及びこれを含有する製剤
ホ　メタンアルソン酸鉄及びこれを含有する製剤
二十三の二　ヒドラジン（追加　第四十一次）
二十三の三　二—ヒドロキシエチル＝アクリラート及びこれを含有する製剤（追加　第七十次）
二十三の四　二—ヒドロキシプロピル＝アクリラート及びこれを含有する製剤（追加　第七十次）
二十三の五　ブチル＝二・三—ジヒドロ—二・二—ジメチルベンゾフラン—七—イル＝N・N′—ジメチル—N・N′—チオジカルバマート（別名フラチオカルブ）及びこれを含有する製剤。ただし、ブチル＝二・三—ジヒドロ—二・二—ジメチルベンゾフラン—七—イル＝N・N′—ジメチル—N・N′—チオジカルバマート五%以下を含有するものを除く。（追加　第四十一次）
二十四　弗《ふっ》化水素を含有する製剤
二十四の二　弗《ふっ》化スルフリル及びこれを含有する製剤（追加第五十三次）
二十四の三　フルオロスルホン酸及びこれを含有する製剤（追加　第五十五次）
二十四の四　一—（四—フルオロフエニル）プロパン—二—アミン、その塩類及びこれらのいずれかを含有する製剤（追加　第六十二次）
二十四の五　七—ブロモ—六—クロロ—三—〔三—〔（二R・三S）—三—ヒドロキシ—二—ピペリジル〕—二—オキソプロピル〕—四（三H）—キナゾリノン、七—ブロモ—六—クロロ—三—〔三—〔（二S・三R）—三—ヒドロキシ—二—ピペリジル〕—二—オキソプロピル〕—四（三H）—キナゾリノン及びこれらの塩類並びにこれらのいずれかを含有する製剤。ただし、スチレン及びジビニルベンゼンの共重合物のスルホン化物の七—ブロモ—六—クロロ—三—〔三—〔（二R・三S）—三—ヒドロキシ—二—ピペリジル〕—二—オキソプロピル〕—四（三H）—キナゾリノンと七—ブロモ—六—クロロ—三—〔三—〔（二S・三R）—三—ヒドロキシ—二—ピペリジル〕—二—オキソプロピル〕—四（三H）—キナゾリノンとのラセミ体とカルシウムとの混合塩（七―ブロモ―六―クロロ―三―〔三―〔（二R・三S）―三―ヒドロキシ―二―ピペリジル〕―二―オキソプロピル〕―四（三H）―キナゾリノンと七―ブロモ―六―クロロ―三―〔三―〔（二S・三R）―三―ヒドロキシ―二―ピペリジル〕―二―オキソプロピル〕―四（三H）―キナゾリノンとのラセミ体として七・二％以下を含有するものに限る。）及びこれを含有する製剤を除く。（追加　第二十七次）

二十四の六　ブロモ酢酸エチル及びこれを含有する製剤（追加　第六十五次）

二十四の七　ヘキサキス（β・β―ジメチルフエネチル）ジスタンノキサン（別名酸化フエンブタスズ）及びこれを含有する製剤（追加　第六十四次）

二十五　ヘキサクロルエポキシオクタヒドロエンドエンドジメタノナフタリン（別名エンドリン）を含有する製剤

二十六　ヘキサクロルヘキサヒドロメタノベンゾジオキサチエピンオキサイドを含有する製剤

二十六の二　ヘキサクロロシクロペンタジエン及びこれを含有する製剤（追加　第五十次）

二十六の三　ベンゼンチオール及びこれを含有する製剤（追加　第四十七次）

二十六の四　ホスゲン及びこれを含有する製剤（追加　第三十八次）

二十六の五　メタンスルホニル＝クロリド及びこれを含有する製剤（追加　第六十八次）

二十六の六　メチルシクロヘキシル―四―クロルフエニルチオホスフエイト及びこれを含有する製剤。ただし、メチルシクロヘキシル―四―クロルフエニルチオホスフエイト一・五％以下を含有するものを除く。（追加　第四次）

二十六の七　メチル―N・N―ジメチル―N―〔（メチルカルバモイル）オキシ〕―一―チオオキサムイミデート及びこれを含有する製剤。ただし、メチル―N・N―ジメチル―N―〔（メチルカルバモイル）オキシ〕―一―チオオキサムイミデート〇・八％以下を含有するものを除く。（追加　第十七次、一部改正　第四十五次）

二十六の八　メチルホスホン酸ジクロリド（追加　第四十三次）

二十六の九　S―メチル―N―〔（メチルカルバモイル）―オキシ〕―チオアセトイミデート（別名メトミル）及びこれを含有する製剤。ただし、S―メチル―N―〔（メチルカルバモイル）―オキシ〕―チオアセトイミデート四五％以下を含有するものを除く。（追加　第六十次）

二十六の十　メチルメルカプタン及びこれを含有する製剤（追加　第三十八次）

二十六の十一　メチレンビス（一―チオセミカルバジド）及びこれを含有する製剤。ただし、メチレンビス（一―チオセミカルバジド）二％以下を含有するものを除く。（追加　第十次）

二十六の十二　二―メルカプトエタノール及びこれを含有する製剤。ただし、二―メルカプトエタノール一〇％以下を含有するものを除く。（追加　第五十九次、一部改正　第六十八次）

二十七　モノフルオール酢酸塩類及びこれを含有する製剤

二十八　モノフルオール酢酸アミドを含有する製剤

二十九　燐《りん》化アルミニウムとその分解促進剤とを含有する製剤

三十　燐《りん》化水素及びこれを含有する製剤（追加　第十八次）

三十一　六弗《ふっ》化タングステン及びこれを含有する製剤（追加第五十五次）

（劇物）

第二条　法別表第二第九十四号の規定に基づき、次に掲げる物を劇物に指定する。ただし、毒物であるものを除く。

一　無機亜鉛塩類。ただし、次に掲げるものを除く。（一部改正　第五十六次）

イ　炭酸亜鉛

ロ　雷酸亜鉛

ハ　焼結した硫化亜鉛（Ⅱ）（追加　第六十九次）

ニ　六水酸化錫《すず》亜鉛

一の二　亜塩素酸ナトリウム及びこれを含有する製剤。ただし、亜塩素酸ナトリウム二五％以下を含有するもの及び爆発薬を除く。（追加　第三十二次）

一の三　アクリルアミド及びこれを含有する製剤（追加　第十次）

一の四　アクリル酸及びこれを含有する製剤。ただし、アクリル酸一〇％以下を含有するものを除く。（追加第三十四次、一部改正　第三十九次）

一の五　亜硝酸イソブチル及びこれを含有する製剤（追加　第五十九次）

一の六　亜硝酸イソペンチル及びこれを含有する製剤（追加　第五十九次）

二　亜硝酸塩類

二の二　亜硝酸三級ブチル及びこれを含有する製剤（追加　第六十次）

二の三　亜硝酸メチル及びこれを含有する製剤（追加　第三十八次）

三　アセチレンジカルボン酸アミド及びこれを含有する製剤

三の二　亜セレン酸〇・〇〇八二％以下を含有する製剤。ただし、容量一リットル以下の容器に収められたものであつて、亜セレン酸〇・〇〇〇〇八二％以下を含有するものを除く。（追加　第六十九次）

四　アニリン塩類

四の二　アバメクチン一・八％以下を含有する製剤（追加　第六十次）

四の三　二―アミノエタノール及びこれを含有する製剤。ただし、二―アミノエタノール二〇％以下を含有するものを除く。（追加　第三十八次）

四の四　N―（二―アミノエチル）―二―アミノエタノール及びこれを含有する製剤。ただし、N―（二―アミノエチル）―二―アミノエタノール一〇％以下を含有するものを除く。（追加　第六十七次）

四の五　N―(二―アミノエチル)エタン―一・二―ジアミン及びこれを含有する製剤（追加　第七十次）

四の六　L―二―アミノ―四―〔（ヒドロキシ）（メチル）ホスフイノイル〕ブチリル―L―アラニル―L―アラニン、その塩類及びこれらのいずれかを含有する製剤。ただし、L―二―アミノ―四―〔（ヒドロキシ）（メチル）ホスフイノイル〕ブチリル―L―アラニル―L―アラニンとして一九％以下を含有するものを除く。（全部改正　第二十六次）

四の七　一―アミノプロパン―二―オール及びこれを含有する

製剤。ただし、一―アミノプロパン―二―オール四%以下を含有するものを除く。（追加　第七十三次）

四の八　三―アミノメチル―三・五・五―トリメチルシクロヘキシルアミン（別名イソホロンジアミン）及びこれを含有する製剤。ただし、三―アミノメチル―三・五・五―トリメチルシクロヘキシルアミン六%以下を含有するものを除く。（追加　第六十一次、一部改正　第六十二次）

四の九　三―（アミノメチル）ベンジルアミン及びこれを含有する製剤。ただし、三―（アミノメチル）ベンジルアミン八%以下を含有するものを除く。（追加　第五十八次）

五　N―アルキルアニリン及びその塩類

六　N―アルキルトルイジン及びその塩類

七　アンチモン化合物及びこれを含有する製剤。ただし、次に掲げるものを除く。（一部改正　第二十七次）

イ　四―アセトキシフエニルジメチルスルホニウム＝ヘキサフルオロアンチモネート及びこれを含有する製剤（追加　第五十六次）

ロ　アンチモン酸ナトリウム及びこれを含有する製剤（追加　第三十一次）

ハ　酸化アンチモン（Ⅲ）を含有する製剤（追加　第二十七次）

ニ　酸化アンチモン（Ｖ）及びこれを含有する製剤（追加　第二十七次）

ホ　トリス（ジペンチルジチオカルバマト―κS・S′）アンチモン五%以下を含有する製剤（追加　第六十九次）

ヘ　硫化アンチモン及びこれを含有する製剤

八　アンモニアを含有する製剤。ただし、アンモニア一〇%以下を含有するものを除く。

八の二　二―イソブトキシエタノール及びこれを含有する製剤。ただし、二―イソブトキシエタノール一〇%以下を含有するものを除く。（追加　第七十三次）

九　二―イソプロピルオキシフエニル―N―メチルカルバメート及びこれを含有する製剤。ただし、二―イソプロピルオキシフエニル―N―メチルカルバメート一%以下を含有するものを除く。（一部改正　第三次）

九の二　二―イソプロピルフエニル―N―メチルカルバメート及びこれを含有する製剤。ただし、二―イソプロピルフエニル―N―メチルカルバメート一・五%以下を含有するものを除く。（追加　第四次）

十　二―イソプロピル―四―メチルピリミジル―六―ジエチルチオホスフエイト（別名ダイアジノン）を含有する製剤。ただし、二―イソプロピル―四―メチルピリミジル―六―ジエチルチオホスフエイト五%（マイクロカプセル製剤にあつては、二五%）以下を含有するものを除く。（一部改正　第四十四次、第六十次）

十の二　一水素二弗《ふつ》化アンモニウム及びこれを含有する製剤。ただし、一水素二弗《ふつ》化アンモニウム四%以下を含有するものを除く。（追加　第二次　一部改正　第五十四次）

十の三　一・一′―イミノジ（オクタメチレン）ジグアニジン（別名イミノクタジン）、その塩類及びこれらのいずれかを含有する製剤。ただし、次に掲げるものを除く。

イ　一・一′―イミノジ（オクタメチレン）ジグアニジンとして三・五%以下を含有する製剤（ロに該当するものを除く。）

ロ　一・一′―イミノジ（オクタメチレン）ジグアニジンアルキルベンゼンスルホン酸及びこれを含有する製剤（追加　第二十次、一部改正　第三十一次　第四十次）

十一　可溶性ウラン化合物及びこれを含有する製剤

十一の二　エタン―一・二―ジアミン及びこれを含有する製剤（追加　第七十次）

十一の三　O―エチル―O―（二―イソプロポキシカルボニルフエニル）―N―イソプロピルチオホスホルアミド（別名イソフエンホス）五%以下を含有する製剤（追加　第二十四次）

十一の四　N―エチル―O―（二―イソプロポキシカルボニル―一―メチルビニル）―O―メチルチオホスホルアミド（別名プロペタンホス）及びこれを含有する製剤。ただし、N―エチル―O―（二―イソプロポキシカルボニル―一―メチルビニル）―O―メチルチオホスホルアミド一%以下を含有するものを除く。（追加　第二十三次）

十二　エチル―N―（ジエチルジチオホスホリールアセチル）―N―メチルカルバメートを含有する製剤

十二の二　エチル＝二―ジエトキシチオホスホリルオキシ―五―メチルピラゾロ〔一・五―a〕ピリミジン―六―カルボキシラート（別名ピラゾホス）及びこれを含有する製剤（追加　第二十次）

十三　エチル―二・四―ジクロルフエニルチオノベンゼンホスホネイト及びこれを含有する製剤。ただし、エチル―二・四―ジクロルフエニルチオノベンゼンホスホネイト三%以下を含有するものを除く。

十三の二　エチルジフエニルジチオホスフエイト及びこれを含有する製剤。ただし、エチルジフエニルジチオホスフエイト二%以下を含有するものを除く。（追加　第五次）

十三の三　O―エチル＝S・S―ジプロピル＝ホスホロジチオアート（別名エトプロホス）五%以下を含有する製剤。ただし、O―エチル＝S・S―ジプロピル＝ホスホロジチオアート三%以下を含有する徐放性製剤を除く。（追加　第三十七次）

十三の四　二―エチル―三・七―ジメチル―六―〔四―（トリフルオロメトキシ）フエノキシ〕―四―キノリル＝メチル＝カルボナート及びこれを含有する製剤（追加　第六十七次）

十三の五　二―エチルチオメチルフエニル―N―メチルカルバメート（別名エチオフエンカルブ）及びこれを含有する製剤。ただし、二―エチルチオメチルフエニル―N―メチルカルバメート二%以下を含有するものを除く。（追加　第十九次、一部改正　第二十一次）

十四　エチルパラニトロフエニルチオノベンゼンホスホネイト（別名ＥＰＮ）一・五%以下を含有する製剤

十四の二　O―エチル＝S―プロピル＝〔（二E）―二―（シアノイミノ）―三―エチルイミダゾリジン―一―イル〕ホスホノチオアート（別名イミシアホス）及びこれを含有する製剤。ただし、O―エチル＝S―プロピル＝〔（二E）―二―（シアノイミノ）―三―エチルイミダゾリジン―一―イル〕ホスホノチオアート一・五%以下を含有するものを除く。（追加　第五十八次）

十四の三　エチル＝（Z）―三―〔N―ベンジル―N―〔〔メチル（一―メチルチオエチリデンアミノオキシカルボニル）アミノ〕チオ〕アミノ〕プロピオナート及びこれを含有する製剤　（追加　第三十三次）

十四の四　O—エチル—O—四—メチルチオフェニル—S—プロピルジチオホスフェイト及びこれを含有する製剤。ただし、O—エチル—O—四—メチルチオフェニル—S—プロピルジチオホスフェイト三%以下を含有するものを除く。（追加　第二十二次）

十四の五　O—エチル＝S—一—メチルプロピル＝（二—オキソ—三—チアゾリジニル）ホスホノチオアート（別名ホスチアゼート）及びこれを含有する製剤。ただし、O—エチル＝S—一—メチルプロピル＝（二—オキソ—三—チアゾリジニル）ホスホノチオアート一・五%以下を含有するものを除く。（追加　第三十五次、一部改正　第五十次）

十四の六　四—エチルメルカプトフェニル—N—メチルカルバメート及びこれを含有する製剤（追加　第一次）

十四の七　エチレンオキシド及びこれを含有する製剤（追加　第三十四次）

十五　エチレンクロルヒドリンを含有する製剤

十五の二　エピクロルヒドリン及びこれを含有する製剤（追加　第三十四次）

十五の三　エマメクチン、その塩類及びこれらのいずれかを含有する製剤。ただし、エマメクチンとして二%以下を含有するものを除く。（追加　第四十六次、一部改正　第五十次）

十六　塩化水素を含有する製剤。ただし、塩化水素一〇%以下を含有するものを除く。

十六の二　塩化水素と硫酸とを含有する製剤。ただし、塩化水素と硫酸とを合わせて一〇%以下を含有するものを除く。（追加　第八次）

十七　塩化第一水銀を含有する製剤

十七の二　塩化チオニル及びこれを含有する製剤（追加　第三十八次）

十七の三　塩素（追加　第八次）

十八　塩素酸塩類及びこれを含有する製剤。ただし、爆発薬を除く。

十八の二　（一R・二S・三R・四S）—七—オキサビシクロ［二・二・一］ヘプタン—二・三—ジカルボン酸（別名エンドタール）、その塩類及びこれらのいずれかを含有する製剤。ただし、（一R・二S・三R・四S）—七—オキサビシクロ［二・二・一］ヘプタン—二・三—ジカルボン酸として一・五%以下を含有するものを除く。（追加　第四十一次）

十八の三　オキシ三塩化バナジウム及びこれを含有する製剤（追加　第六十一次）

十八の四　オキシラン—二—イルメチル＝メタクリラート及びこれを含有する製剤（追加　第七十三次）

十八の五　一・二・四・五・六・七・八・八—オクタクロロ—二・三・三a・四・七・七a—ヘキサヒドロ—四・七—メタノ—一H—インデン、一・二・三・四・五・六・七・八・八—ノナクロロ—二・三・三a・四・七・七a—ヘキサヒドロ—四・七—メタノ—一H—インデン、四・五・六・七・八・八—ヘキサクロロ—三a・四・七・七a—テトラヒドロ—四・七—メタノインデン、一・四・五・六・七・八・八—ヘプタクロロ—三a・四・七・七a—テトラヒドロ—四・七—メタノ—一H—インデン及びこれらの類縁化合物の混合物（別名クロルデン）並びにこれを含有する製剤。ただし、一・二・四・五・六・七・八・八—オクタクロロ—二・三・三a・四・七・七a—ヘキサヒドロ—四・七—メタノ—一H—インデン、一・二・三・四・五・六・七・八・八—ノナクロロ—二・三・三a・四・七・七a—ヘキサヒドロ—四・七—メタノ—一H—インデン、四・五・六・七・八・八—ヘキサクロロ—三a・四・七・七a—テトラヒドロ—四・七—メタノインデン、一・四・五・六・七・八・八—ヘプタクロロ—三a・四・七・七a—テトラヒドロ—四・七—メタノ—一H—インデン及びこれらの類縁化合物の混合物六%以下を含有するものを除く。（追加　第二十一次）

十九　過酸化水素を含有する製剤。ただし、過酸化水素六%以下を含有するものを除く。

二十　過酸化ナトリウムを含有する製剤。ただし、過酸化ナトリウム五%以下を含有するものを除く。

二十一　過酸化尿素を含有する製剤。ただし、過酸化尿素一七%以下を含有するものを除く。

二十二　カドミウム化合物。ただし、硫黄、カドミウム及びセレンから成る焼結した物質を除く。（一部追加　第六十七次）

二十二の二　ぎ酸及びこれを含有する製剤。ただし、ぎ酸九〇%以下を含有するものを除く。（追加第四十一次）

二十二の三　キシレン（追加　第十一次）

二十二の四　キノリン及びこれを含有する製剤（追加　第三十八次）

二十三　無機金塩類。ただし、雷金を除く。

二十四　無機銀塩類。ただし、塩化銀及び雷酸銀を除く。

二十四の二　グリコール酸及びこれを含有する製剤。ただし、グリコール酸三・六%以下を含有するものを除く。（追加　第六十八次）

二十五　クレゾールを含有する製剤。ただし、クレゾール五%以下を含有するものを除く。

二十六　クロム酸塩類及びこれを含有する製剤。ただし、クロム酸鉛七〇%以下を含有するものを除く。（一部改正　第四・五次）

二十六の二　二—クロルエチルトリメチルアンモニウム塩類及びこれを含有する製剤（追加　第二十二次）

二十六の三　N—（三—クロル—四—クロルジフルオロメチルチオフェニル）—N′・N′—ジメチルウレア及びこれを含有する製剤。ただし、N—（三—クロル—四—クロルジフルオロメチルチオフェニル）—N′・N′—ジメチルウレア一二%以下を含有するものを除く。（追加　第十二次）

二十六の四　二—クロル—一—（二・四—ジクロルフェニル）ビニルエチルメチルホスフェイト及びこれを含有する製剤（追加　第十二次）

二十六の五　二—クロル—一—（二・四—ジクロルフェニル）ビニルジメチルホスフェイト及びこれを含有する製剤（追加　第十二次）

二十六の六　一—クロル—一・二—ジブロムエタン及びこれを含有する製剤（追加　第一次）

二十六の七　二—クロル—四・五—ジメチルフェニル—N—メチルカルバメート及びこれを含有する製剤（追加　第三次）

二十七　クロルピクリンを含有する製剤

二十八　クロルメチルを含有する製剤。ただし、容量三〇〇ミリリットル以下の容器に収められた殺虫剤であつて、クロルメチル五〇%以下を含有するものを除く。

二十八の二　クロロアセチルクロライド及びこれを含有する製

剤（追加　第三十八次）

二十八の三　二―クロロアニリン及びこれを含有する製剤（追加　第三十八次）

二十八の四　四―クロロ―三―エチル―一―メチル―N―［四―（パラトリルオキシ）ベンジル］ピラゾール―五―カルボキサミド及びこれを含有する製剤（追加　第五十三次）

二十八の五　五―クロロ―N―［二―［四―（二―エトキシエチル）―二・三―ジメチルフエノキシ］エチル］―六―エチルピリミジン―四―アミン（別名ピリミジフエン）及びこれを含有する製剤。ただし、五―クロロ―N―［二―［四―（二―エトキシエチル）―二・三―ジメチルフエノキシ］エチル］―六―エチルピリミジン―四―アミン四％以下を含有するものを除く。（追加　第四十一次）

二十八の六　クロロぎ酸ノルマルプロピル及びこれを含有する製剤（追加　第四十七次）

二十八の七　クロロ酢酸エチル及びこれを含有する製剤（追加　第四十七次）

二十八の八　クロロ酢酸ナトリウム及びこれを含有する製剤（追加　第三十八次）

二十八の九　一―クロロ―四―ニトロベンゼン及びこれを含有する製剤（追加　第七十三次）

二十八の九　二―クロロニトロベンゼン及びこれを含有する製剤（追加　第三十四次）

二十八の十一　トランス―N―（六―クロロ―三―ピリジルメチル）―N′―シアノ―N―メチルアセトアミジン（別名アセタミプリド）及びこれを含有する製剤。

ただし、トランス―N―（六―クロロ―三―ピリジルメチル）―N′―シアノ―N―メチルアセトアミジン二％以下を含有するものを除く。（追加　第四十二次）

二十八の十二　一―（六―クロロ―三―ピリジルメチル）―N―ニトロイミダゾリジン―二―イリデンアミン（別名イミダクロプリド）及びこれを含有する製剤。ただし、一―（六―クロロ―三―ピリジルメチル）―N―ニトロイミダゾリジン―二―イリデンアミン二％（マイクロカプセル製剤にあつては、一二％）以下を含有するものを除く。（追加　第三十六次、一部改正　第五十九次）

二十八の十三　三―（六―クロロピリジン―三―イルメチル）―一・三―チアゾリジン―二―イリデンシアナミド（別名チアクロプリド）及びこれを含有する製剤。ただし、三―（六―クロロピリジン―三―イルメチル）―一・三―チアゾリジン―二―イリデンシアナミド三％以下を含有するものを除く。（追加　第五十次　一部改正　第五十四次）

二十八の十四　（ＲＳ）―［Ｏ―一―（四―クロロフエニル）ピラゾール―四―イル＝Ｏ―エチル＝Ｓ―プロピル＝ホスホロチオアート］（別名ピラクロホス）及びこれを含有する製剤。ただし、（ＲＳ）―［Ｏ―一―（四―クロロフエニル）ピラゾール―四―イル＝Ｏ―エチル＝Ｓ―プロピル＝ホスホロチオアート］六％以下を含有するものを除く。（追加　第三十次、一部改正　第三十二次）

二十八の十五　クロロプレン及びこれを含有する製剤（追加　第三十八次）

二十九　硅弗《けいふつ》化水素酸を含有する製剤

三十　硅弗《けいふつ》化水素酸塩類及びこれを含有する製剤

三十の二　五酸化バナジウム（溶融した五酸化バナジウムを固形化したものを除く。）及びこれを含有する製剤。ただし、五酸化バナジウム（溶融した五酸化バナジウムを固形化したものを除く。）一〇％以下を含有するものを除く。（追加　第四十一次）

三十の三　酢酸エチル（追加　第九次）

三十の四　酢酸タリウム及びこれを含有する製剤　（追加　第四次）

三十の五　サリノマイシン、その塩類及びこれらのいずれかを含有する製剤。ただし、サリノマイシンとして一％以下を含有するものを除く。（追加　第十五次）

三十の六　塩化アルミニウム及びこれを含有する製剤追加　第七十二次）

三十の七　三塩化チタン及びこれを含有する製剤（追加　第五十七次）

三十一　酸化水銀五％以下を含有する製剤

三十一の二　シアナミド及びこれを含有する製剤。ただし、シアナミド一〇％以下を含有するものを除く。（追加　第六十七次）

三十一の三　四―ジアリルアミノ―三・五―ジメチルフエニル―N―メチルカルバメート及びこれを含有する製剤（追加　第四次）

三十二　有機シアン化合物及びこれを含有する製剤。ただし、次に掲げるものを除く。（全部改正　第二十八次）

（1）　四―［六―（アクリロイルオキシ）ヘキシルオキシ］―四′―シアノビフエニル及びこれを含有する製剤（追加　第六十一次）

（2）　［二―アセトキシ―（四―ジエチルアミノ）ベンジリデン］マロノニトリル及びこれを含有する製剤（追加　第五十九次）

（3）　アセトニトリル四〇％以下を含有する製剤（追加　第六十一次）

（4）　四・四′―アゾビス（四―シアノ吉草酸）及びこれを含有する製剤（追加　第六十七次）

（5）　五―アミノ―一―（二・六―ジクロロ―四―トリフルオロメチルフエニル）―四―エチルスルフイニル―一Ｈ―ピラゾール―三―カルボニトリル（別名エチプロール）及びこれを含有する製剤（追加　第五十五次）

（6）　五―アミノ―一―（二・六―ジクロロ―四―トリフルオロメチルフエニル）―三―シアノ―四―トリフルオロメチルスルフイニルピラゾール（別名フイプロニル）一％（マイクロカプセル製剤にあつては、五％）以下を含有する製剤（追加　第四十四次　一部改正　第五十一次）

（7）　四―アルキル安息香酸シアノフエニル及びこれを含有する製剤

（8）　四―アルキル―四′―シアノ―パラ―テルフエニル及びこれを含有する製剤

（9）　四―アルキル―四′―シアノビフエニル及びこれを含有する製剤

（10）　四―アルキル―四―シアノフエニルシクロヘキサン及びこれを含有する製剤

（11）　五―アルキル―二―（四―シアノフエニル）ピリミジン及びこれを含有する製剤

（12）　四―アルキルシクロヘキシル―四―シアノビフエニル及びこれを含有する製剤

(13) 五―（四―アルキルフエニル）―二―（四―シアノフエニル）ピリミジン及びこれを含有する製剤

(14) 四―アルコキシ―四′―シアノビフエニル及びこれを含有する製剤

(15) 四―イソプロピルベンゾニトリル及びこれを含有する製剤（追加　第三十次）

(16) （E）―ウンデカ―九―エンニトリル、（Z）―ウンデカ―九―エンニトリル及びウンデカ―一〇―エンニトリルの混合物（（E）―ウンデカ―九―エンニトリル四五％以上五五％以下を含有し、（Z）―ウンデカ―九―エンニトリル二三％以上三三％以下を含有し、かつ、ウンデカ―一〇―エンニトリル一〇％以上二〇％以下を含有するものに限る。）及びこれを含有する製剤（追加　第五十五次）

(17) 四―エチルオクタ―三―エンニトリル及びこれを含有する製剤（追加　第七十三次）

(18) 四―〔トランス―四―（トランス―四―エチルシクロヘキシル）シクロヘキシル〕ベンゾニトリル及びこれを含有する製剤（追加　第三十四次）

(19) 四―〔五―（トランス―四―エチルシクロヘキシル）―二―ピリミジニル〕ベンゾニトリル及びこれを含有する製剤

(20) 四―（トランス―四―エチルシクロヘキシル）―二―フルオロベンゾニトリル及びこれを含有する製剤（追加　第三十四次）

(21) トランス―四―エチル―トランス―一・一′―ビシクロヘキサン―四―カルボニトリル及びこれを含有する製剤（追加　第三十四次）

(22) 四′―〔二―（エトキシ）エトキシ〕―四―ビフエニルカルボニトリル及びこれを含有する製剤（追加　第三十四次）

(23) 四―〔トランス―四―（エトキシメチル）シクロヘキシル〕ベンゾニトリル及びこれを含有する製剤（追加　第三十四次）

(24) 三―（オクタデセニルオキシ）プロピオノニトリル及びこれを含有する製剤

(25) オレオニトリル及びこれを含有する製剤

(26) カプリニトリル及びこれを含有する製剤

(27) カプリロニトリル及びこれを含有する製剤

(28) 二―（四―クロル―六―エチルアミノ―S―トリアジン―二―イルアミノ）―二―メチル―プロピオニトリル五〇％以下を含有する製剤

(29) 四―クロロ―二―シアノ―N・N―ジメチル―五―パラ―トリルイミダゾール―一―スルホンアミド及びこれを含有する製剤（追加　第五十一次）

(30) 三―クロロ―四―シアノフエニル＝四―エチルベンゾアート及びこれを含有する製剤（追加　第三十四次）

(31) 三―クロロ―四―シアノフエニル＝四―プロピルベンゾアート及びこれを含有する製剤（追加　第三十四次）

(32) 一―（三―クロロ―四・五・六・七―テトラヒドロピラゾロ〔一・五―a〕ピリジン―二―イル）―五―〔メチル（プロプ―二―イン―一―イル）アミノ〕―一H―ピラゾール―四―カルボニトリル（別名ピラクロニル）及びこれを含有する製剤（追加　第五十七次）

(33) 一―（三―クロロ―二―ピリジル）―四′―シアノ―二′―メチル―六′―（メチルカルバモイル）―三―〔〔五―（トリフルオロメチル）―二H―一・二・三・四―テトラゾール―二―イル〕メチル〕―一H―ピラゾール―五―カルボキサニリド及びこれを含有する製剤

(34) （E）―〔（四RS）―四―（二―クロロフエニル）―一・三―ジチオラン―二―イリデン〕（一H―イミダゾール―一―イル）アセトニトリル及びこれを含有する製剤（追加　第六十七次）

(35) 二―（四―クロロフエニル）―二―（一H―一・二・四―トリアゾール―一―イルメチル）ヘキサンニトリル（別名ミクロブタニル）及びこれを含有する製剤（追加　第三十二次）

(36) （RS）―四―（四―クロロフエニル）―二―フエニル―二―（一H―一・二・四―トリアゾール―一―イルメチル）ブチロニトリル及びこれを含有する製剤（追加　第四十九次）

(37) 高分子化合物

(38) シアノアクリル酸エステル及びこれを含有する製剤

(39) N―（二―シアノエチル）―一・三―ビス（アミノメチル）ベンゼン、N・N′―ジ（二―シアノエチル）―一・三―ビス（アミノメチル）ベンゼン及びN・N・N′―トリ（二―シアノエチル）―一・三―ビス（アミノメチル）ベンゼンの混合物並びにこれを含有する製剤（追加　第四十七次）

(40) （RS）―二―シアノ―N―〔（R）―一―（二・四―ジクロロフエニル）エチル〕―三・三―ジメチルブチラミド（別名ジクロシメツト）及びこれを含有する製剤（追加　第五十次）

(41) 二―シアノ―三・三―ジフエニルプロパ―二―エン酸二―エチルヘキシルエステル及びこれを含有する製剤（追加　第五十二次）

(42) 四―シアノ―三・五―ジフルオロフエニル＝四―ブタ―三―エニルベンゾアート及びこれを含有する製剤（追加　第五十五次）

(43) 四―シアノ―三・五―ジフルオロフエニル＝四―ペンチルベンゾアート及びこれを含有する製剤（追加　第五十七次）

(44) N―（一―シアノ―一・二―ジメチルプロピル）―二―（二・四―ジクロロフエノキシ）プロピオンアミド及びこれを含有する製剤（追加　第五十一次）

(45) N―〔（RS）―シアノ（チオフエン―二―イル）メチル〕―四―エチル―二―（エチルアミノ）―一・三―チアゾール―五―カルボキサミド（別名エタボキサム）及びこれを含有する製剤（追加　第六十一次）

(46) 四′―シアノ―四―ビフエニリル＝トランス―四―エチル―一―シクロヘキサンカルボキシラート及びこれを含有する製剤（追加　第三十四次）

(47) 四′―シアノ―四―ビフエニリル＝トランス―四―（トランス―四―プロピルシクロヘキシル）―一―シクロヘキサンカルボキシラート及びこれを含有する製剤（追加　第三十四次）

(48) 四―シアノ―四′―ビフエニリル＝四―（トランス―四―プロピルシクロヘキシル）ベンゾアート及びこれを含有する製剤

(49)　四―シアノ―四―ビフェニリル＝四―ヘプチル―四―ビフェニルカルボキシラート及びこれを含有する製剤（追加　第三十四次）

(50)　四―シアノ―四―ビフェニリル＝トランス―四―（トランス―四―ペンチルシクロヘキシル）―一―シクロヘキサンカルボキシラート及びこれを含有する製剤（追加　第三十四次）

(51)　四―シアノ―四―ビフェニリル＝四―（トランス―四―ペンチルシクロヘキシル）ベンゾアート及びこれを含有する製剤

(52)　四―シアノフェニル＝トランス―四―ブチル―一―シクロヘキサンカルボキシラート及びこれを含有する製剤

(53)　四―シアノフェニル＝トランス―四―プロピル―一―シクロヘキサンカルボキシラート及びこれを含有する製剤

(54)　四―シアノフェニル＝トランス―四―ペンチル―一―シクロヘキサンカルボキシラート及びこれを含有する製剤

(55)　四―シアノフェニル＝四―（トランス―四―ペンチルシクロヘキシル）ベンゾアート及びこれを含有する製剤（追加　第三十四次）

(56)　（Ｅ）―二―〔二―（四―シアノフェニル）―一―［三―（トリフルオロメチル）フェニル］エチリデン〕―Ｎ―［四―（トリフルオロメトキシ）フェニル］ヒドラジンカルボキサミドと（Ｚ）―二―〔二―（四―シアノフェニル）―一―［三―（トリフルオロメチル）フェニル］エチリデン〕―Ｎ―［四―（トリフルオロメトキシ）フェニル］ヒドラジンカルボキサミドとの混合物（（Ｅ）―二―〔二―（四―シアノフェニル）―一―［三―（トリフルオロメチル）フェニル］エチリデン〕―Ｎ―［四―（トリフルオロメトキシ）フェニル］ヒドラジンカルボキサミド九〇％以上を含有し、かつ、（Ｚ）―二―〔二―（四―シアノフェニル）―一―［三―（トリフルオロメチル）フェニル］エチリデン〕―Ｎ―［四―（トリフルオロメトキシ）フェニル］ヒドラジンカルボキサミド一〇％以下を含有するものに限る。）（別名メタフルミゾン）及びこれを含有する製剤（追加　第五十八次）

(57)　（Ｓ）―四―シアノフェニル＝四―（二―メチルブトキシ）ベンゾアート及びこれを含有する製剤

(58)　（ＲＳ）―シアノ―（三―フェノキシフェニル）メチル＝二・二・三・三―テトラメチルシクロプロパンカルボキシラート（別名フェンプロパトリン）一％以下を含有する製剤（追加　第五十次）

(59)　（ＲＳ）―α―シアノ―三―フェノキシベンジル＝Ｎ―（二―クロロ―α・α・α―トリフルオロ―パラトリル）―Ｄ―バリナート（別名フルバリネート）五％以下を含有する製剤

(60)　α―シアノ―三―フェノキシベンジル＝二・二―ジクロロ―一―（四―エトキシフェニル）―一―シクロプロパンカルボキシラート（別名シクロプロトリン）及びこれを含有する製剤

(61)　（Ｓ）―α―シアノ―三―フェノキシベンジル＝（一Ｒ・三Ｒ）―三―（二・二―ジクロロビニル）―二・二―ジメチルシクロプロパン―カルボキシラートと（Ｒ）―α―シアノ―三―フェノキシベンジル＝（一Ｓ・三Ｓ）―三―（二・二―ジクロロビニル）―二・二―ジメチルシクロプロパン―カルボキシラートとの等量混合物〇・八八％以下を含有する製剤（追加　第四十七次）

(62)　（Ｓ）―α―シアノ―三―フェノキシベンジル＝（一Ｒ・三Ｓ）―二・二―ジメチル―三―（一・二・二・二―テトラブロモエチル）シクロプロパンカルボキシラート（別名トラロメトリン）〇・九％以下を含有する製剤（追加　第三十二次）

(63)　（Ｓ）―α―シアノ―三―フェノキシベンジル＝（Ｚ）―（一Ｒ・三Ｓ）―二・二―ジメチル―三―〔二―（二・二・二―トリフルオロ―一―トリフルオロメチルエトキシカルボニル）ビニル〕シクロプロパンカルボキシラート及びこれを含有する製剤（追加　第三十八次）

(64)　（Ｓ）―α―シアノ―三―フェノキシベンジル＝（一Ｒ・三Ｒ）―二・二―ジメチル―三―（二―メチル―一―プロペニル）―一―シクロプロパンカルボキシラートと（Ｒ）―α―シアノ―三―フェノキシベンジル＝（一Ｒ・三Ｒ）―二・二―ジメチル―三―（二―メチル―一―プロペニル）―一―シクロプロパンカルボキシラートとの混合物（（Ｓ）―α―シアノ―三―フェノキシベンジル＝（一Ｒ・三Ｒ）―二・二―ジメチル―三―（二―メチル―一―プロペニル）―一―シクロプロパンカルボキシラート九一％以上九九％以下を含有し、かつ、（Ｒ）―α―シアノ―三―フェノキシベンジル＝（一Ｒ・三Ｒ）―二・二―ジメチル―三―（二―メチル―一―プロペニル）―一―シクロプロパンカルボキシラート一％以上九％以下を含有するものに限る。）一〇％以下を含有するマイクロカプセル製剤（追加　第五十三次）

(65)　（ＲＳ）―α―シアノ―三―フェノキシベンジル＝（一Ｒ・三Ｒ）―二・二―ジメチル―三―（二―メチル―一―プロペニル）―一―シクロプロパンカルボキシラート八％以下を含有する製剤

(66)　（ＲＳ）―α―シアノ―三―フェノキシベンジル＝（一Ｒ・三Ｓ）―二・二―ジメチル―三―（二―メチル―一―プロペニル）―一―シクロプロパンカルボキシラート二％以下を含有する製剤

(67)　四―シアノ―三―フルオロフェニル＝四―（トランス―四―エチルシクロヘキシル）ベンゾアート及びこれを含有する製剤

(68)　四―シアノ―三―フルオロフェニル＝四―エチルベンゾアート及びこれを含有する製剤

(69)　四―シアノ―三―フルオロフェニル＝四―（エトキシメチル）ベンゾアート及びこれを含有する製剤（追加　第四十次）

(70)　四―シアノ―三―フルオロフェニル＝四―（トランス―四―ブチルシクロヘキシル）ベンゾアート及びこれを含有する製剤（追加　第三十四次）

(71)　四―シアノ―三―フルオロフェニル＝四―ブチルベンゾアート及びこれを含有する製剤（追加　第三十四次）

(72)　四―シアノ―三―フルオロフェニル＝四―（ブトキシメチル）ベンゾアート及びこれを含有する製剤（追加　第四十次）

(73)　四―シアノ―三―フルオロフェニル＝四―（トランス―四―プロピルシクロヘキシル）ベンゾアート及びこれを含有する製剤

(74)　四―シアノ―三―フルオロフェニル＝四―プロピルベンゾアート及びこれを含有する製剤

(75) 四―シアノ―三―フルオロフエニル＝四―（プロポキシメチル）ベンゾアート及びこれを含有する製剤（追加　第四十次）

(76) 四―シアノ―三―フルオロフエニル＝四―ヘプチルベンゾアート及びこれを含有する製剤（追加　第三十四次）

(77) 四―シアノ―三―フルオロフエニル＝四―［（三E）―ペンタ―三―エン―一―イル］ベンゾアート及びこれを含有する製剤（追加　第六十一次）

(78) 四―シアノ―三―フルオロフエニル＝四―（ペンチルオキシメチル）ベンゾアート及びこれを含有する製剤（追加　第四十次）

(79) 四―シアノ―三―フルオロフエニル＝四―（トランス―四―ペンチルシクロヘキシル）ベンゾアート及びこれを含有する製剤（追加　第三十四次）

(80) 四―シアノ―三―フルオロフエニル＝四―ペンチルベンゾアート及びこれを含有する製剤（追加　第三十四次）

(81) α―シアノ―四―フルオロ―三―フエノキシベンジル＝三―（二・二―ジクロロビニル）―二・二―ジメチルシクロプロパンカルボキシラート〇・五％以下を含有する製剤（追加　第二十九次）

(82) 四―（シアノメチル）―二―イソプロピル―五・五―ジメチルシクロヘキサンカルボキサニリド及びこれを含有する製剤（追加　第七十次）

(83) 二―シアノ―N―メチル―二―［三―（二・四・六―トリオキソテトラヒドロピリミジン―五（二H）―イリデン）―二・三―ジヒドロ―一H―イソインドール―一―イリデン］アセトアミド（別名ピグメントイエロー一八五）及びこれを含有する製剤（追加　第六十一次）

(84) N―シアノメチル―四―（トリフルオロメチル）ニコチンアミド（別名フロニカミド）及びこれを含有する製剤（追加　第五十六次）

(85) N―（四―シアノメチルフエニル）―二―イソプロピル―五―メチルシクロヘキサンカルボキサミド及びこれを含有する製剤（追加　第六十六次）

(86) トランス―一―（二―シアノ―二―メトキシイミノアセチル）―三―エチルウレア（別名シモキサニル）及びこれを含有する製剤　（追加　第四十二次）

(87) 一・四―ジアミノ―二・三―ジシアノアントラキノン及びこれを含有する製剤（追加　第二十九次）

(88) O・O―ジエチル―O―（α―シアノベンジリデンアミノ）チオホスフエイト（別名ホキシム）及びこれを含有する製剤

(89) 三・三―（一・四―ジオキソピロロ［三・四―c］ピロール―三・六―ジイル）ジベンゾニトリル及びこれを含有する製剤（追加　第四十四次）

(90) シクロヘキシリデン―o―トリルアセトニトリル及びこれを含有する製剤（追加　第六十二次）

(91) 二―シクロヘキシリデン―二―フエニルアセトニトリル及びこれを含有する製剤（追加　第五十一次）

(92) シクロポリ（三～四）［ジフエノキシ、フエノキシ（四―シアノフエノキシ）及び［ビス（四―シアノフエノキシ）］ホスフアゼン］の混合物並びにこれを含有する製剤（追加　第六十次）

(93) 二・六―ジクロルシアンベンゼン及びこれを含有する製剤

(94) 三・四―ジクロロ―二―シアノ―一・二―チアゾール―五―カルボキサニリド（別名イソチアニル）及びこれを含有する製剤（追加　第六十次）

(95) 一―（二・六―ジクロロ―α・α・α―トリフルオロ―p―トリル）―四―（ジフルオロメチルチオ）―五―［（二―ピリジルメチル）アミノ］ピラゾール―三―カルボニトリル（別名ピリプロール）二・五％以下を含有する製剤（追加　第六十七次）

(96) （E）―［（四R）―四―（二・四―ジクロロフエニル）―一・三―ジチオラン―二―イリデン］（一H―イミダゾール―一―イル）アセトニトリル及びこれを含有する製剤（追加　第六十七次）

(97) 四―（二・二―ジシアノエテン―一―イル）フエニル＝二・四・五―トリクロロベンゼン―一―スルホナート及びこれを含有する製剤（追加　第七十二次）

(98) ジシアンジアミド及びこれを含有する製剤

(99) 二・六―ジフルオロ―四―（トランス―四―ビニルシクロヘキシル）ベンゾニトリル及びこれを含有する製剤（追加　第五十六次）

(100) 二・六―ジフルオロ―四―（トランス―四―プロピルシクロヘキシル）ベンゾニトリル及びこれを含有する製剤（追加　第四十九次）

(101) 二・六―ジフルオロ―四―（五―プロピルピリミジン―二―イル）ベンゾニトリル及びこれを含有する製剤（追加　第五十七次）

(102) 四―［二・三―（ジフルオロメチレンジオキシ）フエニル］ピロール―三―カルボニトリル（別名フルジオキソニル）及びこれを含有する製剤（追加第四十四次）

(103) 三・七―ジメチル―二・六―オクタジエンニトリル及びこれを含有する製剤

(104) 三・七―ジメチル―六―オクテンニトリル及びこれを含有する製剤

(105) 三・七―ジメチル―二・六―ノナジエンニトリル及びこれを含有する製剤

(106) 三・七―ジメチル―三・六―ノナジエンニトリル及びこれを含有する製剤

(107) 四・八―ジメチル―七―ノネンニトリル及びこれを含有する製剤

(108) ジメチルパラシアンフエニル―チオホスフエイト及びこれを含有する製剤

(109) 三―（六・六―ジメチルビシクロ［三・一・一］ヘプタ―二―エン―二―イル）―二・二―ジメチルプロパンニトリル及びこれを含有する製剤（追加　第六十次）

(110) N―（α・α―ジメチルベンジル）―二―シアノ―二―フエニルアセトアミド及びこれを含有する製剤（追加　第三十九次）

(111) 三・四―ジメチルベンゾニトリル及びこれを含有する製剤（追加　第七十三次）

(112) 四・四―ジメトキシブタンニトリル及びこれを含有する製剤（追加　第四十七次）

(113) 三・五―ジヨード―四―オクタノイルオキシベンゾニトリル及びこれを含有する製剤（一部改正　第四十次）

(114) ステアロニトリル及びこれを含有する製剤

(115) 染料

(116) テトラクロルーメタジシアンベンゼン及びこれを含有する製剤

(117) 二・三・三・三―テトラフルオロ―二―(トリフルオロメチル)プロパンニトリル及びこれを含有する製剤（追加　第七十次）

(118) 二・三・五・六―テトラフルオロ―四―（メトキシメチル）ベンジル＝（Z）―（一R・三R）―三―（二―シアノプロパ―一―エニル）―二・二―ジメチルシクロプロパンカルボキシラート、二・三・五・六―テトラフルオロ―四―（メトキシメチル）ベンジル＝（E）―（一R・三R）―三―（二―シアノプロパ―一―エニル）―二・二―ジメチルシクロプロパンカルボキシラート、二・三・五・六―テトラフルオロ―四―（メトキシメチル）ベンジル＝（Z）―（一S・三S）―三―（二―シアノプロパ―一―エニル）―二・二―ジメチルシクロプロパンカルボキシラート、二・三・五・六―テトラフルオロ―四―（メトキシメチル）ベンジル＝（EZ）―（一RS・三SR）―三―（二―シアノプロパ―一―エニル）―二・二―ジメチルシクロプロパンカルボキシラート及び二・三・五・六―テトラフルオロ―四―（メトキシメチル）ベンジル＝（E）―（一S・三S）―三―（二―シアノプロパ―一―エニル）―二・二―ジメチルシクロプロパンカルボキシラートの混合物（二・三・五・六―テトラフルオロ―四―（メトキシメチル）ベンジル＝（Z）―（一R・三R）―三―（二―シアノプロパ―一―エニル）―二・二―ジメチルシクロプロパンカルボキシラート八〇・九％以上を含有し、二・三・五・六―テトラフルオロ―四―（メトキシメチル）ベンジル＝（E）―（一R・三R）―三―（二―シアノプロパ―一―エニル）―二・二―ジメチルシクロプロパンカルボキシラート一〇％以下を含有し、二・三・五・六―テトラフルオロ―四―（メトキシメチル）ベンジル＝（Z）―（一S・三S）―三―（二―シアノプロパ―一―エニル）―二・二―ジメチルシクロプロパンカルボキシラート二％以下を含有し、二・三・五・六―テトラフルオロ―四―（メトキシメチル）ベンジル＝（EZ）―（一RS・三SR）―三―（二―シアノプロパ―一―エニル）―二・二―ジメチルシクロプロパンカルボキシラート一％以下を含有し、かつ、二・三・五・六―テトラフルオロ―四―（メトキシメチル）ベンジル＝（E）―（一S・三S）―三―（二―シアノプロパ―一―エニル）―二・二―ジメチルシクロプロパンカルボキシラート〇・二％以下を含有するものに限る。）並びにこれを含有する製剤（追加　第六十五次）

(119) （四Z）―四―ドデセンニトリル及びこれを含有する製剤（追加　第六十六次）

(120) トリチオシクロヘプタジエン―三・四・六・七―テトラニトリル一五％以下を含有する燻《くん》蒸剤

(121) 二―トリデセンニトリルと三―トリデセンニトリルとの混合物（二―トリデセンニトリル八〇％以上八四％以下を含有し、かつ、三―トリデセンニトリル一五％以上一九％以下を含有するものに限る。）及びこれを含有する製剤（追加　第三十次）

(122) 二・二・二―トリフルオロエチル＝［（一S）―一―シアノ―二―メチルプロピル］カルバマート及びこれを含有する製剤追加　第六十八次）

(123) 二・二・三―トリメチル―三―シクロペンテンアセトニトリル一〇％以下を含有する製剤（追加　第四十六次）

(124) p―トルエンスルホン酸＝四―［［三―［シアノ（二―メチルフエニル）メチリデン］チオフエン―二（三H）―イリデン］アミノオキシスルホニル］フエニル及びこれを含有する製剤（追加　第五十九次）

(125) ノナ―二・六―ジエンニトリル及びこれを含有する製剤

(126) パラジシアンベンゼン及びこれを含有する製剤

(127) パルミトニトリル及びこれを含有する製剤

(128) 一・二―ビス（N―シアノメチル―N・N―ジメチルアンモニウム）エタン＝ジクロリド及びこれを含有する製剤（追加　第二十九次）

(129) 二―ヒドロキシ―五―ピリジンカルボニトリル及びこれを含有する製剤（追加　第四十一次）

(130) 四―（トランス―四―ビニルシクロヘキシル）ベンゾニトリル及びこれを含有する製剤（追加　第三十四次）

(131) 三―ピリジンカルボニトリル及びこれを含有する製剤（追加　第四十一次）

(132) （二Z）―二―フエニル―二―ヘキセンニトリル及びこれを含有する製剤（追加　第六十二次）

(133) ブチル＝（R）―二―［四―（四―シアノ―二―フルオロフエノキシ）フエノキシ］プロピオナート（別名シハロホップブチル）及びこれを含有する製剤（追加　第四十四次）

(134) トランス―四―（五―ブチル―一・三―ジオキサン―二―イル）ベンゾニトリル及びこれを含有する製剤

(135) 四―［トランス―四―［二―（トランス―四―ブチルシクロヘキシル）エチル］シクロヘキシル］ベンゾニトリル及びこれを含有する製剤（追加　第六十一次）

(136) 四―［トランス―四―（トランス―四―ブチルシクロヘキシル）シクロヘキシル］ベンゾニトリル及びこれを含有する製剤（追加　第三十四次）

(137) 四―ブチル―二・六―ジフルオロ安息香酸四―シアノ―三―フルオロフエニルエステル及びこれを含有する製剤（追加　第四十九次）

(138) （E）―二―（四―ターシヤリ―ブチルフエニル）―二―シアノ―一―（一・三・四―トリメチルピラゾール―五―イル）ビニル＝二・二―ジメチルプロピオナート（別名シエノピラフエン）及びこれを含有する製剤（追加　第五十九次）

(139) トランス―四―ブチル―トランス―四―ヘプチル―トランス―一・一―ビシクロヘキサン―四―カルボニトリル及びこれを含有する製剤（追加　第三十四次）

(140) 四―［トランス―四―（三―ブテニル）シクロヘキシル］―四―ビフエニルカルボニトリル及びこれを含有する製剤

(141) 四―［トランス―四―（三―ブテニル）シクロヘキシル］ベンゾニトリル及びこれを含有する製剤

(142) 二―フルオロ―四―［トランス―四―（トランス―四―エチルシクロヘキシル）シクロヘキシル］ベンゾニトリル及びこれを含有する製剤

(143) （Z）―二―［二―フルオロ―五―（トリフルオロメチル）フェニルチオ］―二―［三―（二―メトキシフェニル）―一・三―チアゾリジン―二―イリデン］アセトニトリル（別名フルチアニル）及びこれを含有する製剤（追加 第六十二次）

(144) 二―フルオロ―四―（トランス―四―ビニルシクロヘキシル）ベンゾニトリル及びこれを含有する製剤（追加 第五十六次）

(145) 二―フルオロ―四―［トランス―四―（E）―（プロパ―一―エン―一―イル）シクロヘキシル］ベンゾニトリル及びこれを含有する製剤（追加 第五十六次）

(146) 二―フルオロ―四―［トランス―四―（トランス―四―プロピルシクロヘキシル）シクロヘキシル］ベンゾニトリル及びこれを含有する製剤

(147) 二―フルオロ―四―（トランス―四―プロピルシクロヘキシル）ベンゾニトリル及びこれを含有する製剤

(148) 二―フルオロ―三《四》―プロピル［一・二：二《四》・三―テルフェニル］―一―カルボニトリル及びこれを含有する製剤（追加 第七十一次）

(149) 三―フルオロ―四―プロピル―四―パラ―テルフェニルカルボニトリル及びこれを含有する製剤（追加 第四十次）

(150) 二―フルオロ―四―（トランス―四―ペンチルシクロヘキシル）ベンゾニトリル及びこれを含有する製剤

(151) 二―フルオロ―四―［トランス―四―（三―メトキシプロピル）シクロヘキシル］ベンゾニトリル及びこれを含有する製剤（追加 第四十次）

(152) トランス―四―（五―プロピル―一・三―ジオキサン―二―イル）ベンゾニトリル及びこれを含有する製剤

(153) 四―［トランス―四―［二―（トランス―四―プロピルシクロヘキシル）エチル］シクロヘキシル］ベンゾニトリル及びこれを含有する製剤（追加 第六十一次）

(154) 四―（トランス―四―（トランス―四―プロピルシクロヘキシル）シクロヘキシル］ベンゾニトリル及びこれを含有する製剤

(155) 二―［二―（プロピルスルホニルオキシイミノ）チオフエン―三（二H）―イリデン］―二―（二―メチルフェニル）アセトニトリル及びこれを含有する製剤（追加 第六十二次）

(156) 四―［二―（トランス―四―プロピル―トランス―一・一―ビシクロヘキサン―四―イル）エチル］ベンゾニトリル及びこれを含有する製剤（追加 第三十四次）

(157) 四―［トランス―四―（一―プロペニル）シクロヘキシル］ベンゾニトリル及びこれを含有する製剤（追加 第三十四次）

(158) 三―ブロモ―一―（三―クロロピリジン―二―イル）―N―［四―シアノ―二―メチル―六―（メチルカルバモイル）フエニル］―一H―ピラゾール―五―カルボキサミド（別名シアントラニリプロール）及びこれを含有する製剤（追加 第六十三次）

(159) 四―ブロモ―二―（四―クロロフエニル）―一―エトキシメチル―五―トリフルオロメチルピロール―三―カルボニトリル（別名クロルフエナピル）〇・六％以下を含有する製剤（追加 第五十一次）

(160) 二―ブロモ―二―（ブロモメチル）グルタロニトリル及びこれを含有する製剤

(161) 三―（シス―三―ヘキセニロキシ）プロパンニトリル及びこれを含有する製剤（追加 第四十四次）

(162) 四―（五―（トランス―四―ヘプチルシクロヘキシル）―二―ピリミジニル］ベンゾニトリル及びこれを含有する製剤

(163) ペンタクロルマンデル酸ニトリル及びこれを含有する製剤

(164) トランス―四―（五―ペンチル―一・三―ジオキサン―二―イル）ベンゾニトリル及びこれを含有する製剤

(165) 四―［トランス―四―（トランス―四―ペンチルシクロヘキシル）シクロヘキシル］ベンゾニトリル及びこれを含有する製剤（追加 第三十四次）

(166) 四―（五―（トランス―四―ペンチルシクロヘキシル）―二―ピリミジニル］ベンゾニトリル及びこれを含有する製剤

(167) 四―ペンチル―二・六―ジフルオロ安息香酸四―シアノ―三―フルオロフエニルエステル及びこれを含有する製剤（追加 第四十九次）

(168) 四―［（E）―三―ペンテニル］安息香酸四―シアノ―三・五―ジフルオロフエニルエステル及びこれを含有する製剤（追加 第四十九次）

(169) 四―［トランス―四―（四―ペンテニル）シクロヘキシル］―四―ビフエニルカルボニトリル及びこれを含有する製剤

(170) 四―［トランス―四―（一―ペンテニル）シクロヘキシル］ベンゾニトリル及びこれを含有する製剤（追加 第三十四次）

(171) 四―［トランス―四―（三―ペンテニル）シクロヘキシル］ベンゾニトリル及びこれを含有する製剤（追加 第三十四次）

(172) 四―［トランス―四―（四―ペンテニル）シクロヘキシル］ベンゾニトリル及びこれを含有する製剤

(173) ミリストニトリル及びこれを含有する製剤

(174) メタジシアンベンゼン及びこれを含有する製剤

(175) 四―メチル―二―シアノビフエニル及びこれを含有する製剤（追加 第六十次）

(176) メチル＝（E）―二―［二―［六―（二―シアノフエノキシ）ピリミジン―四―イルオキシ］フエニル］―三―メトキシアクリレート八〇％以下を含有する製剤（追加 第四十七次）

(177) 二―メチルデカンニトリル及びこれを含有する製剤（追加 第六十二次）

(178) 三―メチル―二―ノネンニトリル及びこれを含有する製剤

(179) 三―メチル―三―ノネンニトリル及びこれを含有する製剤

(180) 二―［二―（四―メチルフエニルスルホニルオキシイミノ）チオフエン―三（二H）―イリデン］―二―（二―メチルフエニル）アセトニトリル及びこれを含有する製剤（追加 第六十次）

(181) （Z）―［五―［四―（四―メチルフエニルスルホニルオキシ）フエニルスルホニルオキシイミノ］―五H―チオ

フエン―二―イリデン〕―（二―メチルフエニル）アセトニトリル及びこれを含有する製剤（追加 第五十六次）

[182] 三―メチル―五―フエニルペンタ―二―エンニトリル及びこれを含有する製剤（追加 第六十九次）

[183] 二―メトキシエチル＝（ＲＳ）―二―（四―t―ブチルフエニル）―二―シアノ―三―オキソ―三―（二―トリフルオロメチルフエニル）プロパノアート（別名シフルメトフエン）及びこれを含有する製剤（追加 第五十七次）

[184] 四―〔トランス―四―（メトキシプロピル）シクロヘキシル〕ベンゾニトリル及びこれを含有する製剤（追加 第三十四次）

[185] 四―〔トランス―四―（メトキシメチル）シクロヘキシル〕ベンゾニトリル及びこれを含有する製剤

[186] ラウロニトリル及びこれを含有する製剤

三十三 ジイソプロピル―S―（エチルスルフイニルメチル）―ジチオホスフエイト及びこれを含有する製剤。ただし、ジイソプロピル―S―（エチルスルフイニルメチル）―ジチオホスフエイト五％以下を含有するものを除く。

三十三の二 二―（ジエチルアミノ）エタノール及びこれを含有する製剤。ただし、二―（ジエチルアミノ）エタノール〇・七％以下を含有するものを除く。（追加 第六十五次）

三十三の三 二―ジエチルアミノ―六―メチルピリミジル―四―ジエチルチオホスフエイト及びこれを含有する製剤（追加 第十二次）

三十四 ジエチル―S―（エチルチオエチル）―ジチオホスフエイト五％以下を含有する製剤

三十四の二 ジエチル―S―（二―オキソ―六―クロルベンゾオキサゾロメチル）―ジチオホスフエイト及びこれを含有する製剤。ただし、ジエチル―S―（二―オキソ―六―クロルベンゾオキサゾロメチル）―ジチオホスフエイト二・二％以下を含有するものを除く。（追加 第三 次）

三十四の三 Ｏ・Ｏ―ジエチル＝Ｏ―（二―キノキサリニル）＝チオホスフアート（別名キナルホス）及びこれを含有する製剤（追加 第二十六次）

三十五 ジエチル―四―クロルフエニルメルカプトメチルジチオホスフエイトを含有する製剤

三十五の二 ジエチル―一―（二・四―ジクロルフエニル）―二―クロルビニルホスフエイト及びこれを含有する製剤（追加 第四次）

三十六 ジエチル―（二・四―ジクロルフエニル）―チオホスフエイトを含有する製剤。ただし、ジエチル―（二・四―ジクロルフエニル）―チオホスフエイト三％以下を含有するものを除く。

三十七 ジエチル―二・五―ジクロルフエニルメルカプトメチルジチオホスフエイトを含有する製剤。ただし、ジエチル―二・五―ジクロルフエニルメルカプトメチルジチオホスフエイト一・五％以下を含有するものを除く。

三十七の二 ジエチル―（一・三―ジチオシクロペンチリデン）―チオホスホルアミド五％以下を含有する製剤（追加 第一次）

三十七の三 ジエチル＝スルフアート及びこれを含有する製剤（追加 第七十次）

三十七の四 ジエチル―三・五・六―トリクロル―二―ピリジルチオホスフエイト及びこれを含有する製剤。ただし、ジエチル―三・五・六―トリクロル―二―ピリジルチオホスフエイト一％（マイクロカプセル製剤にあつては、二五％）以下を含有するものを除く。（追加 第七次、一部改正 第二十三次、第四十四次）

三十七の五 ジエチル―（五―フエニル―三―イソキサゾリル）―チオホスフエイト（別名イソキサチオン）及びこれを含有する製剤。ただし、ジエチル―（五―フエニル―三―イソキサゾリル）―チオホスフエイト二％以下を含有するものを除く。（全部改正 第二十四次）

三十七の六 ジエチル―S―ベンジルチオホスフエイト及びこれを含有する製剤。ただし、ジエチル―S―ベンジルチオホスフエイト二・三％以下を含有するものを除く。（追加 第一次、一部改正 第三次）

三十七の七 ジエチル―四―メチルスルフイニルフエニル―チオホスフエイト三％以下を含有する製剤（追加 第八次）

三十八 四塩化炭素を含有する製剤

三十八の二 二―（一・三―ジオキソラン―二―イル）―フエニル―N―メチルカルバメート及びこれを含有する製剤（追加 第七次）

三十八の三 一・三―ジカルバモイルチオ―二―（N・N―ジメチルアミノ）―プロパン、その塩類及びこれらのいずれかを含有する製剤。ただし、一・三―ジカルバモイルチオ―二―（N・N―ジメチルアミノ）―プロパンとして二％以下を含有するものを除く。（追加 第四次）

三十九 しきみの実

三十九の二 シクロヘキサ―四―エン―一・二―ジカルボン酸無水物及びこれを含有する製剤（追加 第七十二次）

四十 シクロヘキシミドを含有する製剤。ただし、シクロヘキシミド〇・二％以下を含有するものを除く。

四十の二 シクロヘキシルアミン及びこれを含有する製剤（追加 第三十四次）

四十の三 ジ（二―クロルイソプロピル）エーテル及びこれを含有する製剤（追加 第一次）

四十の四 ジクロルジニトロメタン及びこれを含有する製剤（追加 第三次）

四十の五 二・四―ジクロル―六―ニトロフエノール、その塩類及びこれらのいずれかを含有する製剤（追加 第四次）

四十一 ジクロルブチンを含有する製剤

四十一の二 二・四―ジクロロ―α・α・α―トリフルオロ―四―ニトロメタトルエンスルホンアニリド（別名フルスルフアミド）及びこれを含有する製剤。ただし、二・四―ジクロロ―α・α・α―トリフルオロ―四―ニトロメタトルエンスルホンアニリド〇・三％以下を含有するものを除く。（追加 第三十六次）

四十一の三 二・四―ジクロロ―一―ニトロベンゼン及びこれを含有する製剤（追加 第六十四次）

四十一の四 二・四―ジクロロフエノール及びこれを含有する製剤（追加 第七十三次）

四十一の五 一・三―ジクロロプロペン及びこれを含有する製剤（追加 第六十一次）

四十二 二・三―ジ―（ジエチルジチオホスホロ）―パラジオキサンを含有する製剤

四十二の二 ジシクロヘキシルアミン及びこれを含有する製剤。ただし、ジシクロヘキシルアミン四％以下を含有するものを除く。（追加 第七十一次）

四十二の三　ジデシル（ジメチル）アンモニウム＝クロリド及びこれを含有する製剤。ただし、ジデシル（ジメチル）アンモニウム＝クロリド〇・四％以下を含有するものを除く。（追加　第七十二次）
四十三　二・四―ジニトロ―六―シクロヘキシルフエノールを含有する製剤。ただし、二・四―ジニトロ―六―シクロヘキシルフエノール〇・五％以下を含有するものを除く。
四十三の二　二・四―ジニトロトルエン及びこれを含有する製剤（追加　第三十四次）
四十四　二・四―ジニトロ―六―（一―メチルプロピル）―フエニルアセテートを含有する製剤
四十五　二・四―ジニトロ―六―（一―メチルプロピル）―フエノール二％以下を含有する製剤
四十六　二・四―ジニトロ―六―メチルプロピルフエノールジメチルアクリレートを含有する製剤
四十六の二　ジニトロメチルヘプチルフエニルクロトナート（別名ジノカツプ）及びこれを含有する製剤。ただし、ジニトロメチルヘプチルフエニルクロトナート〇・二％以下を含有するものを除く。（追加　第二十次）
四十六の三　二・三―ジヒドロ―二・二―ジメチル―七―ベンゾ［ｂ］フラニル―Ｎ―ジブチルアミノチオ―Ｎ―メチルカルバマート（別名カルボスルフアン）及びこれを含有する製剤（追加　第二十次）
四十七　二・二'―ジピリジリウム―一・一'―エチレンジブロミドを含有する製剤
四十七の二　二―ジフエニルアセチル―一・三―インダンジオン〇・〇〇五％以下を含有する製剤（追加　第十四次）
四十七の三　三―（ジフルオロメチル）―一―メチル―Ｎ―［（三Ｒ）―一・一・三―トリメチル―二・三―ジヒドロ―一Ｈ―インデン―四―イル］―一Ｈ―ピラゾール―四―カルボキサミド及びこれを含有する製剤。ただし、三―（ジフルオロメチル）―一―メチル―Ｎ―［（三Ｒ）―一・一・三―トリメチル―二・三―ジヒドロ―一Ｈ―インデン―四―イル］―一Ｈ―ピラゾール―四―カルボキサミド三％以下を含有するものを除く。（追加　第七十一次）
四十七の四　ジプロピル―四―メチルチオフエニルホスフエイト及びこれを含有する製剤（追加　第七次）
四十八　一・二―ジブロムエタン（別名ＥＤＢ）を含有する製剤。ただし、一・二―ジブロムエタン五〇％以下を含有するものを除く。
四十九　ジブロムクロルプロパン（別名ＤＢＣＰ）を含有する製剤
五十　三・五―ジブロム―四―ヒドロキシ―四'―ニトロアゾベンゼンを含有する製剤。ただし、三・五―ジブロム―四―ヒドロキシ―四'―ニトロアゾベンゼン三％以下を含有するものを除く。
五十の二　二・三―ジブロモプロパン―一―オール及びこれを含有する製剤（追加　第六十四次）
五十の三　二―（ジメチルアミノ）エタノール及びこれを含有する製剤。ただし、二―（ジメチルアミノ）エタノール三・一％以下を含有するものを除く。（追加　第七十二次）
五十の四　二―（ジメチルアミノ）エチル＝メタクリレート及びこれを含有する製剤。ただし、二―（ジメチルアミノ）エチル＝メタクリレート六・四％以下を含有するものを除く。（追加　第五十九次、一部改正　第七十二次）
五十の四　二―ジメチルアミノ―五・六―ジメチルピリミジル―四―Ｎ・Ｎ―ジメチルカルバメート及びこれを含有する製剤（追加　第十二次）
五十の五　五―ジメチルアミノ―一・二・三―トリチアン、その塩類及びこれらのいずれかを含有する製剤。ただし、五―ジメチルアミノ―一・二・三―トリチアンとして三％以下を含有するものを除く。（追加　第十七次）
五十の六　ジメチルアミン及びこれを含有する製剤。ただし、ジメチルアミン五〇％以下を含有するものを除く。（追加　第四十一次）
五十の七　ジメチル―（イソプロピルチオエチル）―ジチオホスフエイト四％以下を含有する製剤（追加　第九次）
五十一　ジメチルエチルスルフイニルイソプロピルチオホスフエイトを含有する製剤
五十二　ジメチルエチルメルカプトエチルジチオホスフエイト（別名チオメトン）を含有する製剤
五十三　ジメチル―二・二―ジクロルビニルホスフエイト（別名ＤＤＶＰ）を含有する製剤
五十四　ジメチルジチオホスホリルフエニル酢酸エチルを含有する製剤。ただし、ジメチルジチオホスホリルフエニル酢酸エチル三％以下を含有するものを除く。
五十四の二　三―ジメチルジチオホスホリル―Ｓ―メチル―五―メトキシ―一・三・四―チアジアゾリン―二―オン及びこれを含有する製剤（追加　第五次）
五十四の三　二・二―ジメチル―二・三―ジヒドロ―一―ベンゾフラン―七―イル＝Ｎ―［Ｎ―（二―エトキシカルボニルエチル）―Ｎ―イソプロピルスルフエナモイル］―Ｎ―メチルカルバマート（別名ベンフラカルブ）及びこれを含有する製剤。ただし、二・二―ジメチル―二・三―ジヒドロ―一―ベンゾフラン―七―イル＝Ｎ―［Ｎ―（二―エトキシカルボニルエチル）―Ｎ―イソプロピルスルフエナモイル］―Ｎ―メチルカルバマート六％以下を含有するものを除く。（追加　第二十五次、一部改正　第六十二次）
五十五　ジメチルジブロムジクロルエチルホスフエイトを含有する製剤
五十五の二　ジメチル―Ｓ―パラクロルフエニルチオホスフエイト（別名ＤＭＣＰ）及びこれを含有する製剤（追加　第六次）
五十五の三　三・四―ジメチルフエニル―Ｎ―メチルカルバメートを含有する製剤（追加　第四次）
五十五の四　三・五―ジメチルフエニル―Ｎ―メチルカルバメート及びこれを含有する製剤。ただし、三・五―ジメチルフエニル―Ｎ―メチルカルバメート三％以下を含有するものを除く。（追加　第六次、一部改正　第八次）
五十六　ジメチルフタリルイミドメチルジチオホスフエイトを含有する製剤
五十六の二　Ｎ・Ｎ―ジメチルプロパン―一・三―ジアミン及びこれを含有する製剤（追加　第七十次）
五十六の三　二・二―ジメチル―一・三―ベンゾジオキソ―ル―四―イル―Ｎ―メチルカルバマート（別名ベンダイオカルブ）五％以下を含有する製剤（追加　第二十二次）
五十七　ジメチルメチルカルバミルエチルチオエチルチオホスフエイトを含有する製剤
五十八　ジメチル―（Ｎ―メチルカルバミルメチル）―ジチオ

ホスフエイト（別名ジメトエート）を含有する製剤

五十八の二　ジメチル―（二―（一―メチルベンジルオキシカルボニル）―一―メチルエチレン）―ホスフエイト及びこれを含有する製剤　（追加　第四次）

五十八の三　O・O―ジメチル―O―（三―メチル―四―メチルスルフイニルフエニル）―チオホスフエイト及びこれを含有する製剤（追加　第十九次）

五十九　ジメチル―四―メチルメルカプト―三―メチルフエニルチオホスフエイトを含有する製剤。ただし、ジメチル―四―メチルメルカプト―三―メチルフエニルチオホスフエイト二％以下を含有するものを除く。

五十九の二　三―（ジメトキシホスフイニルオキシ）―N―メチル―シス―クロトナミド及びこれを含有する製剤（追加第十三次）

六十　重クロム酸塩類及びこれを含有する製剤

六十一　蓚《しゅう》酸を含有する製剤。ただし、蓚《しゅう》酸一〇％以下を含有するものを除く。

六十二　蓚《しゅう》酸塩類及びこれを含有する製剤。ただし、蓚《しゅう》酸として一〇％以下を含有するものを除く。

六十三　硝酸を含有する製剤。ただし、硝酸一〇％以下を含有するものを除く。

六十四　硝酸タリウムを含有する製剤。ただし、硝酸タリウム〇・三％以下を含有し、黒色に着色され、かつ、トウガラシエキスを用いて著しくからく着味されているものを除く。

六十五　水酸化カリウムを含有する製剤。ただし、水酸化カリウム五％以下を含有するものを除く。

六十六　水酸化トリアリール錫《すず》、その塩類及びこれらの無水物並びにこれらのいずれかを含有する製剤。ただし、水酸化トリアリール錫《すず》、その塩類又はこれらの無水物二％以下を含有するものを除く。

六十七　水酸化トリアルキル錫《すず》、その塩類及びこれらの無水物並びにこれらのいずれかを含有する製剤。ただし、水酸化トリアルキル錫《すず》、その塩類又はこれらの無水物二％以下を含有するものを除く。

六十八　水酸化ナトリウムを含有する製剤。ただし、水酸化ナトリウム五％以下を含有するものを除く。

六十八の二　水酸化リチウム及びこれを含有する製剤（追加第七十次）

六十八の三　水酸化リチウム一水和物及びこれを含有する製剤。ただし、水酸化リチウム一水和物〇・五％以下を含有するものを除く。（追加　第七十次、一部改正　第七十二次、第七十三次）

六十九　無機錫《すず》塩類

六十九の二　スチレン及びジビニルベンゼンの共重合物のスルホン化物の七―ブロモ―六―クロロ―三―〔三―〔（二R・三S）―三―ヒドロキシ―二―ピペリジル〕―二―オキソプロピル〕―四（三H）―キナゾリノンと七―ブロモ―六―クロロ―三―〔三―〔（二S・三R）―三―ヒドロキシ―二―ピペリジル〕―二―オキソプロピル〕―四（三H）―キナゾリノンとのラセミ体とカルシウムとの混合塩（七―ブロモ―六―クロロ―三―〔三―〔（二R・三S）―三―ヒドロキシ―二―ピペリジル〕―二―オキソプロピル〕―四（三H）―キナゾリノンと七―ブロモ―六―クロロ―三―〔三―〔（二S・三R）―三―ヒドロキシ―二―ピペリジル〕―二―オキソプロピル〕―四（三H）―キナゾリノンとのラセミ体として七・二％以下を含有するものに限る。以下この号において同じ。）及びこれを含有する製剤。ただし、スチレン及びジビニルベンゼンの共重合物のスルホン化物の七―ブロモ―六―クロロ―三―〔三―〔（二R・三S）―三―ヒドロキシ―二―ピペリジル〕―二―オキソプロピル〕―四（三H）―キナゾリノンと七―ブロモ―六―クロロ―三―〔三―〔（二S・三R）―三―ヒドロキシ―二―ピペリジル〕―二―オキソプロピル〕―四（三H）―キナゾリノンとのラセミ体とカルシウムとの混合塩一％以下を含有するものを除く。（追加第二十七次）

六十九の三　センデュラマイシン、その塩類及びこれらのいずれかを含有する製剤。ただし、センデュラマイシンとして〇・五％以下を含有するものを除く。（追加　第三十九次）

六十九の四　二―チオ―三・五―ジメチルテトラヒドロ―一・三・五―チアジアジン及びこれを含有する製剤（追加　第十二次）

七十　チオセミカルバジドを含有する製剤。ただし、チオセミカルバジド〇・三％以下を含有し、黒色に着色され、かつ、トウガラシエキスを用いて著しくからく着味されているものを除く。

七十一　テトラエチルメチレンビスジチオホスフエイトを含有する製剤

七十一の二　テトラクロルニトロエタン及びこれを含有する製剤（追加　第三次）

七十一の三　（S）―二・三・五―六―テトラヒドロ―六―フエニルイミダゾ〔二・一―b〕チアゾール、その塩類及びこれらのいずれかを含有する製剤。ただし、（S）―二・三・五・六―テトラヒドロ―六―フエニルイミダゾ〔二・一―b〕チアゾールとして六・八％以下を含有するものを除く。（追加　第二十四次、一部改正　第三十八次）

七十一の四　二・三・五・六―テトラフルオロ―四―メチルベンジル＝（Z）―（一RS・三RS）―三―（二―クロロ―三・三・三―トリフルオロ―一―プロペニル）―二・二―ジメチルシクロプロパンカルボキシラート（別名テフルトリン）〇・五％以下を含有する製剤（追加　第三十七次）

七十一の五　三・七・九・一三―テトラメチル―五・一一―ジオキサ―二・八・一四―トリチア―四・七・九・一二―テトラアザペンタデカ―三・一二―ジエン―六・一〇―ジオン（別名チオジカルブ）及びこれを含有する製剤（追加　第二十九次）

七十一の六　二・四・六・八―テトラメチル―一・三・五・七―テトラオキソカン（別名メタアルデヒド）及びこれを含有する製剤。ただし、二・四・六・八―テトラメチル―一・三・五・七―テトラオキソカン一〇％以下を含有するものを除く。（追加　第六十次）

七十二　無機銅塩類。ただし、雷銅を除く。

七十二の二　一―ドデシルグアニジニウム＝アセタート（別名ドジン）六五％以下を含有する製剤（追加　第五十八次）

七十二の三　三・六・九―トリアザウンデカン―一・一一―ジアミン及びこれを含有する製剤（追加　第五十七次）

七十三　トリエタノールアンモニウム―二・四―ジニトロ―六―（一―メチルプロピル）―フエノラートを含有する製剤

七十三の二　トリクロルニトロエチレン及びこれを含有する製

剤（追加　第三次）
七十四　トリクロルヒドロキシエチルジメチルホスホネイトを含有する製剤。ただし、トリクロルヒドロキシエチルジメチルホスホネイト一〇％以下を含有するものを除く。
七十四の二　二・四・五―トリクロルフエノキシ酢酸、そのエステル類及びこれらのいずれかを含有する製剤（追加　第八次）
七十四の三　トリクロロシラン及びこれを含有する製剤（追加　第三十二次）
七十四の四　トリクロロ（フエニル）シラン及びこれを含有する製剤（追加　第七十二次）
七十四の五　一・二・三―トリクロロプロパン及びこれを含有する製剤（追加　第七十次）
七十四の六　トリブチルトリチオホスフエイト及びこれを含有する製剤（追加　第五次）
七十四の七　トリフルオロメタンスルホン酸及びこれを含有する製剤。ただし、トリフルオロメタンスルホン酸一〇％以下を含有するものを除く。（追加　第二十八次）
七十五　トルイジン塩類
七十六　トルイレンジアミン及びその塩類
七十六の二　トルエン（追加　第九次）
七十七　鉛化合物。ただし、次に掲げるものを除く。
イ　四酸化三鉛
ロ　ヒドロオキシ炭酸鉛
ハ　硫酸鉛
七十七の二　ナラシン又はその塩類のいずれかを含有する製剤であつて、ナラシンとして一〇％以下を含有するもの。ただし、ナラシンとして一％以下を含有し、かつ、飛散を防止するための加工をしたものを除く。（追加　第五十二次）
七十七の三　二酸化アルミニウムナトリウム及びこれを含有する製剤（追加　第七十次）
七十七の四　一―（四―ニトロフエニル）―三―（三―ピリジルメチル）ウレア及びこれを含有する製剤（追加　第十三次）
七十八　二硫化炭素を含有する製剤
七十八の二　ノニルフエノール及びこれを含有する製剤。ただし、ノニルフエノール一％以下を含有するものを除く。（追加　第七十三次）
七十九　バリウム化合物。ただし、次に掲げるものを除く。
（一部改正　第五十八次）
イ　バリウム＝四―（五―クロロ―四―メチル―二―スルホナトフエニルアゾ）―三―ヒドロキシ―二―ナフトアート
ロ　硫酸バリウム
八十　ピクリン酸塩類。ただし、爆発薬を除く。
八十の二　N・N―ビス（二―アミノエチル）エタン―一・二―ジアミン及びこれを含有する製剤（追加　第七十次）
八十の三　ビス（二―エチルヘキシル）＝水素＝ホスフアート及びこれを含有する製剤。ただし、ビス（二―エチルヘキシル）＝水素＝ホスフアート二％以下を含有するものを除く。
（追加　第六十八次）
八十の四　S・S―ビス（一―メチルプロピル）＝O―エチル＝ホスホロジチオアート（別名カズサホス）一〇％以下を含有する製剤。ただし、S・S―ビス（一―メチルプロピル）＝O―エチル＝ホスホロジチオアート三％以下を含有する徐放性製剤を除く。（追加　第五十一次）
八十の五　ヒドラジン一水和物及びこれを含有する製剤。ただし、ヒドラジン一水和物三〇％以下を含有するものを除く。
（追加　第四十四次）
八十の六　ヒドロキシエチルヒドラジン、その塩類及びこれらのいずれかを含有する製剤（追加　第五次）
八十の七　二―ヒドロキシ―四―メチルチオ酪酸及びこれを含有する製剤。ただし、二―ヒドロキシ―四―メチルチオ酪酸〇・五％以下を含有するものを除く。（追加　第三十三次）
八十一　ヒドロキシルアミンを含有する製剤
八十二　ヒドロキシルアミン塩類及びこれを含有する製剤
八十二の二　一―ビニル―二―ピロリドン及びこれを含有する製剤。ただし、一―ビニル―二―ピロリドン一〇％以下を含有するものを除く。追加　第七十三次）
八十三　二―（三―ピリジル）―ピペリジン（別名アナバシン）、その塩類及びこれらのいずれかを含有する製剤（一部改正　第一次）
八十三の二　ピロカテコール及びこれを含有する製剤（追加　第六十六次）
八十三の三　二―（フエニルパラクロルフエニルアセチル）―一・三―インダンジオン及びこれを含有する製剤。ただし、二―（フエニルパラクロルフエニルアセチル）―一・三―インダンジオン〇・〇二五％以下を含有するものを除く。（追加　第九次）
八十四　フエニレンジアミン及びその塩類
八十五　フエノールを含有する製剤。ただし、フエノール五％以下を含有するものを除く。
八十五の二　一―t―ブチル―三―（二・六―ジイソプロピル―四―フエノキシフエニル）チオウレア（別名ジアフエンチウロン）及びこれを含有する製剤（追加　第四十四次）
八十五の三　ブチル＝二・三―ジヒドロ―二・二―ジメチルベンゾフラン―七―
イル＝N・N′―ジメチル―N・N′―チオジカルバマート（別名フラチオカルブ）五％以下を含有する製剤（追加　第四十一次）
八十五の四　t―ブチル＝（E）―四―（一・三―ジメチル―五―フエノキシ―四―ピラゾリルメチレンアミノオキシメチル）ベンゾアート及びこれを含有する製剤。ただし、t―ブチル＝（E）―四―（一・三―ジメチル―五―フエノキシ―四―ピラゾリルメチレンアミノオキシメチル）ベンゾアート五％以下を含有するものを除く。（追加　第三十三次）
八十五の五　ブチル（トリクロロ）スタンナン及びこれを含有する製剤（追加　第六十八次）
八十五の六　N―ブチルピロリジン（追加　第二次）
八十五の七　二―セカンダリ―ブチルフエノール及びこれを含有する製剤（追加　第六十八次）
八十五の八　二―ターシヤリ―ブチルフエノール及びこれを含有する製剤（追加　第六十九次）
八十五の九　二―t―ブチル―五―（四―t―ブチルベンジルチオ）―四―クロロピリダジン―三（二H）―オン及びこれを含有する製剤（追加　第三十三次）
八十五の十　ブチル―S―ベンジル―S―エチルジチオホスフエイト及びこれを含有する製剤　（追加　第六次）
八十五の十一　N―（四―t―ブチルベンジル）―四―クロロ―三―エチル―一―メチルピラゾール―五―カルボキサミド（別名テブフエンピラド）及びこれを含有する製剤（追加

第三十七次）

八十五の十二　二―t―ブチル―五―メチルフェノール及びこれを含有する製剤（追加　第五十七次）

八十五の十三　ふつ化アンモニウム及びこれを含有する製剤（追加　第七十三次）

八十五の十四　ふつ化ナトリウム及びこれを含有する製剤。ただし、ふつ化ナトリウム六％以下を含有するものを除く。（追加　第七十三次）

八十六　ブラストサイジンSを含有する製剤

八十七　ブラストサイジンS塩類及びこれを含有する製剤

八十七の二　ブルシン及びその塩類（追加　第四十九次）

八十七の三　ブロムアセトン及びこれを含有する製剤（追加　第二次）

八十八　ブロム水素を含有する製剤

八十八の二　ブロムメチルを含有する製剤（追加　第十三次）

八十八の三　一―ブロモ―三―クロロプロパン及びこれを含有する製剤追加　第五十九次）

八十八の四　二―（四―ブロモジフルオロメトキシフェニル）―二―メチルプロピル＝三―フェノキシベンジル＝エーテル（別名ハルフェンプロックス）及びこれを含有する製剤。ただし、二―（四―ブロモジフルオロメトキシフェニル）―二―メチルプロピル＝三―フェノキシベンジル＝エーテル五％以下を含有する徐放性製剤を除く。（追加　第四十次、一部改正　第四　十四次）

八十九　ヘキサクロルエポキシオクタヒドロエンドエキソジメタノナフタリン（別名デイルドリン）を含有する製剤

九十　一・二・三・四・五・六―ヘキサクロルシクロヘキサン（別名リンデン）を含有する製剤。ただし、一・二・三・四・五・六―ヘキサクロルシクロヘキサン一・五％以下を含有するものを除く。

九十一　ヘキサクロルヘキサヒドロジメタノナフタリン（別名アルドリン）を含有する製剤

九十一の二　ヘキサメチレンジイソシアナート及びこれを含有する製剤（追加　第三十四次）

九十一の三　ヘキサン酸及びこれを含有する製剤。ただし、ヘキサン酸一一％以下を含有するものを除く。（追加　第七十二次）

九十一の四　ヘキサン―一・六―ジアミン及びこれを含有する製剤（追加　第五十七次）

九十二　ベタナフトールを含有する製剤。ただし、ベタナフトール一％以下を含有するものを除く。

九十二の二　ヘプタン酸及びこれを含有する製剤。ただし、ヘプタン酸一一％以下を含有するものを除く。（追加　第七十二次）

九十二の三　ベンゼン―一・四―ジカルボニル＝ジクロリド及びこれを含有する製剤（追加　第七十三次）

九十二の四　ベンゾイル＝クロリド及びこれを含有する製剤。ただし、ベンゾイル＝クロリド〇・〇五％以下を含有するものを除く。（追加　第七十三次）

九十三　一・四・五・六・七―ペンタクロル―三a・四・七・七a―テトラヒドロ―四・七―（八・八―ジクロルメタノ）―インデン（別名ヘプタクロール）を含有する製剤

九十四　ペンタクロルフェノール（別名PCP）を含有する製剤。ただし、ペンタクロルフェノール一％以下を含有するものを除く。

九十五　ペンタクロルフェノール塩類及びこれを含有する製剤。ただし、ペンタクロルフェノールとして一％以下を含有するものを除く。

九十五の二　ペンタン酸及びこれを含有する製剤。ただし、ペンタン酸一一％以下を含有するものを除く。（追加　第七十二次）

九十六　硼弗化《ほうふつ》水素酸及びその塩類

九十六の二　ホスホン酸及びこれを含有する製剤（追加　第七十次）

九十七　ホルムアルデヒドを含有する製剤。ただし、ホルムアルデヒド一％以下を含有するものを除く。

九十八　無水クロム酸を含有する製剤

九十八の二　無水酢酸及びこれを含有する製剤。ただし、無水酢酸〇・二％以下を含有するものを除く。（追加　第六十八次、一部改正　第七十次）

九十八の三　無水マレイン酸及びこれを含有する製剤。ただし、無水マレイン酸一・二％以下を含有するものを除く。（追加　第六十八次、一部改正　第六十九次）

九十八の四　メタクリル酸及びこれを含有する製剤。ただし、メタクリル酸二五％以下を含有するものを除く。（追加　第三十四次、一部改正　第三十九次）

九十八の五　メタバナジン酸アンモニウム及びこれを含有する製剤。ただし、メタバナジン酸アンモニウム〇・〇一％以下を含有するものを除く。（追加　第六十四次、一部改正　第六十八次）

九十八の六　メタンアルソン酸カルシウム及びこれを含有する製剤（追加　第九次）

九十八の七　メタンアルソン酸鉄及びこれを含有する製剤（追加　第九次）

九十八の八　メタンスルホン酸及びこれを含有する製剤。ただし、メタンスルホン酸〇・五％以下を含有するものを除く。（追加　第七十三次）

九十八の九　二―メチリデンブタン二酸（別名メチレンコハク酸）及びこれを含有する製剤（追加　第六十四次）

九十八の十　メチルアミン及びこれを含有する製剤。ただし、メチルアミン四〇％以下を含有するものを除く。（追加　第四十一次）

九十八の十一　メチルイソチオシアネート及びこれを含有する製剤（追加　第十二次）

九十八の十二　三―メチル―五―イソプロピルフェニル―N―メチルカルバメート及びこれを含有する製剤（追加　第九次）

九十八の十三　メチルエチルケトン（追加　第十一次）

九十九　N―メチルカルバミル―二―クロルフェノール及びこれを含有する製剤。ただし、N―メチルカルバミル―二―クロルフェノール二・五％以下を含有するものを除く。（一部改正　第三次）

九十九の二　N―（二―メチル―四―クロルフェニル）―N・N―ジメチルホルムアミジン、その塩類及びこれらのいずれかを含有する製剤。ただし、N―（二―メチル―四―クロルフェニル）―N・N―ジメチルホルムアミジンとして三％以下を含有するものを除く。（追加　第四次、一部改正　第八次）

九十九の三　メチル＝N―［二―［一―（四―クロロフェニ

ル）―一H―ピラゾール―三―イルオキシメチル〕フェニル〕（N―メトキシ）カルバマート（別名ピラクロストロビン）及びこれを含有する製剤。ただし、メチル＝N―［二―［一―（四―クロロフェニル）―一H―ピラゾール―三―イルオキシメチル〕フェニル〕（N―メトキシ）カルバマート六・八％以下を含有するものを除く。（追加　第五十五次　一部改正　第五十六次）

九十九の四　メチルシクロヘキシル―四―クロルフェニルチオホスフエイト一・五％以下を含有する製剤（追加　第四次）

九十九の五　メチルジクロルビニルリン酸カルシウムとジメチルジクロルビニルホスフエイトとの錯化合物及びこれを含有する製剤（追加　第十三次）

九十九の六　メチルジチオカルバミン酸亜鉛及びこれを含有する製剤（追加　第八次）

九十九の七　メチル―N・N―ジメチル―N―［（メチルカルバモイル）オキシ］―一―チオオキサムイミデート〇・八％以下を含有する製剤（追加　第四十五次改正）

九十九の八　S―（四―メチルスルホニルオキシフエニル）―N―メチルチオカルバマート及びこれを含有する製剤（追加　第二十二次）

九十九の九　五―メチル―一・二・四―トリアゾロ［三・四―b］ベンゾチアゾール（別名トリシクラゾール）及びこれを含有する製剤。ただし、五―メチル―一・二・四―トリアゾロ［三・四―b］ベンゾチアゾール八％以下を含有するものを除く。（追加　第十八次）

百　N―メチル―一―ナフチルカルバメートを含有する製剤。ただし、N―メチル―一―ナフチルカルバメート五％以下を含有するものを除く。（一部改正　第五次）

百の二　N―メチル―N―（一―ナフチル）―モノフルオール酢酸アミド及びこれを含有する製剤（追加　第一次）

百の三　二―メチルビフエニル―三―イルメチル＝（一RS・二RS）―二―（Z）―（二―クロロ―三・三・三―トリフルオロ―一―プロペニル）―三・三―ジメチルシクロプロパンカルボキシラート及びこれを含有する製剤。ただし、二―メチルビフエニル―三―イルメチル＝（一RS・二RS）―二―（Z）―（二―クロロ―三・三・三―トリフルオロ―一―プロペニル）―三・三―ジメチルシクロプロパンカルボキシラート二％以下を含有するものを除く。（追加　第三十三次）

百の四　S―（二―メチル―一―ピペリジル―カルボニルメチル）ジプロピルジチオホスフエイト及びこれを含有する製剤。ただし、S―（二―メチル―一―ピペリジル―カルボニルメチル）ジプロピルジチオホスフエイト四・四％以下を含有するものを除く。（追加　第十二次）

百の五　三―メチルフエニル―N―メチルカルバメート及びこれを含有する製剤。ただし、三―メチルフエニル―N―メチルカルバメート二％以下を含有するものを除く。（追加　第五次）

百の六　二―（一―メチルプロピル）―フエニル―N―メチルカルバメート及びこれを含有する製剤。ただし、二―（一―メチルプロピル）―フエニル―N―メチルカルバメート二％（マイクロカプセル製剤にあつては、一五％）以下を含有するものを除く。（追加　第六次、一部改正　第三十八次）

百の七　メチル―（四―ブロム―二・五―ジクロルフエニル）―チオノベンゼンホスホネイト及びこれを含有する製剤（追加　第六次）

百の八　メチルホスホン酸ジメチル（追加　第四十三次）

百の九　S―メチル―N―［（メチルカルバモイル）―オキシ］―チオアセトイミデート（別名メトミル）四五％以下を含有する製剤（追加　第六次　一部改正　第六十次）

百の十　メチレンビス（一―チオセミカルバジド）二％以下を含有する製剤（追加　第十次）

百の十一　五―メトキシ―N・N―ジメチルトリプタミン、その塩類及びこれらのいずれかを含有する製剤（追加　第六十二次）

百の十二　一―（四―メトキシフエニル）ピペラジン及びこれを含有する製剤（追加　第六十次）

百の十三　一―（四―メトキシフエニル）ピペラジン一塩酸塩及びこれを含有する製剤（追加　第六十次）

百の十四　一―（四―メトキシフエニル）ピペラジン二塩酸塩及びこれを含有する製剤（追加　第六十次）

百の十五　二―メトキシ―一・三・二―ベンゾジオキサホスホリン―二―スルフイド及びこれを含有する製剤（追加　第五十次）

百の十六　二―メルカプトエタノール一〇％以下を含有する製剤。ただし、容量二〇リツトル以下の容器に収められたものであつて、二―メルカプトエタノール〇・一％以下を含有するものを除く。（追加　第六十八次）

百の十七　メルカプト酢酸及びこれを含有する製剤。ただし、メルカプト酢酸一％以下を含有するものを除く。（追加　第七十一次）

百の十八　モネンシン、その塩類及びこれらのいずれかを含有する製剤。ただし、モネンシンとして八％以下を含有するものを除く。（追加　第十五次）

百の十九　モノゲルマン及びこれを含有する製剤（追加　第三十二次）

百一　モノフルオール酢酸パラブロムアニリド及びこれを含有する製剤

百一の二　モノフルオール酢酸パラブロムベンジルアミド及びこれを含有する製剤（追加　第五次）

百一の三　モルホリン及びこれを含有する製剤。ただし、モルホリン六％以下を含有するものを除く。（追加　第七十一次）

百二　沃《よう》化水素を含有する製剤

百二の二　沃《よう》化メチル及びこれを含有する製剤　（追加　第二次）

百二の三　ラサロシド、その塩類及びこれらのいずれかを含有する製剤。ただし、ラサロシドとして二％以下を含有するものを除く。（追加　第二十次）

百二の四　硫化水素ナトリウム及びこれを含有する製剤（追加　第七十三次）

百二の五　硫化二ナトリウム及びこれを含有する製剤（追加　第七十三次）

百三　硫化燐《りん》を含有する製剤

百四　硫酸を含有する製剤。ただし、硫酸一〇％以下を含有するものを除く。

百五　硫酸タリウムを含有する製剤。ただし、硫酸タリウム〇・三％以下を含有し、黒色に着色され、かつ、トウガラシエキスを用いて著しくからく着味されているものを除く。

百六　硫酸パラジメチルアミノフエニルジアゾニウム、その塩類及びこれらのいずれかを含有する製剤

百七　燐《りん》化亜鉛を含有する製剤。ただし、燐《りん》化亜鉛一％以下を含有し、黒色に着色され、かつ、トウガラシエキスを用いて著しくからく着味されているものを除く。

百八　レソルシノール及びこれを含有する製剤。ただし、レソルシノール二〇％以下を含有するものを除く。（追加　第七十次）

百九　ロダン酢酸エチルを含有する製剤。ただし、ロダン酢酸エチル一％以下を含有するものを除く。

百十　ロテノンを含有する製剤。ただし、ロテノン二％以下を含有するものを除く。

2　硝酸タリウム、チオセミカルバジド、硫酸タリウム又は燐《りん》化亜鉛が均等に含有されていない製剤に関する前項第六十四号ただし書、第七十号ただし書、第百五号ただし書又は第百七号ただし書に規定する百分比の計算については、当該製剤一〇グラム中に含有される硝酸タリウム、チオセミカルバジド、硫酸タリウム又は燐《りん》化亜鉛の重量の一〇グラムに対する比率によるものとする。

（特定毒物）

第三条　法別表第三第十号の規定に基づき、次に掲げる毒物を特定毒物に指定する。

一　オクタメチルピロホスホルアミドを含有する製剤

二　四アルキル鉛を含有する製剤

三　ジエチルパラニトロフエニルチオホスフエイトを含有する製剤

四　ジメチルエチルメルカプトエチルチオホスフエイトを含有する製剤

五　ジメチル―（ジエチルアミド―一―クロルクロトニル）―ホスフエイトを含有する製剤

六　ジメチルパラニトロフエニルチオホスフエイトを含有する製剤

七　テトラエチルピロホスフエイトを含有する製剤

八　モノフルオール酢酸塩類及びこれを含有する製剤

九　モノフルオール酢酸アミドを含有する製剤

十　燐《りん》化アルミニウムとその分解促進剤とを含有する製剤

◎附　則・政令（指定令）関係
〔毒物及び劇物取締法指定令〕

附　則

1 （施行期日）この政令は、昭和四十年一月九日から施行する。ただし、第一条及び第二条第一項の規定中、毒物及び劇物取締法の一部を改正する法律（昭和三十九年法律第百六十五号）による改正前の毒物及び劇物取締法（以下「旧法」という。）別表第一第一号から第十八号まで及び別表第二第一号から第五十七号まで並びに従前の毒物及び劇物指定令（以下「旧令」という。）第一条及び第二条第一項に規定されていない物に係る部分は、昭和四十年七月一日から施行する。

2 （経過規定）この政令の施行により毒物又は劇物とされた物のうち旧法又は旧令による毒物又は劇物であつた物であつて、この政令の施行の際現に存し、かつ、その容器及び被包にそれぞれ法第十二条第一項の規定による毒物又は劇物の表示がなされているものについては、昭和四十年六月三十日までは、引き続きその表示がなされている限り、同項の規定を適用しない。

附　則（昭和四十年七月五日政令第二百四十四号）

この政令は、公布の日から施行する。

附　則（昭和四十年十月二十五日政令第三百四十号）

この政令中、第二条第十号の次に一号を加える改正規定及び同条第三十二号の改正規定は公布の日から、その他の改正規定は公布の日から起算して九十日を経過した日から施行する。

附　則（昭和四十一年七月十八日政令第二百五十五号）

この政令は、公布の日から施行する。

附　則（昭和四十二年一月三十一日政令第九号）

この政令は、公布の日から施行する。

附　則（昭和四十二年十二月二十六日政令第三百七十三号）

この政令は、公布の日から施行する。

附　則（昭和四十三年八月三十日政令第二百七十六号）

この政令は、公布の日から施行する。

附　則（昭和四十四年五月十三日政令第百十五号）

この政令は、公布の日から施行する。

附　則（昭和四十六年三月二十三日政令第三十一号）

この政令は、公布の日から施行する。ただし、第二条第一項第十六号の次に一号を加える改正規定、同項第十七号の次に一号を加える改正規定、同項第七十四号の二を同項第七十四号の三とし、同項第九十四号の次に一号を加える改正規定及び同項第九十九号の三の次に一号を加える改正規定は、昭和四十六年六月一日から施行する。

附　則（昭和四十七年六月三十日政令第二百五十三号）

1 （施行期日）この政令は、昭和四十七年八月一日から施行する。

2 （経過規定）この政令の施行の際現に改正後の毒物及び劇物指定令第二条第一項第三十号の二又は第七十六号の二に掲げる物の製造業、輸入業又は販売業を営んでいる者が引き続き行なう当該営業については、昭和四十七年十二月三十一日までは、毒物及び劇物取締法第三条、第七条及び第九条の規定は、適用しない。

3 前項に規定する物であつて、この政令の施行の際現に存するものについては、昭和四十七年十二月三十一日までは、毒物及び劇物取締法第十二条第一項及び第二項の規定は、適用しない。

4 改正後の毒物及び劇物指定令第二条第一項第九十八号の二及び第九十八号の三に掲げる物であつて、この政令の施行の際現に存し、かつ、その容器及び被包にそれぞれ毒物及び劇物取締法第十二条第一項の規定による毒物及び劇物の表示がなされているものについては、引き続きその表示がなされている限り、同項の規定は、適用しない。

附　則（昭和四十九年五月二十四日政令第百七十四号）

1 （施行期日）この政令は、公布の日から起算して十日を経過した日から施行する。

2 （経過規定）この政令の施行の際現に改正後の第二条第一項第一号の二に掲げる物の製造業、輸入業又は販売業を営んでいる者が引き続き行う当該営業については、昭和四十九年十一月三十日までは、毒物及び劇物取締法第三条、第七条及び第九条の規定は、適用しない。

3 前項の規定する物であつて、この政令の施行の際現に存するものについては、昭和四十九年六月三十日までは、毒物及び劇物取締法第十二条第一項及び第二項の規定は、適用しない。

附　則（昭和五十年八月十九日政令第二百五十三号）

1 （施行期日）この政令は、昭和五十年九月一日から施行する。

2 （経過規定）この政令の施行の際現に改正後の第二条第一項第二十二号の二又は第九十八号の五に掲げる物の製造業、輸入業又は販売業を営んでいる者が引き続き行う当該営業については、昭和五十年十二月三十一日までは、毒物及び劇物取締法第三条、第七条及び第九条の規定は、適用しない。

3 前項に規定する物であつて、この政令の施行の際現に存するものについては、昭和五十年十二月三十一日までは、毒物及び劇物取締法第十二条第一項及び第二項の規定は、適用しない。

附　則（昭和五十年十二月十九日政令第三百五十八号）

この政令は、公布の日から施行する。

附　則（昭和五十一年四月三十日政令第七十四号）

（施行期日）

1　この政令は、公布の日から施行する。

（経過）

2　この政令の施行の際現に改正後の第二条第一項第八十八号の二に掲げる物の製造業、輸入業又は販売業を営んでいる者が引き続き行う当該営業については、昭和五十一年八月三十一日までは、毒物及び劇物取締法第三条、第七条及び第九条の規定は適用しない。

3　前項に規定する物であつて、この政令の施行の際現に存するものについては、昭和五十一年八月三十一日までは、毒物及び劇物取締法第十二条第一項及び第二項の規定は適用しない。

附　則（昭和五十一年七月三十日政令第二百五号）

この政令は、公布の日から施行する。

附　則（昭和五十三年五月四日政令第百五十六号）

この政令は、公布の日から施行する。

附　則（昭和五十三年十月二十四日政令第三百五十八号）

（施行期日）

1　この政令は、昭和五十三年十一月一日から施行する。

（経過規定）

2　改正後の毒物及び劇物指定令第一条第九号の二及び第十五号の二に掲げる物であつて、この政令の施行の際現に存し、かつ、その容器及び被包にそれぞれ毒物及び劇物取締法第十二条第一項の規定による劇物の表示がなされているものについては、昭和五十四年二月二十八日までは、引き続きその表示がなされている限り、同項の規定は、適用しない。

附　則（昭和五十五年八月八日政令第二百九号）

この政令は、公布の日から施行する。

附　則（昭和五十六年八月二十五日政令第二百七十一号）

1　この政令は、昭和五十六年九月一日から施行する。

2　この政令の施行の際現に改正後の第一条第三十号に掲げる物の製造業、輸入業又は販売業を営んでいる者が引き続き行う当該営業については、昭和五十六年十二月三十一日までは、毒物及び劇物取締法第三条、第七条及び第九条の規定は、適用しない。

3　前項に規定する物であつて、この政令の施行の際現に存するものについては、昭和五十六年十二月三十一日までは、毒物及び劇物取締法第十二条第一項（同法第二十二条第五項において準用する場合を含む。）及び第十二条第二項の規定は、適用しない。

附　則（昭和五十七年四月二十日政令第百二十三号）

この政令は、公布の日から施行する。

附　則（昭和五十八年三月二十九日政令第三十五号）

1　この政令は、昭和五十八年四月十日から施行する。

2　この政令の施行の際現に改正後の第二条第一項第四十六号の二に掲げる物の製造業、輸入業又は販売業を営んでいる者が引き続き行う当該営業については、昭和五十八年六月三十日までは、毒物及び劇物取締法第三条、第七条及び第九条の規定は、適用しない。

3　前項に規定する物であつて、この政令の施行の際現に存するものについては、昭和五十八年六月三十日までは、毒物及び劇物取締法第十二条第一項（同法第二十二条第五項において準用する場合を含む。）及び第二項の規定は、適用しない。

附　則（昭和五十八年十二月二日政令第二百四十六号）

1　この政令は、昭和五十八年十二月十日から施行する。

2　この政令の施行の際現に改正後の第二条第一項第十八号の二に掲げる物の製造業、輸入業又は販売業を営んでいる者が引き続き行う当該営業については、昭和五十九年二月二十九日までは、毒物及び劇物取締法第三条、第七条及び第九条の規定は、適用しない。

3　前項に規定する物であつて、この政令の施行の際現に存するものについては、昭和五十九年二月二十九日までは、毒物及び劇物取締法第十二条第一項（同法第二十二条第五項において準用する場合を含む。）及び第二項の規定は、適用しない。

附　則（昭和五十九年三月十六日政令第三十号）

この政令は、公布の日から施行する。

附　則（昭和六十年四月十六日政令第百九号）

この政令は、公布の日から施行する。

附　則（昭和六十年十二月十七日政令第三百十三号）

この政令は、公布の日から施行する。

附　則（昭和六十一年八月二十九日政令第二百八十四号）

この政令は、公布の日から施行する。

附　則（昭和六十二年一月十二日政令第二号）

1　この政令は、公布の日から施行する。ただし、第一条第十七号の次に一号を加える改正規定は、昭和六十二年一月二十日から施行する。

2　第一条第十七号の次に一号を加える改正規定の施行の際現に改正後の第一条第十七号の二に掲げる物の製造業、輸入業又は販売業を営んでいる者が引き続き行う当該営業については、昭和六十二年四月三十日までは、毒物及び劇物取締法第三条、第七条及び第九条の規定は、適用しない。

3　前項に規定する物であつて、第一条第十七号の次に一号を加える改正規定の施行の際現に存するものについては、昭和六十一年四月三十日までは、毒物及び劇物取締法第十二条第一項（同法第二十二条第五項において準用する場合を含む。）及び第二項の規定は、適用しない。

附　則（昭和六十二年十月二日政令第三百四十五号）

この政令は、公布の日から施行する。

附　則（昭和六十三年六月三日政令第百八十号）

1　この政令は、公布の日から施行する。ただし、第二条第一項第七十四号の三の次に一号を加える改正規定は、昭和六十三年六月十日から施行する。

2　第二条第一項第七十四号の三の次に一号を加える改正規定の施行の際現に改正後の第二条第一項第七十四号の四に掲げる物の製造業、輸入業又は販売業を営んでいる者が引き続き行う当該営業については、昭和六十三年八月三十一日までは、毒物及び劇物取締法第三条、第七条及び第九条の規定は、適用しない。

3　前項に規定する物であつて、第二条第一項第七十四号の三の次に一号を加える改正規定の施行の際現に存するものについては、昭和六十三年八月三十一日までは、毒物及び劇物取締法第十二条第一項（同法第二十二条第五項において準用する場合を含む。）及び第二項の規定は、適用しない。

附　則（昭和六十三年九月三十日政令第二百八十五号）

この政令は、公布の日から施行する。

附　則（平成元年三月十七日政令第四十七号）

この政令は、公布の日から施行する。

附　則（平成二年二月十七日政令第十六号）

1　この政令は、公布の日から施行する。

2　改正後の毒物及び劇物指定令第二条第一項第十号の三に掲げる物であつて、この政令の施行の際現に存し、かつ、その容器及び被包に改正前の毒物及び劇物指定令第二条第一項第十号の三に掲げる名称により毒物及び劇物取締法第十二条第二項の規定による表示がなされているものについては、平成二年五月三十一日までは、引き続きその表示がなされている限り、同項の規定は、適用しない。

附　則（平成二年九月二十一日政令第二百七十六号）

（施行期日）

1　この政令は、平成二年十月一日から施行する。ただし、第二条第一項第二十八号の二、第三十二号及び第九十九号の七の改正規定は、公布の日から施行する。

（経過措置）

2　この政令の施行の際現に改正後の第一条第二号の三、第六号の二から第六号の六まで、第十三号の三及び第十三号の四並びに第二条第一項第一号の二、第七十四号の三及び第百号の十一に掲げる物の製造業、輸入業又は販売業を営んでいる者が引き続き行う当該営業については、平成二年十二月三十一日までは、毒物及び劇物取締法第三条、第七条及び第九条の規定は、適用しない。

3　前項に規定する物であつて、この政令の施行の際現に存するものについては、平成二年十二月三十一日までは、毒物及び劇物取締法第十二条第一項（同法第二十二条第五項において準用する場合を含む。）及び第二項の規定は、適用しない。

附　則（平成三年四月五日政令第百五号）

この政令は、公布の日から施行する。

附　則（平成三年十二月十八日政令第三百六十九号）

（施行期日）

1　この政令は、平成三年十二月二十五日から施行する。ただし、第二条第一項第三十二号の改正規定は、公布の日から施行する。

（経過措置）

2　この政令の施行の際現に改正後の第一条第一号並びに第二条第一項第一号の四、第十四号の五、第十五号の二、第二十八号の二、第四十号の二、第四十三号の二、第九十一号の二及び第九十八号の二に掲げる物の製造業、輸入業又は販売業を営んでいる者が引き続き行う当該営業については、平成四年三月三十一日までは、毒物及び劇物取締法第三条、第七条及び第九条の規定は、適用しない。

3　前項に規定する物であつて、この政令の施行の際現に存するものについては、平成四年三月三十一日までは、毒物及び劇物取締法第十二条第一項（同法第二十二条第五項において準用する場合を含む。）及び第二項の規定は、適用しない。

附　則（平成四年三月二十一日政令第三十八号）

この政令は、平成四年四月一日から施行する。ただし、第二条第一項第五十四号の三の改正規定は、公布の日から施行する。

附　則（平成四年十月二十一日政令第三百四十号）

この政令は、平成四年十月三十日から施行する。

附　則（平成五年三月十九日政令第四十一号）

この政令は、平成五年四月一日から施行する。ただし、第二条第一項第十号の改正規定は、公布の日から施行する。

附　則（平成五年九月十六日政令第二百九十四号）

（施行期日）

1　この政令は、平成五年十月一日から施行する。ただし、第二条第一項第三十二号、第七十一号の三及び第百号の六の改正規定は、公布の日から施行する。

（経過措置）

2　この政令の施行の際現に改正後の第一条第二十六号の二及び第二十六号の五並びに第二条第一項第二号の二、第四号の二、第十七号の二、第二十二号の三、第二十八号の二から第二十八号の四まで及び第二十八号の八に掲げる物の製造業、輸入業又は販売業を営んでいる者が引き続き行う当該営業については、平成五年十二月三十一日までは、毒物及び劇物取締法第三条、第七条及び第九条の規定は、適用しない。

3　前項に規定する物であって、この政令の施行の際現に存するものについては、平成五年十二月三十一日までは、毒物及び劇物取締法第十二条第一項（同法第二十二条第五項において準用する場合を含む。）及び第二項の規定は、適用しない。

附　則（平成六年三月十八日政令第五十三号）

この政令は、平成六年四月一日から施行する。ただし、第二条第一項第一号の四、第三十二号及び第九十八号の二の改正規定は、公布の日から施行する。

附　則（平成六年九月十六日政令第二百九十六号）

この政令は、平成六年十月一日から施行する。ただし、第一条第二十三号並びに第二条第一項第十号の三及び第三十二号の改正規定は、公布の日から施行する。

附　則（平成七年四月十四日政令第百八十三号）

1　この政令は、平成七年四月二十三日から施行する。ただし、第二条第一項第三十二号の改正規定は、公布の日から施行する。

2　この政令の施行の際現に改正後の第一条第二十三号の二並びに第二条第一項第二十二号の二、第三十三号の二、第五十号の四及び第九十八号の五に掲げる物の製造業、輸入業又は販売業を営んでいる者が引き続き行う当該営業については、平成七年七月三十一日までは、毒物及び劇物取締法第三条、第七条及び第九条の規定は、適用しない。

3　前項に規定する物であって、この政令の施行の際現に存するものについては、平成七年七月三十一日までは、毒物及び劇物取締法第十二条第一項（同法第二十二条第五項において準用する場合を含む。）及び第二項の規定は、適用しない。

附　則（平成七年九月二十二日政令第三百三十八号）

この政令は、平成七年十月一日から施行する。ただし、第二条第一項第三十二号の改正規定は、公布の日から施行する。

附　則（平成七年十一月十七日政令第三百九十号）

（施行期日）

1　この政令は、平成七年十二月一日から施行する。

（経過措置）

2　この政令の施行の際現に改正後の第一条第二十六号の五及び第二条第一項第百号の八に掲げる物の製造業、輸入業又は販売業を営んでいる者が引き続き行う当該営業については、平成八年二月二十九日までは、毒物及び劇物取締法第三条、第七条及び第九条の規定は、適用しない。

3　前項に規定する物であって、この政令の施行の際現に存するものについては、平成八年二月二十九日までは、毒物及び劇物取締法第十二条第一項（同法第二十二条第五項において準用する場合を含む。）及び第二項の規定は、適用しない。

附　則（平成八年三月二十五日政令第三十九号）

（施行期日）

1　この政令は、平成八年四月一日から施行する。ただし、第二条第一項第十号、第三十二号、第三十七号の三及び第八十八号の三の改正規定は、公布の日から施行する。

（経過措置）

2　この政令の施行の際現に改正後の第二条第一項第八十号の二に掲げる物の製造業、輸入業又は販売業を営んでいる者が引き続き行う当該営業については、平成八年六月三十日までは、毒物及び劇物取締法第三条、第七条及び第九条の規定は、適用しない。

3　前項に規定する物であって、この政令の施行の際現に存するものについては、平成八年六月三十日までは、毒物及び劇物取締法第十二条第一項（同法第二十二条第五項において準用する場合を含む。）及び第二項の規定は、適用しない。

附　則（平成八年十一月二十二日政令第三百二十一号）

（施行期日）

1　この政令は、平成八年十二月一日から施行する。ただし、第一条第十八号の改正規定は、公布の日から施行する。

（経過措置）

2　改正後の第二条第一項第九十九号の六に掲げる物であって、この政令の施行の際現に存し、かつ、その容器及び被包にそれぞれ毒物及び劇物取締法第十二条第一項（同法第二十二条第五項において準用する場合を含む。以下同じ。）の規定による毒物の表示がなされているものについては、引き続きその表示がなされている限り、同法第十二条第一項の規定は、適用しない。

3　この政令の施行前にした改正後の第二条第一項第九十九号の六に掲げる物に係る行為に対する罰則の適用については、なお従前の例による。

附　則（平成九年三月二十四日政令第五十九号）

この政令は、平成九年四月一日から施行する。ただし、第二条第一項第三十二号の改正規定は、公布の日から施行する。

附　則（平成十年五月十五日政令第百七十一号）

（施行期日）

1　この政令は、平成十年六月一日から施行する。ただし、第二条第一項第三十二号の改正規定は、公布の日から施行する。

（経過措置）

2　この政令の施行の際現に改正後の第一条第一号及び第二十六号の二並びに第二条第一項第二十八号の五、第二十八号の六及び第五十五号の三に掲げる物の製造業、輸入業又は販売業を営んでいる者が引き続き行う当該営業については、平成十年八月三十一日までは、毒物及び劇物取締法第三条、第七条及び第九条の規定は、適用しない。

3　前項に規定する物であって、この政令の施行の際現に存するものについては、平成十年八月三十一日までは、毒物及び劇物取締法第十二条第一項（同法第二十二条第五項において準用する場合を含む。）及び第二項の規定は、適用しない。

附　則（平成十年十二月二十四日政令第四百五号）

（施行期日）

1　この政令は、平成十一年一月一日から施行する。

（経過措置）

2　この政令の施行の際現に改正後の第一条第一号に掲げる物の製造業、輸入業又は販売業を営んでいる者が引き続き行う当該営業については、平成十一年三月三十一日までは、毒物及び劇物取締法第三条、第七条及び第九条の規定は、適用しない。

3　前項に規定する物であって、この政令の施行の際現に存するものについては、平成十一年三月三十一日までは、毒物及び劇物取締法第十二条第一項（同法第二十二条第五項において準用する場合を含む。）及び第二項の規定は、適用しない。

附　則（平成十一年九月二十九日政令第二百九十三号）

（施行期日）

1　この政令は、平成十一年十月十五日から施行する。ただし、第二条第一項第三十二号の改正規定は、公布の日から施行する。

（経過措置）

2　この政令の施行の際現に改正後の第一条第六号の二及び第十二号の二並びに第二条第一項第八十七号の二に掲げる物の製造業、輸入業又は販売業を営んでいる者が引き続き行う当該営業については、平成十一年十二月三十一日までは、毒物及び劇物取締法第三条、第七条及び第九条の規定は、適用しない。

3　前項に規定する物であってこの政令の施行の際現に存するものについては、平成十一年十二月三十一日までは、毒物及び劇物取締法第十二条第一項（同法第二十二条第五項において準用する場合を含む。）及び第二項の規定は、適用しない。

附　則（平成十二年四月二十八日政令第二百十三号）

（施行期日）

1　この政令は、平成十二年五月二十日から施行する。ただし、第二条第一項第十四号の四、第十五号の三及び第三十二号の改正規定は、公布の日から施行する。

（経過措置）

2　この政令の施行の際現に改正後の第一条第二十六号の二及び第二条第一項第二十八号の十一に掲げる物の製造業、輸入業又は販売業を営んでいる者が引き続き行う当該営業については、平成十二年七月三十一日までは、毒物及び劇物取締法第三条、第七条及び第九条の規定は、適用しない。

3　前項に規定する物であってこの政令の施行の際現に存するものについては、平成十二年七月三十一日までは、毒物及び劇物取締法第十二条第一項（同法第二十二条第五項において準用する場合を含む。）及び第二項の規定は、適用しない。

附　則（平成十二年九月二十二日政令第四百二十九号）

この政令は、平成十二年十月五日から施行する。ただし、第二条第一項第三十二号の改正規定は、公布の日から施行する。

附　則（平成十三年六月二十九日政令第二百二十七号）

この政令は、平成十三年七月十日から施行する。ただし、第二条第一項第三十二号の改正規定は、公布の日から施行する。

附　則（平成十四年三月二十五日政令第六十三号）

1　この政令は、平成十四年四月一日から施行する。ただし、第二条第一項第三十二号の改正規定は、公布の日から施行する。

（経過措置）

2　この政令の施行の際現に改正後の第一条第二十四号の二及び第二条第一項第二十八号の四に掲げる物の製造業、輸入業及び販売業を営んでいる者が引き続き行う当該営業については、平成十四年六月三十日までは、毒物及び劇物取締法第三条、第七条及び第九条の規定は、適用しない。

3　前項の規定する物であってこの政令の施行の際現に存するものについては平成十四年六月三十日までは毒物及び劇物取締法第十二条第一項（同法第二十二条第五項において準用する場合を含む。）及び第二項の規定は、適用しない。

附　則（平成十四年十一月二十七日政令第三百四十七号）

この政令は、公布の日から施行する。

附　則（平成十六年三月十七日政令第四十三号）

（施行期日）

1　この政令は、平成十六年四月一日から施行する。ただし、第二条第一項第三十二号の改正規定は、公布の日から施行する。

（経過措置）

2　この政令の施行の際現に改正後の第一条第六号の四、第二十四号の三及び第三十一号に掲げる物の製造業、輸入業又は販売業を営んでいる者が引き続き行う当該営業については、平成十六年六月三十日までは、毒物及び劇物取締法第三条、第七条及び第九条の規定は、適用しない。

3　前項に規定する物であってこの政令の施行の際現に存するものについては、平成十六年六月三十日までは、毒物及び劇物取締法第十二条第一項（同法第二十二条第五項において準用する場合を含む。）及び第二項の規定は、適用しない。

附　則（平成十七年三月二十四日政令第六十五号）

この政令は、公布の日から施行する。

附　則（平成十八年四月二十一日政令第百七十六号）

（施行期日）

1　この政令は、平成十八年五月一日から施行する。ただし、第二条第一項第三十二号の改正規定は、公布の日から施行する。

（経過措置）

2　この政令による改正後の毒物及び劇物指定令（以下「新令」という。）第二条第一項第三十号の六に掲げる物であって、この政令の施行の際現に存し、かつ、その容器及び被包にそれぞれ毒物及び劇物取締法第十二条第一項（同法第二十二条第五項において準用する場合を含む。以下同じ。）の規定による毒物の表示がなされているものについては、引き続きその表示がなされている限り、同法第十二条第一項の規定は、適用しない。

3　この政令の施行前にした新令第二条第一項第三十号の六に掲げる物に係る行為に対する罰則の適用については、なお従前の例による。

4　この政令の施行の際現に新令第二条第一項第七十二号の二、第八十五号の九及び第九十一号の三に掲げる物の製造業、輸入業又は販売業を営んでいる者が引き続き行う当該営業については、平成十八年七月三十一日までは、毒物及び劇物取締法第三条、第七条及び第九条の規定は、適用しない。

5　前項に規定する物であってこの政令の施行の際現に存するものについては、平成十八年七月三十一日までは、毒物及び劇物取締法第十二条第一項及び第二項の規定は、適用しない。

附　則（平成十九年八月十五日政令第二百六十三号）

（施行期日）

1　この政令は、平成十九年九月一日から施行する。ただし、第二条第一項第三十二号及び第七十九号の改正規定は、公布の日から施行する。

（経過措置）

2　この政令の施行の際現にこの政令による改正後の毒物及び劇物指定令第一条第十九号の三並びに第二条第一項第四号の四、第十四号の二及び第七十二号の二に掲げる物の製造業、輸入業又は販売業を営んでいる者が引き続き行う当該営業については、平成十九年十一月三十日までは、毒物及び劇物取締法第三条、第七条及び第九条の規定は、適用しない。

3　前項に規定する物であってこの政令の施行の際現に存するものについては、平成十九年十一月三十日までは、毒物及び劇物取締法第十二条第一項（同法第二十二条第五項において準用する場合を含む。）及び第二項の規定は、適用しない。

附　則（平成二十年六月二十日政令第百九十九号）

（施行期日）

1　この政令は、平成二十年七月一日から施行する。ただし、第二条第一項第二十八号の十一及び第三十二号の改正規定は、公布の日から施行する。

（経過措置）

2　この政令の施行の際現にこの政令による改正後の毒物及び劇物指定令第一条第二号の三、第十号の三及び第二十六号の十並びに第二条第一項第一号の五、第一号の六、第五十号の二及び第八十八号の三に掲げる物の製造業、輸入業又は販売業を営んでいる者が引き続き行う当該営業については、平成二十年九月三十日までは、毒物及び劇物取締法第三条、第七条及び第九条の規定は、適用しない。

3　前項に規定する物であってこの政令の施行の際現に存するものについては、平成二十年九月三十日までは、毒物及び劇物取締法第十二条第一項（同法第二十二条第五項において準用する場合を含む。）及び第二項の規定は、適用しない。

附　則（平成二十一年四月八日政令第百二十号）

（施行期日）

1　この政令は、平成二十一年四月二十日から施行する。ただし、第二条第一項第十号及び第三十二号の改正規定は、公布の日から施行する。

（経過措置）

2　この政令の施行の際現にこの政令による改正後の毒物及び劇物指定令（以下「新令」という。）第一条第一号の二から第一号の四まで及び第十六号の二並びに第二条第一項第二号の二、第四号の二、第七十一号の六及び第百号の十一から第百号の十三までに掲げる物の製造業、輸入業又は販売業を営んでいる者が引き続き行う当該営業については、平成二十一年七月三十一日までは、毒物及び劇物取締法第三条、第七条及び第九条の規定は、適用しない。

3　前項に規定する物であってこの政令の施行の際現に存するものについては、平成二十一年七月三十一日までは、毒物及び劇物取締法第十二条第一項（同法第二十二条第五項において準用する場合を含む。以下同じ。）及び第二項の規定は、適用しない。

4　新令第一条第二十六号の八に掲げる物であって、この政令の施行の際現に存し、かつ、その容器及び被包にそれぞれ毒物及び劇物取締法第十二条第一項の規定による劇物の表示がなされているものについては、平成二十一年七月三十一日までは、引き続きその表示がなされている限り、同項の規定は、適用しない。

5　この政令の施行前にした新令第一条第二十六号の八に掲げる物に係る行為に対する罰則の適用については、なお従前の例による。

附　則（平成二十二年十二月十五日政令第二百四十二号）

（施行期日）

1　この政令は、平成二十二年十二月三十一日から施行する。ただし、第二条第一項第三十二号の改正規定は、公布の日から施行する。

（経過措置）

2　この政令の施行の際現にこの政令による改正後の毒物及び劇物指定令第二条第一項第四号の五、第十八号の三及び第四十一号の三に掲げる物の製造業、輸入業又は販売業を営んでいる者が引き続き行う当該営業については、平成二十三年三月三十一日までは、毒物及び劇物取締法（以下「法」という。）第三条、第七条及び第九条の規定は、適用しない。

3　前項に規定する物であってこの政令の施行の際現に存するものについては、平成二十三年三月三十一日までは、法第十二条第一項（法第二十二条第五項において準用する場合を含む。）及び第二項の規定は、適用しない。

附　則（平成二十三年十月十四日政令第三百十七号）

（施行期日）

1 この政令は、平成二十三年十月二十五日から施行する。ただし、第二条第一項第四号の五、第三十二号及び第五十四号の三ただし書の改正規定は、公布の日から施行する。

（経過措置）

2 この政令の施行の際現にこの政令による改正後の第一条第六号の三及び第二十四号の四並びに第二条第一項第百号の十一に掲げる物の製造業、輸入業又は販売業を営んでいる者が引き続き行う当該営業については、平成二十四年一月三十一日までは、毒物及び劇物取締法（以下「法」という。）第三条、第七条及び第九条の規定は、適用しない。

3 前項に規定する物であってこの政令の施行の際現に存するものについては、平成二十四年一月三十一日までは、法第十二条第一項（法第二十二条第五項において準用する場合を含む。）及び第二項の規定は、適用しない。

附　則（平成二十四年九月二十日政令第二百四十二号）

この政令は、公布の日から施行する。

附　則（平成二十四年九月二十一日政令第二百四十五号）

（施行期日）

1 この政令は、平成二十四年十月一日から施行する。

（経過措置）

2 この政令の施行の際現にこの政令による改正後の毒物及び劇物指定令（以下「新令」という。）第一条第五号の二、第十号の四、第十九号の四及び第二十四号の六並びに第二条第一項第三十二号、第四十一号の三、第五十号の二、第九十八号の三及び第九十八号の六に掲げる物（同項第三十二号に掲げる物にあっては、この政令による改正前の毒物及び劇物指定令（以下「旧令」という。）第一条第十号の四に掲げる物に該当するものを除く。）に該当するものに限る。）の製造業、輸入業又は販売業を営んでいる者が引き続き行う当該営業については、平成二十四年十二月三十一日までは、毒物及び劇物取締法（以下「法」という。）第三条、第七条及び第九条の規定は、適用しない。

3 前項に規定する物であってこの政令の施行の際現に存するものについては、平成二十四年十二月三十一日までは、法第十二条第一項（法第二十二条第五項において準用する場合を含む。次項において同じ。）及び第二項の規定は、適用しない。

4 この政令の施行の際現に新令第一条第十六号の二に掲げる物であって、その容器及び被包にそれぞれ法第十二条第一項の規定による表示がなされているものについては、平成二十四年十二月三十一日までは、引き続きその表示がなされている限り、同項の規定は、適用しない。

5 この政令の施行前にした旧令第二条第一項第五十五号の三に掲げる物に係る行為に対する罰則の適用については、なお従前の例による。

附　則（平成二十五年六月二十八日政令第二百八号）

（施行期日）

1 この政令は、平成二十五年七月十五日から施行する。ただし、第二条第一項第三十二号の改正規定は、公布の日から施行する。

（経過措置）

2 この政令の施行の際現にこの政令による改正後の第一条第六号の二、第六号の四、第十九号の三及び第二十四号の六並びに第二条第一項第三十三号の二に掲げる物の製造業、輸入業又は販売業を営んでいる者が引き続き行う当該営業については、平成二十五年十月三十一日までは、毒物及び劇物取締法（以下「法」という。）第三条、第七条及び第九条の規定は、適用しない。

3 前項に規定する物であってこの政令の施行の際現に存するものについては、平成二十五年十月三十一日までは、法第十二条第一項（法第二十二条第五項において準用する場合を含む。）及び第二項の規定は、適用しない。

附　則（平成二十六年六月二十五日政令第二百二十七号）

（施行期日）

1 この政令は、平成二十六年七月一日から施行する。ただし、第二条第一項第三十二号の改正規定は、公布の日から施行する。

（経過措置）

2 この政令の施行の際現にこの政令による改正後の第一条第六号の五及び第六号の六並びに第二条第一項第八十三号の二に掲げる物の製造業、輸入業又は販売業を営んでいる者が引き続き行う当該営業については、平成二十六年九月三十日までは、毒物及び劇物取締法（次項において「法」という。）第三条、第七条及び第九条の規定は、適用しない。

3 前項に規定する物であってこの政令の施行の際現に存するものについては、平成二十六年九月三十日までは、法第十二条第一項（法第二十二条第五項において準用する場合を含む。）及び第二項の規定は、適用しない。

附　則（平成二十七年六月十九日政令第二百五十一号）

（施行期日）

1 この政令は、平成二十七年七月一日から施行する。ただし、第一条第十八号並びに第二条第一項第二十二号及び第三十二号の改正規定は、公布の日から施行する。

（経過措置）

2 この政令の施行の際現にこの政令による改正後の第二条第一項第四号の四、第十三号の四及び第三十一号の二に掲げる物の製造業、輸入業又は販売業を営んでいる者が引き続き行う当該営業については、平成二十七年九月三十日までは、毒物及び劇物取締法（次項において「法」という。）第三条、第七条及び第九条の規定は、適用しない。

3 前項に規定する物であってこの政令の施行の際現に存するものについては、平成二十七年九月三十日までは、法第十二条第一項（法第二十二条第五項において準用する場合を含む。）及び第二項の規定は、適用しない。

附　則（平成二十八年七月一日政令第二百五十五号）

（施行期日）

第一条　この政令は、平成二十八年七月十五日から施行する。ただし、第一条第二十六号の十一の改正規定（「製剤」の下に「。ただし、二―メルカプトエタノール一〇%以下を含有するものを除く。」を加える部分に限る。）、第二条第一項第三十二号の改正規定及び同項第九十八号の三の改正規定（「製剤」の下に「。ただし、メタバナジン酸アンモニウム〇・〇一%以下を含有するものを除く。」を加える部分に限る。）並びに次条の規定は、公布の日から施行する。

（経過措置）

第二条　この政令の公布の日から平成二十八年七月十四日までの間における第一条第二十六号の十一の改正規定（「製剤」の下に「。ただし、二―メルカプトエタノール一〇%以下を含有するものを除く。」を加える部分に限る。）による改正後の同号の規定の適用については、同号中「二―メルカプトエタノール一〇%以下」とあるのは、「容量二〇リットル以下の容器に収められたものであって、二―メルカプトエタノール〇・一%以下」とする。

第三条　この政令の施行の際現にこの政令による改正後の第一条第六号の八及び第二十六号の五並びに第二条第一項第二十四号の二、第八十号の二、第八十五号の五、第八十五号の七、第九十八号の二及び第九十八号の三に掲げる物の製造業、輸入業又は販売業を営んでいる者が引き続き行う当該営業については、平成二十八年十月三十一日までは、毒物及び劇物取締法（以下「法」という。）第三条、第七条及び第九条の規定は、適用しない。

2　前項に規定する物であって、この政令の施行の際現に存するものについては、平成二十八年十月三十一日までは、法第十二条第一項（法第二十二条第五項において準用する場合を含む。以下同じ。）及び第二項の規定は、適用しない。

第四条　二―メルカプトエタノール一〇%以下を含有する製剤（容量二〇リットル以下の容器に収められたものであって、二―メルカプトエタノール〇・一%以下を含有するものを除く。）であって、この政令の施行の際現に存し、かつ、その容器及び被包にそれぞれ法第十二条第一項の規定による毒物の表示がされているものについては、平成二十八年十月三十一日までは、引き続きその表示がされている限り、同項の規定は、適用しない。

第五条　この政令の施行前にした二―メルカプトエタノール一〇%以下を含有する製剤（容量二〇リットル以下の容器に収められたものであって、二―メルカプトエタノール〇・一%以下を含有するものを除く。）に係る行為に対する罰則の適用については、なお従前の例による。

附　則（平成二十九年六月十四日政令第百六十号）

（施行期日）

第一条　この政令は、平成二十九年七月一日から施行する。ただし、第一条第十八号並びに第二条第一項第一号、第七号、第三十二号及び第九十八号の三の改正規定並びに次条の規定は、公布の日から施行する。

（経過措置）

第二条　この政令の公布の日から平成二十九年六月三十日までの間における第一条第十八号の改正規定による改正後の同号の規定の適用については、同号中「亜セレン酸〇・〇〇八二%以下を含有する製剤」とあるのは、「容量一リットル以下の容器に収められた製剤であって、亜セレン酸〇・〇〇〇〇八二%以下を含有するもの」とする。

第三条　この政令の施行の際現に二―ターシヤリーブチルフエノール及びこれを含有する製剤の製造業、輸入業又は販売業を営んでいる者が引き続き行う当該営業については、平成二十九年九月三十日までは、毒物及び劇物取締法（以下「法」という。）第三条、第七条及び第九条の規定は、適用しない。

2　二―ターシヤリーブチルフエノール及びこれを含有する製剤であって、この政令の施行の際現に存するものについては、平成二十九年九月三十日までは、法第十二条第一項（法第二十二条第五項において準用する場合を含む。次条において同じ。）及び第二項の規定は、適用しない。

第四条　亜セレン酸〇・〇〇八二%以下を含有する製剤（容量一リットル以下の容器に収められたものであって、亜セレン酸〇・〇〇〇〇八二%以下を含有するものを除く。）であって、この政令の施行の際現に存し、かつ、その容器及び被包にそれぞれ法第十二条第一項の規定による毒物の表示がされているものについては、平成二十九年九月三十日までは、引き続きその表示がされている限り、同項の規定は、適用しない。

第五条　この政令の施行前にした亜セレン酸〇・〇〇八二%以下を含有する製剤（容量一リットル以下の容器に収められたものであって、亜セレン酸〇・〇〇〇〇八二%以下を含有するものを除く。）に係る行為に対する罰則の適用については、なお従前の例による。

附　則（平成三十年六月二十九日政令第百九十七号）

（施行期日）

1　この政令は、平成三十年七月一日から施行する。ただし、第二条第一項第三十二号及び第九十八号の二の改正規定は、公布の日から施行する。

（経過措置）

2　この政令の施行の際現にこの政令による改正後の第一条第一号の八、第六号の七、第十号の四、第十九号の五、第二十二号の二、第二十三号の三及び第二十三号の四並びに第二条第一項第四号の五、第十一号の二、第三十七号の三、第五十六号の二、第六十八号の二、第七十号の二、第七十七号の三、第八十号の三、第八十四号の四、第九十六号の二及び第百八号に掲げる物の製造業、輸入業又は販売業を営んでいる者が引き続き行う当該営業については、平成三十年九月三十日までは、毒物及び劇物取締法（次項において「法」という。）第三条、第七条及び第九条の規定は、適用しない。

3　前項に規定する物であってこの政令の施行の際現に存するものについては、平成三十年九月三十日までは、法第十二条第一項（法第二十二条第五項において準用する場合を含む。）及び第二項の規定は、適用しない。

附　則（平成三十年十二月十九日政令第三百四十二号）

（施行期日）

1　この政令は、平成三十一年一月一日から施行する。ただし、第二条第一項第三十二号の改正規定は、公布の日から施行する。

（経過措置）

2　この政令の施行の際現にこの政令による改正後の第二条第一項第四十二号の二、第四十七号の三、第百号の十七及び第百一号の三に掲げる物の製造業、輸入業又は販売業を営んでいる者が引き続き行う当該営業については、平成三十一年三月三十一日までは、毒物及び劇物取締法（次項において「法」という。）第三条、第七条及び第九条の規定は、適用しない。

3　前項に規定する物であってこの政令の施行の際現に存するものについては、平成三十一年三月三十一日までは、法第十二条第一項（法第二十二条第五項において準用する場合を含む。）及び第二項の規定は、適用しない。

附　則（令和元年六月十九日政令第三十一号）

（施行期日）

1　この政令は、令和元年七月一日から施行する。ただし、第二条第一項第三十二号の改正規定、同項第五十号の三の改正規定（「製剤」の下に「。ただし、二―（ジメチルアミノ）エチル＝メタクリレート六・四％以下を含有するものを除く。」を加える部分に限る。）及び同項第六十八号の三の改正規定は、公布の日から施行する。

（経過措置）

2　この政令の施行の際現にこの政令による改正後の第二条第一項第三十号の六、第三十九号の二、第四十二号の三、第五十号の三、第七十四号の四、第九十一号の三、第九十二号の二及び第九十五号の二に掲げる物の製造業、輸入業又は販売業を営んでいる者が引き続き行う当該営業については、令和元年九月三十日までは、毒物及び劇物取締法（次項において「法」という。）第三条、第七条及び第九条の規定は、適用しない。

3　前項に規定する物であってこの政令の施行の際現に存するものについては、令和元年九月三十日までは、法第十二条第一項（法第二十二条第五項において準用する場合を含む。）及び第二項の規定は、適用しない。

附　則（令和二年六月二十四日政令第二百三号）

（施行期日）

1　この政令は、令和二年七月一日から施行する。ただし、第二条第一項第三十二号及び第六十八号の三ただし書の改正規定は、公布の日〔令和二年六月二十四日〕から施行する。

（経過措置）

2　この政令の施行の際現にこの政令による改正後の第一条第六号の十三及び第十三号の三並びに第二条第一項第四号の七、第八号の二、第十八号の四、第二十八号の九、第四十一号の四、第七十八号の二、第八十二号の二、第八十五号の十三、第八十五号の十四、第九十二号の三、第九十二号の四、第九十八号の八、第百二号の四及び第百二号の五に掲げる物の製造業、輸入業又は販売業を営んでいる者が引き続き行う当該営業については、令和二年九月三十日までは、毒物及び劇物取締法（次項において「法」という。）第三条、第七条及び第九条の規定は、適用しない。

3　前項に規定する物であってこの政令の施行の際現に存するものについては、令和二年九月三十日までは、法第十二条第一項（法第二十二条第五項において準用する場合を含む。）及び第二項の規定は、適用しない。

別記第１号様式（第１条関係）

毒物劇物 製造業／輸入業 登録申請書

製造所（営業所）	所在地	
	名　称	
製造（輸入）品目	類　別	化学名（製剤にあつては、化学名及びその含量）
備　　考		

上記により、毒物劇物の製造業／輸入業の登録を申請します。

年　月　日

住　所（法人にあつては、主たる事務所の所在地）

氏　名（法人にあつては、名称及び代表者の氏名）

都道府県知事　殿

（注意）

1　用紙の大きさは、日本産業規格Ａ列４番とすること。

2　字は、墨、インク等を用い、楷書ではつきりと書くこと。

3　製造（輸入）品目には、次により記載すること。

(1)　類別は、法別表又は毒物及び劇物指定令による類別によること。

(2)　原体の小分けの場合は、その旨を化学名の横に付記すること。

(3)　製剤の含量は、一定の含量幅を持たせて記載して差し支えないこと。

(4)　品目のすべてを記載することができないときは、この欄に「別紙のとおり」と記載し、別紙を添付すること。

別記第２号様式（第２条関係）

毒物劇物 一般販売業／農業用品目販売業／特定品目販売業 登録申請書

店舗の所在地及び名称	
備　　考	

上記により、毒物劇物の一般販売業／農業用品目販売業／特定品目販売業の登録を申請します。

年　月　日

住　所（法人にあつては、主たる事務所の所在地）

氏　名（法人にあつては、名称及び代表者の氏名）

都道府県知事／保健所設置市市長／特別区区長　殿

（注意）

1　用紙の大きさは、日本産業規格Ａ列４番とすること。

2　字は、墨、インク等を用い、楷書ではつきりと書くこと。

3　附則第３項に規定する内燃機関用メタノールのみを取り扱う特定品目販売業にあつては、その旨を備考欄に記載すること。

別記第３号様式（第３条関係）

登録番号　第　　号

毒物劇物製造業（輸入業、一般販売業、農業用品目販売業、特定品目販売業）登録票

氏名（法人にあつては、その名称）

製造所（営業所又は店舗）の所在地

製造所（営業所又は店舗）の名称

毒物及び劇物取締法第４条の規定により登録を受けた毒物劇物の製造業（輸入業、一般販売業、農業用品目販売業、特定品目販売業）者であることを証明する。

年　月　日

都道府県知事／保健所設置市市長／特別区区長　印

有効期間　年　月　日から

年　月　日まで

別記第４号様式（第４条関係）

毒物劇物 製造業／輸入業 登録更新申請書

登録番号及び登録年月日		
製造所（営業所）	所在地	
	名　称	
製造（輸入）品目	類　別	化学名（製剤にあつては化学名及びその含量）
毒物劇物取扱責任者	氏　名	
	住　所	
備　　考		

上記により、毒物劇物の製造業／輸入業の登録の更新を申請します。

年　月　日

住　所（法人にあつては、主たる事務所の所在地）

氏　名（法人にあつては、名称及び代表者の氏名）

都道府県知事　殿

（注意）

1　用紙の大きさは、日本産業規格Ａ列４番とすること。

2　字は、墨、インク等を用い、楷書ではつきりと書くこと。

4　製造（輸入）品目欄には、次により記載すること。

(1)　類別は、法別表又は毒物及び劇物指定令による類別によること。

(2)　原体の小分けの場合は、その旨を化学名の横に付記すること。

(3)　製剤の含量は、一定の含量幅を持たせて記載して差し支えないこと。

(4)　品目のすべてを記載することができないときは、この欄に「別紙のとおり」と記載し、別紙を添付すること。

別記第５号様式（第４条関係）

一　般　販　売　業
毒物劇物　農業用品目販売業　登録更新申請書
特定品目販売業

登録番号及び登録年月日	
店舗の所在地及び名称	
毒物劇物取扱責任者の住所及び氏名	
備　　考	

一　般　販　売　業
上記により、毒物劇物農業用品目販売業の登録の更新を申請します。
特定品目販売業

年　　月　　日

住　所（法人にあつては、主たる事務所の所在地）

氏　名（法人にあつては、名称及び代表者の氏名）

都道府県知事
保健所設置市市長　殿
特別区区長

（注意）
1　用紙の大きさは、日本産業規格Ａ列４番とすること。
2　字は、墨、インク等を用い、楷《かい》書ではつきりと書くこと。
3　附則第３項に規定する内燃機関用メタノールのみを取り扱う特定品目販売業にあつては、その旨を備考欄に記載すること。

別記第６号様式（第４条の６関係）

特定毒物研究者許可申請書

申請者の欠格条項	(1)	法第19条第４項の規定により許可を取り消されたこと	
	(2)	毒物若しくは劇物又は薬事に関する罪を犯し、又は罰金以上の刑に処せられたこと。	
主たる研究所の所在地及び名称			
特定毒物を必要とする研究事項及び使用する特定毒物の品目			
備　　考			

上記により、特定毒物研究者の許可を申請します。

年　　月　　日

住　所

氏　名

都道府県知事
指定都市の長　殿

（注意）
1　用紙の大きさは、日本産業規格Ａ列４番とすること。
2　字は、墨、インク等を用い、楷書ではつきりと書くこと。
3　申請者の欠格条項の(1)欄及び(2)欄には、当該事実がないときは「なし」と記載し、あるときは、(1)欄にあつてはその理由及び年月日を、(2)欄にあつてはその罪、刑の確定年月日及びその執行を終わり、又は執行を受けることがなくなつた場合はその年月日を記載すること。

別記第７号様式（第４条の９関係）

許可番号　第　　　号

特定毒物研究者許可証

住　所
氏　名
主たる研究所の所在地
主たる研究所の名称

毒物及び劇物取締法第６条の２の規定により許可された特定毒物研究者であることを証明する。

年　　月　　日

都道府県知事
指定都市の長　㊞

別記第８号様式（第５条関係）

毒物劇物取扱責任者設置届

業務の種別		
登録番号及び登録年月日		
製造所（営業所店舗、事業場）	所在地	
	名称	
毒物劇物取扱責任者	氏名	
	住所	
	資格	
備考		

上記により、毒物劇物取扱責任者の設置の届出をします。

年　月　日

住所（法人にあつては、主たる事務所の所在地）

氏名（法人にあつては、名称及び代表者の氏名）

都道府県知事
保健所設置市市長　殿
特別区区長

（注意）
1　用紙の大きさは、A列４番とすること。
2　字は、墨、インク等を用い、楷書ではつきり書くこと。
3　業務の種別欄には、毒物又は劇物の製造業、輸入業、一般販売業、農業用品目販売業若しくは特定品目販売業又は業務上取扱者の別を記載すること。ただし、附則第３項に規定する内燃機関用メタノールのみの取扱いに係る特定品目にあつてはその旨を、業務上取扱者にあつては、令第41条第１号、第２号及び第３号の別を付記すること。
4　業務上取扱者にあつては、登録番号及び登録年月日欄に業務上取扱者の届出をした年月日を記載すること。
5　毒物劇物取扱責任者の資格欄には、法第８条第１項の第何号に該当するかを記載すること。同項第３号に該当する場合には、一般毒物劇物取扱者試験、農業用品目毒物劇物取扱者試験又は特定品目毒物劇物取扱者試験のいずれに合格した者であるかを併記すること。ただし、附則第３項に規定する内燃機関用メタノールのみの取扱いに係る特定品目毒物劇物取扱者試験に合格した者である場合には、その旨を付記すること。

別記第９号様式（第５条関係）

毒物劇物取扱責任者変更届

業務の種別		
登録番号及び登録年月日		
製造所（営業所、店舗、事業場）	所在地	
	名称	
変更前の毒物劇物取扱責任者	住所	
	氏名	
変更後の毒物劇物取扱責任者	住所	
	氏名	
	資格	
変更年月日		
備考		

上記により、毒物劇物取扱責任者の変更の届出をします。

年　月　日

住所（法人にあつては、主たる事務所の所在地）

氏名（法人にあつては、名称及び代表者の氏名）

都道府県知事
保健所設置市市長　殿
特別区区長

（注意）
1　用紙の大きさは、A列４番とすること。
2　字は、墨、インク等を用い、楷書ではつきりと書くこと。
3　業務の種別欄には、毒物又は劇物の製造業、輸入業、一般販売業、農業用品目販売業若しくは特定品目販売業又は業務上取扱者の別を記載すること。ただし、附則第３項に規定する内燃機関用メタノールのみの取扱いに係る特定品目にあつてはその旨を、業務上取扱者にあつては、令第41条第１号、第２号及び第３号の別を付記すること。
4　業務上取扱者にあつては、登録番号及び登録年月日欄に業務上取扱者の届出をした年月日を記載すること。
5　変更後の毒物劇物取扱責任者の資格欄には、法第８条第１項の第何号に該当するかを記載すること。同項第３号に該当する場合には、一般毒物劇物取扱者試験、農業用品目毒物劇物取扱者試験又は特定品目毒物劇物取扱者試験のいずれに合格した者であるかを併記すること。ただし、附則第３項に規定する内燃機関用メタノールのみの取扱いに係る特定品目毒物劇物取扱者試験に合格した者である場合には、その旨を付記すること。

別記第10号様式（第10条関係）

毒物劇物（製造業／輸入業）登録変更申請書

登録番号及び登録年月日			
製造所（営業所）	所在地		
	名称		
新たに製造（輸入）する品目	類別	化学名（製剤にあつては、化学名及びその含量）	
備考			

上記により、毒物劇物（製造業／輸入業）の登録の変更を申請します。

住所（法人にあつては、主たる事務所の所在地）

氏名（法人にあつては、名称及び代表者の氏名）

都道府県知事　殿

（注意）
1　用紙の大きさは、日本産業規格A列４番とすること。
2　字は、墨、インク等を用い、楷書ではつきりと書くこと。
3　新たに製造（輸入）する品目欄には、次により記載すること。
(1)　類別は、法別表又は毒物及び劇物指定令による類別によること。
(2)　原体の小分けの場合は、その旨を化学名の横に付記すること。
(3)　製剤の含量は、一定の含量幅をもたせて記載して差し支えないこと。
(4)　品目のすべてを記載することができないときは、この欄に「別紙のとおり」と記載し、別紙を添付すること。

別記第11号様式の(1)（第11条関係）

変　更　届

業務の種別			
登録（許可）番号及び 登録（許可）年月日			
製造所（営業所、店舗、主たる研究所）	所在地		
	名　称		
変更内容	事　項	変更前	変更後
変更年月日			
備　考			

上記により、変更の届出をします。

年　月　日

住　所（法人にあつては、主たる事務所の所在地）

氏　名（法人にあつては、その名称及び代表者の氏名）

都道府県知事
指定都市の長
保健所設置市市長
特別区区長　殿

（注意）
1　用紙の大きさは、日本産業規格A列4番とすること。
2　字は、墨、インク等を用い、楷書ではつきりと書くこと。
3　業務の種別欄には、毒物若しくは劇物の製造業、輸入業、一般販売業、農業用品目販売業若しくは特定品目販売業又は特定毒物研究者の別を記載すること。ただし、附則第3項に規定する内燃機関用メタノールのみの取扱いに係る特定品目販売業にあつては、その旨を付記すること。
4　品目の廃止に係る変更の場合は、変更内容欄の変更前の箇所は廃止した品目を、変更後の箇所は「廃止」と記載すること。

別記第11号様式の(2)（第11条関係）

廃　止　届

業務の種別		
登録（許可）番号及び 登録（許可）年月日		
製造所（営業所店舗、主たる研究所）	所在地	
	名　称	
廃止年月日		
廃止の日に現に所有する毒物又は劇物の品名、数量及び保管又は処理の方法		
備　考		

上記により、廃止の届出をします。

年　月　日

住　所（法人にあつては、主たる事務所の所在地）

氏　名（法人にあつては、その名称及び代表者の氏名）

都道府県知事
指定都市の長
保健所設置市市長
特別区区長　殿

（注意）
1　用紙の大きさは、日本産業規格A列4番とすること。
2　字は、墨、インク等を用い、楷書ではつきりと書くこと。
3　業務の種別欄には、毒物若しくは劇物の製造業、輸入業、一般販売業、農業用品目販売業若しくは特定品目販売業又は特定毒物研究者の別を記載すること。ただし、附則第3項に規定する内燃機関用メタノールのみの取扱いに係る特定品目販売業にあつては、その旨を付記すること。

別記第12号様式（第11条の2関係）

登録票（許可証）書換え交付申請書

登録（許可）番号及び 登録（許可）年月日			
製造所（営業所、店舗、主たる研究所）	所在地		
	名　称		
変更内容	事　項	変　更　前	変　更　後
変更年月日			
備　考			

上記により、毒物劇物｛製造業／輸入業／一般販売業／農業用品目販売業／特定品目販売業｝登録票の書換え交付を申請します。
特定毒物研究者許可証

年　月　日

住　所（法人にあつては、主たる事務所の所在地）

氏　名（法人にあつては、名称及び代表者の氏名）

都道府県知事
指定都市の長
保健所設置市市長
特別区区長　殿

（注意）
1　用紙の大きさは、日本産業規格A列4番とすること。
2　字は、墨、インク等を用い、楷書ではつきりと書くこと。
3　附則第3項に規定する内燃機関用メタノールのみを取り扱う特定品目販売業にあつては、その旨を備考欄に記載すること。

別記第13号様式（第11条の３関係）

登録票（許可証）再交付申請書

登録（許可）番号及び登録（許可）年月日		
製造所（営業所、店舗、主たる研究所）	所在地	
	名　称	
再交付申請の理由		
備　　　　考		

上記により、毒物劇物 製造業／輸入業／一般販売業／農業用品目販売業／特定品目販売業 登録票の再交付を申請します。／特定毒物研究者許可証

年　　月　　日

住　所（法人にあつては、主たる事務所の所在地）

氏　名（法人にあつては、名称及び代表者の氏名）

都道府県知事
指定都市の長
保健所設置市市長
特別区区長
殿

（注意）

1　用紙の大きさは、日本産業規格Ａ列４番とすること。

2　字は、墨、インク等を用い、楷書ではっきりと書くこと。

3　附則第３項に規定する内燃機関用メタノールのみを取り扱う特定品目販売業にあっては、その旨を備考欄に記載すること。

別記第14号様式（第13条関係）

害虫防除実施届

防除実施の目的		
防除実施の日時及び区域		
使用製剤	品　　名	
	予定数量	
指導員	氏　　名	
	資　　格	
備　　　　考		

上記により、害虫防除の実施の届出をします。

年　　月　　日

住　所（使用者団体の代表者の住所）

氏　名（使用者団体の名称及びその代表者の氏名）

保健所長　殿

（注意）

1　用紙の大きさは、日本産業規格Ａ列４番とすること。

2　字は、墨、インク等を用い、楷書ではつきりと書くこと。

3　防除実施の日時及び区域欄の記載に当たつては、日時と区域との関連を明らかにすること。

4　指導員の資格欄には、指導員が毒物及び劇物取締法施行令第18条第１号イからへまで及び同令第34条第１号イからへまでのいずれに該当するかを記載すること。

別記第15号様式（第14条関係）

表

（85mm × 53mm）

第　　　号 毒物劇物監視員 身分証明書 所属庁 氏　名 年　月　日生 平成　年　月　日発行 厚生労働省（地方厚生局、都道府県、指定都市、保健所設置市又は特別区）　㊞	写　真

裏

毒物及び劇物取締法（昭和25年法律第303号）抜すい

（立入検査等）

第18条　都道府県知事は、保健衛生上必要があると認めるときは、毒物劇物営業者若しくは特定毒物研究者から必要な報告を徴し、又は薬事監視員のうちからあらかじめ指定する者に、これらの者の製造所、営業所、店舗、研究所その他業務上毒物若しくは劇物を取り扱う場所に立ち入り、帳簿その他の物件を検査させ、関係者に質問させ、若しくは試験のため必要な最小限度の分量に限り、毒物、劇物、第11条第２項に規定する政令で定める物若しくはその疑いのある物を収去させることができる。

2　前項の規定により指定された者は、毒物劇物監視員と称する。

3　毒物劇物監視員は、その身分を示す証票を携帯し、関係者の請求があるときは、これを提示しなければならない。

4　第一項の規定は、犯罪捜査のために認められたものと解してはならない。

（緊急時における厚生労働大臣の事務執行）

第23条の２　第18条第１項の規定により都道府県知事の権限に属するものとされている事務（製剤の製造（製剤の小分けを含む。）若しくは原体の小分けのみを行う製造業者又は製剤の輸入のみを行う輸入業者に係る同項に規定する権限に属するものを除く。以下この条において同じ。）は、保健衛生上の危害の発生又は拡大を防止するため緊急の必要があると厚生労働大臣が認める場合にあつては、厚生労働大臣又は都道府県知事が行うものとする。この場合においては、この法律の規定中都道府県知事に関する規定（当該事務に係るものに限る。）は、厚生労働大臣に関する規定として厚生労働大臣に適用があるものとする。

2　（略）

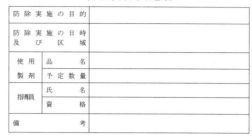

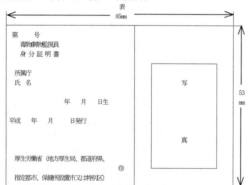

別記第16号様式（第15条関係）

210㎜ × 148mm

番号	番号
収去証控	収去証
1　被収去者の住所	1　被収去者の住所
2　被収去者の氏名	2　被収去者の氏名
3　収去品名	3　収去品名
4　収去数量	4　収去数量
5　収去目的	5　収去目的
6　収去日時	6　収去日時
7　収去場所	7　収去場所
年　月　日	毒物及び劇物取締法第18条の規定に基づき、上記のとおり収去する。
収去者　職　氏名	年　月　日
備考	所属庁 収去者　職　氏　名㊞

別記第17号様式（第17条関係）

特定毒物所有品目及び数量届書

登録（許可）の失効等の年月日	
登録（許可）の失効等の事由	
特定毒物の品目及び数量	

上記により、特定毒物所有品目及び数量の届出をします。

年　月　日

住所（法人にあつては、主たる事務所の所在地）

氏名（法人にあつては、名称及び代表者の氏名）

都道府県知事
指定都市の長
保健所設置市市長
特別区区長　殿

（注意）
1　用紙の大きさは、日本産業規格A列4番とすること。
2　字は、墨、インク等を用い、楷書ではっきりと書くこと。

別記第18号様式（第18条関係）

毒物劇物業務上取扱者届書

事業場	種類	令第41条第　号に規定する事業
	名称	
	所在地	
取扱品目		
備考		

上記により、毒物劇物業務上取扱者の届出をします。

年　月　日

住所（法人にあつては、主たる事務所の所在地）

氏名（法人にあつては、その名称及び代表者の氏名）

都道府県知事
保健所設置市市長　殿
特別区区長

（注意）
1　用紙の大きさは日本産業規格A列4番とすること。
2　字は、墨、インク等を用い、楷書ではっきりと書くこと。

別記第19号様式の(1)（第18条関係）

変更届

事業場	種類	令第41条第　号に規定する事業	
	名称		
	所在地		
取扱品目			
変更内容	事項	変更前	変更後
変更年月日			
備考			

上記により、変更の届出をします。

年　月　日

住所（法人にあつては、主たる事務所の所在地）

氏名（法人にあつては、その名称及び代表者の氏名）

都道府県知事
保健所設置市市長　殿
特別区区長

（注意）
1　用紙の大きさは、日本産業規格A列4番とすること。
2　字は、墨、インク等を用い、楷書ではっきりと書くこと。

別記第19号様式の(2)（第18条関係）

廃止届

事業所	種類	令第41条第　号に規定する事業
	名称	
	所在地	
取扱品目		
廃止年月日		
廃止の日に現に所有する毒物又は劇物の品名、数量及び保管又は処理の方法		
備考		

上記により、廃止の届出をします。

年　月　日

住所（法人にあつては、主たる事務所の所在地）

氏名（法人にあつては、その名称及び代表者の氏名）

都道府県知事
保健所設置市市長　殿
特別区区長

（注意）
1　用紙大きさは、日本産業規格A列4番とすること。
2　字は、墨、インク等を用い、楷書ではっきりと書くこと。

別表第一（第四条の二関係）

毒物

一　アバメクチン及びこれを含有する製剤。ただし、アバメクチン一・八％以下を含有するものを除く。

一の二　Ｏ―エチル―Ｏ―（二―イソプロポキシカルボニルフエニル）―Ｎ―イソプロピルチオホスホルアミド（別名イソフエンホス）及びこれを含有する製剤。ただし、Ｏ―エチル―Ｏ―（二―イソプロポキシカルボニルフエニル）―Ｎ―イソプロピルチオホスホルアミド五％以下を含有するものを除く。

一の三　Ｏ―エチル＝Ｓ・Ｓ―ジプロピル＝ホスホロジチオアート（別名エトプロホス）及びこれを含有する製剤。ただし、Ｏ―エチル＝Ｓ・Ｓ―ジプロピル＝ホスホロジチオアート五％以下を含有するものを除く。

二　エチルパラニトロフエニルチオノベンゼンホスホネイト（別名ＥＰＮ）及びこれを含有する製剤。ただし、エチルパラニトロフエニルチオノベンゼンホスホネイト一・五％以下を含有するものを除く。

三　削除

四　削除

五　削除

六　無機シアン化合物及びこれを含有する製剤。ただし、次に掲げるものを除く。

イ　紺青及びこれを含有する製剤

ロ　フエリシアン塩及びこれを含有する製剤

ハ　フエロシアン塩及びこれを含有する製剤

七　ジエチル―Ｓ―（エチルチオエチル）―ジチオホスフエイト及びこれを含有する製剤。ただし、ジエチル―Ｓ―（エチルチオエチル）―ジチオホスフエイト五％以下を含有するものを除く。

七の二　削除

七の三　ジエチル―（一・三―ジチオシクロペンチリデン）―チオホスホルアミド及びこれを含有する製剤。ただし、ジエチル―（一・三―ジチオシクロペンチリデン）―チオホスホルアミド五％以下を含有するものを除く。

八　ジエチル―四―メチルスルフイニルフエニル―チオホスフエイト及びこれを含有する製剤。ただし、ジエチル―四―メチルスルフイニルフエニル―チオホスフエイト三％以下を含有するものを除く。

九　二・三―ジシアノ―一・四―ジチアアントラキノン（別名ジチアノン）及びこれを含有する製剤。ただし、二・三―ジシアノ―一・四―ジチアアントラキノン五〇％以下を含有するものを除く。

十　削除

十の二　二―ジフエニルアセチル―一・三―インダンジオン及びこれを含有する製剤。ただし、二―ジフエニルアセチル―一・三―インダンジオン〇・〇〇五％以下を含有するものを除く。

十一　削除

十二　ジメチル―（ジエチルアミド―一―クロルクロトニル）―ホスフエイト及びこれを含有する製剤

十三　一・一′―ジメチル―四・四′―ジピリジニウムヒドロキシド、その塩類及びこれらのいずれかを含有する製剤

十三の二　二・二―ジメチル―一・三―ベンゾジオキソール―四―イル―Ｎ―メチルカルバマート（別名ベンダイオカルブ）及びこれを含有する製剤。ただし、二・二―ジメチル―一・三―ベンゾジオキソール―四―イル―Ｎ―メチルカルバマート五％以下を含有するものを除く。

十四　削除

十五　削除

十六　二・三・五・六―テトラフルオロ―四―メチルベンジル＝（Ｚ）―（一ＲＳ・三ＲＳ）―三―（二―クロロ―三・三・三―トリフルオロ―一―プロペニル）―二・二―ジメチルシクロプロパンカルボキシラート（別名テフルトリン）及びこれを含有する製剤。ただし、二・三・五・六―テトラフルオロ―四―メチルベンジル＝（Ｚ）―（一ＲＳ・三ＲＳ）―三―（二―クロロ―三・三・三―トリフルオロ―一―プロペニル）―二・二―ジメチルシクロプロパンカルボキシラート〇・五％以下を含有するものを除く。

十六の二　ナラシン、その塩類及びこれらのいずれかを含有する製剤。ただし、ナラシンとして一〇％以下を含有するものを除く。

十七　ニコチン、その塩類及びこれらのいずれかを含有する製剤

十八　Ｓ・Ｓ―ビス（一―メチルプロピル）＝Ｏ―エチル＝ホスホロジチオアート（別名カ

ズサホス）及びこれを含有する製剤。ただし、S・S—ビス（一—メチルプロピル）＝O—エチル＝ホスホロジチオアート一〇％以下を含有するものを除く。

十八の二　ブチル＝二・三—ジヒドロ—二—二—ジメチルベンゾフラン—七—イル＝N・N′—ジメチル—N・N′—チオジカルバマート（別名フラチオカルブ）及びこれを含有する製剤。ただし、ブチル＝二・三—ジヒドロ—二・二—ジメチルベンゾフラン—七—イル＝N・N′—ジメチル—N・N′—チオジカルバマ—ト五％以下を含有するものを除く。

十九　弗《ふっ》化スルフリル及びこれを含有する製剤

二十　ヘキサキス（β・β—ジメチルフエネチル）ジスタンノキサン（別名酸化フエンブタスズ）及びこれを含有する製剤

二十の二　ヘキサクロルヘキサヒドロメタノベンゾジオキサチエピンオキサイド及びこれを含有する製剤

二十の三　メチル—N′・N′—ジメチル—N—〔(メチルカルバモイル)オキシ〕—一—チオオキサムイミデート及びこれを含有する製剤。ただし、メチル—N′・N′—ジメチル—N—〔(メチルカルバモイル)オキシ〕—一—チオオキサムイミデート〇・八％以下を含有するものを除く。

二十の四　S—メチル—N—〔（メチルカルバモイル）—オキシ〕—チオアセトイミデート（別名メトミル）及びこれを含有する製剤。ただし、S—メチル—N—〔（メチルカルバモイル）—オキシ〕—チオアセトイミデート四五％以下を含有するものを除く。

二十一　モノフルオール酢酸並びにその塩類及びこれを含有する製剤

二十二　削除

二十三　燐《りん》化アルミニウムとその分解促進剤とを含有する製剤

劇　物

一　無機亜鉛塩類。ただし、炭酸亜鉛及び雷酸亜鉛を除く。

二　アバメクチン一・八%以下を含有する製剤

二の二　L―二―アミノ―四―〔(ヒドロキシ)(メチル)ホスフイノイル〕ブチリル―L―アラニル―L―アラニン、その塩類及びこれらのいずれかを含有する製剤。ただし、L―二―アミノ―四―〔(ヒドロキシ)(メチル)ホスフイノイル〕ブチリル―L―アラニル―L―アラニンとして一九%以下を含有するものを除く。

三　アンモニア及びこれを含有する製剤。ただし、アンモニア一〇%以下を含有するものを除く。

四　二―イソプロピルオキシフエニル―N―メチルカルバメート及びこれを含有する製剤。ただし、二―イソプロピルオキシフエニル―N―メチルカルバメート一%以下を含有するものを除く。

四の二　二―イソプロピルフエニル―N―メチルカルバメート及びこれを含有する製剤。ただし、二―イソプロピルフエニル―N―メチルカルバメート一・五%以下を含有するものを除く。

五　二―イソプロピル―四―メチルピリミジル―六―ジエチルチオホスフエイト(別名ダイアジノン)及びこれを含有する製剤。ただし、二―イソプロピル―四―メチルピリミジル―六―ジエチルチオホスフエイト五%(マイクロカプセル製剤にあつては、二五%)以下を含有するものを除く。

五の二　削除

五の三　一・一′―イミノジ(オクタメチレン)ジグアニジン(別名イミノクタジン)、その塩類及びこれらのいずれかを含有する製剤。ただし、次に掲げるものを除く。

イ　一・一′―イミノジ(オクタメチレン)ジグアニジンとして三・五%以下を含有する製剤(ロに該当するものを除く。)

ロ　一・一′―イミノジ(オクタメチレン)ジグアニジンアルキルベンゼンスルホン酸及びこれを含有する製剤。

五の四　O―エチル―O―(二―イソプロポキシカルボニルフエニル)―N―イソプロピルチオホスホルアミド(別名イソフエンホス)五%以下を含有する製剤

六　削除

六の二　エチル＝二―ジエトキシチオホスホリルオキシ―五―メチルピラゾロ〔一・五―a〕ピリミジン―六―カルボキシラート(別名ピラゾホス)及びこれを含有する製剤

七　削除

七の二　エチルジフエニルジチオホスフエイト及びこれを含有する製剤。ただし、エチルジフエニルジチオホスフエイト二%以下を含有するものを除く。

七の三　O―エチル＝S・S―ジプロピル＝ホスホロジチオアート(別名エトプロホス)五%以下を含有する製剤。ただし、O―エチル＝S・S―ジプロピル＝ホスホロジチオアート三%以下を含有する徐放性製剤を除く。

七の四　二―エチル―三・七―ジメチル―六―〔四―(トリフルオロメトキシ)フエノキシ〕―四―キノリル＝メチル＝カルボナート及びこれを含有する製剤

七の五　二―エチルチオメチルフエニル―N―メチルカルバメート(別名エチオフエンカルブ)及びこれを含有する製剤。ただし、二―エチルチオメチルフエニル―N―メチルカルバメート二%以下を含有するものを除く。

八　エチルパラニトロフエニルチオノベンゼンホスホネイト(別名EPN)一・五%以下を含有する製剤

八の二　O―エチル＝S―プロピル＝〔(二E)―二―(シアノイミノ)―三―エチルイミダゾリジン―一―イル〕ホスホノチオアート(別名イミシアホス)及びこれを含有する製剤。ただし、O―エチル＝S―プロピル＝〔(二E)―二―(シアノイミノ)―三―エチルイミダゾリジン―一―イル〕ホスホノチオアート一・五%以下を含有するものを除く。

八の三　エチル＝(Z)―三―〔N―ベンジル―N―〔〔メチル(一―メチルチオエチリデンアミノオキシカルボニル)アミノ〕チオ〕アミノ〕プロピオナート及びこれを含有する製剤

八の四　O―エチル―O―四―メチルチオフエニル―S―プロピルジチオホスフエイト及びこれを含有する製剤。ただし、O―エチル―四―メチルチオフエニル―S―プロピルジチオホスフエイト三%以下を含有するものを除く。

八の五　O―エチル＝S―一―メチルプロピル＝(二―オキソ―三―チアゾリジニル)ホスホノチオアート(別名ホスチアゼート)及び

これを含有する製剤。ただし、O―エチル＝S―一―メチルプロピル＝（二―オキソ―三―チアゾリジニル）ホスホノチオアート一・五％以下を含有するものを除く。

九　エチレンクロルヒドリン及びこれを含有する製剤

九の二　エマメクチン、その塩類及びこれらのいずれかを含有する製剤。ただし、エマメクチンとして二％以下を含有するものを除く。

十　塩素酸塩類及びこれを含有する製剤。ただし、爆発薬を除く。

十の二　（一R・二S・三R・四S）―七―オキサビシクロ〔二・二・一〕ヘプタン―二・三―ジカルボン酸（別名エンドタール）、その塩類及びこれらのいずれかを含有する製剤。ただし、（一R・二S・三R・四S）―七―オキサビシクロ〔二・二・一〕ヘプタン―二・三―ジカルボン酸として一・五％以下を含有するものを除く。

十の三　二―クロルエチルトリメチルアンモニウム塩類及びこれを含有する製剤

十の四　削除

十の五　削除

十の六　二―クロル―一―（二・四―ジクロルフエニル）ビニルジメチルホスフエイト及びこれを含有する製剤

十一　クロルピクリン及びこれを含有する製剤

十一の二　四―クロロ―三―エチル―一―メチル―N―〔四―（パラトリルオキシ）ベンジル〕ピラゾール―五―カルボキサミド及びこれを含有する製剤

十一の三　五―クロロ―N―〔二―〔四―（二―エトキシエチル）―二・三―ジメチルフエノキシ〕エチル〕―六―エチルピリミジン―四―アミン（別名ピリミジフエン）及びこれを含有する製剤。ただし、五―クロロ―N―〔二―〔四―（二―エトキシエチル）―二・三―ジメチルフエノキシ〕エチル〕―六―エチルピリミジン―四―アミン四％以下を含有するものを除く。

十一の四　トランス―N―（六―クロロ―三―ピリジルメチル）―N′―シアノ―N―メチルアセトアミジン（別名アセタミプリド）及びこれを含有する製剤。ただし、トランス―N―（六―クロロ―三―ピリジルメチル）―N′―シアノ―N―メチルアセトアミジン二％以下を含有するものを除く。

十一の五　一―（六―クロロ―三―ピリジルメチル）―N―ニトロイミダゾリジン―二―イリデンアミン（別名イミダクロプリド）及びこれを含有する製剤。ただし、一―（六―クロロ―三―ピリジルメチル）―N―ニトロイミダゾリジン―二―イリデンアミン二％（マイクロカプセル製剤にあつては、一二％）以下を含有するものを除く。

十一の六　三―（六―クロロピリジン―三―イルメチル）―一・三―チアゾリジン―二―イリデンシアナミド（別名チアクロプリド）及びこれを含有する製剤。ただし、三―（六―クロロピリジン―三―イルメチル）―一・三―チアゾリジン―二―イリデンシアナミド三％以下を含有するものを除く。

十一の七　（ＲＳ）―〔Ｏ―一―（四―クロロフエニル）ピラゾール―四―イル＝Ｏ―エチル＝Ｓ―プロピル＝ホスホロチオアート〕（別名ピラクロホス）及びこれを含有する製剤。ただし、（ＲＳ）―〔Ｏ―一―（四―クロロフエニル）ピラゾール―四―イル＝Ｏ―エチル＝Ｓ―プロピル＝ホスホロチオアート〕六％以下を含有するものを除く。

十一の八　シアナミド及びこれを含有する製剤。ただし、シアナミド一〇％以下を含有するものを除く。

十一の九　有機シアン化合物及びこれを含有する製剤。ただし、次に掲げるものを除く。

(1)　五―アミノ―一―（二・六―ジクロロ―四―トリフルオロメチルフエニル）―四―エチルスルフイニル―一H―ピラゾール―三―カルボニトリル（別名エチプロール）及びこれを含有する製剤

(2)　五―アミノ―一―（二・六―ジクロロ―四―トリフルオロメチルフエニル）―三―シアノ―四―トリフルオロメチルスルフイニルピラゾール（別名フイプロニル）一％（マイクロカプセル製剤にあつては、五％）以下を含有する製剤

(3)　四―アルキル安息香酸シアノフエニル及びこれを含有する製剤

(4)　四―アルキル―四′―シアノ―パラ―テルフエニル及びこれを含有する製剤

(5)　四―アルキル―四′―シアノビフエニル及びこれを含有する製剤

(6)　四―アルキル―四―シアノフエニルシク

ロヘキサン及びこれを含有する製剤

(7) 五―アルキル―二―（四―シアノフェニル）ピリミジン及びこれを含有する製剤

(8) 四―アルキルシクロヘキシル―四′―シアノビフェニル及びこれを含有する製剤

(9) 五―（四―アルキルフェニル）―二―（四―シアノフェニル）ピリミジン及びこれを含有する製剤

(10) 四―アルコキシ―四′―シアノビフェニル及びこれを含有する製剤

(11) 四―イソプロピルベンゾニトリル及びこれを含有する製剤

(12) 四―〔トランス―四―（トランス―四―エチルシクロヘキシル）シクロヘキシル〕ベンゾニトリル及びこれを含有する製剤

(13) 四―〔五―（トランス―四―エチルシクロヘキシル）―二―ピリミジニル〕ベンゾニトリル及びこれを含有する製剤

(14) 四―（トランス―四―エチルシクロヘキシル）―二―フルオロベンゾニトリル及びこれを含有する製剤

(15) トランス―四―エチル―トランス―一・一′―ビシクロヘキサン―四―カルボニトリル及びこれを含有する製剤

(16) 四′―〔二―（エトキシ）エトキシ〕―四―ビフェニルカルボニトリル及びこれを含有する製剤

(17) 四―〔トランス―四―（エトキシメチル）シクロヘキシル〕ベンゾニトリル及びこれを含有する製剤

(18) 三―（オクタデセニルオキシ）プロピオノニトリル及びこれを含有する製剤

(19) オレオニトリル及びこれを含有する製剤

(20) カプリニトリル及びこれを含有する製剤

(21) カプリロニトリル及びこれを含有する製剤

(22) 二―（四―クロル―六―エチルアミノ―S―トリアジン―二―イルアミノ）―二―メチル―プロピオニトリル五〇％以下を含有する製剤

(23) 四―クロロ―二―シアノ―N・N―ジメチル―五―パラ―トリルイミダゾール―一―スルホンアミド及びこれを含有する製剤

(24) 三―クロロ―四―シアノフェニル＝四―エチルベンゾアート及びこれを含有する製剤

(25) 三―クロロ―四―シアノフェニル＝四―プロピルベンゾアート及びこれを含有する製剤

(26) 一―（三―クロロ―四・五・六・七―テトラヒドロピラゾロ〔一・五―a〕ピリジン―二―イル）―五―〔メチル（プロプ―二―イン―一―イル）アミノ〕―一H―ピラゾール―四―カルボニトリル（別名ピラクロニル）及びこれを含有する製剤

(27) 一―（三―クロロ―二―ピリジル）―四′―シアノ―二′―メチル―六′―（メチルカルバモイル）―三―〔〔五―（トリフルオロメチル）―二H―一・二・三・四―テトラゾール―二―イル〕メチル〕―一H―ピラゾール―五―カルボキサニリド及びこれを含有する製剤

(28) 二―（四―クロロフェニル）―二―（一H―一・二・四―トリアゾール―一―イルメチル）ヘキサンニトリル（別名ミクロブタニル）及びこれを含有する製剤

(29) （RS）―四―（四―クロロフェニル）―二―フェニル―二―（一H―一・二・四―トリアゾール―一―イルメチル）ブチロニトリル及びこれを含有する製剤

(30) 高分子化合物

(31) シアノアクリル酸エステル及びこれを含有する製剤

(32) N―（二―シアノエチル）―一・三―ビス（アミノメチル）ベンゼン、N・N′―ジ（二―シアノエチル）―一・三―ビス（アミノメチル）ベンゼン及びN・N・N′―トリ（二―シアノエチル）―一・三―ビス（アミノメチル）ベンゼンの混合物並びにこれを含有する製剤

(33) （RS）―二―シアノ―N―〔（R）―一―（二・四―ジクロロフェニル）エチル〕―三・三―ジメチルブチラミド（別名ジクロシメット）及びこれを含有する製剤

(34) 二―シアノ―三・三―ジフェニルプロパ―二―エン酸二―エチルヘキシルエステル及びこれを含有する製剤

(35) N―（一―シアノ―一・二―ジメチルプロピル）―二―（二・四―ジクロロフェノキシ）プロピオンアミド及びこれを含有する製剤

(36) N―〔（RS）―シアノ（チオフェン―二―イル）メチル〕―四―エチル―二―

（エチルアミノ）―一・三―チアゾール―五―カルボキサミド（別名エタボキサム）及びこれを含有する製剤

(37) 四′―シアノ―四―ビフェニリル＝トランス―四―エチル―一―シクロヘキサンカルボキシラート及びこれを含有する製剤

(38) 四′―シアノ―四―ビフェニリル＝トランス―四―（トランス―四―プロピルシクロヘキシル）―一―シクロヘキサンカルボキシラート及びこれを含有する製剤

(39) 四―シアノ―四′―ビフェニリル＝四―（トランス―四―プロピルシクロヘキシル）ベンゾアート及びこれを含有する製剤

(40) 四′―シアノ―四―ビフェニリル＝四′―ヘプチル―四―ビフェニルカルボキシラート及びこれを含有する製剤

(41) 四′―シアノ―四―ビフェニリル＝トランス―四―（トランス―四―ペンチルシクロヘキシル）―一―シクロヘキサンカルボキシラート及びこれを含有する製剤

(42) 四―シアノ―四′―ビフェニリル＝四―（トランス―四―ペンチルシクロヘキシル）ベンゾアート及びこれを含有する製剤

(43) 四―シアノフェニル＝トランス―四―ブチル―一―シクロヘキサンカルボキシラート及びこれを含有する製剤

(44) 四―シアノフェニル＝トランス―四―プロピル―一―シクロヘキサンカルボキシラート及びこれを含有する製剤

(45) 四―シアノフェニル＝トランス―四―ペンチル―一―シクロヘキサンカルボキシラート及びこれを含有する製剤

(46) 四―シアノフェニル＝四―（トランス―四―ペンチルシクロヘキシル）ベンゾアート及びこれを含有する製剤

(47) （Ｅ）―二―｛二―（四―シアノフェニル）―一―［三―（トリフルオロメチル）フェニル］エチリデン｝―Ｎ―［四―（トリフルオロメトキシ）フェニル］ヒドラジンカルボキサミドと（Ｚ）―二―｛二―（四―シアノフェニル）―一―［三―（トリフルオロメチル）フェニル］エチリデン｝―Ｎ―［四―（トリフルオロメトキシ）フェニル］ヒドラジンカルボキサミドとの混合物（（Ｅ）―二―｛二―（四―シアノフェニル）―一―［三―（トリフルオロメチル）フェニル］エチリデン｝―Ｎ―［四―（トリフルオロメトキシ）フェニル］ヒドラジンカルボキサミド九〇％以上を含有し、かつ、（Ｚ）―二―｛二―（四―シアノフェニル）―一―［三―（トリフルオロメチル）フェニル］エチリデン｝―Ｎ―［四―（トリフルオロメトキシ）フェニル］ヒドラジンカルボキサミド一〇％以下を含有するものに限る。）（別名メタフルミゾン）及びこれを含有する製剤

(48) （Ｓ）―四―シアノフェニル＝四―（二―メチルブトキシ）ベンゾアート及びこれを含有する製剤

(49) （ＲＳ）―シアノ―（三―フェノキシフェニル）メチル＝二・二・三・三―テトラメチルシクロプロパンカルボキシラート（別名フェンプロパトリン）一％以下を含有する製剤

(50) （ＲＳ）―α―シアノ―三―フェノキシベンジル＝Ｎ―（二―クロロ―α・α・α―トリフルオロ―パラトリル）―Ｄ―バリナート（別名フルバリネート）五％以下を含有する製剤

(51) α―シアノ―三―フェノキシベンジル＝二・二―ジクロロ―一―（四―エトキシフェニル）―一―シクロプロパンカルボキシラート（別名シクロプロトリン）及びこれを含有する製剤

(52) （Ｓ）―α―シアノ―三―フェノキシベンジル＝（一Ｒ・三Ｒ）―三―（二・二―ジクロロビニル）―二・二―ジメチルシクロプロパン―カルボキシラートと（Ｒ）―α―シアノ―三―フェノキシベンジル＝（一Ｓ・三Ｓ）―三―（二・二―ジクロロビニル）―二・二―ジメチルシクロプロパン―カルボキシラートとの等量混合物〇・八八％以下を含有する製剤

(53) （Ｓ）―α―シアノ―三―フェノキシベンジル＝（一Ｒ・三Ｓ）―二・二―ジメチル―三―（一・二・二・二―テトラブロモエチル）シクロプロパンカルボキシラート（別名トラロメトリン）〇・九％以下を含有する製剤

(54) （Ｓ）―α―シアノ―三―フェノキシベンジル＝（Ｚ）―（一Ｒ・三Ｓ）―二・二―ジメチル―三―［二―（二・二・二―トリフルオロ―一―トリフルオロメチルエトキシカ

ルボニル）ビニル］シクロプロパンカルボキシラート及びこれを含有する製剤

(55) （Ｓ）－α－シアノ－三－フェノキシベンジル＝（一Ｒ・三Ｒ）－二・二－ジメチル－三－（二－メチル－一－プロペニル）－一－シクロプロパンカルボキシラートと（Ｒ）－α－シアノ－三－フェノキシベンジル＝（一Ｒ・三Ｒ）－二・二－ジメチル－三－（二－メチル－一－プロペニル）－一－シクロプロパンカルボキシラートとの混合物（（Ｓ）－α－シアノ－三－フェノキシベンジル＝（一Ｒ・三Ｒ）－二・二－ジメチル－三－（二－メチル－一－プロペニル）－一－シクロプロパンカルボキシラート九一％以上九九％以下を含有し、かつ、（Ｒ）－α－シアノ－三－フェノキシベンジル＝（一Ｒ・三Ｒ）－二・二－ジメチル－三－（二－メチル－一－プロペニル）－一－シクロプロパンカルボキシラート一％以上九％以下を含有するものに限る。）一〇％以下を含有するマイクロカプセル製剤

(56) （ＲＳ）－α－シアノ－三－フェノキシベンジル＝（一Ｒ・三Ｒ）－二・二－ジメチル－三－（二－メチル－一－プロペニル）－一－シクロプロパンカルボキシラート八％以下を含有する製剤

(57) （ＲＳ）－α－シアノ－三－フェノキシベンジル＝（一Ｒ・三Ｓ）－二・二－ジメチル－三－（二－メチル－一－プロペニル）－一－シクロプロパンカルボキシラート二％以下を含有する製剤

(58) 四－シアノ－三－フルオロフェニル＝四－（トランス－四－エチルシクロヘキシル）ベンゾアート及びこれを含有する製剤

(59) 四－シアノ－三－フルオロフェニル＝四－エチルベンゾアート及びこれを含有する製剤

(60) 四－シアノ－三－フルオロフェニル＝四－（エトキシメチル）ベンゾアート及びこれを含有する製剤

(61) 四－シアノ－三－フルオロフェニル＝四－（トランス－四－ブチルシクロヘキシル）ベンゾアート及びこれを含有する製剤

(62) 四－シアノ－三－フルオロフェニル＝四－ブチルベンゾアート及びこれを含有する製剤

(63) 四－シアノ－三－フルオロフェニル＝四－（ブトキシメチル）ベンゾアート及びこれを含有する製剤

(64) 四－シアノ－三－フルオロフェニル＝四－（トランス－四－プロピルシクロヘキシル）ベンゾアート及びこれを含有する製剤

(65) 四－シアノ－三－フルオロフェニル＝四－プロピルベンゾアート及びこれを含有する製剤

(66) 四－シアノ－三－フルオロフェニル＝四－（プロポキシメチル）ベンゾアート及びこれを含有する製剤

(67) 四－シアノ－三－フルオロフェニル＝四－ヘプチルベンゾアート及びこれを含有する製剤

(68) 四－シアノ－三－フルオロフェニル＝四－（ペンチルオキシメチル）ベンゾアート及びこれを含有する製剤

(69) 四－シアノ－三－フルオロフェニル＝四－（トランス－四－ペンチルシクロヘキシル）ベンゾアート及びこれを含有する製剤

(70) 四－シアノ－三－フルオロフェニル＝四－ペンチルベンゾアート及びこれを含有する製剤

(71) α－シアノ－四－フルオロ－三－フェノキシベンジル＝三－（二・二－ジクロロビニル）－二・二－ジメチルシクロプロパンカルボキシラート〇・五％以下を含有する製剤

(72) Ｎ－シアノメチル－四－（トリフルオロメチル）ニコチンアミド（別名フロニカミド）及びこれを含有する製剤

(73) トランス－一－（二－シアノ－二－メトキシイミノアセチル）－三－エチルウレア（別名シモキサニル）及びこれを含有する製剤

(74) 一・四－ジアミノ－二・三－ジシアノアントラキノン及びこれを含有する製剤

(75) Ｏ・Ｏ－ジエチル－Ｏ－（α－シアノベンジリデンアミノ）チオホスフェイト（別名ホキシム）及びこれを含有する製剤

(76) 三・三′－（一・四－ジオキソピロロ［三・四－ｃ］ピロール－三・六－ジイル）ジベンゾニトリル及びこれを含有する製剤

(77) 二－シクロヘキシリデン－二－フェニルアセトニトリル及びこれを含有する製剤

(78) 二・六―ジクロルシアンベンゼン及びこれを含有する製剤

(79) 三・四―ジクロロ―二′―シアノ―一・二―チアゾール―五―カルボキサニリド（別名イソチアニル）及びこれを含有する製剤

(80) ジシアンジアミド及びこれを含有する製剤

(81) 二・六―ジフルオロ―四―（トランス―四―プロピルシクロヘキシル）ベンゾニトリル及びこれを含有する製剤

(82) 四―〔二・三―（ジフルオロメチレンジオキシ）フエニル〕ピロール―三―カルボニトリル（別名フルジオキソニル）及びこれを含有する製剤

(83) 三・七―ジメチル―二・六―オクタジエンニトリル及びこれを含有する製剤

(84) 三・七―ジメチル―六―オクテンニトリル及びこれを含有する製剤

(85) 三・七―ジメチル―二・六―ノナジエンニトリル及びこれを含有する製剤

(86) 三・七―ジメチル―三・六―ノナジエンニトリル及びこれを含有する製剤

(87) 四・八―ジメチル―七―ノネンニトリル及びこれを含有する製剤

(88) ジメチルパラシアンフエニル―チオホスフエイト及びこれを含有する製剤

(89) N―（α・α―ジメチルベンジル）―二―シアノ―二―フエニルアセトアミド及びこれを含有する製剤

(90) 四・四―ジメトキシブタンニトリル及びこれを含有する製剤

(91) 三・五―ジヨード―四―オクタノイルオキシベンゾニトリル及びこれを含有する製剤

(92) ステアロニトリル及びこれを含有する製剤

(93) 染料

(94) テトラクロル―メタジシアンベンゼン及びこれを含有する製剤

(95) トリチオシクロヘプタジエン―三・四・六・七―テトラニトリル一五％以下を含有する燻《くん》蒸剤

(96) 二―トリデセンニトリルと三―トリデセンニトリルとの混合物（二―トリデセンニトリル八〇％以上八四％以下を含有し、かつ、三―トリデセンニトリル一五％以上一九％以下を含有するものに限る。）及びこれを含有する製剤

(97) 二・二・三―トリメチル―三―シクロペンテンアセトニトリル一〇％以下を含有する製剤

(98) パラジシアンベンゼン及びこれを含有する製剤

(99) パルミトニトリル及びこれを含有する製剤

(100) 一・二―ビス（N―シアノメチル―N・N―ジメチルアンモニウム）エタン＝ジクロリド及びこれを含有する製剤

(101) 二―ヒドロキシ―五―ピリジンカルボニトリル及びこれを含有する製剤

(102) 四―（トランス―四―ビニルシクロヘキシル）ベンゾニトリル及びこれを含有する製剤

(103) 三―ピリジンカルボニトリル及びこれを含有する製剤

(104) ブチル＝（R）―二―〔四―（四―シアノ―二―フルオロフエノキシ）フエノキシ〕プロピオナート（別名シハロホップブチル）及びこれを含有する製剤

(105) トランス―四―（五―ブチル―一・三―ジオキサン―二―イル）ベンゾニトリル及びこれを含有する製剤

(106) 四―〔トランス―四―（トランス―四―ブチルシクロヘキシル）シクロヘキシル〕ベンゾニトリル及びこれを含有する製剤

(107) 四―ブチル―二・六―ジフルオロ安息香酸四―シアノ―三―フルオロフエニルエステル及びこれを含有する製剤

(108) （E）―二―（四―ターシャリ―ブチルフエニル）―二―シアノ―一―（一・三・四―トリメチルピラゾール―五―イル）ビニル＝二・二―ジメチルプロピオナート（別名シエノピラフエン）及びこれを含有する製剤

(109) トランス―四′―ブチル―トランス―四―ヘプチル―トランス―一・一′―ビシクロヘキサン―四―カルボニトリル及びこれを含有する製剤

(110) 四′―〔トランス―四―（三―ブテニル）シクロヘキシル〕―四―ビフエニルカルボニトリル及びこれを含有する製剤

(111) 四―〔トランス―四―（三―ブテニル）シクロヘキシル〕ベンゾニトリル及びこれを含有する製剤

(112) 二―フルオロ―四―〔トランス―四―（トランス―四―エチルシクロヘキシル）シクロヘキシル〕ベンゾニトリル及びこれを含有する製剤

(113) （Z）―二―〔二―フルオロ―五―（トリフルオロメチル）フェニルチオ〕―二―〔三―（二―メトキシフェニル）―一・三―チアゾリジン―二―イリデン〕アセトニトリル（別名フルチアニル）及びこれを含有する製剤

(114) 二―フルオロ―四―〔トランス―四―（トランス―四―プロピルシクロヘキシル）シクロヘキシル〕ベンゾニトリル及びこれを含有する製剤

(115) 二―フルオロ―四―（トランス―四―プロピルシクロヘキシル）ベンゾニトリル及びこれを含有する製剤

(116) 三′―フルオロ―四′―プロピル―四―パラ―テルフェニルカルボニトリル及びこれを含有する製剤

(117) 二―フルオロ―四―（トランス―四―ペンチルシクロヘキシル）ベンゾニトリル及びこれを含有する製剤

(118) 二―フルオロ―四―〔トランス―四―（三―メトキシプロピル）シクロヘキシル〕ベンゾニトリル及びこれを含有する製剤

(119) トランス―四―（五―プロピル―一・三―ジオキサン―二―イル）ベンゾニトリル及びこれを含有する製剤

(120) 四―〔トランス―四―（トランス―四―プロピルシクロヘキシル）シクロヘキシル〕ベンゾニトリル及びこれを含有する製剤

(121) 四―〔二―（トランス―四′―プロピル―トランス―一・一′―ビシクロヘキサン―四―イル）エチル〕ベンゾニトリル及びこれを含有する製剤

(122) 四―〔トランス―四―（一―プロペニル）シクロヘキシル〕ベンゾニトリル及びこれを含有する製剤

(123) 三―ブロモ―一―（三―クロロピリジン―二―イル）―N―〔四―シアノ―二―メチル―六―（メチルカルバモイル）フェニル〕―一H―ピラゾール―五―カルボキサミド（別名シアントラニリプロール）及びこれを含有する製剤

(124) 四―ブロモ―二―（四―クロロフェニル）―一―エトキシメチル―五―トリフルオロメチルピロール―三―カルボニトリル（別名クロルフェナピル）〇・六％以下を含有する製剤

(125) 二―ブロモ―二―（ブロモメチル）グルタロニトリル及びこれを含有する製剤

(126) 三―（シス―三―ヘキセニロキシ）プロパンニトリル及びこれを含有する製剤

(127) 四―〔五―（トランス―四―ヘプチルシクロヘキシル）―二―ピリミジニル〕ベンゾニトリル及びこれを含有する製剤

(128) ペンタクロルマンデル酸ニトリル及びこれを含有する製剤

(129) トランス―四―（五―ペンチル―一・三―ジオキサン―二―イル）ベンゾニトリル及びこれを含有する製剤

(130) 四―〔トランス―四―（トランス―四―ペンチルシクロヘキシル）シクロヘキシル〕ベンゾニトリル及びこれを含有する製剤

(131) 四―〔五―（トランス―四―ペンチルシクロヘキシル）―二―ピリミジニル〕ベンゾニトリル及びこれを含有する製剤

(132) 四―ペンチル―二・六―ジフルオロ安息香酸四―シアノ―三―フルオロフェニルエステル及びこれを含有する製剤

(133) 四―〔（E）―三―ペンテニル〕安息香酸四―シアノ―三・五―ジフルオロフェニルエステル及びこれを含有する製剤

(134) 四′―〔トランス―四―（四―ペンテニル）シクロヘキシル〕―四―ビフェニルカルボニトリル及びこれを含有する製剤

(135) 四―〔トランス―四―（一―ペンテニル）シクロヘキシル〕ベンゾニトリル及びこれを含有する製剤

(136) 四―〔トランス―四―（三―ペンテニル）シクロヘキシル〕ベンゾニトリル及びこれを含有する製剤

(137) 四―〔トランス―四―（四―ペンテニル）シクロヘキシル〕ベンゾニトリル及びこれを含有する製剤

(138) ミリストニトリル及びこれを含有する製剤

(139) メタジシアンベンゼン及びこれを含有する製剤

(140) メチル＝（E）―二―〔二―〔六―（二

—シアノフエノキシ）ピリミジン—四—イルオキシ］フエニル］—三—メトキシアクリレート八〇％以下を含有する製剤

(141) 三—メチル—二—ノネンニトリル及びこれを含有する製剤

(142) 三—メチル—三—ノネンニトリル及びこれを含有する製剤

(143) 二—メトキシエチル＝（ＲＳ）—二—（四—ｔ—ブチルフエニル）—二—シアノ—三—オキソ—三—（二—トリフルオロメチルフエニル）プロパノアート（別名シフルメトフエン）及びこれを含有する製剤

(144) 四—［トランス—四—（メトキシプロピル）シクロヘキシル］ベンゾニトリル及びこれを含有する製剤

(145) 四—［トランス—四—（メトキシメチル）シクロヘキシル］ベンゾニトリル及びこれを含有する製剤

(146) ラウロニトリル及びこれを含有する製剤

十二　シアン酸ナトリウム

十三　削除

十三の二　二—ジエチルアミノ—六—メチルピリミジル—四—ジエチルチオホスフエイト及びこれを含有する製剤

十四　ジエチル—Ｓ—（エチルチオエチル）—ジチオホスフエイト五％以下を含有する製剤

十四の二　ジエチル—Ｓ—（二—オキソ—六—クロルベンゾオキサゾロメチル）—ジチオホスフエイト及びこれを含有する製剤。ただし、ジエチル—Ｓ—（二—オキソ—六—クロルベンゾオキサゾロメチル）—ジチオホスフエイト二・二％以下を含有するものを除く。

十四の三　Ｏ・Ｏ′—ジエチル＝Ｏ′—（二—キノキサリニル）＝チオホスファート（別名キナルホス）及びこれを含有する製剤

十五　ジエチル—四—クロルフエニルメルカプトメチルジチオホスフエイト及びこれを含有する製剤

十五の二　削除

十五の三　ジエチル—一—（二′・四′—ジクロルフエニル）—二—クロルビニルホスフエイト及びこれを含有する製剤

十六　ジエチル—（二・四—ジクロルフエニル）—チオホスフエイト及びこれを含有する製剤。ただし、ジエチル—（二・四—ジクロルフエニル）—チオホスフエイト三％以下を含有するものを除く。

十七　削除

十七の二　ジエチル—（一・三—ジチオシクロペンチリデン）—チオホスホルアミド五％以下を含有する製剤

十七の三　ジエチル—三・五・六—トリクロル—二—ピリジルチオホスフエイト及びこれを含有する製剤。ただし、ジエチル—三・五・六—トリクロル—二—ピリジルチオホスフエイト一％（マイクロカプセル製剤にあつては、二五％）以下を含有するものを除く。

十七の四　ジエチル—（五—フエニル—三—イソキサゾリル）—チオホスフエイト（別名イソキサチオン）及びこれを含有する製剤。ただし、ジエチル—（五—フエニル—三—イソキサゾリル）—チオホスフエイト二％以下を含有するものを除く。

十七の五　削除

十七の六　ジエチル—四—メチルスルフイニルフエニル—チオホスフエイト三％以下を含有する製剤

十七の七　削除

十七の八　一・三—ジカルバモイルチオ—二—（Ｎ・Ｎ—ジメチルアミノ）—プロパン、その塩類及びこれらのいずれかを含有する製剤。ただし、一・三—ジカルバモイルチオ—二—（Ｎ・Ｎ—ジメチルアミノ）—プロパンとして二％以下を含有するものを除く。

十八　削除

十八の二　ジ（二—クロルイソプロピル）エーテル及びこれを含有する製剤

十九　ジクロルブチン及びこれを含有する製剤

十九の二　二′・四—ジクロロ—α・α・α—トリフルオロ—四′—ニトロメタトルエンスルホンアニリド（別名フルスルフアミド）及びこれを含有する製剤。ただし、二′・四—ジクロロ—α・α・α—トリフルオロ—四′—ニトロメタトルエンスルホンアニリド〇・三％以下を含有するものを除く。

二十　一・三—ジクロロプロペン及びこれを含有する製剤

二十一　削除

二十二　削除

二十三　削除

二十四　削除

二十四の二　ジニトロメチルヘプチルフエニル

クロトナート（別名ジノカップ）及びこれを含有する製剤。ただし、ジニトロメチルヘプチルフエニルクロトナート〇・二%以下を含有するものを除く。

二十四の三　二・三―ジヒドロ―二・二―ジメチル―七―ベンゾ［b］フラニル―N―ジブチルアミノチオ―N―メチルカルバマート（別名カルボスルファン）及びこれを含有する製剤

二十五　二・二′―ジピリジリウム―一・一′―エチレンジブロミド及びこれを含有する製剤

二十五の二　二―ジフエニルアセチル―一・三―インダンジオン〇・〇〇五%以下を含有する製剤

二十五の三　三―（ジフルオロメチル）―一―メチル―N―［（三R）―一・一・三―トリメチル―二・三―ジヒドロ―一H―インデン―四―イル］―一H―ピラゾール―四―カルボキサミド及びこれを含有する製剤。ただし、三―（ジフルオロメチル）―一―メチル―N―［（三R）―一・一・三―トリメチル―二・三―ジヒドロ―一H―インデン―四―イル］―一H―ピラゾール―四―カルボキサミド三%以下を含有するものを除く。

二十五の四　ジプロピル―四―メチルチオフエニルホスフエイト及びこれを含有する製剤

二十六　削除

二十七　削除

二十八　削除

二十八の二　二―ジメチルアミノ―五・六―ジメチルピリミジル―四―N・N―ジメチルカルバメート及びこれを含有する製剤

二十八の三　五―ジメチルアミノ―一・二・三―トリチアン、その塩類及びこれらのいずれかを含有する製剤。ただし、五―ジメチルアミノ―一・二・三―トリチアンとして三%以下を含有するものを除く。

二十九　ジメチルエチルスルフイニルイソプロピルチオホスフエイト及びこれを含有する製剤

三十　ジメチルエチルメルカプトエチルジチオホスフエイト（別名チオメトン）及びこれを含有する製剤

三十一　ジメチル―二・二―ジクロルビニルホスフエイト（別名ＤＤＶＰ）及びこれを含有する製剤

三十二　ジメチルジチオホスホリルフエニル酢酸エチル及びこれを含有する製剤。ただし、ジメチルジチオホスホリルフエニル酢酸エチル三%以下を含有するものを除く。

三十二の二　三―ジメチルジチオホスホリル―S―メチル―五―メトキシ―一・三・四―チアジアゾリン―二―オン及びこれを含有する製剤

三十二の三　二・二―ジメチル―二・三―ジヒドロ―一―ベンゾフラン―七―イル＝N―［N―（二―エトキシカルボニルエチル）―N―イソプロピルスルフエナモイル］―N―メチルカルバマート（別名ベンフラカルブ）及びこれを含有する製剤。ただし、二・二―ジメチル―二・三―ジヒドロ―一―ベンゾフラン―七―イル＝N―［N―（二―エトキシカルボニルエチル）―N―イソプロピルスルフエナモイル］―N―メチルカルバマート六%以下を含有するものを除く。

三十三　ジメチルジブロムジクロルエチルホスフエイト及びこれを含有する製剤

三十三の二　削除

三十三の三　削除

三十三の四　三・五―ジメチルフエニル―N―メチルカルバメート及びこれを含有する製剤。ただし、三・五―ジメチルフエニル―N―メチルカルバメート三%以下を含有するものを除く。

三十四　ジメチルフタリルイミドメチルジチオホスフエイト及びこれを含有する製剤

三十四の二　二・二―ジメチル―一・三―ベンゾジオキソール―四―イル―N―メチルカルバマート（別名ベンダイオカルブ）五%以下を含有する製剤

三十五　ジメチルメチルカルバミルエチルチオエチルチオホスフエイト及びこれを含有する製剤

三十六　ジメチル―（N―メチルカルバミルメチル）―ジチオホスフエイト（別名ジメトエート）及びこれを含有する製剤

三十六の二　Ｏ・Ｏ―ジメチル―Ｏ―（三―メチル―四―メチルスルフイニルフエニル）―チオホスフエイト及びこれを含有する製剤

三十七　ジメチル―四―メチルメルカプト―三―メチルフエニルチオホスフエイト及びこれを含有する製剤。ただし、ジメチル―四―メチルメルカプト―三―メチルフエニルチオホスフエイト二%以下を含有するものを除く。

三十七の二　三―（ジメトキシホスフイニルオキシ）―N―メチル―シス―クロトナミド及

びこれを含有する製剤

三十八　削除

三十九　削除

四十　削除

四十一　削除

四十一の二　二―チオ―三・五―ジメチルテトラヒドロ―一・三・五―チアジアジン及びこれを含有する製剤

四十二　削除

四十三　テトラエチルメチレンビスジチオホスフエイト及びこれを含有する製剤

四十三の二　削除

四十三の三　（Ｓ）―二・三・五・六―テトラヒドロ―六―フエニルイミダゾ〔二・一―ｂ〕チアゾール、その塩類及びこれらのいずれかを含有する製剤。ただし、（Ｓ）―二・三・五・六―テトラヒドロ―六―フエニルイミダゾ〔二・一―ｂ〕チアゾールとして六・八％以下を含有するものを除く。

四十三の四　二・三・五・六―テトラフルオロ―四―メチルベンジル＝（Ｚ）―（一ＲＳ・三ＲＳ）―三―（二―クロロ―三・三・三―トリフルオロ―一―プロペニル）―二・二―ジメチルシクロプロパンカルボキシラート（別名テフルトリン）〇・五％以下を含有する製剤

四十三の五　三・七・九・一三―テトラメチル―五・一一―ジオキサ―二・八・一四―トリチア―四・七・九・一二―テトラアザペンタデカ―三・一二―ジエン―六・一〇―ジオン（別名チオジカルブ）及びこれを含有する製剤

四十三の六　二・四・六・八―テトラメチル―一・三・五・七―テトラオキソカン（別名メタアルデヒド）及びこれを含有する製剤。ただし、二・四・六・八―テトラメチル―一・三・五・七―テトラオキソカン一〇％以下を含有するものを除く。

四十四　無機銅塩類。ただし、雷銅を除く。

四十五　削除

四十六　トリクロルヒドロキシエチルジメチルホスホネイト及びこれを含有する製剤。ただし、トリクロルヒドロキシエチルジメチルホスホネイト一〇％以下を含有するものを除く。

四十六の二　ナラシン又はその塩類のいずれかを含有する製剤であつて、ナラシンとして一〇％以下を含有するもの。ただし、ナラシンとして一％以下を含有し、かつ、飛散を防止するための加工をしたものを除く。

四十七　Ｓ・Ｓ―ビス（一―メチルプロピル）＝Ｏ―エチル＝ホスホロジチオアート（別名カズサホス）一〇％以下を含有する製剤。ただし、Ｓ・Ｓ―ビス（一―メチルプロピル）＝Ｏ―エチル＝ホスホロジチオアート三％以下を含有する徐放性製剤を除く。

四十八　削除

四十八の二　削除

四十八の三　二―ヒドロキシ―四―メチルチオ酪酸及びこれを含有する製剤。ただし、二―ヒドロキシ―四―メチルチオ酪酸〇・五％以下を含有するものを除く。

四十九　削除

四十九の二　二―（フエニルパラクロルフエニルアセチル）―一・三―インダンジオン及びこれを含有する製剤。ただし、二―（フエニルパラクロルフエニルアセチル）―一・三―インダンジオン〇・〇二五％以下を含有するものを除く。

四十九の三　一―ｔ―ブチル―三―（二・六―ジイソプロピル―四―フエノキシフエニル）チオウレア（別名ジアフエンチウロン）及びこれを含有する製剤

四十九の四　ブチル＝二・三―ジヒドロ―二・二―ジメチルベンゾフラン―七―イル＝Ｎ・Ｎ′―ジメチル―Ｎ・Ｎ′―チオジカルバマート（別名フラチオカルブ）五％以下を含有する製剤

四十九の五　ｔ―ブチル＝（Ｅ）―四―（一・三―ジメチル―五―フエノキシ―四―ピラゾリルメチレンアミノオキシメチル）ベンゾアート及びこれを含有する製剤。ただし、ｔ―ブチル＝（Ｅ）―四―（一・三―ジメチル―五―フエノキシ―四―ピラゾリルメチレンアミノオキシメチル）ベンゾアート五％以下を含有するものを除く。

四十九の六　二―ｔ―ブチル―五―（四―ｔ―ブチルベンジルチオ）―四―クロロピリダジン―三（二Ｈ）―オン及びこれを含有する製剤

四十九の七　削除

四十九の八　Ｎ―（四―ｔ―ブチルベンジル）―四―クロロ―三―エチル―一―メチルピラゾール―五―カルボキサミド（別名テブフエンピラド）及びこれを含有する製剤

五十　ブラストサイジンＳ、その塩類及びこれらのいずれかを含有する製剤

五十一　ブロムメチル及びこれを含有する製剤

五十一の二　二―(四―ブロモジフルオロメトキシフエニル)―二―メチルプロピル＝三―フエノキシベンジル＝エーテル（別名ハルフエンプロツクス）及びこれを含有する製剤。ただし、二―(四―ブロモジフルオロメトキシフエニル)―二―メチルプロピル＝三―フエノキシベンジル＝エーテル五％以下を含有する徐放性製剤を除く。

五十二　二―メチリデンブタン二酸（別名メチレンコハク酸）及びこれを含有する製剤

五十三　削除

五十四　削除

五十五　削除

五十六　削除

五十七　削除

五十八　削除

五十八の二　削除

五十八の三　削除

五十八の四　メチルイソチオシアネート及びこれを含有する製剤

五十九　メチル＝N―［二―［一―(四―クロロフエニル)―一H―ピラゾール―三―イルオキシメチル］フエニル］（N―メトキシ）カルバマート（別名ピラクロストロビン）及びこれを含有する製剤。ただし、メチル＝N―［二―［一―(四―クロロフエニル)―一H―ピラゾール―三―イルオキシメチル］フエニル］（N―メトキシ）カルバマート六・八％以下を含有するものを除く。

五十九の二から五十九の五まで　削除

五十九の六　メチル―N′・N′―ジメチル―N―［(メチルカルバモイル)オキシ］―一―チオオキサムイミデート〇・八％以下を含有する製剤

五十九の七　S―(四―メチルスルホニルオキシフエニル)―N―メチルチオカルバマート及びこれを含有する製剤

五十九の八　五―メチル―一・二・四―トリアゾロ［三・四―b］ベンゾチアゾール（別名トリシクラゾール）及びこれを含有する製剤。ただし、五―メチル―一・二・四―トリアゾロ［三・四―b］ベンゾチアゾール八％以下を含有するものを除く。

六十　N―メチル―一―ナフチルカルバメート及びこれを含有する製剤。ただし、N―メチル―一―ナフチルカルバメート五％以下を含有するものを除く。

六十の二　削除

六十の三　二―メチルビフエニル―三―イルメチル＝(一RS・二RS)―二―(Z)―(二―クロロ―三・三・三―トリフルオロ―一―プロペニル)―三・三―ジメチルシクロプロパンカルボキシラート及びこれを含有する製剤。ただし、二―メチルビフエニル―三―イルメチル＝(一RS・二RS)―二―(Z)―(二―クロロ―三・三・三―トリフルオロ―一―プロペニル)―三・三―ジメチルシクロプロパンカルボキシラート二％以下を含有するものを除く。

六十の四　削除

六十の五　S―(二―メチル―一―ピペリジル―カルボニルメチル）ジプロピルジチオホスフエイト及びこれを含有する製剤。ただし、S―(二―メチル―一―ピペリジル―カルボニルメチル）ジプロピルジチオホスフエイト四・四％以下を含有するものを除く。

六十の六　二―(一―メチルプロピル)―フエニル―N―メチルカルバメート及びこれを含有する製剤。ただし、二―(一―メチルプロピル)―フエニル―N―メチルカルバメート二％（マイクロカプセル製剤にあつては、一五％）以下を含有するものを除く。

六十の七　削除

六十の八　S―メチル―N―［(メチルカルバモイル)―オキシ］―チオアセトイミデート（別名メトミル）四五％以下を含有する製剤

六十一　沃《よう》化メチル及びこれを含有する製剤

六十二　硫酸及びこれを含有する製剤。ただし、硫酸一〇％以下を含有するものを除く。

六十三　硫酸タリウム及びこれを含有する製剤。ただし、硫酸タリウム〇・三％以下を含有し、黒色に着色され、かつ、トウガラシエキスを用いて著しくからく着味されているものを除く。

六十四　削除

六十五　燐《りん》化亜鉛及びこれを含有する製剤。ただし、燐《りん》化亜鉛一％以下を含有し、黒色に着色され、かつ、トウガラシエキスを用いて著しくからく着味されているものを除く。

六十六　削除

六十七　ロテノン及びこれを含有する製剤。ただし、ロテノン二％以下を含有するものを除く。

別表第二（第四条の三関係）

一　アンモニア及びこれを含有する製剤。ただし、アンモニア一〇%以下を含有するものを除く。

二　塩化水素及びこれを含有する製剤。ただし、塩化水素一〇%以下を含有するものを除く。

三　塩化水素と硫酸とを含有する製剤。ただし、塩化水素と硫酸とを合わせて一〇%以下を含有するものを除く。

四　塩基性酢酸鉛

五　塩素

六　過酸化水素を含有する製剤。ただし、過酸化水素六%以下を含有するものを除く。

六の二　キシレン

七　クロム酸塩類及びこれを含有する製剤。ただし、クロム酸鉛七〇%以下を含有するものを除く。

八　クロロホルム

九　硅弗《けいふつ》化ナトリウム

九の二　酢酸エチル

十　酸化水銀五%以下を含有する製剤

十一　酸化鉛

十二　四塩化炭素及びこれを含有する製剤

十三　重クロム酸塩類及びこれを含有する製剤

十四　蓚《しゅう》酸、その塩類及びこれらのいずれかを含有する製剤。ただし、蓚《しゅう》酸として一〇%以下を含有するものを除く。

十五　硝酸及びこれを含有する製剤。ただし、硝酸一〇%以下を含有するものを除く。

十六　水酸化カリウム及びこれを含有する製剤。ただし、水酸化カリウム五%以下を含有するものを除く。

十七　水酸化ナトリウム及びこれを含有する製剤。ただし、水酸化ナトリウム五%以下を含有するものを除く。

十七の二　トルエン

十八　ホルムアルデヒドを含有する製剤。ただし、ホルムアルデヒド一%以下を含有するものを除く。

十九　メタノール

十九の二　メチルエチルケトン

二十　硫酸及びこれを含有する製剤。ただし、硫酸一〇%以下を含有するものを除く。

別表第三　削除

別表第四　削除

別表第五（第十三条の六関係）

一	黄燐《りん》	保護手袋 保護長ぐつ 保護衣 酸性ガス用防毒マスク
二	四アルキル鉛を含有する製剤	保護手袋（白色のものに限る。） 保護長ぐつ（白色のものに限る。） 保護衣（白色のものに限る。） 有機ガス用防毒マスク
三	無機シアン化合物たる毒物及びこれを含有する製剤で液体状のもの	保護手袋 保護長ぐつ 保護衣 青酸用防毒マスク
四	弗《ふっ》化水素及びこれを含有する製剤	一の項に同じ
五	アクリルニトリル	保護手袋 保護長ぐつ 保護衣 有機ガス用防毒マスク
六	アクロレイン	前項に同じ
七	アンモニア及びこれを含有する製剤（アンモニア一〇%以下を含有するものを除く。）で液体状のもの	保護手袋 保護長ぐつ 保護衣 アンモニア用防毒マスク
八	塩化水素及びこれを含有する製剤（塩化水素一〇%以下を含有するものを除く。）で液体状のもの	一の項に同じ
九	塩素	保護手袋 保護長ぐつ 保護衣 普通ガス用防毒マスク
十	過酸化水素及びこれを含有する製剤（過酸化水素六%以下を含有するものを除く。）	保護手袋 保護長ぐつ 保護衣 保護眼鏡
十一	クロルスルホン酸	一の項に同じ
十二	クロルピクリン	五の項に同じ
十三	クロルメチル	五の項に同じ
十四	硅《けい》弗《ふっ》化水素酸	一の項に同じ
十五	ジメチル硫酸	一の項に同じ
十六	臭素	九の項に同じ
十七	硝酸及びこれを含有する製剤（硝酸一〇%以下を含有するものを除く。）で液体状のもの	一の項に同じ
十八	水酸化カリウム及びこれを含有する製剤（水酸化カリウム五%以下を含有するものを除く。）で液体状のもの	十の項に同じ
十九	水酸化ナトリウム及びこれを含有する製剤（水酸化ナトリウム五%以下を含有するものを除く。）で液体状のもの	十の項に同じ
二十	ニトロベンゼン	五の項に同じ
二十一	発煙硫酸	一の項に同じ
二十二	ホルムアルデヒド及びこれを含有する製剤（ホルムアルデヒド一%以下を含有するものを除く。）で液体状のもの	五の項に同じ
二十三	硫酸及びこれを含有する製剤（硫酸一〇%以下を含有するものを除く。）で液体状のもの	十の項に同じ

備考

一　この表に掲げる防毒マスクは、空気呼吸器又は酸素呼吸器で代替させることができる。

二　防毒マスクは、隔離式全面形のものに、空気呼吸器又は酸素呼吸器は、全面形のものに限る。

三　保護眼鏡は、プラスチック製一眼型のものに限る。

四　保護手袋、保護長ぐつ及び保護衣は、対象とする毒物又は劇物に対して不浸透性のものに限る。

毒物又は劇物を含有する物の定量方法を定める省令

改正　昭和四十一年一月八日厚生省令第一号
昭和四十六年十二月二十七日厚生省令第四十六号
平成二十六年七月三十日厚生労働省令第八十七号
令和元年六月二十八日厚生労働省令第二十号

毒物及び劇物取締法施行令（昭和三十年政令第二百六十一号）第三十八条第二項の規定に基づき、無機シアン化合物たる毒物を含有する液体状の物のシアン含有量の定量方法を定める省令を次のように定める。

毒物又は劇物を含有する物の定量方法を定める省令

（定量方法）

第一条　毒物及び劇物取締法施行令（昭和三十年政令第二百六十一号。以下「令」という。）第三十八条第一項第一号に規定する無機シアン化合物たる毒物を含有する液体状の物のシアン含有量は、次の式により算定する。

$$\text{シアン含有量（ppm）} = 0.2 \times \frac{A}{A_0} \times 250 \times \frac{1}{25} \times n$$

2　前項の式中の次の各号に掲げる記号は、それぞれ当該各号に定める数値とする。

一　A　検体に係る吸光度

二　A_0　シアンイオン標準溶液に係る吸光度

三　n　別表第一に定めるところにより試料について希釈を行なった場合における希釈倍数（希釈を行なわなかった場合は、一とする。）

第二条　令第三十八条第一項第二号に規定する塩化水素、硝酸若しくは硫酸又は水酸化カリウム若しくは水酸化ナトリウムを含有する液体状の物の水素イオン濃度は、次の方法により定量する。

試料液百ミリリットルをとり蒸留水を加えて千ミリリットルとし混和する。この混和液について産業標準化法（昭和二十四年法律第百八十五号）に基づく日本産業規格K〇一〇二の十二に該当する方法により測定する。

（吸光度の測定方法等）

第三条　第一条第二項第一号に掲げる検体に係る吸光度及び同条同項第二号に掲げるシアンイオン標準溶液に係る吸光度の測定方法並びにその測定に使用する対照溶液の作成方法は、別表第一に定めるところによる。

（試薬等）

第四条　吸光度の測定及び対照溶液の作成に用いる試薬及び試液は、別表第二に定めるところによる。

附　則　（昭和四十一年一月八日厚生省令第一号）

この省令は、昭和四十一年七月一日から施行する。

附　則　（昭和四十六年十二月二十七日厚生省令第四十六号）

この省令は、昭和四十七年三月一日から施行する。

附　則　（平成二十六年七月三十日厚生労働省令第八十七号）

（施行期日）（抄）

第一条　この省令〔薬事法等の一部を改正する法律及び薬事法等の一部を改正する法律の施行に伴う関係政令の整備等及び経過措置に関する政令の施行に伴う関係省令の整備等に関する省令〕は、薬事法等の一部を改正する法律（以下「改正法」という。）の施行の日（平成二十六年十一月二十五日）から施行する。

第二条～第十一条　（略）

附　則　（令和元年六月二十八日厚生労働省令第二十号）（抄）

（施行期日）

第一条　この省令〔不正競争防止法等の一部を改正する法律の施行に伴う厚生労働省関係省令の整備に関する省令〕は、不正競争防止法等の一部を改正する法律の施行の日（令和元年七月一日）から施行する。

第二条～第三条　（略）

別表第一

検体に係る吸光度の測定	検体に係る吸光度の測定に用いる装置は、通気管及び吸収管を別図１に示すようにビニール管で連結したものを用いる。通気管及び吸収管の形状は、別図２に定めるところによる。吸収管には、あらかじめ水酸化ナトリウム試液（１Ｎ）30mlを入れておく。試料には、検体採取後ただちに水酸化ナトリウムを加えてpHを12以上としたものを用いる。試料25mlを通気管にとり、ブロムクレゾールパープル溶液３滴ないし４滴を加え、液が黄色になるまで酒石酸溶液を滴加したのち酢酸・酢酸ナトリウム緩衝液１mlを加え、ただちに装置を別図１のように連結し、通気管を38℃ないし42℃の恒温水そうにその首部まで浸す。次に、水酸化ナトリウム20Ｗ／Ｖ％溶液に通して洗じようした空気約48lを毎分約1.2lの割合で約40分間通気する。この場合において泡だちがはげしくて通気速度を毎分約1.2lにできないときは、通気時間を延長する。通気ののち、吸収管内の液及び通気管と吸収管を連結するビニール管内の水滴を精製水約100mlを用いて250mlのメスフラスコに洗い込む。これにフエノールフタレイン試液２滴ないし３滴を加え、希酢酸で徐々に中和したのち精製水を加えて正確に250mlとする。この液10mlを共栓試験管にとり、リン酸塩緩衝液５ml及びクロラミン試液１mlを加えてただちに密栓し、静かに混和したのち２分間ないし３分間放置し、ピリジン・ピラゾロン溶液５mlを加えてよく混和したのち20℃ないし30℃で50分間以上放置する。こうして得た液について層長約10mmで波長620mμ付近の極大波長における吸光度を測定する。 この数値をシアンイオン標準溶液に係る吸光度の数値で除した値が1.5より大きいときは、その値が1.5以下となるように希釈溶液で希釈した試料について同様の操作を行なつて吸光度を測定する。 以上の操作により測定した吸光度の数値を、対照溶液について測定した吸光度の数値によつて補正する。
シアンイオン標準溶液に係る吸光度の測定	シアン化カリウム2.5ｇに精製水を加えて溶かし、1000mlとする。この液についてその１ml中のシアンイオンの量を測定し、シアンイオンとして10mgに相当する量を正確にはかり、水酸化ナトリウム試液（１Ｎ）100mlを加え、精製水を加えて正確に1000mlとし、これをシアンイオン標準溶液とする。 この溶液は、用時製するものとする。 １ml中のシアンイオンの量(mg)の測定は、測定に係る液100mlを正確にはかり、Ｐ―ジメチルアミノベンジリデンロダニン0.02ｇにアセトンを加えて溶かし100mlとした溶液0.5mlを加え、硝酸銀試液（0.1Ｎ）で、液が赤色に変わるまで滴定し、滴定に要した硝酸銀試液(0.1Ｎ) の量(ml)から次の式により算出する。 シアンイオンの量(mg)＝滴定に要した硝酸銀試液（0.1Ｎ)の量×0.05204 シアンイオン標準溶液５mlを250mlのメスフラスコに正確にとり、水酸化ナトリウム試液（１Ｎ)30ml、精製水約100ml及びフエノールフタレイン試液２滴ないし３滴を加えて、希酢酸で徐々に中和したのち、精製水を加えて正確に250mlとする。この液10mlを共栓試験管にとり、リン酸塩緩衝液５ml及びクロラミン試液１mlを加えてただちに密栓し、静かに混和したのち２分間ないし３分間放置し、ピリジン・ピラゾロン溶液５mlを加えてよく混和したのち20℃ないし30℃で50分間以上放置する。こうして得た液について層長約10mmで波長620mμ付近の極大波長における吸光度を測定する。 以上の操作により測定した吸光度の数値を、対照溶液について測定した吸光度の数値によつて補正する。
対照溶液の作成	精製水10mlを共栓試験管にとり、リン酸塩緩衝液５ml及びクロラミン試液１mlを加えてただちに密栓し、静かに混和したのち２分間ないし３分間放置し、ピリジン・ピラゾロン溶液５mlを加えてよく混和したのち20℃ないし30℃で50分間以上放置する。

別図１

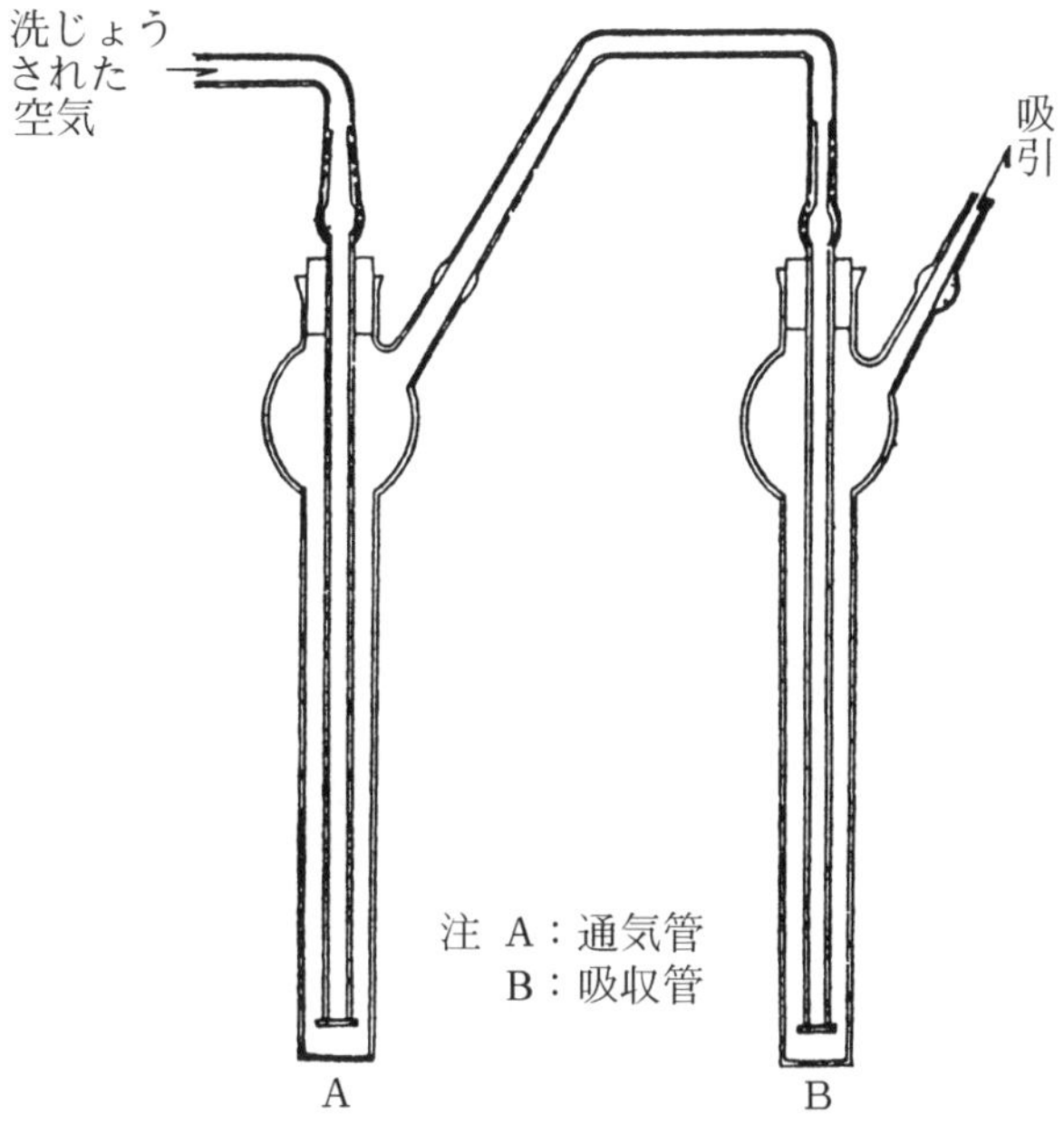

別図２

注　単位　㎜
G2：日本産業規格Ｒ3503（ガラスろ過板）
の細孔記号を示す。

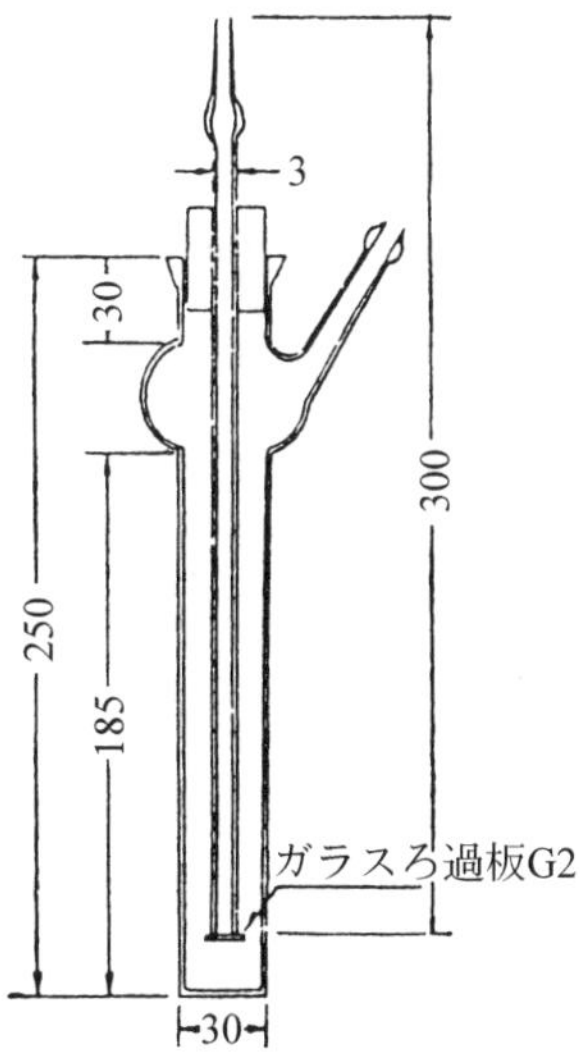

別表第二

1　水酸化ナトリウム試液（１Ｎ）	医薬品、医療機器等の品質、有効性及び安全性の確保等に関する法律（昭和35年法律第145号）に規定する日本薬局方一般試験法の部試薬・試液の項（以下単に「日本薬局方試薬・試液の項」という。）に掲げるものとする。
2　水酸化ナトリウム	粒状のものとし、日本薬局方試薬・試液の項に掲げるものとする。
3　ブロムクレゾールパープル溶液	ブロムクレゾールパープル0.05ｇにエタノール20mlを加えて溶かし、さらに精製水を加えて100mlとしたものとする。必要があればろ過する。ブロムクレゾールパープル及びエタノールは、日本薬局方試薬・試液の項に掲げるものとする。
4　酒石酸溶液	酒石酸15ｇに精製水を加えて溶かし100mlとしたものとする。酒石酸は、日本薬局方試薬・試液の項に掲げるものとする。
5　酢酸・酢酸ナトリウム緩衝液	氷酢酸24ｇを精製水に溶かして100mlとした液と酢酸ナトリウム54.4ｇを精製水に溶かして100mlとした液を１対３の割合で混和したものとする。氷酢酸及び酢酸ナトリウムは、日本薬局方試薬・試液の項に掲げるものとする。
6　フエノールフタレイン試液	日本薬局方試薬・試液の項に掲げるものとする。
7　希酢酸	日本薬局方試薬・試液の項に掲げるものとする。
8　リン酸塩緩衝液	リン酸二水素カリウム3.40ｇと無水リン酸一水素ナトリウム3.55gを精製水に溶かして全量を1000mlとする。リン酸二水素カリウム及び無水リン酸一水素ナトリウムは、日本薬局方試薬・試液の項に掲げるものとする。
9　クロラミン試液	クロラミン0.2ｇに精製水を加えて溶かし、100mlとしたものとする。クロラミンは、日本薬局方試薬・試液の項に掲げるものとする。この試液は、用時製するものとする。
10　ピリジン・ピラゾロン溶液	１―フエニル―３―メチル―５―ピラゾロン）（純度90％以上）0.1ｇに精製水100mlを加え、65℃ないし70℃に加温し、よく振り混ぜて溶かしたのちに30℃以下に冷却する。これにビス―（１―フエニル―３―メチル―５―ピラゾロン）（純度90％以上）0.02ｇをピリジン20mlに溶かした液を加え混和して製する。ピリジンは、日本薬局方試薬・試液の項に掲げるものとする。この溶液は、用時製するものとする。
11　希釈溶液	この表の１に定める水酸化ナトリウム試液（１Ｎ）120mlに精製水約400ml及びこの表の６に定めるフエノールフタレイン試液２滴ないし３滴を加え、この表の７に定める希酢酸で中和したのち、精製水を加えて1000mlとしたものとする。
12　シアン化カリウム	日本薬局方試薬・試液の項に掲げるものとする。
13　アセトン	日本薬局方試薬・試液の項に掲げるものとする。
14　硝酸銀試液（0.1N）	日本薬局方試薬・試液の項に掲げるものとする。
15　Ｐ―ジメチルアミノベンジリデンロダニン	産業標準化法に基づく日本産業規格Ｋ8495号特級に適合するものとする。

家庭用品に含まれる劇物の定量方法及び容器又は被包の試験方法を定める省令

改正
昭和四十七年五月二十五日厚生省令第二十七号
昭和四十九年九月二十六日厚生省令第三十四号
昭和五十四年十二月十八日厚生省令第四十七号
令和元年六月二十八日厚生省令第二十号

毒物及び劇物取締法施行令（昭和三十年政令第二百六十一号）別表第一及び別表第三に基づき、家庭用品に含まれる劇物の定量方法及び容器又は被包の試験方法を定める省令を次のように定める。

家庭用品に含まれる劇物の定量方法及び容器又は被包の試験方法を定める省令

（劇物の定量方法）

第一条　毒物及び劇物取締法施行令（昭和三十年政令第二百六十一号。以下「令」という。）別表第一第一号中欄二に規定する〇・一規定水酸化ナトリウム溶液の消費量の定量方法は、別表第一に定めるところによる。

（昭四九厚令三四・一部改正）

第二条　令別表第一第二号中欄に規定するジメチル—二・二—ジクロルビニルホスフエイト（別名ＤＤＶＰ。以下「ＤＤＶＰ」という。）の空気中の濃度は、次の式により算定する。

$$1\,m^3\text{中のＤＤＶＰの量}(mg)=\text{標準液}1\,mL\text{中のＤＤＶＰの量}(mg)\times\frac{A_T}{A_S}\times\frac{1000}{60}\times 20$$

2　前項の式中の次の各号に掲げる記号は、それぞれ当該各号に定める数値とする。

一　A_T　検液から得たＤＤＶＰのガスクロマトグラフのピーク面積

二　A_S　標準液から得たＤＤＶＰのガスクロマトグラフのピーク面積

3　前二項に掲げる標準液の作成方法及び標準液から得たＤＤＶＰのガスクロマトグラフのピーク面積の測定方法並びに検液の作成方法及び検液から得たＤＤＶＰのガスクロマトグラフのピーク面積の測定方法は、別表第二に定めるところによる。

（容器又は被包の試験方法）

第三条　令別表第一第一号下欄に規定する容器又は被包の試験は、別表第三に定めるところにより行なう。

附　則

この省令は、昭和四十七年六月一日から施行する。

附　則（昭和四十九年九月二十六日厚生省令第三十四号）　抄

（施行期日）

1　この省令は、昭和四十九年十月一日から施行する。

附　則（昭和五十四年十二月十八日厚生省令第四十七号）

この省令は、昭和五十五年四月一日から施行する。

附　則（令和元年六月二十八日厚生労働省令第二十号）　（抄）

（施行期日）

第一条　この省令は、不正競争防止法等の一部を改正する法律の施行に伴う厚生労働省関係省令の整備に関する省令〕は、不正競争防止法等の一部を改正する法律の施行の日（令和元年七月一日）から施行する。

第二条～第三条　（略）

別表第一

〇・一規定水酸化ナトリウム溶液の消費量の定量方法

検体十・〇ミリリットトを量り、蒸留水を加えて百〇ミリリットルとする。この液十・〇ミリリットルを量り、蒸留水二十ミリリットルを加え、ブロムチモールブルー溶液（産業標準化法（昭和二十四年法律第百八十五号）に基づく日本産業規格K八〇〇一の表JA・六に定める方法により調整したもの）二滴を指示薬として〇・一規定水酸化ナトリウム溶液で滴定する。このとき、滴定に要した〇・一規定水酸化ナトリウム溶液の消費量に〇・一規定水酸化ナトリウム溶液の規定度係数を乗じた数値（ミリリットル）を、〇・一規定水酸化ナトリウム溶液の消費量の数値（ミリリットル）とする。

別表第二

一　A_Tの測定方法

別図第一は、ガラス製の立方体（縦百センチメートル・横百センチメートル・高さ百センチメートル）の箱で天井中央部に試料つり下げ具Aがある。一方の側面には、五個の穴があけてあり、ガラス管又はテフロン管で活せんBに連結している。反対の側面には、三個の穴があけてあり、ガラス管又はテフロン管で活せんCに連結している。活せんCは、さらに、ガラス管又はテフロン管で容積六十〜百ミリリツトルのガラス製の吸収管Dに連結している。

この装置を摂氏二十プラス・マイナス三度、相対湿度五十プラス・マイナス五パーセントで一時間以上放置する。次に、Aに試料を使用状態にしてつり下げ、箱を密閉し、活せんB及びCを閉じる。この状態で十時間放置したのち、活せんB及びCを開き、吸引口Eより毎分一リツトルの割合で六十分間吸引する。なお、吸収管Dには、あらかじめ、n—ヘキサン二十ミリリツトルを入れ、吸引を始める三十分以上前から外部より氷水で冷却しておく。

吸引したのち、n—ヘキサンを加えて二十・〇ミリリツトルとし検液とする。この液一〜十マイクロリツトルの一定量を正確にガスクロマトグラフ用マイクロシリンジ中に採取し、この物につき三の操作条件でガスクロマトグラフ法によつて試験を行ない、DDVPのピーク面積A_Tを半値幅法によつて求める。

二　A_Sの測定方法

DDVP約二百ミリグラムを精密に量り、n—ヘキサンを加えて百・〇ミリリツトルとする。この液二・〇ミリリツトルをとり、n—ヘキサンを加えて百・〇ミリリツトルとする。さらに、この液二・〇ミリリツトルをとり、n—ヘキサンを加えて百・〇ミリリツトルとし標準液とする。この液につき一の検液の採取量と同じ量をマイクロシリンジ中にとり、一と同様に操作し、DDVPのピーク面積ASを半値幅法によつて求める。

三　操作条件

(一)　検出器　熱イオン放射型検出器

(二)　分離管　内径三〜四ミリメートル・長さ一〜二メートルのガラスカラムに充てん剤（シリコン処理した硅藻土担体にシリコン系樹脂を三パーセント被覆したもの）を充てんする。

(三)　検出器温度　摂氏百八十〜二百二十度の一定温度

(四)　分離管温度　摂氏百六十〜二百度の一定温度

(五)　試料注入口（気化室）温度　摂氏二百〜二百五十度の一定温度

(六)　キヤリヤーガス及び流速　窒素、毎分四十〜六十ミリリツトルの一定量

(七)　水素　最も高い感度を得るように調節する。（通例、毎分四十〜五十ミリリツトルの一定量）

(八)　空気圧　一平方センチメートルあたり約〇・八キログラム

(九)　注意　あらかじめ、DDVP標準液を用いて定量に使用可能なピークが出ることを確めておくこと。

別表第三

令別表第一第一号下欄に規定する容器又は被包の試験方法

一　漏れ試験　呼び内容量の内容液で満たされた住宅用の洗浄剤を通常使用する状態にした後、せんを締め、倒立して二十四時間放置するとき、漏れを認めない。

二　落下試験　呼び内容量の内容液で満たされた住宅用の洗浄剤を通常使用する状態にした後、せんを締め、百二十センチメートルの高さからコンクリート面上に、側面及び底面を衝撃点とするようにして一回ずつ落下させるとき、破損又は漏れを認めない。

三　耐酸性試験　呼び内容量の内容液で満たされた住宅用の洗浄剤を摂氏二十プラス・マイナス五度で三十日間放置した後、二の試験を行うとき、破損又は漏れを認めない。

四　圧縮変形試験　水を満たし、摂氏二十プラス・マイナス二度に調節した恒温水槽《そう》に三十分間浸す。次に別図第二に示すように、直角に曲げた内径二ミリメートルのガラス管とゴムせんで連結した後、これを直径二十五ミリメートルのゴムせん上に載せ、二分後に水位H_0（センチメートル）を読む。次に通常押圧する部位又は柔軟な部位を、直径十二・五ミリメートルの圧縮面で一重量キログラムの荷重を加えて静かに圧縮し、二分後に水位H（センチメートル）を読まなければならない。この場合において、台座のゴムせん及び圧縮面の中心は合致しなければならない。また、試験の結果に影響を及ぼす場合を除き、必要に応じて容器又は被包の底部を支えてもよい。このとき、HよりH_0を減じた値（センチメートル）は、六十センチメートル以下でなければならない。

別図第１

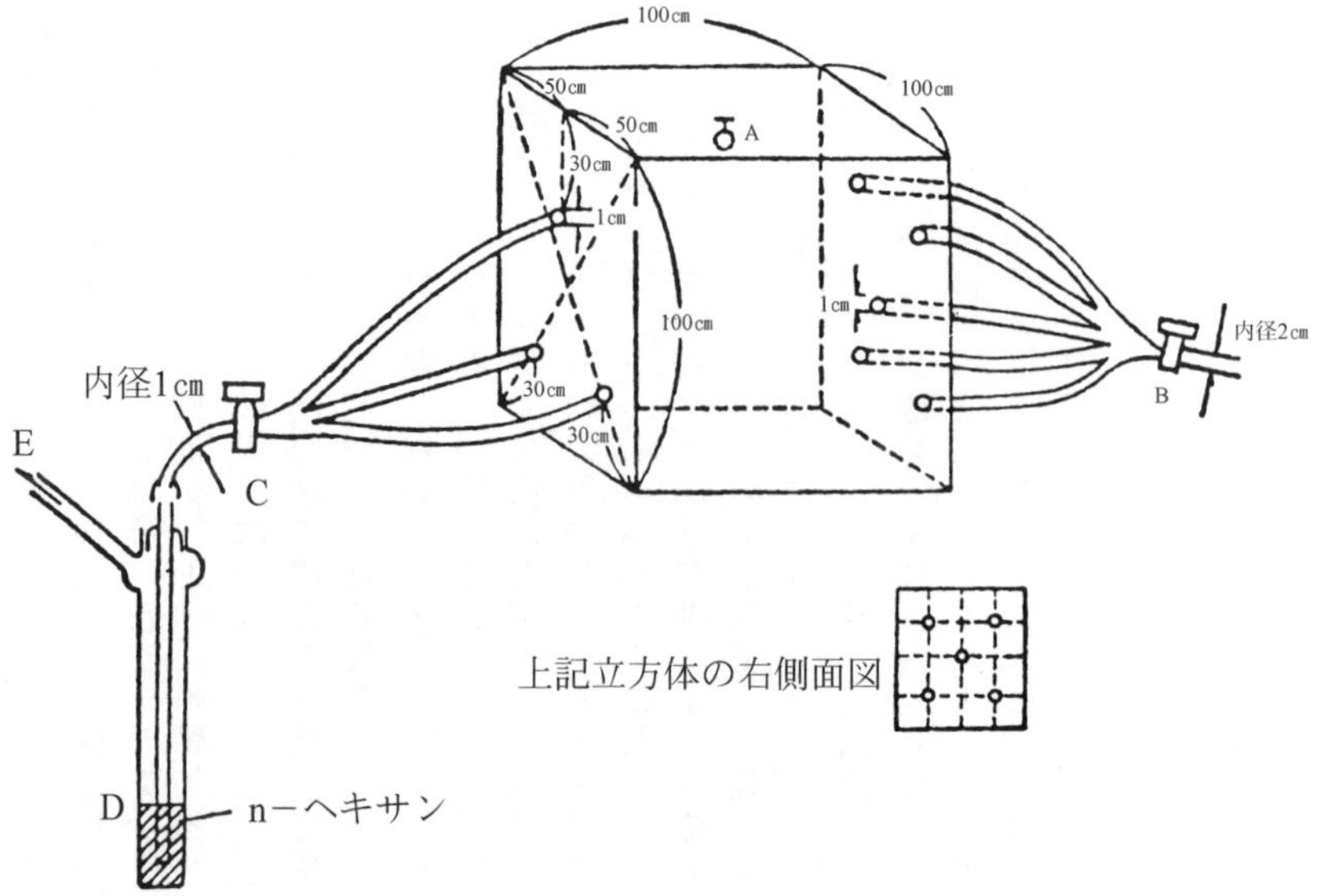

別図第２　（昭54厚令47・全改）

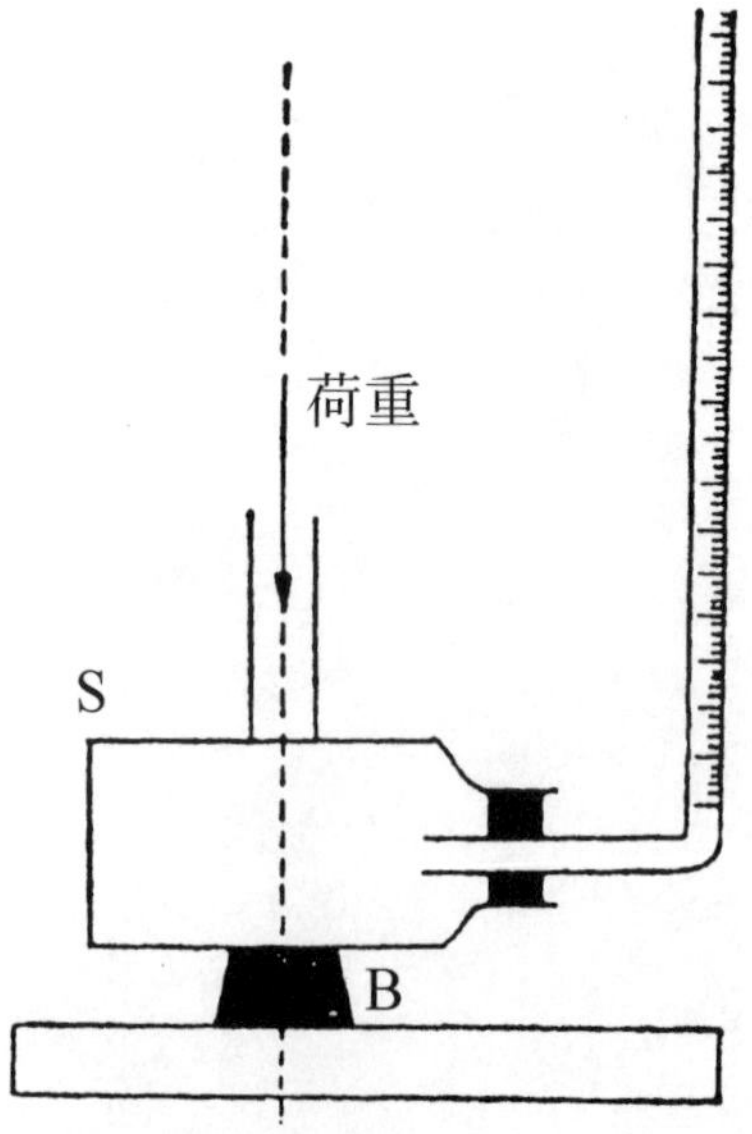

B：台座ゴムせん
S：検体

有害性情報の報告に関する省令

（平成十六年三月十八日 厚生労働省 経済産業省 環境省 令第二号
改正 平成十六年三月十八日 厚生労働省 経済産業省 環境省 令第二号
平成十七年四月一日 厚生労働省 経済産業省 環境省 令第四号
平成二十一年十二月二十八日 厚生労働省 経済産業省 環境省 令第二号
平成三十年三月十二日 厚生労働省 経済産業省 環境省 令第一号
令和元年七月一日 厚生労働省 経済産業省 環境省 令第一号）

化学物質の審査及び製造等の規制に関する法律（昭和四十八年法律第百十七号）第三十一条の二第一項の規定に基づき、有害性情報の報告に関する省令を次のように定める。

（報告を要する知見の範囲）

第一条　化学物質の審査及び製造等の規制に関する法律（以下「法」という。）第四十一条第一項（同条第二項において準用する場合を含む。次条において同じ。）各号に規定する性状を有することを示す知見として厚生労働省令、経済産業省令及び環境省令で定めるものは、次の各号に掲げる性状につき、当該各号に掲げる知見とする。

一　自然的作用による化学的変化を生じにくいものであること　微生物等による化学物質の分解度試験において、易分解性でないもの

二　生物の体内に蓄積されやすいものであること　イ又はロに該当するもの

イ　魚介類の体内における化学物質の濃縮度試験において、生物濃縮係数が一〇〇〇以上又は経口生物濃縮係数が〇・〇〇七以上であるもの

ロ　一―オクタノールと水との間の分配係数測定試験において、分配係数の対数が三・五以上であるもの

三　継続的に摂取される場合には、人の健康を損なうおそれがあるものであること　慢性毒性試験、生殖能及び後世代に及ぼす影響に関する試験、催奇形性試験、変異原性試験、がん原性試験、生体内運命に関する試験、薬理学的試験又は反復投与毒性試験において、死亡、がん、長期にわたる障害、生殖能又は後世代の発生に及ぼす影響その他これらに準じて毒性学的に重要な影響がみられたもの

四　動植物の生息又は生育に支障を及ぼすおそれがあるものであること　イからチまでのいずれかに該当するもの

イ　ほ乳類の生殖能及び後世代に及ぼす影響に関する試験において、死亡、生殖能又は後世代の発生に及ぼす影響その他これらに準じて毒性学的に重要な影響がみられたもの

ロ　鳥類の繁殖に及ぼす影響に関する試験において、死亡、産卵数の低下、ふ化率の低下その他これらに準じて毒性学的に重要な影響がみられたもの

ハ　藻類生長阻害試験において、半数影響濃度が一〇mg／ℓ以下であるもの、無影響濃度が一mg／ℓ以下であるものその他毒性学的に重要な影響がみられたもの

ニ　ミジンコ急性遊泳阻害試験において、半数影響濃度が一〇mg／ℓ以下であるものその他毒性学的に重要な影響がみられたもの

ホ　魚類急性毒性試験において、半数致死濃度が一〇mg／ℓ以下であるものその他毒性学的に重要な影響がみられたもの

ヘ　ミジンコの繁殖に及ぼす影響に関する試験において、無影響濃度が一mg／ℓ以下であるものその他毒性学的に重要な影響がみられたもの

ト　魚類の初期生活段階における生息又は生育に及ぼす影響に関する試験において、無影響濃度が一mg／ℓ以下であるものその他毒性学的に重要な影響がみられたもの

チ　ユスリカの生息又は生育に及ぼす影響に関する試験において、死亡、羽化率の低下その他これらに準じて毒性学的に重要な影響がみられたもの

五　報告対象物質が自然的作用による化学的変化を生じやすいものである場合における、自然的作用による化学的変化により生成する化学物質（元素を含む。）が前各号のいずれかに該当するものであること　前各号に掲げる知見

（報告を要する知見に係る報告書の提出）
第二条　報告対象物質の製造又は輸入の事業を営む者は、その製造し、又は輸入した報告対象物質について、前条に規定する知見が得られたときは、法第四十一条第一項の規定に基づき、当該知見を得た日から六十日以内に別記様式第一による報告書を、厚生労働大臣、経済産業大臣及び環境大臣に提出しなければならない。

（報告を行う組成、性状等）
第三条　法第四十一条第三項に規定する組成、性状等に関する知見として厚生労働省令、経済産業省令及び環境省令で定めるものは、次の各号に掲げる知見とする。
一　融点
二　沸点
三　蒸気圧
四　一―オクタノールと水との間の分配係数
五　水に対する溶解度
六　解離定数
七　光分解性
八　加水分解性
九　大気、水域、底質又は土壌に係る分配係数
十　生分解性
十一　生物濃縮性
十二　魚類に対する急性毒性又は慢性毒性
十三　水生の無脊椎動物に対する急性毒性又は慢性毒性
十四　水生の植物に対する毒性
十五　鳥類の繁殖に及ぼす影響
十六　底生生物に対する毒性
十七　生体内運命（継続的に摂取される場合には人の健康を損なうおそれがあるものに係る知見に限る。次号から第二十四号までにおいて同じ。）
十八　薬理学的特性
十九　反復投与による毒性
二十　慢性毒性
二十一　変異原性
二十二　がん原性
二十三　催奇形性
二十四　生殖能及び後世代に及ぼす影響
二十五　その他毒性学的に重要な影響
二十六　優先評価化学物質、監視化学物質又は第二種特定化学物質が自然的作用による化学的変化を生じやすいものである場合における、自然的作用による化学的変化により生成する化学物質（元素を含む。）に関する前各号のいずれかに掲げる知見

（報告を行う組成、性状等に係る報告書の提出）
第四条　優先評価化学物質、監視化学物質又は第二種特定化学物質の製造又は輸入の事業を営む者は、その製造し、又は輸入した監視化学物質又は第二種特定化学物質について、前条に規定する知見を有しているときは、法第四十一条第三項の規定に基づき、遅滞なく、別記様式第二による報告書を、厚生労働大臣、経済産業大臣及び環境大臣に提出するものとする。

附　則
この省令は、平成十六年四月一日から施行する。

附　則（平成十七年四月一日厚生労働省令・経済産業省令・環境省令第四号）
この省令は、公布の日〔平成十七年四月一日〕から施行する。

附　則（平成二十一年十二月二十八日厚生労働省令・経済産業省令・環境省令第二号）
この省令は、平成二十二年四月一日から施行する。ただし、第二条の規定は、平成二十三年四月一日から施行する。

附　則（平成三十年三月十二日厚生労働省令・経済産業省令・環境省令第四号）
この省令は、公布の日〔平成三十年三月十二日〕から施行する。

附　則（令和元年七月一日厚生労働省令・経済産業省令・環境省令第一号）
（施行期日）
1　この省令〔新規化学物質の製造又は輸入に係る届出等に関する省

令及び有害性情報の報告に関する省令の一部を改正する省令」は、不正競争防止法等の一部を改正する法律の施行の日〔令和元年七月一日〕から施行する。

（様式に関する経過措置）

２　この省令の施行の際現にあるこの省令による改正前の様式（次項において「旧様式」という。）により使用されている書類は、この省令による改正後の様式によるものとみなす。

３　この省令の施行の際現にある旧様式による用紙については、当分

この省令は、公布の日〔平成三十年三月十二日〕から施行する。

様式第一（第二条関係）

有害性情報報告書

年　月　日

厚生労働大臣
経済産業大臣
環　境　大　臣　殿

氏名又は名称及び法人にあっては、
その代表者の氏名　　　印
住所

化学物質の審査及び製造等の規制に関する法律第41条第１項（同条第２項において準用する場合を含む。）の規定により、下記のとおり報告します。

記

一　報告対象物質の名称及び構造式
二　有害性情報を得た時期及びその入手方法
三　有害性情報の概要

備考
一　用紙の大きさは、日本産業規格Ａ４とすること。
二　試験報告書、有害性情報の内容を示す書類等を添付すること。
三　氏名を記載し、押印することに代えて、署名することができる。

様式第二（第四条関係）

有害性情報報告書

年　月　日

厚生労働大臣
経済産業大臣
環　境　大　臣　殿

氏名又は名称及び法人にあっては、
その代表者の氏名　　　印
住所

化学物質の審査及び製造等の規制に関する法律第41条第３項の規定により、下記のとおり報告します。

記

１　優先評価化学物質、監視化学物質又は第２種特定化学物質の名称及び構造式
２　有害性情報を得た時期及びその入手方法
３　有害性情報の概要

備考
１　用紙の大きさは、日本産業規格Ａ４とすること。
２　試験報告書、有害性情報の内容を示す書類等を添付すること。
３　氏名を記載し、押印することに代えて、署名することができる。

毒物及び劇物取締法施行令第十三条第二号ハただし書の規定に基づく森林の野ねずみの駆除を行うため降雪前に地表上にえさを仕掛けることができる地域

（昭和三十年十一月一日　厚生省告示第三百六十七号）

毒物及び劇物取締法施行令（昭和三十年政令第二百六十一号）第十三条第二号ハただし書の規定に基き、森林の野ねずみの駆除を行うため降雪前に地表上にえさを仕掛けることができる地域として、次のものを指定する。

北海道、福島県、栃木県、群馬県、長野県、岐阜県及び静岡県の区域内の地域

化学物質の安全性に係る情報提供に関する指針

（平成五年三月二十六日 厚生省 通商産業省 告示第一号
改正 平成十三年三月三十日 厚生労働省 経済産業省 告示第二号）

化学物質の安全性に係る情報提供に関する指針を次のように定める。

化学物質の安全性に係る情報提供に関する指針

（目的）

第一条 この指針は、化学物質の安全性に係る情報提供に関し必要な事項を示すことにより、これを取扱う事業者の化学物質の安全性に関する理解を深め、その安全な取扱いを推進し、もって国民の健康を保護することを目的とする。

（定義）

第二条 この指針において「化学物質」とは、元素、化合物及びそれらの混合物のうち、医薬品、医薬部外品及び放射性物質以外のものをいう。

（化学物質を譲渡又は提供する取扱事業者が講ずる措置）

第三条 化学物質の製造の事業を営む者、業として化学物質を使用する者その他の業として化学物質を取扱う者（以下「取扱事業者」という。）は、別表上欄に掲げる危険性又は有害性を有する物質ごとにそれぞれ同表の下欄に掲げる化学物質（以下「危険有害化学物質」という。）を取扱事業者に対して譲渡又は提供するときは、その相手方に当該危険有害化学物質に係る次の事項を記載した文書（以下「化学物質安全性データシート」という。）を交付するものとする。ただし、同一の取扱事業者に対し、既に譲渡又は提供した危険有害化学物質に係る化学物質安全性データシートを交付している場合において、当該危険有害化学物質を譲渡又は提供するときはこの限りでない。

一 譲渡又は提供する者の氏名及び住所（法人にあっては名称及び所在地）
二 製品の名称及び危険有害化学物質の名称その他の危険有害化学物質の識別に関する事項
三 危険性又は有害性の種類
四 救急時の処置
五 火災時の処置
六 漏出時の処置
七 取扱い及び保管上の注意
八 暴露を防止するための措置
九 物理的性質及び化学的性質
十 危険性に関する事項
十一 有害性に関する事項
十二 生態影響に関する事項
十三 廃棄上の注意
十四 輸送上の注意
十五 適用法令

2 危険有害化学物質を譲渡又は提供する取扱事業者は、前項の規定による化学物質安全性データシートの交付に代えて、第五項で定めるところにより、その相手方の承諾を得て、前項に規定する事項を電子情報処理組織を使用する方法その他の情報通信の技術を利用する方法であって次に掲げるもの（以下「電磁的方法」という。）により提供することができる。この場合において、当該危険有害化学物質を譲渡又は提供する取扱事業者は、当該化学物質安全性データシートを交付したものとみなす。

一　電子情報処理組織を使用する方法のうちイ又はロに掲げるもの

イ　危険有害化学物質を譲渡又は提供する取扱事業者の使用に係る電子計算機とその相手方の使用に係る電子計算機とを接続する電気通信回線を通じて送信し、受信者の使用に係る電子計算機に備えられたファイルに記録する方法

ロ　危険有害化学物質を譲渡又は提供する取扱事業者の使用に係る電子計算機に備えられたファイルに記録された前項に規定する事項を電気通信回線を通じてその相手方の閲覧に供し、当該相手方の使用に係る電子計算機に備えられたファイルに当該事項を記録する方法（電磁的方法による提供を受ける旨の承諾又は受けない旨の申出をする場合にあっては、危険有害化学物質を譲渡又は提供する取扱事業者の使用に係る電子計算機に備えられたファイルにその旨を記録する方法）

二　磁気ディスク、シー・ディー・ロムその他これらに準ずる方法により一定の事項を確実に記録しておくことができる物をもって調整するファイルに化学物質安全性データシートに記載すべき事項を記録したものを交付する方法

3　前項に掲げる方法は、その相手方がファイルへの記録を出力することによる化学物質安全性データシートを作成することができるものでなければならない。

4　第二項第一号の「電子情報処理組織」をは、危険有害化学物質を譲渡又は提供する取扱事業者の使用に係る電子計算機と、その相手方の使用に係る電子計算機とを電気通信回線で接続した電子情報処理組織をいう。

5　危険有害化学物質を譲渡又は提供する取扱事業者は、第二項の規定により第一項に規定する事項を提供しようとするときは、あらかじめ、当該相手方に対し、次に掲げるその用いる電磁的方法の種類及び内容を示し、書面又は電磁的方法による承諾を得なければならない。

一　第二項に規定する方法のうち危険有害化学物質を譲渡又は提供する取扱事業者が使用するもの

二　ファイルへの記録の方式

6　前項の規定による承諾を得た危険有害化学物質を譲渡又は提供する取扱事業者は、当該相手方から書面又は電磁的方法により電磁的方法による提供を受けない旨の申出があったときは、当該相手方に対し、第一項に規定する事項の提供を電磁的方法によってしてはならない。ただし、当該相手方が再び前項の規定による承諾をした場合は、この限りでない。

7　危険有害化学物質を譲渡又は提供した取扱事業者は、既に交付した化学物質安全性データシートの記載内容を変更する必要が生じた場合には、直ちにその変更を行い、譲渡又は提供された取扱事業者に改めて交付するものとする。

8　第二項から第六項までの規程は、前項の規定する記載内容の変更について準用する。この場合において、「危険有害化学物質を譲渡又は提供する取扱事業者」とあるのは、「危険有害化学物質を譲渡又は提供した取扱事業者」と読み替えるものとする。

第四条　危険有害化学物質を容器に入れ又は包装して譲渡又は提供する取扱事業者は、当該容器又は包装に当該危険有害化学物質の名称、その取扱い上の注意等を記載した表示をするものとする。

2　危険有害化学物質以外の化学物質を容器に入れ又は包装して譲渡又は提供する取扱事業者は、当該容器又は包装に当該化学物質の名称が識別されるような表示をするものとする。

（危険有害化学物質を譲渡又は提供される取扱事業者が講ずる措置）

第五条　危険有害化学物質を譲渡又は提供される取扱事業者は、譲渡又は提供されるときに当該危険有害化学物質に係る化学物質安全性データシートが併せて交付（電磁的方法による提供を含む。以下同

じ。）されること又は既に交付されていることを確認するとともに、これを適正に管理するものとする。

２　危険有害化学物質を譲渡又は提供される取扱事業者は、化学物質安全性データシートの記載内容に配慮し、危険有害化学物質の安全な取扱いに必要な措置を講ずるものとする。

（危険有害化学物質を製造する取扱事業者が講ずる措置）

第六条　取扱事業者は、危険有害化学物質を製造する際には、当該危険有害化学物質の安全性に係る情報を収集し、その安全な取扱いに努めるものとする。

別表（第三条関係）

一　爆発性物質	火薬類取締法（昭和二十五年法律第百四十九号）第二条第一項第一号に掲げる火薬及び同項第二号に掲げる爆薬
二　高圧ガス	高圧ガス保安法（昭和二十六年法律第二百四号）第二条に規定する高圧ガス
三　引火性液体	①消防法（昭和二十三年法律第百八十六号）別表の第四類の品名欄に掲げる物品のうち一から四までに掲げるものであって、同表に定める区分に応じ同表の性質欄に掲げる性状を有するもの ②労働安全衛生法施行令（昭和四十七年政令第三百十八号）別表第一第四号に規定する引火性の物
四　可燃性固体又は可燃性ガス	①消防法別表の第二類の品名欄に掲げる物品で、同表に定める区分に応じ同表の性質欄に掲げる性状を有するもの ②労働安全衛生法施行令別表第一第二号に規定する発火性の物のうち可燃性を有する化学物質 ③労働安全衛生法施行令別表第一第五号に規定する可燃性のガス

五　自然発火性物質	①消防法別表の第三類の品名欄に掲げる物品で、同法別表備考第八号に規定するもののうち、固体又は液体であって、空気中での発火の危険性を判断するための政令で定める試験において政令で定める性状を示すもの ②船舶による危険物の運送基準等を定める告示（昭和五十四年九月運輸省告示第五百四十九号。以下「危告示」という。）別表第六の自然発火性物質の部の品名の欄に掲げる物質（自己発熱性物質及びその他の自然発火性物質を除く。） ③労働安全衛生法施行令別表第一第二号に規定する発火性の物のうち自然発火性を有する化学物質
六　禁水性物質	①消防法別表の第三類の品名欄に掲げる物品で、同法別表備考第八号に規定するもののうち、固体又は液体であって、水と接触して発火し、若しくは可燃性ガスを発生する危険性を判断するための政令で定める試験において政令で定める性状を示すもの ②危告示別表第六のその他の可燃性物質の部の品名の欄に掲げる物質（その他の可燃性物質を除く。） ③労働安全衛生法施行令別表第一第二号に規定する発火性の物のうち禁水性を有する化学物質
七　酸化性物質	①消防法別表の第一類及び第六類の品名欄に掲げる物品で、同表に定める区分に応じ同表の性質欄に掲げる性状を有するもの ②危告示別表第七の酸化性物質の部の品名の欄に掲げる物質（その他の酸化性物質を除く。） ③労働安全衛生法施行令別表第一第三号に規定する酸化性の物
八　自己反応性物質	①消防法別表の第五類の品名欄に掲げる物品で、同表に定める区分に応じ同表の性質欄に掲げる性状を有するもの ②労働安全衛生法施行令別表第一第一号に規定する爆発性の物
九　急性毒性物質	①毒物及び劇物取締法（昭和二十五年法律第三百三号）第二条第一項に規定する毒物及び同条第二項に規定する劇物 ②危告示別表第四の品名の欄に掲げる物質（その他の毒物を除く。） ③有機溶剤中毒予防規則（昭和四十七年労働省令第三十六号）第一条第一項第二号に規定する有機溶剤等 ④特定化学物質等障害予防規則（昭和四十七年労働省令第三十九号）第十三条に規定する第三類物質等 ⑤鉛中毒予防規則（昭和四十七年労働省令第三十七号）第一条第一項第一号に規定する鉛等 ⑥四アルキル鉛中毒予防規則（昭和四十七年労働省令第三十八号）第一条第一項第三号に規定する四アルキル鉛等
十　腐食性物質	①危告示別表第三の品名の欄に掲げる物質（その他の腐しょく性物質を除く。） ②労働安全衛生規則（昭和四十七年労働省令第三十二号）第三百二十六条に規定する腐食性液体

十一　その他の有害性物質	①特定化学物質等障害予防規則第二条第一項に規定する第一類物質及び第二類物質 ②鉛中毒予防規則第一条第一項第一号に規定する鉛等 ③四アルキル鉛中毒予防規則第一条第一項第三号に規定する四アルキル鉛等 ④労働安全衛生法（昭和四十七年法律第五十七号）第二十八条第三項に基づき指針を公表した化学物質 ⑤平成四年二月十日付け基発第五十一号通達等により公表した変異原性が認められた既存化学物質等 ⑥平成三年六月二十五日付け基発第四百十四号の三通達等により公表した変異原性が認められた新規化学物質等 ⑦化学物質の審査及び製造等の規制に関する法律（昭和四十八年法律第百十七号）第二条第三項に規定する第二種特定化学物質及び同条第四項に規定する指定化学物質

通知

参考法令

毒物及び劇物取締法の一部を改正する法律の施行について

（昭和四十年一月二十日　薬発第五十三号
厚生省薬務局長から各都道府県知事あて）

毒物及び劇物取締法の一部を改正する法律（昭和三十九年法律第百六十五号）及び関係省令の施行については、昭和四十年一月二十日厚生省発薬第八号厚生事務次官依命通達によるほか、細部に関しては、下記によられたい。

なお、この通知において、毒物及び劇物取締法（昭和二十五年法律第三百三号）を「法」と、同法施行令（昭和三十年政令第二百六十一号）を「令」と、同法施行規則（昭和二十六年厚生省令第四号）を「規則」と、毒物及び劇物指定令（昭和四十年政令第二号）を「指定令」と、毒物及び劇物取締法の一部を改正する法律（昭和三十九年法律第百六十五号）による改正前の毒物及び劇物取締法を「旧法」と、毒物及び劇物指定令（昭和三十一年政令第百七十九号）を「旧指定令」と、毒物及び劇物取締法施行令の一部を改正する政令（昭和四十年政令第三号）による改正前の毒物及び劇物取締施行令を「旧令」と、毒物及び劇物取締法施行規則の一部を改正する省令（昭和四十年厚生省令第一号）による改正前の毒物及び劇物取締法施行規則を「旧規則」とそれぞれ略称する。

おって、前記関係省令は、別添のとおりである。

記

毒物及び劇物取締法の一部を改正する法律の施行について

第一　毒物劇物営業者等に関する事項

一　農業用品目毒物劇物は、規則別表第一に掲げる九十種類の毒物又は劇物であり、特定品目毒物劇物は、規則別表第二に掲げる十八種類の劇物であること。

二　毒物劇物営業登録の設備基準は、規則第四条の四に規定するとおりであること。

なお、この基準は、印刷旧法第五条各号に規定する基準と比べて多少細目にわたること及び他の物との区分貯蔵を必要としている点等が異なる点であること。

三　毒物劇物取扱者試験の筆記試験の科目に、新たに「基礎化学」が追加されたこと。

また、農業用品目毒物劇物取扱者試験及び特定品目毒物劇物取扱者試験については、それぞれ規則別表第一及び第二に掲げる毒物及び劇物の範囲に限られること。

四　法第十条第一項第三号に規定する厚生省令で定める事項は、製造所、営業所又は店舗の名称とされたこと。

五　危害防止の措置を講ずべき毒物等含有物は、令第三十八条第一項に規定するとおり、無機シアン化合物たる毒物を含有する物（ただし、シアン含有量が一リツトルにつき二ミリグラム以下のものを除く。）とされたこと。この場合において、かつこ内の数値は、厚生省令で定める方法により定量した場合における数値である。

なお、本項は、昭和四十年十二月三十一日までは、適用されないこと。したがつて、法第十一条第二項及び第三項、第十五条の二並びに第十六条の二の規定のうち、危害防止の措置を講ずべき毒物等含有物にかかる部分も、昭和四十年十二月三十一日までは適用がないものであること。

おって、前記定量法に関する省令の制定及び危害防止の措置を講ずべき毒物等含有物の廃棄の技術上の基準に関する政令の改正は、近く行なう予定であること。

六　法第十一条第四項に規定する厚生省令で定める劇物は、規則別表第三に掲げる劇物以外の劇物であること。

なお、その範囲は、従前とほぼ同様であること。

七　着色すべき農業用毒物又は劇物は、従前は、旧法及び旧指定令で定められていたが今回の改正によりすべて政令で定めることとされ、令第三十九条各号に一括規定されたものであること。

なお、その範囲は、従前と同様であるが、着色の方法については、規則第十二条各号に規定するとおり、その実態に適合するよう若干改正されたこと。

第二　業務上取扱者に関する事項

一　法第二十二条第一項に規定する政令で定める事業は、電気めつきを行なう事業とされたこと。なお、この事業は、電気めつき業専業のみでなく、事業の工程中に電気めつきを行なう事業も含まれるものであること。

また、法第二十二条第一項に規定する政令で定める毒物は、無機シアン化合物たる毒物及びこれを含有する製剤とされたこと。したがつて、届出を要する業務上取扱者はいわゆるめつき業者であること。

二　法第二十二条第一項の規定により届出を要する業務上取扱者は、令の施行により該当することとなつた者にあつては、昭和四十年二月七日までに、また、令の施行後に該当することとなつた者にあつては、該当することとなつた日から三十日以内に、それぞれ法第二十二条第一項第一号から第三号までに掲げる事項及び事業場の名称を、事業場ごとに、その事業場の所在地の都道府県知事に届け出なければならないこととされたので、関係当局と連絡のうえ、該当する業者に十分徹底するよう配慮されたいこと。

なお、その際の届書は、規則別記第十八号様式によること。

三　前項の者は、その事業場ごとに、毒物劇物取扱責任者を置かなければならないこととなるが、これらの事業場の毒物劇物取扱責任者の資格については、令附則第二項の規定により、特例がみとめられたこと。すなわち、昭和四十年一月九日現在それらの事業場において無機シアン化合物たる毒物及びこれを含有する製剤による保健衛生上の危害の防止に当つている者であつて、昭和四十年四月八日までに氏名及び毒物及び劇物取締法施行規則の一部を改正する省令（昭和四十年厚生省令第一号）附則第二項各号に掲げる事項を都道府県知事に届け出たものは、当該事業場においては、当分の間、毒物劇物取扱責任者となることができること。なお、この特例は、期間内に届け出た者についてのみ認められるものであり、この該当者がいない事業場における毒物劇物取扱責任者の資格は、法第八条第一項各号に該当するものでなければならないが、毒物劇物取扱者試験の合格者については、同条第四項の規定により、一般毒物劇物取扱者試験合格者についてのみ認められるものであるから、この点を特に留意のうえ、関係者に十分徹底するよう配慮されたいこと。

四　法第二十二条第五項に規定する厚生省令で定める毒物及び劇物は、規則別表第四に掲げる毒物及び劇物以外の毒物及び劇物であること。

なお、その範囲は、従前とほぼ同様であること。

第三　その他の事項

一　毒物及び劇物指定令関係

(一)　法別表の改正に伴い、旧指定令の全部が改正されたこと。すなわち、指定令第一条でアルカノ―ルアンモニウム―二・四―ジニトロ―六―（一―メチルプロピル）―フエノラ―トほか二十八種類の物が毒物に指定され、同令第二条第一項で無機亜鉛塩類ほか百八種類の物が劇物に指定され、同令第三条でオクタメチルピロホスホルアミドを含有する製剤ほか九種類の毒物が特定毒物に指定されたこと。

なお、法別表及び指定令に定める毒物、劇物と旧法別表及び旧指定令に定める毒物、劇物との変更関係は、別紙のとおりであること。

（別紙略）

毒物及び劇物取締法施行令等の一部を改正する政令の施行について

（昭和四十一年三月二十二日　薬発第百五十九号
厚生省薬務局長から各都道府県知事あて）

毒物及び劇物取締法施行令等の一部を改正する政令（昭和四十年政令第三百七十九号。以下「改正政令」という。）の施行に関し、その改正要旨及び施行上留意すべき点については、昭和四十一年三月二十二日厚生省発薬第五十二号厚生事務次官通達により通知されたところであるが、さらに下記の諸点に留意され、その適正な運用を図られたい。

記

第一　廃棄基準の運用に関する事項

改正政令による改正後の毒物及び劇物取締法施行令（昭和三十年政令第二百六十一号。以下「令」という。）第四十条第一号及び第四号の規定の運用にあたつては、次の諸点に留意すべきこと。

一　令第四十条第四号の規定は、令第三十八条第一項に規定する物のシアン含有量の下限を示す二ppmが五〇〇㎖の誤飲から出発したものであることから、誤飲のおそれを考慮したとき保健衛生上の危害を生ずるおそれがない場合が想定しうるので設けられた規定であるが、前記次官通達にもあるとおり、令第四十条第一号に規定する方法及び同条第四号に規定する方法のいずれの方法によるかの選択にあたつては、なるべく同条第一号の方法によるよう指導されたいこと。

二　無機シアン化合物たる毒物を含有する液体状の物に係る令第四十条第一号の規定の運用にあたつて留意すべき事項は、次のとおりであること。

(一)　処理方法としては、大量の水で希釈する方法のほか、化学的に酸化分解する等の方法があり、その処理装置についても最近種々研究開発されているが、これらの処理装置の選定にあたつては、当該事業場から出る廃液の量、そのシアン濃度等を勘案し、処理能力について十分検討するよう指導されたいこと。

(二)　処理施設の管理が不完全であるときは、濃度が二ppmをこえたままの状態で施設外に流出するおそれがあるので、その管理について万全を期するよう指導されたいこと。

(三)　廃棄しようとする者が数名で設けた共同の処理施設に廃液を暗きよその他人のふれるおそれがない方法で導き、その処理施設で濃度を二ppm以下に処理して放流する場合は、令第四十条第一号の基準に適合するものと解されること。

三　令第四十条第四号の適用にあたつては次の諸点に留意すべきこと。

(一)　「人が立ち寄らないか又は人が立ち入らないようにした水路又は水域」としては、漁業その他の水産業も行なわれず、また手漕ぎボート等も立ち寄らない海面とか、暗きよとか、構築物等によつて人が立ち入らないようにした水面とかがこれに該当するが、たとえば山奥であつても、猟師やハイカーなどが立ち入る可能性があるので、これに該当するかどうかの認定は、慎重に行なうべきであること。

(二)　放流に際しては、放流先の水量と廃棄する液の量との相対関係において、廃棄する量及びその濃度を決定し、その廃液が人が立ち寄らないか又は人が立ち入らない状況が解ける場所に流れてきたときは、すでにその濃度が二ppm以下になつているようにしなければならないこと。

(三)　令第四十条第四号に規定する方法により濃厚液を廃棄しうるか否かについては、ごくごく限定された状況を想定すれば、濃厚液について同条同号に規定する方法に該当する場合もないとはいえないが、現実の問題としては、濃厚液についての同条同号に規定する方法による廃棄は認めないものとして臨まれたいこと。

第二　その他の事項

「事業管理人」を「毒物劇物取扱責任者」とする改正は、単に法文上の整備のためのものであり、実質的な変化はないものであること。

毒物劇物取扱責任者の資格に関する疑義について

（昭和四十六年三月八日　薬発第二百十六号
厚生省薬務局長から各都道府県衛生主管部（局）長あて）

標記について、静岡県知事より別添一のとおり照会があり、これに対し別添二のとおり回答したので了知されたい。

別添一　毒物及び劇物取締法第八条による毒物劇物取扱責任者の資格に関する疑義について（照会）

（昭和四十六年二月四日　薬第五百九十号
静岡県知事から厚生省薬務局長あて）

このことについて、下記のとおり疑義を生じたので貴局のご意見をおうかがいします。

記

一　毒物及び劇物取締法第八条第一項第二号の「応用化学に関する学課を修了した者」とは、同法施行規則第六条で定める学校で化学に関する学課を何単位以上修得したものをこれと同等の者として認定してよろしいか。

二　同法同条第五項に基づく同法施行規則第七条第二項第二号に定められた「基礎化学」とは、学校教育法に規定する下記学校のいずれの程度と解釈すればよいか。

㈠　中学校卒業程度
㈡　高等学校卒業程度
㈢　一般、農業用品目、特定品目の各取扱者試験によりその程度を高等学校卒業程度、中学校卒業程度に分離して考える。

(注)　本通知に関わる通知として「平成十三年二月七日医薬化発第五号毒物及び劇物取締法に係る法定受託事務の実施について」の「第一の４　毒物劇物取扱責任者の資格の確認について」の項を参照。

別添二　毒物及び劇物取締法第八条による毒物劇物取扱責任者の資格に関する疑義について（回答）

（改正　昭和四十六年三月八日　薬発第二百十五号
厚生省薬務局長から静岡県知事あて
昭和五十六年二月七日　薬発第百三十号
「毒物及び劇物取締法第八条による毒物劇物取扱責任者の資格について」による一部改正）

昭和四十六年二月四日薬第五百九十号をもつて照会のあつた標記について、下記のとおり回答する。

記

一　照会事項の一について

毒物及び劇物取締法（昭和二十五年法律第三百三号）第八条第一項第二号に規定する「厚生省令で定める学校で、応用化学に関する学課を修了した者」とは、次のア～ウのいずれかに該当するものを指すので、今後この基準によつて判断されたい。

ア　学校教育法（昭和二十二年法律第二十六号）第四十一条に規定する高等学校（旧中等学校令（昭和十八年勅令第三十六号）第二条第三項に規定する実業高校を含む。全日制、定時制の別を問わない。）において、化学に関する科目を三十単位以上修得した者

（備考）

(一)　化学に関する科目とは、次の分野に関する講義、実験及び講習とする。

工業化学、無機化学、有機化学、化学工学、化学装置、化学工場、化学工業、化学反応、分析化学、物理化学、電気化学、色染化学、放射化学、医化学、生化学、農業化学、食品化学、水産化学等

(二)　単位の計算は、一単位時間を五十分として、一箇学年三十五単位時間の授業を一単位とする。

イ　学校教育法第七十条の二に規定する高等専門学校において、工業化学科の課程を修了した者

ウ　旧大学令（大正七年勅令第三百八十八号）に基づく大学又は旧専門学校令（明治三十六年勅令第六十一号）に基づく専門学校若しくは学校教育法第五十二条に規定する大学（同法第六十九条の二に規定する短期大学を含む。）において、次の学部又は学科の課程を修了した者

ⓐ　薬学部

ⓑ　理学部又は教育学部の化学科、理学科、生物化学科等

ⓒ　農学部の農業化学科、農芸化学科、農産化学科、園芸化学科、水産化学科、生物化学工学科等

ⓓ　工学部の応用化学科、工業化学科、化学工学科、合成化学科、合成化学工学科、応用電気化学科、化学有機工学科、燃料化学科、高分子化学科等

ⓔ　前記ⓐ～ⓓ以外に授業課目の必須課目のうち、化学に関する授業課目が単位数において五〇%を超えるか、又は二十八単位以上である学科

なお、アに掲げる者にあつては、成績証明書の写し、イ及びウに掲げる者にあつては、卒業証明書の写しの提出を求め、その確認に当たられたい。また、高等学校と同等以上の学校で、応用化学に関する学課を修了した者であつて、上記ア～ウのいずれにも該当しないものについては、個別的に厚生省薬務局薬事課あて照会されたい。

二　照会事項の二について

毒物及び劇物取締法第八条第五項の規定に基づく同法施行規則（昭和二十六年厚生省令第四号）第七条第二項第二号に規定する「基礎化学」の程度については、照会に係る(二)高等学校卒業程度と解する。

毒物劇物取扱責任者の資格の確認について

平成十四年一月十一日　医薬化発第〇一一一〇〇一号
厚生労働省医薬局審査管理課化学物質安全対策室長から各（都道府県／保健所設置市／特別区区長）衛生主管部（局）長あて

標記については、平成十三年二月七日付け医薬化発第五号通知「毒物及び劇物取締法に係る法定受託事務の実施について」により行っているところですが、今般、高等学校学習指導要領が改訂され、平成十五年四月入学者から適用されることを踏まえ、下記により取り扱うこととするので通知します。

なお、毒物及び劇物取締法第八条第一項第二号に該当しない場合は、従前どおり毒物劇物取扱者試験を受けるよう指導願います。

記

1．以下の科目について、化学に関する科目とみなすこととします。
(1)　地球環境化学
(2)　工業技術基礎
(3)　課題研究
ただし、(2)及び(3)については、応用化学に関する学課を修了したことを証する書類において、科目名に「(化学)」等の字句が明示されて証明してあるものに限るものとします。(例：工業技術基礎(化学)、課題研究(化学))
なお、明示されていないものについては、従前どおり個別に地方厚生局あて照会してください。

2．高等学校において応用化学に関する学課を修了した者については、従前どおり、三十単位以上の化学に関する科目を修得していることを確認してください。

(注)　本通知に関わる通知として「平成十三年二月七日医薬化発第五号毒物及び劇物取締法に係る法定受託事務の実施について」の「第一の4　毒物劇物取扱責任者の資格の確認について」の項を参照。

毒物及び劇物取締法施行令の一部を改正する政令等の施行について

〔昭和四十六年四月一日　薬発第三百十五号
厚生省薬務局長から各都道府県知事あて〕

昭和四十六年三月二十三日、毒物及び劇物取締法施行令の一部を改正する政令（昭和四十六年政令第三十号）並びに毒物及び劇物指定令の一部を改正する政令（昭和四十六年政令第三十一号）が、それぞれ別添一及び別添二のとおり公布され、またこれらの政令の一部改正に伴つて同月三十一日、毒物及び劇物取締法施行規則の一部を改正する省令（昭和四十六年厚生省令第十一号）が別添三のとおり公布されたが、その改正の要旨及び運用上留意すべき事項は、下記のとおりであるので、御了知のうえ、その適正な運用を図られたい。（別添略）

記

第一　毒物及び劇物取締法施行令の一部改正について

一　改正の要旨

(一)　ガソリンに含有される四アルキル鉛の割合が、ガソリン一リツトルにつき、〇・三立法センチメートル（航空ピストン発動機用ガソリンその他の特定の用に使用される厚生省令で定める加鉛ガソリンにあつては、一・三立法センチメートル）以下とされたこと。

(二)　加鉛ガソリンの着色及び表示の基準が改められたこと。

(三)　特定毒物たる有機燐製剤（ジメチルエチルメルカプトエチルチオホスフエイト（別名メチルジメトン）を含有する製剤を除く。）については、何人も使用することができないこととされたこと。

(四)　無機シアン化合物たる毒物を含有する液体状の物の取扱い上の規制は、シアン含有量が一リツトルにつき一ミリグラム（現行二ミリグラム）をこえるものについて行なうとともに、廃棄の方法に関する技術上の基準が改められたこと。

(五)　都道府県知事に届け出なければならない事業の範囲に無機シアン化合物たる毒物及びこれを含有する製剤を使用して金属熱処理を行なう事業が追加されたこと。

(六)　その他所要の改正が行なわれたこと。

二　施行期日について

昭和四十六年六月一日から施行されるものであること。

三　運用上留意すべき事項

(一)　加鉛ガソリンの品質等に関する事項

加鉛ガソリンの製造業者又は販売業者が販売、授与することができる加鉛ガソリンについて、品質の変更が行なわれたが、航空ピストン発動機用ガソリンその他の厚生省令で定める加鉛ガソリンにあつては、従来どおり、ガソリン一リツトルにつき、四アルキル鉛一・三立法センチメートル以下のものであればよいこととされたものであること。

このほか、加鉛ガソリンの着色及び表示に関する規定も改正されることとなつたので、通常の自動車ガソリンと航空ピストン発動機用ガソリン等とは、品質、着色及び表示について別個に取り扱うこととされることとなつたものであること。

なお、加鉛ガソリン中の四アルキル鉛の量の定量方法については従来まちまちであつたので、今回厚生省令で定めることとし、その定量方法が統一されたこと。

(二)　有機燐製剤に関する事項

農林省の指導によりジメチルエチルメルカプトエチルチオホスフエイトを含有する製剤以外の有機燐製剤は昭和四十四年十二月末をもつて製造が中止されており、かつ、毒性が激しく各都道府県の農薬の使用基準からも削除されているため、今回の措置が講じられたものであること。

本改正の施行は、昭和四十六年六月一日からとされているが、これ以前においても使用をさしひかえるとともに、当該製剤の回収及び処分については、遺憾のないよう指導されたいこと。

なお、当該製剤の処理方法については、別途通知するものであること。

おつて、昭和四十六年六月一日からは、毒物劇物販売業者及び特定毒物使用者が所持する当該製剤については、毒物及び劇物取締法（昭和二十五年法律第三百三号。以下「法」という。）第二十一条の規定が適用されることとなるものであること。

(三)　シアン含有廃液に関する事項

シアン含有廃液については、従来より保健衛生上の危害を生ずる場合が少なくなく、その規制の強化が要請されていたため、今回、その物の規制は、シアン含有量が一リツトルにつき一ミリグラムをこえるものについて行なうこととされるとともに、無機シアン化合物たる毒物を含有する液体状の物の廃棄は、必ず、毒物及び劇物取締法施行令（昭和三十年政令第二百六十一号。以下「令」という。）第四十条第一号の方法によらなければならないこととされたので、これらの物の処理方法が、これらの改正規定に適合しない事業場については、昭和四十六年五月三十一日までに所要の改善措置を講ずるよう貴管下の関係業者を指導されたいこと。

(四)　業務上取扱者に関する事項

法第二十二条第一項の規定に基づき都道府県知事に届け出なければならない事業として、無機シアン化合物たる毒物及びこれを含有する製剤を使用して金属熱処理を行なう事業が追加されたが、この事業は、金属熱処理業専業のみでなく事業の工程中に金属熱処理を行なう事業も含まれるものであること。

この金属熱処理の事業を行なう者のうち本政令の施行により該当することとなつた者にあつては昭和四十六年六月三十日までに、また本政令の施行後に該当することとなった者にあつては、該当することとなつた日から三十日以内に、それぞれ法第二十二条第一項第一号から第三号までに掲げる事項及び事業場の名称を事業場ごとに、その事業場の所在地の都道府県知事に届け出なければならないこととされたので、関係部局と連絡のうえ該当する業者に十分徹底するよう配慮されたいこと。

また、金属熱処理の事業を行なう者はその事業場ごとに、毒物劇物取扱責任者を置かなければならないこととなるが、これらの事業場の毒物劇物取扱責任者の資格については、本政令附則第三項の規定により、特例が認められたこと。すなわち、昭和四十六年六月一日現在それらの事業場において無機シアン化合物たる毒物及びこれを含有する製剤による保健衛生上の危害の防止に当たつている者であつて、昭和四十六年八月二十九日までに氏名及び毒物及び劇物取締法施行規則の一部を改正する省令（昭和四十六年三月三十一日厚生省令第十一号）附則第二項各号に掲げる事項を都道府県知事に届け出たものは、当該事業場においては、当分の間、毒物劇物取扱責任者となることができるものであること。

第二　毒物及び劇物指定令の改正について

一　次に掲げる物が新たに毒物に指定されたこと。

ジエチル—四—メチルスルフイニルフエニル—チオホスフエイト及びこれを含有する製剤。ただし、ジエチル—四—メチルスルフイニルフエニル—チオホスフエイト三%以下を含有するものを除く。

二　次に掲げる物が新たに劇物に指定されたこと。

(一)　塩化水素と硫酸とを含有する製剤

ただし、塩化水素と硫酸とを合わせて一〇%以下を含有するものを除く。

(二)　塩素

(三)　ジエチル—S—(二—クロル—一—フタルイミドエチル)—ジチオホスフエイト及びこれを含有する製剤

(四)　ジエチル—四—メチルスルフイニルフエニル—チオホスフエイト三%以下を含有する製剤

(五)　二・四・五—トリクロルフエノキシ酢酸、そのエステル類及びこれらのいずれかを含有する製剤

(六)　N′—(二—メチル—四—クロルフエニル)—N・N—ジメチルホルムアミジンの塩類及びこれを含有する製剤

(七)　メチルジチオカルバミン酸亜鉛及びこれを含有する製剤

三　次に掲げる物が劇物から除外されたこと。

(一)　三・五—ジメチルフエニル—N—メチルカルバメート三%以下を含有するもの

(二)　N′—(二—メチル—四—クロルフエニル)—N・N—ジメチルホルムアミジンとして三%以下を含有するもの

四　施行期日について

公布の日から施行されるものであること。

ただし、二の(一)、(二)、(五)及び(七)の物を劇物に指定する改正規定は、昭和四十六年六月一日から施行されるものであること。

(五)　その他

各毒物又は劇物の性状等については、別添参考資料を参照されたいこと。

第三　毒物及び劇物取締法施行規則の改正について

毒物及び劇物取締法施行令の一部を改正する政令等の施行について

一　改正の要旨

(一)　毒物又は劇物の製造所の構造設備基準として、「毒物又は劇物を含有する粉じん、蒸気又は廃水の処理に要する設備又は器具を備えていること。」が追加されたこと。

(二)　令第七条に規定する特定の用に使用される加鉛ガソリンとして、航空ピストン発動機用ガソリン、自動車排出ガス試験用ガソリン及びモーターオイル試験用ガソリンが指定されるとともに、その着色の基準が定められたこと。

(三)　加鉛ガソリン中の四アルキル鉛の量の定量方法が定められたこと。

(四)　農業用品目販売業の登録を受けた者が販売、授与できる毒物又は劇物として、次に掲げる物が追加指定されたこと。

(ア)　ジエチル—四—メチルスルフイニルフエニル—チオホスフエイト及びこれを含有する製剤

(イ)　ジエチル—S—(二—クロル—一—フタルイミドエチル)—ジチオホスフエイト及びこれを含有する製剤

(ウ)　二・四・五—トリクロルフエノキシ酢酸、そのエステル類及びこれらのいずれかを含有する製剤

(エ)　N′—(二—メチル—四—クロルフエニル)—N・N—ジメチルホルムアミジンの塩類。ただし、N′—(二—メチル—四—クロルフエニル)—N・N—ジメチルホルムアミジンとして三%以下を含有する物を除く。

(オ)　メチルジチオカルバミン酸亜鉛及びこれを含有する製剤

(五)　別表第一から次に掲げる毒物又は劇物が削除され、農業用品目販売業の登録を受けた者が販売、授与することができないこととされたこと。

(ア)　オクタメチルピロホスホルアミド(別名シュラーダン)及びこれを含有する製剤

(イ)　ジエチルパラニトロフエニルチオホスフエイト(別名パラ

チオン）及びこれを含有する製剤

(ウ)　ジメチルパラニトロフエニルチオホスフエイト（別名メチルパラチオン）及びこれを含有する製剤

(エ)　テトラエチルピロホスフエイト（別名ＴＥＰＰ）及びこれを含有する製剤

(六)　特定品目販売業の登録を受けた者が、販売、授与できる劇物として、次に掲げる物が追加指定されたこと。

(ア)　アンモニア

(イ)　塩化水素

(ウ)　塩化水素と硫酸とを含有する製剤。ただし、塩化水素と硫酸を合わせて一〇％以下を含有するものを除く。

(エ)　塩素

二　施行期日について

昭和四十六年六月一日から施行されるものであること。ただし、(四)の(ア)、(イ)及び(オ)の物を農業用品目に追加指定する改正規定は、公布の日から施行されるものであること。

三　施行上留意すべき事項

毒物又は劇物の製造所の構造設備基準に関する事項

毒物又は劇物の製造所が公害の発生源となることを防止するため、構造設備基準が厳格にされたものであること。

具体的な設備又は器具としては、粉じんについては、除じん装置、蒸気については、吸入装置、排水についてはろ過、沈でん装置等種々のものがあるが、当該製造所において排出される毒物又は劇物の種類に応じて少なくとも保健衛生上の危害を防止するのに十分な設備又は器具を設置しなければならないものであること。

なお、この基準は新たに申請のあつた製造所について適用されることはもちろんであるが、既存のものについても、すみやかに点検され、不備なものについては、所要の改善措置を講ずるよう

関係業者を指導されたいこと。

毒物及び劇物取締法の一部を改正する法律等の施行について

（昭和四十六年七月六日　薬発第六百五号
厚生省薬務局長から各都道府県知事あて）

第六十四回国会において成立した毒物及び劇物取締法の一部を改正する法律（昭和四十五年法律第百三十一号）は、昭和四十六年六月二十四日から毒物及び劇物取締法施行令の一部を改正する政令（昭和四十六年政令第百九十九号）とともに施行されたので、下記の改正要旨に留意のうえ、その施行に遺憾のないように配慮されたい。

記

第一　毒物及び劇物取締法の一部を改正する法律について

一　毒物又は劇物であつて家庭用に供されるものについて、その成分の含量又は容器若しくは被包の基準を定め、これに適合しないものの販売、授与を禁止することとされたこと。

二　毒物劇物営業者等が廃棄の技術上の基準に違反して毒物又は劇物等を廃棄した場合に保健衛生上の危害を生ずるおそれがあると認められるときは、都道府県知事は廃棄した物の回収を命ずることができることとされたこと。

三　特定毒物以外の毒物又は劇物についても、その運搬、貯蔵その他の取扱いについて、技術上の基準を定めることができることとされたこと。

四　毒物又は劇物を含有する家庭用品について、毒物若しくは劇物の含量又は容器若しくは被包の基準を定め、この基準を遵守しない製造業者に対しては、その製造方法又は容器若しくは被包の改善を命ずることができることとされたこと。

第二　毒物及び劇物取締法施行令の一部を改正する政令について

一　特定毒物である燐化アルミニウムとその分解促進剤とを含有する製剤について、コンテナ内におけるねずみ、昆虫等の駆除に使用することができるようにするため、その使用者、用途、表示及び使用方法の基準が定められたこと。なお、本製剤の使用方法として燻蒸作業を行なう場合には、都道府県知事が指定した場所で行なわなければならないこととされたが、この指定に当たつては、申請のあつた場所がガスの逸散中保健衛生上危害が発生しない程度に人家から離れているか否かを調査し、安全な場所であることと確認したうえで公示されたいこと。

二　無機シアン化合物たる毒物（液体状のものに限る。）及び弗化水素又はこれを含有する製剤を内容積が一、〇〇〇リットル以上の容器に収納して運搬する場合のその容器の基準が定められたこと。ただし、船舶による運搬については、この基準は適用されないものであること。なお昭和四十六年六月二十四日現在現に使用されている容器については、昭和四十八年六月二十三日までは、この基準は適用されないものであること。

三　四アルキル鉛を含有する製剤の運搬について、従来の基準以外に次の基準が追加されたこと。

㈠　ドラムかんに収納された本製剤が飛散し、漏れ、流れ出、又はしみ出ることのないように措置されていること。

㈡　ドラムかんが落下し、転倒し、又は破損することのないように積載されていること。

㈢　積載装置を備える車両を使用して運搬する場合には、ドラムかんが当該積載装置の長さ又は幅をこえないように積載されていること。

毒物及び劇物取締法施行令の一部を改正する政令等の施行について

（昭和四十七年二月十七日　薬発第百三十七号
厚生省薬務局長から各都道府県知事あて）

昭和四十六年十一月二十七日公布された毒物及び劇物取締法施行令の一部を改正する政令（昭和四十六年政令第三百五十八号）（別添一）第一条は、毒物及び劇物取締法施行規則の一部を改正する省令（昭和四十六年厚生省令第四十五号）（別添二）、無機シアン化合物たる毒物を含有する液体状の物のシアン含有量の定量方法を定める省令の一部を改正する省令（昭和四十六年厚生省令第四十六号）（別添三）及び毒物及び劇物取締法施行規則の一部を改正する省令（昭和四十七年厚生省令第三号）（別添四）とともに昭和四十七年三月一日から施行されるので、下記の改正要旨に留意のうえ、その適正な運用を図られたい。（別添略）

記

第一　危害防止の措置を講ずべき毒物劇物の含有物について

毒物劇物営業者等がその製造所、営業所等の外に飛散し、流出するのを防止するのに必要な措置を講じなければならない法第十一条第二項に規定する政令で定める物として塩化水素、硝酸若しくは硫酸又は水酸化カリウム若しくは水酸化ナトリウムを含有する液体状の物（水で一〇倍に希釈した場合の水素イオン濃度が水素指数二・〇から一二・〇までのものを除く。）が追加された（令第三十八条第一項第二号）。これは、強酸又は強アルカリを使用して機械の洗浄や中和処理等を行なう事業者が増加し、これに伴いいわゆる廃酸、廃アルカリが大量に排出されている実態にかんがみ、これらの物による保健衛生上の危害の防止を図るためにとられた措置である。

なお、廃酸、廃アルカリの中に含まれる酸又はアルカリの濃度が極めて低い場合においてもこれを規制することは、法第十五条の二等の規定に趣旨からみて適当でないと考えられるので、水素イオン濃度が水素指数一・〇から一三・〇までの物を除くこととし、法文上では、水素指数一・〇及び一三・〇の測定技術が必ずしも正確ではないので、水で一〇倍に希釈した場合の水素イオン濃度が水素指数二・〇から一二・〇までの物を除くこととしたものである。これらの物の廃棄の方法としては令第四十条第一号の中和又は希釈が考えられるが、やむを得ない場合を除き、中和によることを指導されたい。廃酸・廃アルカリを排出する事業としては、印刷版製造業、コールタール製造業、石けん製造業、石油精製業、鉄鋼業及び金属製品製造業等がある。

上記水素イオン濃度の定量方法については、毒物又は劇物を含有する物の定量方法を定める省令（昭和四十一年厚生省令第一号）により定められた。これは、従来の無機シアン化合物たる毒物を含有する液体状の物のシアン含有量の定量方法を定める省令を改正したもので、対象が拡大したことに伴い題名も改められたものである。

第二　毒物及び劇物の運搬について

令第九章の二は、従来毒物の運搬についてのみ規定していたが、今回、それが劇物の運搬にも拡大され、これに伴い題名も改められた。

なお、第九章の二関係の改正は、三月及び六月の二回に分けて施行されるが、今回の施行は、積載の態様及び荷送人の通知義務に関する部分である。

一　積載の態様

積載の態様に関しては、従来四アルキル鉛を含有する製剤についてのみ規定されていたが、今回、弗化水素又はこれを含有する製剤（弗化水素七〇％以上を含有するものに限る。）及びその他の毒物又は劇物を運搬する場合の積載の態様についてもその基準が定められた。（令第四十条の四第二項及び第三項）

二　荷送人の通知義務

大量の毒物又は劇物の運搬を運送業者に委託して行なう場合が増加していることにかんがみ、後述するように法第二十二条第一項の業務上取扱者として毒物・劇物の運送業者を指定するとともに、荷送人は運搬を委託する毒物又は劇物の名称、成分及びその含量並びに事故の際の応急措置を記載した書面を運送人に提出しなければならないこととして、車両又は鉄道による運搬中の毒物・劇物による危害の防止に資することとした（令第四十条の六）。

なお、ただし書で厚生省令で定める数量以下の毒物又は劇物を運搬する場合はこの限りでないとされたが、この数量は、施行規則の第十三条の五で一回の運搬につき一、〇〇〇キログラムと定められた。

この場合、数種類の毒物又は劇物を一度に運搬する場合（いわゆる混載の場合）にあつては、一度に運搬する毒物又は劇物の総量が一回の運搬につき一、〇〇〇キログラムを超える場合には、本条が適用される。

第三　業務上取扱者の指定について

従来、法第二十二条第一項の規定に基づいて届出を要する毒物・劇物の業務上取扱者として、電気めつきを行なう事業及び金属熱処理を行なう事業が指定されていたが、今回の改正により、シアン化ナトリウム又は別表（昭和四十七年六月一日以降は別表第二、以下同じ。）に定める毒物又は劇物を取扱う毒物又は劇物の運送の事業が追加指定された（令第四十一条第三項、令第四十二条）。

一　毒物又は劇物の運送の事業

今回指定された毒物又は劇物の事業とは、次のものをいう。

㈠　最大積載量が五、〇〇〇キログラム以上の自動車又は被けん引自動車（以下「大型自動車」という。）に固定された容器を用いて行なう毒物又は劇物の運送の事業

㈡　内容積が一、〇〇〇リツトル以上（四アルキル鉛を含有する製剤を運搬する場合の容器にあつては二〇〇リツトル）の容器を大型自動車に積載して行なう毒物又は劇物の運送の事業

㈠はいわゆるタンクローリーを使用した毒物又は劇物の運送の事業を、㈡は大型容器をトラツク等に積載して行なう毒物又は劇物の運送の事業を届出を要する業務上取扱者として指定する趣旨である。

従つて、専業の毒物劇物運送業者であつても、毒物又は劇物の運送の方法が、上記㈠又は㈡の方法に該当しないものは、本条の届出を要する業務上取扱者には該当しない。

なお、本条の「毒物又は劇物の運送の事業」とは、上記㈠又は㈡の運送方法により、常時反復継続して、毒物又は劇物の運送を行なつている者をいい、臨時の需要に応じて毒物又は劇物を運送する場合は、たまたまその運送方法が上記㈠又は㈡の方法に該当する場合であつても、本条の「毒物又は劇物の運送の事業」には含まれない。

さらに、本条の「毒物又は劇物の運送の事業」は、専業の毒物劇物運送業者のみでなく、自動車運送事業者、毒物劇物営業者、法第二十二条の規定に基づくその他の業務上取扱者であつても常時反復継続して、上記㈠又は㈡の方法により毒物又は劇物の運送を行なつている者は、これに該当する。

二　届出を要する事業場の範囲

届出の対象となる事業場とは、毒物又は劇物の運送に関して、

車両の選択、乗務員の指定、車両の保安、運転手等の健康管理等について実地に掌握し、毒劇物の運送の安全性について実地に管理能力を有する場所をいう。

たとえば、自動車運送事業にあっては、各事業所に運行管理者が置かれており、運送を行なうにあたっての配車、乗務員の指定等の業務を行なつているが、毒劇物を常時運送する自動車運送事業にあっては、その事業所のうち、毒劇物の運送を直接に管理している事業所が本条の届出の対象となる事業場に該当する。

従つて、単なる車庫、或いは一時的な車の保管場所は本条の事業場には該当しない。

三　経過規定

本条の規定により、新たに「毒物又は劇物の運送の事業」に該当するように至つた者は、上記事業場ごとに毒物劇物取扱責任者を置かなければならないこととなつたが、昭和四十七年三月一日現在本条の毒物又は劇物の運送の事業を行なつている者の事業場において毒物又は劇物による保健衛生上の危害防止の任にあたつている者であつて、昭和四十七年五月三十一日までに氏名その他毒物及び劇物取締法施行規則の一部を改正する省令（昭和四十七年厚生省令第三号）附則第二項に定める事項を都道府県知事に届出た者は、当分の間、当該事業場において毒物劇物取扱責任者となることができることとされた（令附則第二項）。

四　その他

毒物劇物営業者又は、他の業務上取扱者が本条の「毒物又は劇物の運送の事業」を行なう者に該当するに至つた場合、運送の事業場が当該営業者等の製造所、営業所、店舗等と同一か隣接した場所にある場合は、毒物劇物取扱責任者は、これらの施設を通じて一人で差し支えない。

第四　本政令中六月一日施行分については別途通知する。また、令第四十条の六中「事故の際に講じなければならない応急の措置」の概要は追つて通知する。

毒物及び劇物取締法施行令の一部を改正する政令等の施行について

〔昭和四十七年五月二十九日　薬発第四百八十五号
厚生省薬務局長から各都道府県知事あて〕

昭和四十六年十一月二十七日公布された毒物及び劇物取締法施行令の一部を改正する政令（昭和四十六年政令第三百五十八号）（別添一）第二条の規定は、昭和四十七年五月十七日公布された毒物及び劇物取締法施行規則の一部を改正する省令（昭和四十七年厚生省令第二十五号）（別添二）及び昭和四十七年五月二十五日公布された家庭用品に含まれる劇物の定量方法及び容器又は被包の試験方法を定める省令（昭和四十七年厚生省令第二十七号）（別添三）とともに昭和四十七年六月一日から施行されることとなるので、下記の改正要旨にご留意のうえ、その適正な運用を図られたい。（別添略）

記

第一　劇物たる家庭用品及び特定家庭用品について

一　毒物及び劇物取締法（昭和二十五年法律第三百三号。以下「法」という。）第十二条の二に規定する劇物のうち主として一般消費者の生活の用に供されると認められるもの（いわゆる劇物たる家庭用品）として、塩化水素又は硫酸を含有する製剤たる劇物（住宅用の洗浄剤で液体状のものに限る。）及びＤＤＶＰを含有する製剤（衣料用の防虫剤に限る。）が指定された（毒物及び劇物取締法施行令（昭和三十年政令第二百六十一号。以下「令」という。）（第三十九条の二―別表第一）。

また、今回の指定に伴い、法第十二条第二項第四号の規定に基づき、毒物及び劇物取締法施行規則（昭和二十六年厚生省令第四号。以下「規則」という。）第十一条の六第二号及び第三号として、これらのものの取扱い及び使用上特に必要な事項が定められ、その表示が義務づけられた。今回定められた表示事項のうち、住宅用の洗浄剤に関しては、家庭用品品質表示法（昭和三十七年法律第百四号）に基づく雑貨工業用品品質表示規程（昭和三十八年二月通商産業省告示第二十五号）によりすでに規則第十一条の六第二号に掲げる事項とほぼ同内容の表示がされているものであり、また、衣料用の防虫剤に関する事項についても、すでに大部分の製造業者が自主的に表示しているので、格別の問題は存しないものと思われる。

二　法第二十二条の二に規定する特定家庭用品として塩化水素又は硫酸を含有する住宅用の洗浄剤で液体状のものが指定された（令第十一章劇物を含有する家庭用品第四十三条―別表第三）。特定家庭用品である住宅用の洗浄剤と劇物たる家庭用品であるそれとの相違は、酸の含量に若干の差があること及び劇物たる家庭用品では、塩化水素又は硫酸の含量についての規定があることの二点である。

三　今回指定された劇物たる家庭用品及び特定家庭用品に含まれる劇物の定量方法及びこれらの容器又は被包の試験方法については、一括して家庭用品に含まれる劇物の定量方法及び容器又は被包の試験方法を定める省令（昭和四十七年厚生省令第二十七号）に定められた。

第二　毒物及び劇物の運搬について

今回の政令改正で定められた毒劇物の運搬についての技術上の基

準のうち、次の点が今年六月一日からさらに実施に移される。

一　容器又は被包の使用

従来、令第四十条の三の規定は、四アルキル鉛を含有する製剤の運搬についてのみ適用することとされていたが、今回、これが一般の毒劇物の運搬に拡大された（令第四十条の三第二項）。

なお、同項第三号では、一回につき一、〇〇〇キログラム以上運搬する場合には、容器又は被包の外部に毒劇物の名称及び成分の表示が義務づけられていたが、二種以上の毒劇物の混載によりその総量が一回の運搬につき一、〇〇〇キログラムをこえる場合にも本号が適用されるものである。

二　運搬方法

毒劇物の運搬方法に関する技術上の基準は、従来四アルキル鉛を含有する製剤を鉄道によつて運搬する場合についてのみ定められていたが、今回令別表第二に掲げる黄燐ほか二十二種の毒劇物を車両を使用して一回につき五、〇〇〇キログラム以上運搬する場合についても定められた（令第四十条の五第二項）。

なお、この基準は、大量の毒劇物が一度に運搬される場合の事故対策であるという趣旨にかんがみ、混載によつて別表第二の毒劇物の総量が一回の運搬につき五、〇〇〇キログラムをこえる場合にも適用されるものである。

イ　交替して運転する者又は助手の同乗

車両を使用して長距離を連続して運搬する場合には運転者が疲労し事故を招くおそれがあることにかんがみ、今回の政令改正では、厚生省令で定める距離をこえて運搬する場合には、交替して運転する者又は助手を同乗されなければならないこととなつた。これは、事故が発生した際、適切な応急措置を講ずることができるように配慮したものである。ここでいう交替して運転する者又は助手を同乗させるべき場合とは、

$$D = \frac{d_1}{340} + \frac{d_2}{200} \quad （d_1：高速自動車国道の運搬距離、d_2：一般道路の運搬距離）$$

の式におけるDの値が一をこえるときとされた（規則第十三条の二）。この式は、運転者の疲労度と毒劇物運搬の危険性という点を考慮して定められたものであるが、実際に業者等に対して指導する場合は次のような表を作成してこの規定の周知徹底を図られたい。

（次表＝別紙）

ロ　毒物又は劇物を運搬する車両に掲げる標識

毒劇物を車両を使用して大量に運搬する場合、前方及び後方の車両に対して注意を促し、事故を未然に防止するために、車両の前後の見やすい場所に、〇・三メートル平方の板に地を黒色、文字を白色として「毒」と表示した標識を掲げなければならないこととなつた（規則第十三条の三）。この場合、「毒」の表示は有毒の意であり、毒物の毒ではないので、劇物の運搬の場合も「毒」の標識は必要である。なお、「毒」の表示は、普通の塗料で行なつてさしつかえないが、白の発光塗料は、道路運送車両の保安基準（昭和二十六年運輸省令第六十七号）第四十二条第六項の規定により、車両の後方に表示することが禁止されているものである。

ハ　車両に備えるべき保護具

今回、毒劇物の運搬中の事故による被害を最少限に押えるとともに、運転者等の安全を確保するために、一定の毒劇物を車両を使用して大量に運搬する場合には、車両に備えるべき保護具が、運搬する毒劇物ごとに定められた（規則第十三条の四—別表第五）。したがつて、これらの保護具は、常時点検し、いつでも使用可能なものでなければならない。

① 保護手袋

手袋は、大別すると一般作業用手袋、溶接用手袋、耐熱手袋、化学用手袋、電気用手袋等があるが、このうち毒劇物用の保護手袋として適当なものは、主として化学用手袋に該当するものである。化学用手袋の規格としては、労働衛生手袋（ＪＩＳ　Ｓ九〇〇二）がある。これによれば材料は天然ゴム又は合成ゴム、構造は五本指形、ピンホール、異物、皮膚刺激性がないこと、各種薬品による浸漬試験等の内容が規定されている。別表第五備考にいう不浸透性に関しては、このＪＩＳには、現在試験方法の規定が整備されていないので、当面は、ゴム製、ビニール引き布製、プラスチツク製等の材質の手袋でさしつかえない。

なお、黄燐、アクリルニトリル等発火性又は引火性の強い物質を取り扱う際に使用する保護手袋の材料は、難燃性のものであることが必要である。（以下不浸透性及び難燃性については保護ぐつ、保護衣においても同様である。）

また、使用する手袋は、その袖口より毒劇物が流入することがないよう当該毒劇物に応じて必要な長さを持つものでなければならない。

② 保護長ぐつ

保護長ぐつには、その目的に応じて耐電安全ぐつ、耐酸安全ぐつ、耐熱安全ぐつ等があるが、毒劇物の取扱いにおいて用いられるのは、主として耐酸安全ぐつである。この規格としては、労働衛生保護長ぐつ（ＪＩＳ　Ｓ九〇〇三）があるが、保護長ぐつを選ぶときは、先しんを有し、長ぐつの上部から毒劇物の飛沫等が入らないようになつているものを選ぶ必要がある。

③ 保護衣

保護衣の種類としては、全身保護服形、防毒服形、カバロール形、手術衣形、エプロン形等があるが、毒劇物の飛沫、蒸気、粉じん、ガス等から皮膚を保護し、又は皮膚から吸収されることによつて生ずる危害の防止を図るためには、手足だけでなく、背中部、首部も保護する必要があり、この意味で、原則として防毒服形のものが適当である。現在、保護衣の規格としては、労働衛生保護衣（ＪＩＳ　Ｓ九〇〇一）があり、ＪＩＳ適合品を選ぶことが望ましい。

なお不浸透性に関しては、①に述べた事項のほか、縫い目などより蒸気等が浸透しないものであることが必要である。

④ 呼吸保護具

呼吸保護具としては、原則として防毒マスクが指定されたが、これは空気呼吸器又は酸素呼吸器で代替させることができることとされた。

防毒マスクは、構造によつて隔離式、直結式、直結小型の三種類に分けられる。隔離式は、面体と吸収缶を隔離して連結管でつないだもの、直結式は面体に吸収缶を直結したもので、小型吸収缶をつけたものが直結小型であるが、今回指定されたのは、このうち隔離式であつて面体は全面形のものに限られた。

吸収缶は、ハロゲンガス用、酸性ガス用、有機ガス用等十種類があるが、規則別表第五では、対象たる毒劇物ごとに使用する吸収缶が指定されているものである。

防毒マスクは、着用者の肺力によつて吸気弁から吸い込まれた有害ガス含有空気が、吸収缶を通過する際有害ガスが内部に充填されている化学薬剤と化学的に反応して除去されるか、又は活性炭によつて物理的に吸着されることによつて清浄化され、その空気が面体に達して着用者が吸気し、呼気は排気弁から大気中に放出される仕組みになつている。したがつて、酸素を発生する機構はないので酸素が欠乏している場所（酸素一六％以下）では使用できず、また、有害ガスが著しく高濃度の場所でも使用することは極めて危険（隔離式全面形防毒マスクにおいては、有毒ガス二％以下（アンモニア三％以下）の大気中の作業用又は非常用が使用環境条件とされている。）であるので、この点防毒マスクの着用者に対して十分に教育を施して使用させることが必要である。さらに、四アルキル鉛、アクリルニトリル、アクロレイン等空気中の蒸気濃度が高くなるおそれがあり、また、臭いがないか又は毒性が強い物質を取り扱う際には、空気呼吸器又は酸素呼吸器を携帯することが望ましい。

とくに、四アルキル鉛を含有する製剤については防毒マスクは現場の立入禁止措置の監視以外の用途に使用することは危険であり、空気呼吸器又は酸素呼吸器を携帯する必要性が高い。

なお、防毒マスクの規格としてはＪＩＳ　Ｔ八一五一、空気呼吸器の規格としてはＪＩＳ　Ｔ八一五五、酸素呼吸器の規格としてはＪＩＳ　Ｍ七一〇〇及びＭ七一〇一がある。また、防毒マスク及び吸収缶には、労働衛生保護具検定規則（昭和二十五年労働省令第三十二号）に基づく労働省労働基準局長の検定に合格した製品があり、この場合には検定合格品を使用することが望ましい。

⑤　保護眼鏡

防毒マスクまでは必要としない毒劇物については保護眼鏡の携帯が義務づけられた。保護眼鏡には普通眼鏡型、サイドシールド型、アイカップ型及び一眼型の四種類があるが、側面から毒劇物の飛沫が入るのを防ぐため、今回の指定では、一眼型のものに限ることとされた。

第三　廃止届の様式改正について

近時、休廃止鉱山において毒物等が放置され、保健衛生上由々しい事態が発生するなど、毒劇物営業の廃止後の毒劇物の取扱いについていくつか問題が生じているため、法第十条第一項第四号の規定に基づく廃止届の様式（規則第十一条－別表第十一号様式の(二)）の一部が改正され、「廃止の日に現に所有する毒物又は劇物の品名、数量及び保管又は処理の方法」についても届け出しなければならないこととされた。これは、これらの事項を営業廃止時に届け出させることによつて、その後の行政指導の契機とし、その徹底を期する趣旨でとられた措置である。届出事項のうち「品名」は原則として一般名とし、一般名がないときは販売名でさしつかえないが、その場合は成分についても付記させることが望ましい。

「保管又は処理の方法」とは、廃止時における保管状況及び処理方法が決定されている場合はその内容（たとえば、他への譲渡、令第四十条各号に規定する方法による廃棄等）を記載させる趣旨である。また、品目が複数にわたる場合は、一品目ごとに数量、保管又は処理の方法を分けて記載しなければならない。

なお、これらの記載が、実態を把握するという趣旨に基づくものである以上、手続的な不備がある場合は格別、実質的に適当でない（たとえば、保管又は処理の方法が適当でない。）という理由で廃止届を受理しないということはできないことは当然である。

さらに、法第二十一条との関係で付言するならば、法第二十一条の規定に基づく特定毒物に関する届出と今回、改正された廃止届とは、特定毒物に関しては重複する部分があるが法第二十一条の届出は、同条第二項以下に規定する禁止規定の一時解除の前提となる届出という趣旨であり廃止届とはあくまで趣旨が異なるので、これを省略することはできないものである。

第四　その他

令第四十条の六中「事故の際に講じなければならない応急の措置」の概要は追つて通知する。

別　紙

換　算　表

高速道路の運搬距離　d_1 (km)
一般道路の運搬距離　d_2 (km)
総　運　搬　距　離　S　(km)

Dの値が１になるd_1及びd_2の組み合わせは次のとおりである。

d_1	d_2	S	d_1	d_2	S	d_1	d_2	S
340.0	0	340.0	221.0	70	291.0	102.0	140	242.0
331.5	5	336.5	212.5	75	287.5	93.5	145	238.5
323.0	10	333.0	204.0	80	284.0	85.0	150	235.0
314.5	15	329.5	195.0	85	280.5	76.5	155	231.5
306.0	20	326.0	187.0	90	277.0	68.0	160	228.0
297.5	25	322.5	178.5	95	273.5	59.5	165	224.5
289.0	30	319.0	170.0	100	270.0	51.0	170	221.0
280.5	35	315.0	161.0	105	266.5	42.5	175	217.5
272.0	40	312.0	153.0	110	263.0	34.0	180	214.0
263.5	45	308.5	144.5	115	259.0	25.5	185	210.5
255.0	50	305.0	136.0	120	256.0	17.0	190	207.0
246.5	55	301.5	127.5	125	252.5	8.5	195	203.5
238.0	60	298.0	119.0	130	249.0	0	200	200.0
229.5	65	294.5	110.5	135	245.5			

（注1）本通知第二の二のイと別紙については、平成十六年七月二日政令第二百二十四号及び平成十六年七月二日厚生労働省令第百十一号の改正により、改められた。このことに関する通知は、「平成十六年七月二日薬食発第〇七〇二〇〇四号の２」参照。この通知は、323頁に収録。

（注2）本通知第二のロにある規則第十三条の三と、また第二のハにある第十三条の四は、平成二十三年二月一日厚生労働省令第十五号により、条文番号が次のとおり変更された。規則第十三条の三は、第十三条の四に、規則第十三条の四は、第十三条の五とそれぞれ変更。

毒物及び劇物取締法等の一部を改正する法律等の施行について

〔昭和四十七年七月二十一日　薬発第六百九十四号
厚生省薬務局長から各都道府県知事あて〕

先般の第六十八回通常国会において成立した毒物及び劇物取締法等の一部を改正する法律（昭和四十七年法律第百三号－別添一）は、毒物及び劇物取締法等の一部を改正する法律の施行期日を定める政令（昭和四十七年政令第二百五十一号－別添二）によつて本年八月一日を施行期日と定められ、毒物及び劇物指定令の一部を改正する政令（昭和四十七年政令第二百五十三号－別添三）、毒物及び劇物取締法施行令の一部を改正する政令（昭和四十七年政令第二百五十二号－別添四）及び毒物及び劇物取締法施行規則の一部を改正する省令（昭和四十七年厚生省令第三十九号－別添五）とともに同日から施行されることとなつたので、下記の諸点にご留意のうえ、その適正な運用を図られたい。（別添略）

記

第一　毒物及び劇物指定令及び毒物及び劇物取締法施行規則の一部改正について

一　改正の要旨

今回の毒物及び劇物指定令（以下「指定令」という。）の改正においては、一品目が毒物に、五品目が劇物に指定され、また、二品目については毒物から劇物に指定換えが行なわれた。

また、これに伴い毒物及び劇物取締法施行規則（以下「施行規則」という。）の別表第一及び別表第二が改正され、今回指定された品目すべてが農業用品目または特定品目のいずれかに指定された。以上の内容は、次表のとおりであるが、各品目の性状等に関しては、参考資料一（別添六）のとおりである。

	指定令	品目	施行規則	種類
毒物に指定されたもの	§1-13の2	ジメチル－(イソプロピルチオエチル)－ジチオホスフェイト及びこれを含有する製剤。ただし、ジメチル－(イソプロピルチオエチル)－ジチオホスフェイト４%以下を含有するものを除く。	別表第1毒物10の2	農業用品目
劇物に指定されたもの	§2-1-30の2	酢酸エチル	別表第2-9の2	特定品目
	§2-1-37の4	ジエチル－(5－フェニル－3－イソキサゾリル)－チオホスフェイト及びこれを含有する製剤	別表第1劇物17の4	農業用品目
	§2-1-50の2	ジメチル－(イソプロピルチオエチル)－ジチオホスフェイト４%以下を含有する製剤	別表第1劇物28の2	〃
	§2-1-76の2	トルエン	別表第2-17の2	特定品目
	§2-1-83の2	2－(フェニルパラクロルフェニルアセチル)－1,3－インダンジオン及びこれを含有する製剤。ただし、2－(フェニルパラクロルフェニルアセチル)－1,3－インダンジオン0.025%以下を含有するものを除く。	別表第１劇物49の2	農業用品目
	§2-1-98の4	3－メチル－5－イソプロピルフェニル－N－メチルカルバメート及びこれを含有する製剤。	別表第１劇物58の4	〃
毒物から劇物に指定換えとなつたもの	§2-1-98の2	メタンアルソン酸カルシウム及びこれを含有する製剤	別表第１劇物58の2	農業用品目
	§2-1-98の3	メタルアルソン酸鉄及びこれを含有する製剤	別表第１劇物53の3	〃

二　経過規定

(一)　今回指定された酢酸エチルとトルエンに関しては、すでに大量に製造・輸入・販売されている実情にかんがみ、昭和四十七年十二月三十一日までは、昭和四十七年八月一日（施行日）現在、現にその製造業、輸入業又は販売業を営んでいる者が引き続き当該営業を営む場合は、毒物及び劇物取締法（以下「法」という。）第三条（禁止規定）、第七条（毒物劇物取扱責任者）及び第九条（登録の変更）の規定は適用されず、また、同日現在現に存する物に関しては、法第十二条（毒物又は劇物の表示）第一項及び第二項の規定は適用されないこととされた（附則第一項及び第二項）。したがつて、現にこれらの物の製造業等を営んでいる者は本年中はそのまま営業を続けても罰則の適用は受けないが、これはあくまでも経過的な措置であるので、できるだけ早く登録を受け、取扱責任者を設置するよう指導することが法の趣旨にそうものである。また、現に存する物に関しては、法第十二条第三項、第十四条、第十五条、第十五条の二、第十六条等の規定の経過措置は定められていないので、これらの規定は昭和四十七年八月一日から適用されるものである。

(二)　今回の指定令改正で毒物から劇物に指定換えとなつたメタンアルソン酸カルシウム及びこれを含有する製剤並びにメタンアルソン酸鉄及びこれを含有する製剤に関しては、昭和四十七年八月一日現在現に存し、かつ従来の「毒物」の表示がなされているものについては、引き続きその表示がなされている限り、「劇物」の表示に改める必要はないものとされた（附則第三項）。

第二　毒物及び劇物取締法、同法施行令及び同法施行規則の一部改正について

一　興奮、幻覚又は麻酔の作用を有する物に関する規制

(一)　改正の要旨

イ　最近、シンナー等有機溶剤製品の乱用が全国的に青少年の間にまんえんし、国民の保健衛生上ゆゆしい問題が生じている現状にかんがみ、法第三条の三の規定が加えられて、興奮、幻覚又は麻酔の作用を有する毒物又は劇物（これらを含有する物を含む。）であつて政令で定めるものを、みだりに摂取し又は吸入する行為及びみだりに摂取し又は吸入する目的でこれらの物を所持する行為が禁止され、これに違反した者には三万円以下の罰金が科せられることとなつた（法第二十四条の四）ほか、これらの行為が行なわれることの情を知つてこれらの物を販売しまた授与した者も二年以下の懲役若しくは五万円以下の罰金に処されまたはこれを併科されることとなつた（法第二十四条の二第一号）。

ロ　法第三条の三に規定する政令で定める物として、酢酸エチル、トルエンまたはメタノールのいずれかを含有するシンナー（塗料の粘度を減少させるために使用される有機溶剤をいう。）および接着剤が指定された（毒物及び劇物取締法施行令（以下「施行令」という。）第三十二条の二）。

(二)　運用上留意すべき事項

イ　法第三条の三でいう「みだりに摂取し、吸入」するとは、その目的、態様から判断して社会通念上正当とは認められない場合をいうものであり、シンナー等を用いる工場、事業所等で労働者が作業中その蒸気を含んだ空気を呼吸する場合、学術研究上必要な実験のために摂取、吸入する場合等は含まれない。また、同条にいう「摂取」とは口から液体状のものを流入させること等をいい、「吸入」とは口または鼻から気体状のものを吸い込むことをいう。

さらに、「所持」とは対象たる物を自己の支配下に置くことの意であり、必ずしも携帯していることを要するものではない。

ロ　法第二十四条の二第一号では、法第三条の三に規定する政

令で定める物のいわゆる知情販売に対してきびしい罰則がかけられたが、これはシンナー等有機溶剤製品の乱用が主として青少年の間で行なわれていることにかんがみ、これらの有害な物の乱用を助長するような悪質な販売者等をきびしく規制してこれらの物が乱用者の手にわたることを未然に防止しようというものである。したがつて、法第二十四条の二第一号の規定により罰則が科せられる者は、塗料販売業者、文房具販売業者等だけでなく、シンナー・接着剤を販売、授与する者のすべてを含むものであり、また販売、授与は、登録の前提としての禁止規定である法第三条でいう販売、授与とは異なり、業として行なうものに限られるものではなく、一回限りの行為をも含むものである。ここでいう「……情を知つて」とは、交付を受ける者がこれらの物を摂取、吸入することを確信している場合は勿論、具体的な裏付けに基づいて「たぶん摂取、吸入するであろう」との未必的な認識を持つている場合も含むが、具体的な裏付けを欠いた単純な可能性の認識だけでは足りないものである。

ハ　施行令第三十二条の二で指定された酢酸エチル、トルエンまたはメタノールを含有するシンナーおよび接着剤とは、酢酸エチル、トルエン、メタノールのいずれか一つを含有していればよく、また、これら劇物の含量について限度は設けられていない。この指定にあたつては、有機溶剤の乱用防止という見地から、いわゆるシンナー遊びに実際に使用されているものに限定されたものであり、酢酸エチル、トルエン、メタノールの原体は指定されていない。なお、シンナー・接着剤は、それ自体毒物・劇物ではないので、シンナー・接着剤の製造業者、販売業者等は、法第二十二条第五項の業務上取扱者になることがある場合は格別、毒物劇物営業者として登録等の規制をうけることはないものである。

㈢　その他

イ　現在、いくつかの県で青少年保護育成条例等によつて、シンナー・接着剤等に関する規制が行なわれているが、こちらの条例とこの法律とは目的とするところに違いがあるので、法第三条の三の規定の新設により、条例の規定が無効になるものではない。ただし、法律および条例の両方の構成要件に該当する行為に関しては、観念的競合となつて重い罰則を規定しているこの法律によつて処断されることとなる。

ロ　シンナー・接着剤の乱用行為の実態、シンナー・接着剤の組成、シンナー・接着剤の乱用による保健衛生上の危害及びシンナー・接着剤の薬理作用に関しては、参考資料二（別添七）のとおりである。

二　引火性、発火性または爆発性のある毒物・劇物に関する規制

㈠　改正の要旨

イ　最近、発火性または爆発性のある劇物を不法な目的に使用する事例が相次いで発生し、ひいてはその使用の過程における保健衛生上の危害の発生も憂慮されるところから、法第三条の四の規定が加えられて、業務その他正当な理由によることなく引火性・発火性または爆発性のある毒物または劇物であつて政令で定めるものを所持する行為が禁止され、これに違反した者は、六月以下の懲役若しくは三万円以下の罰金に処し、または併科されることとなつた（法第二十四条の三）。

ロ　また、これらの危険な毒物または劇物が、これらを不法な目的に使用するおそれがある者の手に渡ることを未然に防止するために、法第二十四条の二第二号の規定により、業務その他正当な理由によることなく所持することの情を知つてこれらの物を販売または授与する行為もあわせて禁止され、これに違反した者は、二年以下の懲役若しくは五万円以下の罰金に処され、またはこれを併科されることとなつたほか、法

第十五条に三項が加えられて、これらの物を交付する場合には、厚生省令の定めるところにより交付を受ける者の氏名および住所を確認し、厚生省令の定めるところによりその確認に関する事項を帳簿に記載しなければならないこととされ、さらにこの帳簿を五年間保存する義務が課せられ、これらの規定に違反した者は、法第二十五条第二号の二の規定により、一万円以下の罰金に処されることとなつた。

ハ　法第三条の四に規定する政令で定める物として塩素酸塩類、ナトリウムおよびピクリン酸が指定された（施行令第三十二条の三）。

ニ　法第十五条第二項に規定する交付を受ける者の確認は、施行規則第十二条の二の規定により、交付を受ける者から身分証明書、運転免許証、国民健康保険被保険者証等交付を受ける者の氏名及び住所を確かめるに足りる資料の提示を受けて行なうものとされたが、ただし、次の場合は例外的にこの資料の提示は必要ないこととされた。

(イ)　毒物劇物営業者と常時取引関係にある者、毒物劇物営業者が農業協同組合その他の協同組織体である場合におけるその構成員等その氏名および住所を毒物劇物営業者が知しつしている者に交付する場合

(ロ)　上記(イ)の代理人、使用人その他の従業者であることが明らかな者にその者の業務に関し交付する場合

(ハ)　毒物劇物営業者と常時取引関係にある法人または毒物劇物営業者が農業協同組合その他の協同組織体である場合におけるその構成員たる法人の代表者、代理人、使用人その他の従業者であることが明らかな者にその者の業務に関し交付する場合

(ニ)　官公署の職員であることが明らかな者にその者の業務に関し交付する場合

ホ　法第十五条第三項に規定する確認に関して帳簿に記載すべき事項は、施行規則第十二条の三の規定により、交付した劇物の名称、交付の年月日および交付を受けた者の氏名および住所とされた。

(二)　運用上留意すべき事項

イ　法第三条の四でいう「業務その他正当な理由」によるものではない所持とは、社会通念上正当とは認められない目的に使用するために所持する場合をいうものであり、引火性・発火性または爆発性を利用すると否とにかかわらない。ここでの構成要件該当の認定は、「いかなる目的をもつた所持であるか」という見地から行なわれるものであり、その所持自体がこの法律その他の法令に違反しているからといつて直ちに「業務その他の正当な理由」によらない所持になるものではない。

ロ　法第二十四条の二第二号でいう「……情を知つて」は、「業務その他正当な理由によらない」ことを未必的に認識している場合も含むことは同条第一号の場合と同様である。

ハ　法第十五条第二項の交付を受ける者の確認に関する規定は、法第十四条の譲渡手続が所有権移転の相手方としての譲受人をチエツクする機能しか果たしていないため、事実行為としての「交付」を受ける者がこれらの毒劇物を不法目的に使用することを抑止できないことを考慮して加えられた規定である。したがつて、実際に毒劇物を受けとる者であれば、譲受人本人、その代理人、使用人その他の従業者に限らず、委託運送する場合の運転者、郵送する場合の郵便局の係員等も確認の対象に含まれる。また、この確認義務の主体は毒物劇物営業者に限られているため、営業者の代表者、代理人、使用人その他の従業者であれば確認義務は課せられるが、委託運送する場合の運転者、郵送する場合の配達人等には、こ

の義務はない。なお、この確認手続は、法第十四条の譲渡手続とは、そのねらいとするところが異なるものであるから、譲受人と交付を受ける者が一致する場合にも省略することは認められない。

ニ　施行令第三十二条の三で指定された劇物のうち、塩素酸塩類およびピクリン酸は爆発性のある劇物として、ナトリウムは発火性のある劇物として指定されたものである。ここでの指定も不法目的に使用されている実例があるものについて行われた。

塩素酸塩類には、大量に流通しているものとして農薬（除草剤）があるが、市販品目のうちこれに該当するものは、次のとおりである。

㊊クロレートソーダ　昭和電工（塩素酸ナトリウム九七％以上）

デゾレート　日本カーリット（〃　九八％以上）

ダイカル　大日本インキ化学工業（〃　〃　）

クロレートソーダ昭和電工（〃　九八・五％以上）

クサトール保土谷化学工業（〃　〃　）

タイソレート大阪曹達（〃　〃　）

ポロクロール水溶剤北海道曹達（〃　〃　）

ホ　施行規則第十二条の二柱書にいう交付を受ける者の氏名および住所を確かめるに足りる資料とは、同条に例示されているもののように、氏名および住所の記載があって一定の公証力があることを要するものである。

同条ただし書は、氏名および住所を知しつしている場合を例外としているが、店舗の付近に居住し、住所、氏名が明らかな場合、過去に確認したことがあり、その旨帳簿に記載がある場合は、これに該当する。また、ここでいう協同組織体とは農業協同組合のほか、民法上の組合等法令上の根拠を有するものをいう。

同条ただし書では氏名、住所を知しつしている者の代理人、使用人その他の従業者等または官公署の職員であることが明らかな者にその者の業務に関し交付する場合も例外とされているが、この場合、これらの者の代理関係、雇傭関係等の関係および業務に関するという事実については、営業者がこれを知しつしている場合のほか、その者の持参する法第十四条に規定する譲受証の記載等からみて明らかな場合、氏名、住所を知しつしている本人またはその者の勤務先への問合せにより明らかな場合等が含まれるものである。

(三)　その他

爆発性等のある劇物の性状および劇物を利用した爆発物使用事例等については、参考資料三（別添八）のとおりである。

三　事故の際の措置の強化

(一)　改正の要旨

法第十六条の二に規定する事故の際に届出をすべき官公署として従来の保健所、警察署のほかに、あらたに消防機関が加えられたほか、同条に第二項が加えられて、毒物劇物営業者および特定毒物研究者に対してその取扱いに係る毒物劇物が盗難にあい、紛失したときの警察署に対する届出義務が課せられた。この届出を怠った者は、一万円以下の罰金に処せられることとされた（法第二十五条第三号）。

(二)　運用上留意すべき事項

消防機関については、毒物劇物の事故の際、応急措置を講ずる等実際の事故対策にあたるのは消防機関が大部分である現状にかんがみ、届出先として追加されたものである。ここでいう消防機関とは、消防本部、消防署および消防団をいう。なお、海上および沿岸における毒物劇物の事故の際は、保健所、警察署または消防機関のほかに、海上保安署等の海上保安庁の機関にも届出ることが事故の処理上適切と考えられる。

盗難または紛失の場合の届出に関しては、従来格別の規定はなかつたが、近時、とくに爆発性等のある劇物を中心として盗難、紛失の事例が相次いでおり、これらの物が不法な目的に使用されていることも考えられるところから、警察署に対する届出があらたに義務づけれれたものである。なお、この規定は、法第二十二条第五項の規定により一般の業務上取扱者にも準用されるので、これらの者のうちとくに最近、毒劇物の盗難、紛失が相次いでいる大学の研究室等に対する周知徹底を図る必要がある。なお、文部省に対しては学校における毒劇物の管理の強化についてすでに本職から依頼済である。

(三)　その他

爆発性等のある劇物の盗難、紛失状況および上記文部省に対する依頼内容については、参考資料四（別添九）のとおりである。

四　その他

(一)　手数料に関する改正

この法律による登録時の手数料の額は、従来法第二十三条に規定されていたが、最近の立法例からみて、手数料の額は政令に委任することが通常であることにかんがみ、今回、法第二十三条が改正され、手数料の額は申請に対する審査または毒物劇物取扱者試験の実施に要する実費を勘案して政令で定める額とされた。施行令では、従来の法定額と同一の額が定められたが、実費を勘案してその改訂を検討中である。

(二)　罰金の引上げ

最近の物価・人件費の高騰にかんがみ、先の通常国会で罰金等臨時措置法の一部が改正され罰金の最低額が引き上げられたが、これと同一の方針により、今回の法改正の中で法第二十五条の罰金について、五千円から一万円への引上げが行われた。

毒物劇物危害防止規定について

昭和五十年十一月六日　薬安第八十号　薬監第百三十四号
厚生省薬務局安全課長
厚生省薬務局監視指導課長 から 各都道府県衛生主管部（局）長あて

毒物劇物営業者等の作成する毒物劇物危害防止規定（以下「危害防止規定」という。）については、昭和五十年七月三十一日薬発第六百六十八号「毒物劇物取扱責任者の業務について」をもつて通知したところであるが、その作成にあたつては、下記の点に御留意のうえ、遺憾のないよう御指導方お願いする。

記

一　危害防止規定の目的及び性格について
危害防止規定は、毒物劇物製造所等における毒物又は劇物の管理・責任体制を明確にし、もつて毒物又は劇物による保健衛生上の危害を未然に防止することをねらいとした事業者の自主的な規範であること。

二　危害防止規定の記載事項について
㈠　危害防止規定は、当該製造所等において取扱われる毒物及び劇物の種類・量・取扱いの方法等の態様に応じ、具体的、かつ、詳細な内容になるように作成すること。
なお、毒物及び劇物の運搬車など製造所等以外の事項にわたる内容であつても差し支えないこと。

㈡　危害防止規定の記載事項には、毒物及び劇物の管理・責任体制を明確にし、毒物及び劇物による危害防止の目的を達成しうるよう、下記の基本的な事項が記載されていなければならないこと。
なお、危害防止規定に付随してそれぞれの基本的事項について、規定を具体的に実施するために必要な細則を定めること。
ア　毒物及び劇物の貯蔵又は取扱いの作業を行う者、これらの作業に係る設備等の点検・保守を行う者、事故時における関係機関への通報及び応急措置を行う者の職務及び組織に関する事項
イ　毒物及び劇物の貯蔵又は取扱いに係る作業の方法に関する事項
ウ　毒物及び劇物の貯蔵又は取扱いに係る設備等の点検の方法に関する事項
エ　毒物及び劇物の貯蔵又は取扱いに係る設備等の整備又は補修に関する事項
オ　事故時における関係機関への通報及び応急措置活動に関する事項
カ　毒物及び劇物の貯蔵又は取扱いの作業を行う者及びこれらの作業に係る設備等の保守を行う者並びに事故時の応急措置を行う者の教育及び訓練に関する事項
キ　その他、保健衛生上の危害を防止するために遵守しなければならない事項

毒物劇物取扱責任者の業務について

〔昭和五十年七月三十一日　薬発第六百六十八号
厚生省薬務局長から各都道府県知事あて〕

毒物劇物営業者等に対する指導取締りについては従来より格別の御配慮を煩わしているところであるが、毒物劇物取扱責任者の業務を明確にすることにより毒物劇物の取扱いの適正化を図るため、今般、毒物劇物取扱責任者が行う業務内容を別添のとおり定めたので、貴職におかれてはかかる趣旨を御了知のうえ、下記事項に留意し、貴管下毒物劇物営業者、毒物劇物取扱責任者等に対し周知徹底されるよう特段の御配慮をお願いする。

なお、毒物劇物営業者等の監視取締りについては、昭和五十年四月一日薬発第三百一号薬務長通知「毒物劇物監視要領の制定について」を参照されたい。

記

一　毒物劇物取扱責任者は、毒物及び劇物取締法（昭和二十五年法律第三百三号。以下「法」という。）第七条において、毒物又は劇物による危害の防止に当るものと規定されているが、別添の「毒物劇物取扱責任者の業務について」は、毒物劇物取扱責任者がその業務を果すうえで必要かつ基本的な事項を具体的に定めたものであること。

二　別添の「毒物劇物取扱責任者の業務について」掲げる事項は、毒物劇物取扱責任者が製造所、営業所、店舗その他の事業場における毒物劇物の取扱いについて、総括的に管理、監督すべき事項として定めたものであり、毒物劇物取扱責任者自らが直接これらの事項の実施に従事することを義務付けたものではなく、その責任と指揮、監督のもとに、他の者に行わせても差し支えないこと。

三　毒物劇物取扱責任者がその業務を円滑に遂行できるよう、常時、当該製造所等に勤務し、かつ、適切な権限を有する者を毒物劇物取扱責任者として指名すると共に、当該製造所等に係る毒物劇物危害防止規定を作成し、当該製造所等における毒物及び劇物の管理、責任体制を明確にするよう毒物劇物営業者等を指導すること。

毒物劇物取扱責任者の業務について

一　製造作業場所等について
製造作業場所、貯蔵設備、陳列場所及び運搬用具について、毒物及び劇物取締法施行規則（昭和二十六年厚生省令第四号）第四条の四の規定の遵守状況点検、管理に関すること。

二　表示、着色等について
法第三条の二第九項、第十二条、第十三条及び第十三条の二の規定の遵守状況の点検に関すること。

三　取扱いについて
法第十一条第一項、第二項及び第四項の規定の遵守状況の点検に関すること。

四　運搬、廃棄に関する技術上の基準について
㈠　運搬に関する法第十一条第三項及び法第十六条第一項の規定に基づき政令で定める技術上の基準への適合状況の点検に関すること。
㈡　廃棄に関する法第十五条の二の規定に基づき政令で定める技術上の基準への適合状況の点検に関すること。

五　事故時の措置等について

(一)　事故時の応急措置に必要な設備器材等の配備、点検及び管理に関すること。

(二)　当該製造等と周辺事務所等との間の事故処理体制及び事故時の応急措置の連絡に関すること。

(三)　事故時の保健所等への届出及び事故の拡大防止のための応急措置の実施に関すること。

(四)　事故の原因調査及び事故の再発防止のための措置の実施に関すること。

六　その他

(一)　毒物劇物の取扱い及び事故時の応急措置方法等に関する従業員の教育及び訓練に関すること。

(二)　業務日誌の作成に関すること。

(三)　その他保健衛生上の危害防止に関すること。

毒物及び劇物の保管管理について

（昭和五十二年三月二十六日　薬発第三百十三号
厚生省薬務局長から各都道府県知事あて）

毒物又は劇物（以下「毒劇物」という。）の指導等についてはかねてよりご高配を煩わしているところであるが、本年当初より青酸ナトリウムに係る一連の事件が発生していることから、毒劇物の保管管理の徹底を期するため毒劇物の製造業者、輸入業者、販売業者、特定毒物研究者及び業務上取扱者に対し、下記の措置が講じられるよう指導されたい。また、毒劇物の譲渡手続及び交付の制限の遵守並びに毒劇物の盗難又は紛失時の警察署への届け出の励行等についても併せてご指導願いたい。

記

一　毒物及び劇物取締法（以下「法」という。）第十一条第一項に定める措置として次の措置が講じられること。

㈠　毒劇物を貯蔵、陳列等する場所は、その他の物を貯蔵、陳列等する場所と明確に区分された毒劇物専用のものとし、かぎをかける設備等のある堅固な施設とすること。

㈡　貯蔵、陳列等する場所については盗難防止のため敷地境界線から十分離すか又は一般の人が容易に近づけない措置を講ずること。

二　毒物劇物取扱責任者の業務については、昭和五十年七月三十一日薬発第六百六十八号薬務局長通知「毒物劇物取扱責任者の業務について」により示されているところであるが、さらに毒劇物授受の管理、貯蔵、陳列等されている毒劇物の在庫量の定期的点検及び毒劇物の種類等に応じての使用量の把握を行うよう指導されたいこと。

なお、特定毒物研究者についても同様の措置を講ずるように指導されたいこと。

三　法第二十二条第五項に定める者についても毒劇物を貯蔵、陳列等する設備等の保守点検を十分行うとともに、上記二の措置を講ずるよう指導されたいこと。

行政事務の簡素合理化及び整理に関する法律の施行に伴う麻薬取締法等の一部改正について（施行通知）（抄）

（昭和五十八年十二月二十三日　薬発第千三号
厚生省薬務局長から各都道府県知事あて）

行政事務の簡素合理化及び整理に関する法律は昭和五十八年十二月十日法律第八十三号をもつて公布され、これにより麻薬取締法（昭和二十八年法律第十四号）及び毒物及び劇物取締法（昭和二十五年法律第三百三号）の一部が改正された。同改正の趣旨等については、昭和五十八年十二月十日厚生省発衛第百八十八号厚生事務次官通達により通知したところであるが、麻薬取締法の一部改正のうち、昭和五十九年一月一日施行に係る改正の内容及び同改正に伴う関係政省令の所要の整備の内容は下記のとおりであるので了知されたい。

なお、昭和五十九年四月一日施行に係る麻薬取締法及び毒物及び劇物取締法の一部改正については、関係政省令の改正が未了であるので追つて通知する。

行政事務の簡素合理化及び整理に関する法律の施行に伴う毒物及び劇物取締法及び麻薬取締法等の一部改正について

〔昭和五十九年三月二十一日　薬発第百九十一号
厚生省薬務局長から各都道府県知事あて〕

行政事務の簡素合理化及び整理に関する法律は、昭和五十八年十二月十日付けで法律第八十三号をもつて公布され、これにより毒物及び劇物取締法（昭和二十五年法律第三百三号）及び麻薬取締法（昭和二十八年法律第十四号）の一部が改正された。

麻薬取締法の一部改正のうち麻薬卸売業者等の免許報告の廃止等に関する改正規定は、昭和五十九年一月一日から施行されたが、その他の改正規定は昭和五十九年四月一日から施行される。これに伴い、今般、と畜場法施行令等の一部を改正する政令（昭和五十九年三月十六日付け政令第三十二号）により、毒物及び劇物取締法施行令（昭和三十年政令第二百六十一号）の一部が改正され、また、と畜場法施行規則等の一部を改正する省令（昭和五十九年三月二十一日付け厚生省令第十四号）により、毒物及び劇物取締法施行規則（昭和二十六年厚生省令第四号）及び麻薬取締法施行規則（昭和二十八年厚生省令第十四号）の一部が改正され、それぞれ昭和五十九年四月一日から施行されることとなつた。

これらの施行については、昭和五十八年十二月十日厚生省発衛第百八十八号厚生省事務次官依命通達及び昭和五十八年十二月二十三日薬発第千三号薬務局長通知によるほか、左記によられたい。

なお、この通知において行政事務の簡素合理化及び整理に関する法律を「行政事務簡素合理化法」と、改正後の毒物及び劇物取締法を「毒劇法」と、改正後の麻薬取締法を「麻取法」と、改正後の毒物及び劇物取締法施行令を「令」と、改正後の毒物及び劇物取締法施行規則を「毒劇法施行規則」と、改正後の麻薬取締法施行規則を「麻取法施行規則」とそれぞれ略称する。

記

第一　毒物及び劇物取締法関係

一　特定毒物研究者に関する事項

(一)　特定毒物研究者の許可

行政事務簡素合理化法により、特定毒物研究者の許可権限が厚生大臣から都道府県知事に委嘱されたが、特定毒物研究者の許可を与える都道府県知事は、その者の主たる研究所の所在地の都道府県知事とされたこと。

（毒劇法第三条の二及び令第三十三条の二）

(二)　特定毒物研究者の届出

ア　特定毒物研究者についての指導監督は、当該特定毒物研究者が現に研究を行つている主たる研究所の所在地の都道府県知事が行うこととし、したがつて毒劇法第十条第二項の届出は、特定毒物研究者が現に研究を行つている主たる研究所の所在地の都道府県知事に対し行うこととされ、当該都道府県知事は、この届出が他の都道府県知事の許可を受けた特定毒物研究者からあつたときは、当該特定毒物研究者の許可を与えた都道府県知事にその旨を通知しなければならないこととされたこと。

（令第三十六条の二）

また、他の都道府県知事の許可を受けた特定毒物研究者に対する指導監督を円滑に行うため、令第三十六条の二第二項の規定による通知を受けた都道府県知事は、その内容が許可を与えた特定毒物研究者の主たる研究所の所在地の変更（同一の都道府県の区域内での変更を除く。）であるときは、特定毒物研究者名簿のうち当該特定毒物研究者に関する部分の写しを通知した都道府県知事に送付しなければならないこととされたこと。

（毒劇法施行規則第十条の四）

なお、特定毒物研究者名簿の写しの送付に際しては、許可を与えた都道府県知事の管理する当該特定毒物研究者に係る毒劇法施行規則第四条の六に規定する資料等の写しを添付されたいこと。

おつて、毒劇法第二十一条第一項に規定する特定毒物研究者の許可が失効した場合の届出も許可が失効したときの主たる研究所の所在地の都道府県知事に対し行うこととすること。

イ　許可証の書換え交付申請等

許可証の書換え交付及び再交付の申請、並びに特定毒物研究者の許可を取り消された場合等における許可証の提出又は返納先は、当該特定毒物研究者の許可を与えた都道府県知事とされたこと。

（毒劇法施行規則第十一条の二及び第十一条の三）

ウ　届出事項の新設

特定毒物研究者の届出事項として、毒劇法に明記するもののほか省令に委任することができる旨の規定が設けられ、これに基づき、新たに届出事項として主たる研究所の名称又は所在地の変更等が設けられたこと。

（毒劇法第十条第二項第二号及び毒劇法施行規則第十条の三）

また、これに伴い、主たる研究所が変更した場合等の変更届を提出するときは、主たる研究所の設備の概要図等を添えなければならないこととされたこと。

（毒劇法施行規則第十一条第三項）

（三）　特定毒物研究者の処分

特定毒物研究者の許可権限が厚生大臣から都道府県知事に委譲されたことに伴い、許可の取消し等の処分権限についても厚生大臣から都道府県知事に委譲されたこと。

（毒劇法第十九条第四項）

また、許可の取消し等の処分は、特定毒物研究者の許可を与えた都道府県知事以外の都道府県知事が行うことができることとされたが、他の都道府県知事の許可を受けた特定毒物研究者について許可の取消し又は業務の停止処分をした都道府県知事は、当該特定毒物研究者の許可を与えた都道府県知事に、その処分の年月日並びに処分の理由及び内容を通知しなければならないこととされたこと。

（令第三十六条の三）

（四）　経過措置

行政事務簡素合理化法の施行前に特定毒物研究者の許可を受けた者は、同法附則第十四条の規定により同法の施行の日以降は、都道府県知事の許可を受けた者とみなされるが、この都道府県知事は、特定毒物研究者の許可の申請を経由した都道府県知事とすること。

（五）　その他

特定毒物研究者名簿の記載事項に主たる研究所の名称及び所在地等が加えられたこと。

（毒劇法施行規則第四条の八）

二　権限の委任に関する事項

（一）登録等の権限の委譲

毒物又は劇物の製造業又は輸入業の登録権限等の一部を厚生大臣から都道府県知事に委譲するため、権限委任規定が設けられ、これに基づき毒劇法に規定する厚生大臣の権限のうち、製剤製造業者等（製剤の製造（製剤の小分けを含む。以下同じ。）若しくは原体の小分けのみを行う製造業者又は製剤の輸入のみを行う輸入業者をいう。）に係る毒劇法第四条第一項（営業の登録）に規定する権限及び製剤製造業者等に係る毒劇法第九条第一項（登録の変更）に規定する権限のうち、製剤の製造若しくは原体の小分けのみに係る登録の変更又は製剤の輸入のみに係る登録の変更に関する権限が製造所又は営業所の所在地の都道府県知事に委譲され、これに関連して製剤製造業者等に係る毒劇法第十九条第一項から第四項まで（登録の取消等）に規定する処分に関する権限及び製剤製造業者等に係る毒劇法第十条第一項（毒物劇物営業者の届出）等に規定する届出の受理に関する権限が委譲されたこと。　（毒劇法第二十三条の二及び令第三十六条の四）

なお、製剤の製造及び原体の小分けを併せ行う製造業者は、当然のことながら製剤製造業者等に含まれるものであり、また、製剤製造業者等に係る毒劇法第四条第四項（登録の更新）に規定する権限についても、都道府県知事に委譲されたものであること。

（二）登録等権限者の変更に伴う措置

ア　都道府県知事から厚生大臣に変更する場合

①　製剤製造業者等が原体の製造（小分けを除く。以下同じ。）又は原体の輸入を行おうとする場合は、厚生大臣の登録の変更を受けることとなるが、この場合において、都道府県知事は、製剤製造業者等が登録の変更を受けたときは、登録簿のうち当該登録の変更を受けた者に関する部分を厚生大臣に送付しなければならないこととされたこと。

（令第三十六条の五第二項）

ただし、運用に当たつては、都道府県知事は製剤製造業者等から原体の製造又は輸入に係る登録の変更の申請があつたときは、製造設備等の適合性を実地に調査するなど十分な審査を行つた上で、登録の変更申請書の進達と合わせて当該業者に係る登録簿の部分を送付して差し支えなく、また、登録簿の送付に際しては、都道府県知事の管理する当該業者に係る毒劇法施行規則第一条に規定する資料等の写しを添付されたいこと。

②　厚生大臣は、製剤製造業者等について原体の製造又は輸入に係る登録の変更をしたときは、通常の登録変更時における登録簿及び登録票の整備のほか、登録簿には登録等権限者の変更があつた旨及びその年月日を記載するとともに、提出された登録票の裏面にも同様の事項を記載しこれを交付することとされたこと。

（毒劇法施行規則第四条の五第四号及び第十条第二項）

なお、前記において登録等権限者の変更があつた年月日とは、厚生大臣が製剤製造業者等について、原体の製造又は輸入に係る登録の変更をした年月日とするものであること。

イ　厚生大臣から都道府県知事に変更する場合

①　毒物又は劇物の製造業又は輸入業の登録を受けた者が原体の製造又は輸入をすべて廃止し、製剤製造業者等に該当することとなつた場合は、当該業者はこの旨を備考欄に朱書した品目の廃止届に登録票を添付して厚生大臣に提出することとされたこと。

（毒劇法施行規則第十条の二第二号、第十一条第四項及び

別記第十一号様式の(一)

② 厚生大臣は、前項の届出を受理したときは、登録簿のうち当該業者に関する部分を都道府県知事に送付し、併せて登録簿に登録等権限者の変更があつた旨及びその年月日を記載するとともに、提出された登録票の裏面に同様の事項を記載しこれを交付するものとされたこと。

(令第三十六条の五第一項並びに毒劇法施行規則第四条の五第四号及び第十一条第五項)

なお、前記において登録等権限者の変更があつた年月日とは、厚生大臣が前項の届出を受理した年月日とするものであること。

(三) 経過措置

ア 行政事務簡素合理化法の施行前に毒物又は劇物の製造業又は輸入業の登録を受けた者であつて同法の施行の際製剤製造業者等に該当するものは、同法の施行後は製造所又は営業所の所在地の都道府県知事の登録を受けたものとみなされること。

(行政事務簡素合理化法附則第十四条)

イ 行政事務簡素合理化法の施行の際現に原体の製造の登録を受けている製造業者であつて原体の小分けのみを行うものは、同法の施行後は原体の小分けの登録を受けているものと、原体の製造を行うものは、原体の製造及び原体の小分けの登録を受けているものとみなされること。

(毒劇法施行規則附則四及び五)

三 販売業の登録の有効期間に関する事項

毒物又は劇物の販売業の登録の有効期間が二年から三年に延長されたこと。

(毒劇法第四条第四項)

また、この改正規定の施行に伴い、経過措置として行政事務簡素合理化法の施行の際現に毒物又は劇物の販売業の登録を受けている者については、施行後の登録の有効期間は、現に受けている登録又は登録の更新の日から起算することが定められたこと。

(行政事務簡素合理化法附則第六条)

したがつて、同法の施行の際、二年の有効期間として登録を受けている者についても自動的に有効期間が三年に延長されること。

四 その他

(一) 毒物又は劇物の製造業又は輸入業の登録を申請する者等が納める手数料について、登録等の権限委譲に伴い製剤製造業者等に係る手数料は全額都道府県の収入とすることなど毒劇法上所要の整備が行われるとともに、物価の上昇等を勘案して所要の引上げが行われたこと。

(毒劇法第二十三条第二項及び令第四十三条)

(二) 毒物又は劇物の製造業、輸入業又は販売業の登録を受けようとする者が法人である場合は、従来、登録申請書に定款又は寄附行為を添えて厚生大臣又は都道府県知事に申請することとされていたが、定款又は寄附行為ではなく登記簿の謄本でもよいこととされたこと。(毒劇法施行規則第一条及び第二条)

(三) 毒物又は劇物の製造業者又は輸入業者の届出事項として、登録に係る毒物又は劇物の品目の廃止届が新たに設けられたこと。

(毒劇法施行規則第十条の二)

(四) 毒物又は劇物の製剤に係る登録申請にあつては、その製剤の含量は、一定の含量幅を持たせて記載して差し支えないこととされたこと。

(毒劇法施行規則別記第一号、第四号及び第十号様式)

(五) 別記様式について、所要の改正が行われたこと。

なお、現にある申請書の様式については、当分の間これを取り繕つて使用して差し支えないこと。

行政事務の簡素合理化及び整理に関する法律の施行に伴う毒物及び劇物取締法及び関係政省令の一部改正について

昭和五十九年四月二日薬安第二十五号
厚生省薬務局安全課長から各都道府県衛生主管部（局）長あて

改正
平成二十八年三月二十四日　薬生化発〇三二四安第一号
「域の自主性及び自立性を高めるための改革の推進を図るための関係法律の整備に関する法律の施行による毒物及び劇物取締法における特定毒物研究者の許可等に係る事務・権限の移譲等について」による一部改正

標記については、昭和五十九年三月二十一日薬発第百九十一号薬務局長通知（以下「通知」という。）により通知されたところであるが、その細部の運用等については下記によることとしたので、御了知の上、円滑な事務処理が図られるよう貴管下関係業者に対する指導方御配慮願いたい。

記

第一　特定毒物研究者に関する事項

一　特定毒物研究者の資格要件－廃止

（注）本通知の第一の一は平成二十八年三月二十四日薬生化発〇三二四安第一号により廃止。

二　特定毒物研究者の届出に関する通知

特定毒物研究者の許可を甲の都道府県知事から受けた者が、その者の主たる研究所を乙の都道府県に所在する研究所に変更し、さらに、丙の都道府県に所在する研究所に変更した場合において、当該特定毒物研究者から毒物及び劇物取締法（昭和二十五年法律第三百三号。以下「法」という。）第十条第二項に規定する届出を受けた丙の都道府県知事は、毒物及び劇物取締法施行令（昭和三十年政令二百六十一号。）第三十六条の二第二項の規定により甲の都道府県知事にその旨を通知することとされているが、当該届出の内容がその者の主たる研究所の所在地を乙の都道府県の区域内から丙の都道府県の区域内に変更したものである場合に限り、丙の都道府県知事は甲の都道府県知事に通知するとともに、乙の都道府県知事に対しても通知されたいこと。

三　経過措置

行政事務の簡素合理化及び整理に関する法律（昭和五十八年法律第八十三号。以下「行政事務簡素合理化法」という。）の施行前に特定毒物研究者の許可を受けた者は、同法の施行の日以降は、「通知」の記の第一の一の㈣に記したように特定毒物研究者の許可の申請を経由した都道府県知事の許可を受けたものとみなされたところであるが、当該都道府県知事は、速やかにこれらの特定毒物研究者の実態把握に努め、特定毒物研究者の現に研究を行っている主たる研究所が、他の都道府県に所在する場合には、当該特定毒物研究者名簿の写し及び当該特定毒物研究者に係る毒物劇物取締法施行規則（昭和二十六年厚生省令第四号。以下「規則」という。）第四条の六に規定する資料等の写しを、主たる研究所を管轄する都道府県知事に送付されたいこと。

第二　毒物劇物製造業者（輸入業者）に関する事項

一　登録等の審査事務

㈠　原体及び製剤の品目の概念

原体については、従来、その成分によって品目を特定してきたところであるが、今般、登録等の権限の一部を委譲するに当たって小分け製造であるか否かの製造方法の別が加えられたので、原体の小分けのみの場合は、新規登録、登録の変更及び登録の更新の申請に当たっては、製造（輸入）品目については化学名の横に「（小分け）」と付記して申請することとされた。

また、製剤については、毒物又は劇物の成分とその一定の含量によって品目を特定することとされ、小分け製造であるか否かの製造方法の区別は設けられなかったものであること。

㈡　製造に係る包括登録申請の取扱い

一定の含量幅をもたせた製剤の登録申請の審査に当たつては、当該製剤の性質、貯蔵設備及び運搬用具の材質・構造等が規則第四条の四に定める基準に適合するか否かを個別に判断し、保健衛生上支障がないと認められる範囲において、適切な含量幅で包括的に登録して差し支えないものである。

なお、かかる包括登録を行う場合には、毒物又は劇物の含量によって性質が著しく変化することがあることを考慮し、実地調査等を行う当該申請者の保有する構造設備等の適合性を確認されたいこと。

㈢　登録の変更に伴う登録票の裏書き記載

都道府県知事は、製剤製造業者等に係る登録の変更をしたときは、登録票の裏面に「昭和○年○月○日付けで申請の登録の変更をしたことを証明する。昭和○年○月○日都道府県知事□□□□□㊞」の旨記載し交付されたいこと。

㈣　登録の更新に当たつて留意事項

毒物又は劇物の製造業及び輸入業の登録更新事務については、昭和三十一年二月九日薬発第四十九号により行うこととされているところであるが、規則第四条第一項に規定する登録更新申請書における製造（輸入）品目欄の記載については、登録品目のすべてを登録年月日順に記載するよう申請者に対し指導されたいこと。

また、行政事務簡素合理化法の施行の際、現に原体の製造の登録を受けている製造業者であつて、実際には原体の小分けのみを行うものは、同法の施行後は、原体の小分けの登録を受けているものとみなされたものであるので、更新の申請においては原体の小分けのみを行う場合、当該品目について小分けとして更新申請するよう指導されたいこと。

二　登録等権限者の変更に伴う措置

厚生大臣から都道府県知事に登録等権限者が変更される場合については、製造業者又は輸入業者が原体の製造又は輸入を廃止した日から、厚生大臣が原体に係る品目の廃止届を受理する日までに一定の期間を要することから、登録等権限者の変更手続中に、製剤製造業者等となつた者が都道府県知事の権限に係る法第九条第一項の登録の変更等を行う場合には、当該登録変更申請等は所管の都道府県知事に提出することで差し支えないが、登録変更等の処分は、厚生大臣が原体に係る品目の廃止届を受理した日以降に行うものであること。

このため、厚生大臣から都道府県知事に登録等権限者の変更が行われるその手続中に、当該変更手続に係る申請者から都道府県知事あて登録変更申請等があつたときは、当課と緊密な連絡を取り、登録変更等の処置を行うこと。

三　経過措置

㈠　行政事務簡素合理化法附則第十四条の規定により都道府県知事の登録を受け　たものとみなされた製剤製造業者等に係る登録簿については、「登録権限者の変更　昭和五十九年四月一日」の旨を記載すること。

㈡　行政事務簡素合理化法附則第十四条の規定により都道府県知

事の登録を受けた者とみなされた製剤製造業者等に係る登録票については、移管後、当該製剤製造業者等に新たに交付する必要はないが、当該業者から登録票の書換え交付の申請があつたときは、登録票を書き換えて交付すること。

また、書換え交付の申請のない製剤製造業者等の登録票については、当該業者について登録の変更の申請があつた場合は、登録票の裏に「厚生大臣から都道府県知事に登録権限者を変更する。昭和五十九年四月一日」の旨を記載し、併せて登録の変更に係る裏書を行うものとすること。

第三　販売業の登録の有効期間に関する事項

行政事務簡素合理化法の施行の際、現に毒物又は劇物の販売業の登録を受けている者の登録の有効期間は、同法附則第六条の規定により自動的に二年から三年に延長されたものであるので、これらの者に係る登録票については移管後、当該販売業者に新たに交付する必要はないが、当該業者から書換え交付の申請があつたときは、登録票を書き換えて交付されたいこと。

第四　その他

(一)　登録簿等の様式

今回の地方委譲に伴い、厚生大臣と都道府県知事又は都道府県知事の間で登録簿等の関係書類の送付等が行われることから、これらの様式について別添一のとおり統一して作成されたいこと。

(二)　各都道府県知事に権限が委譲された製剤製造業者等及び特定毒物研究者については、当職においてもその登録又は許可状況について把握する必要があるので、別添二の様式により毎年一月から十二月までの状況を翌年一月末までに当課に報告されたいこと。

別添1

登録番号第　　　号

毒物劇物製造業登録票

住　　　　所 ------------------------------

氏　　　　名 ------------------------------

製造所の所在地 ------------------------------

製造所の名称 ------------------------------

毒物及び劇物取締法第４条の規定により登録を受けた毒物劇物の製造業者であることを証明する。

平成　　年　　月　　日

都道府県知事　　　　　　印

有効期間　平成　　年　　月　　日から
　　　　　平成　　年　　月　　日まで

（注意）

用紙の大きさは、日本工業規格Ａ列４番とすること。

登録番号第　　　号

毒物劇物輸入業登録票

住　　　　所 ------------------------------

氏　　　　名 ------------------------------

営業所の所在地 ------------------------------

営業所の名称 ------------------------------

毒物及び劇物取締法第４条の規定により登録を受けた毒物劇物の輸入業者であることを証明する。

平成　　年　　月　　日

都道府県知事　　　　　　印

有効期間　平成　　年　　月　　日から
　　　　　平成　　年　　月　　日まで

（注意）

用紙の大きさは、日本工業規格Ａ列４番とすること。

許可番号第　　　号

特定毒物研究者許可証

住　　　所 --
氏　　　名 --
主たる研究所の所在地 ------------------------------
主たる研究所の名称 --------------------------------

毒物及び劇物取締法第６条の２の規定により許可された特定毒物研究者であることを証明する。

平成　　年　　月　　日

都道府県知事　　　　　　　　　　　　　　印

（注意）
用紙の大きさは、日本工業規格Ａ列４番とすること。

特定毒物研究者名簿

氏　　名	（　　　） （　　　）
住　　所	（　　　） （　　　）
主たる研究所名称	（　　　） （　　　）
主たる研究所所在地	（　　　） （　　　）
使用する特定毒物の品目及び研究事項	
備　　考	

許可番号及び許可年月日	第　　　号　　　年　　月　　日

（注意）
用紙の大きさは、日本工業規格Ａ列４番とする。

許可番号第　　　号

特定毒物研究者許可証

住　　　所 ------------------------------
氏　　　名 ------------------------------
主たる研究所の所在地 ------------------------------
主たる研究所の名称 ------------------------------

毒物及び劇物取締法第６条の２の規定により許可された特定毒物研究者であることを証明する。

平成　　年　　月　　日

都道府県知事　　　　　　　印

（注意）
用紙の大きさは、日本工業規格Ａ列４番とすること。

特定毒物研究者名簿

氏　　名	（　　　） （　　　）
住　　所	（　　　） （　　　）
主たる研究所名称	（　　　） （　　　）
主たる研究所所在地	（　　　） （　　　）
使用する特定毒物の品目及び研究事項	
備　　考	
許可番号及び許可年月日	第　　　号　　　年　　月　　日

（注意）
用紙の大きさは、日本工業規格Ａ列４番とする。

別添２

製剤製造業者等及び特定毒物研究者に係る業態等数調

都道府県名＿＿＿＿＿＿＿

平成　　　　　年分

	製造業者	輸入業者	特定毒物研究者
新規登録件数（１）			
登録変更件数（２）			
登録更新件数（３）			
書換交付件数（４）			
再交付件数（５）			
取扱責任者変更届件数（６）			
品目廃止届件数（７）			
変更届件数（８）			
業態等廃止届（９）			
更新切件数（10）			
平成　年12月末日現在の登録業態等数（11）			

記入要領

1　この表は「製剤製造業者等」及び「特定毒物研究者」に係る件数を計上するものであること。

2　この表は１月～12月末までの暦年の件数を集計するものであること。

3　提出期限は翌年１月末までとすること。

4　この用紙の大きさは、日本工業規格のＡ列４番とすること。

5　(１)の欄には本年中に新規登録した件数を計上すること。

6　(２)の欄には本年中に登録変更した件数を計上すること。

7　(３)の欄には本年中に登録更新した件数を計上すること。

8　(４)の欄には本年中に書換交付した件数を計上すること。

9　(５)の欄には本年中に再交付した件数を計上すること。

10　(６)の欄には本年中に取扱責任者変更届を受理した件数を計上すること。

11　(７)の欄には本年中に品目の廃止届を受理した件数を計上すること。

12　(８)の欄には本年中に変更届（取扱責任者変更届、品目廃止届及び業態又は研究の廃止届に係る件数を除く）を受理した件数を計上すること。

13　(９)の欄には本年中に業態又は研究の廃止届を受理した件数を計上すること。

14　(10)の欄には本年中に更新切れした業者の件数を計上すること。

15　(11)の欄には12月末日現在の登録業態等数を計上すること。

毒物及び劇物取締法施行令等の一部改正について

（平成九年三月五日　薬発第二百三十七号
厚生省薬務局長から各都道府県知事あて）

平成九年三月五日政令第二十八号をもって毒物及び劇物取締法施行令（昭和三十年政令第二百六十一号）の一部を改正する政令及び同日厚生省令第九号をもって毒物及び劇物取締法施行規則（昭和二十六年厚生省令第四号）の一部を改正する省令が、それぞれ別添一及び別添二のとおり公布された。

今回の改正は、毒物又は劇物の製造業、輸入業又は販売業の登録及び登録の更新に関する事務（以下「登録等の事務」という。）の全部又は一部を電子情報処理組織によって取り扱うことができることとすること、毒物劇物営業者の登録申請書等をフレキシブルディスク（以下「ＦＤ」という。）並びに申請者又は届出者の氏名及び住所並びに申請又は届出の趣旨及びその年月日を記載した書類（以下「ＦＤ書類」という。）をもって代えることができることとすること等により、登録等の事務の適正迅速な処理を図るとともに、毒物劇物営業者の申請等に係る利便の向上を図ることを目的としたものである。

貴職におかれては、下記の事項に留意のうえ、適正な運用を図るとともに、貴管下関係機関及び関係業者に対する周知徹底及び指導方御配慮願いたい。

なお、本通知において、改正後の毒物及び劇物取締法施行令を「令」と、改正後の毒物及び劇物取締法施行規則を「規則」とそれぞれ略称する。

また、同旨の通知を日本化学工業協会会長、全国化学工業薬品団体連合会会長、日本製薬団体連合会会長、日本薬剤師会会長及び日本化学工業品輸入協会会長あてに発出していることを申し添える。

記

第一　電子情報処理組織による事務の取扱い（令第三十六条の六、規則第二十二条及び規則第二十三条関係）

一　電子情報処理組織の定義

令第三十六条の六に規定する電子情報処理組織とは、厚生省の使用に係る電子計算機と都道府県の使用に係る電子計算機とを電気通信回線で接続した電子情報処理組織のほか、電気通信回線に接続されていない状態でのそれぞれの電子計算機をも含むものであること。

二　電子情報処理組織によって取り扱う登録等の事務の範囲等

(一)　電子情報処理組織によって登録等の事務を取り扱う場合は、登録簿は、磁気ディスク（これに準ずる方法により一定の事項を確実に記録することができる物を含む。以下同じ。）をもって調製することとされたこと。

(二)　厚生大臣は、登録等の事務の全部を電子情報処理組織によって取り扱うこととされたこと。

(三)　都道府県知事は、登録等の事務の全部又は一部を電子情報処理組織によって取り扱うときは、別添三により厚生大臣に通知されたいこと。

また、電子情報処理組織によって取り扱う登録等の事務の一部の範囲を変更する場合も同様とすること。

三　登録簿の送付の特例

(一)　厚生大臣又は登録等の事務を電子情報処理組織によって取り扱う都道府県知事は、磁気ディスクをもって調製している登録簿に記録された製造又は輸入業者について、登録等権限者が変更した場合は、当該製造又は輸入業者の部分の内容を電子情報処理組織によって通知することができることとされたこと。

(二) 厚生大臣は、厚生大臣から都道府県知事へ登録等権限者が変更した場合において、登録等の事務を電子情報処理組織によって取り扱っていない都道府県知事に対して通知を行う場合は、磁気ディスクをもって調製された登録簿に記録されている当該製造又は輸入業者の部分の内容を記載した書面によって行うこととされたこと。

(三) 登録等の事務の一部を電子情報処理組織によって取り扱う都道府県知事又は登録等の事務を電子情報処理組織によって取り扱っていない都道府県知事は、磁気ディスクをもって調製していない登録簿に記載された製造又は輸入業者について、都道府県知事から厚生大臣へ登録等権限者が変更した場合は、当該製造又は輸入業者に関する部分を従来どおり厚生大臣に送付しなければならないこと。

四 登録簿への記載又は記録

厚生大臣又は都道府県知事は、令第三十六条の六第二項に規定する通知を受けたときは、遅滞なく、当該通知に係る事項について、登録簿に記載又は記録しなければならないこと。

第二 ＦＤ等による申請又は届出の手続（規則第二十四条、第二十五条、第二十六条及び第二十七条関係）

一 ＦＤ等による申請又は届出の対象となる書類

ＦＤ及びＦＤ書類による申請又は届出（以下「ＦＤ申請等」という。）の対象となる書類は、登録等の事務に係る申請書又は届書（以下「申請書等」という。）であること。

なお、規則別記第十七号様式（特定毒物所有品目及び数量届書）、特定毒物研究者の許可及び届出に係る申請書又は届書及び業務上取扱者の届出に係る届書については、従来どおりであること。

二 ＦＤ申請等の方法

ＦＤ申請等の対象となる申請書等に代えて、これらの申請書等の各欄に掲げる事項を記録したＦＤ並びにＦＤ書類を提出することによって行うこと。

三 ＦＤの構造

ＦＤの構造は、ＪＩＳＸ６２２３号に適合する三・五インチフレキシブルディスクとすること。

四 ＦＤへの記録方式

ＦＤへの記録方式はトラックフォーマットとしてＪＩＳＸ６２２４号又はＪＩＳＸ６２２５号に規定する方式、ボリューム及びファイル構成としてＪＩＳＸ０６０５号に規定する方式とすることにより、ＭＳ－ＤＯＳの一・四四メガバイトにフォーマットされたＦＤを使用することとすること。

五 ＦＤにはり付ける書面

ＦＤには、ＪＩＳＸ６２２３号に規定するラベル領域に、申請者又は届出者の氏名並びに申請年月日又は届出年月日を記載した書面をはり付けなければならないこととされたこと。

六 ＦＤ書類の様式

ＦＤ書類の様式については、毒物及び劇物取締法施行規則で定められている申請書等の様式（ＦＤに記録されている各欄に掲げる事項を記載することは要しない。）を用いることとして差し支えないこと。

七 ＦＤ及びＦＤ書類の提出部数

ＦＤの提出部数については一枚とし、ＦＤ書類については、従来の紙による手続と同じ部数を提出すること。

第三 登録変更等の手続（規則第十条、第十一条及び第十六条関係）

一 登録変更申請の手続

(一) 申請者は、登録変更申請書に登録票の添付を要しないこととされたこと。

(二) 厚生大臣又は都道府県知事は、登録の変更をしたときは、従来の登録票の裏書きに代えて、その旨及びその年月日を申請者に通知することとされたこと。

なお、当該通知にあたっては、別添四の様式によることとし、厚生大臣が通知するにあたっては、申請先の都道府県知事を経由して行うものであること。

二　登録等権限者が変更する場合の手続

(一)　厚生大臣は、都道府県知事から厚生大臣に登録等権限者が変更する旨の登録の変更を行ったときは、当該申請者に対し、一の(二)の通知を行うとともに、新たに登録票を交付することとされたこと。なお、登録票の交付にあたっては、従来どおり申請先の都道府県知事を経由して行うものであること。

(二)　都道府県知事は、厚生大臣から都道府県知事に登録等権限者が変更する旨の届出が提出されたときは、令第三十六条の六第二項の規定による通知を厚生大臣から受けた後に、当該届出者に対し、新たに登録票を交付することとされたこと。

(三)　(一)及び(二)の場合において、新たな登録票を交付する際には、それまで交付していた登録票と交換する等登録票の回収に遺漏のないよう配慮願いたいこと。

なお、(一)の場合において、当該申請者から登録票が返納されたときは、速やかに厚生大臣に登録票を送付されたいこと。

第四　登録申請書等における販売名の記載（規則別記第一号様式、別記第四号様式及び別記第十号様式関係）

毒物又は劇物の製造業又は輸入業の登録申請書、登録更新申請書及び登録変更申請書の品目欄の販売名を記載不要とされたこと。

なお、申請者が参考事項として品目欄に販売名を記載することは差し支えないものであるので、販売名の記載がなされていることをもって申請書の受理を拒むものではないこと。

また、今後、品目の登録審査については、ケミカル・アブストラクツ・サービス登録番号（ＣＡＳ登録番号）を活用することとしているので、申請者に対し、極力ＣＡＳ登録番号をＦＤに記録又は申請書に記載させるよう指導されたいこと。

第五　毒物劇物監視員の身分証明書（規則別記第十五号様式）

毒物劇物監視員の身分証明書については、有効期間を記載不要としたところであるが、異動、退職等によって毒物劇物監視員を免じたときは、返納を求める等厳重に管理されたいこと。

第六　施行期日（附則関係）

平成九年三月二十一日から施行することとされたこと。ただし、第二の一に記載する申請書等のうち、販売業者に係る申請書等をＦＤ並びにＦＤ書類をもって代えることができることとする旨の改正規定については、平成十年四月一日から施行することとされたこと。

第七　その他

今般の政令の改正部分の新旧対照表については、別添五のとおりであり、規則の改正部分の新旧対照表については、別添六のとおりであること。

別添一、二、五、六は略

別添三

年　月　日

厚　生　大　臣殿

都　道　府　県　知　事　印

毒物及び劇物取締法施行規則（昭和二十六年厚生省令第四号）第二十二条第二項の規定に基づき、下記のとおり通知します。

記

一　電子情報処理組織によって取り扱う登録等の事務の範囲
（全部又は一部の別を記載すること。一部の場合は、磁気ディスクをもって調製する登録簿の範囲（業態の別等）を記載すること。
二　電子情報処理組織の使用を開始する年月日
（開始予定年月日を記載すること。）
三　電子情報処理組織の使用を開始する機関名
（薬務主管課名又は保健所名、所在地、担当者氏名、連絡先電話番号等を記載すること。）
四　使用する電子計算機の機種名等
（機種のメーカー名、型番号等を機関ごとに記載すること。）

（注一）三及び四については、別紙に一覧表として差し支えない。
（注二）電子情報処理組織によって取り扱う登録等の事務の一部の範囲を変更する場合においては、当該変更部分を記載すること。

別添四

毒物劇物製造業（輸入業）登録変更済通知書

年　　月　　日

住　所（法人にあっては、主たる事務所の所在地）

氏　名（法人にあっては、主たる事務所の名　称）　殿

厚生大臣（製剤製造業者等にあっては、都道府県知事）　印

年　　月　　日付けで申請のあった下記の製造所（営業所）に係る登録の変更をしたので、毒物及び劇物取締法施行規則第十条第二項に基づき通知する。

記

登録番号

製造所（営業所）の所在地

製造所（営業所）の名　称

毒物及び劇物取締法施行令等の一部改正に伴う電子情報処理組織による登録等の事務の取扱い等について

（平成九年三月五日　薬安第十八号
厚生省薬務局安全課長から各都道府県衛生主管部（局）長あて）

毒物及び劇物取締法施行令等の一部改正については、平成九年三月五日薬発第二百三十七号薬務局長通知が発出されたところであるが、電子情報処理組織による登録等の事務の取扱い等細部の運用については、下記のとおりとしたので、御了知の上、適正迅速な事務処理が図られるよう貴管下関係機関及び関係業者に対する周知徹底及び指導方御配慮願いたい。

記

一　毒物劇物営業者登録等システムの概要

毒物劇物営業者登録等システム（以下「毒劇システム」という。）は、行政機関における電子情報処理組織による登録等の事務を行い、改正後の毒物及び劇物取締法施行規則（昭和二十六年厚生省令第四号。以下「規則」という。）第二十四条に規定するフレキシブルディスク等による申請又は届出（以下「FD申請等」という。）を可能とするシステムとして、開発されたものである。

毒劇システムは、申請者システム、都道府県システム及び厚生省システムから構成されており、毒物劇物データベース、法令データベース及び営業者データベースが毒劇システムを支援するよう開発されている。

都道府県システム及び厚生省システムは、厚生行政総合情報システム（WISH）のネットワークに接続することによって円滑な事務処理が可能となるものである。

二　FD申請等の運用について

(一)　FD申請等の準備

すでに営業の登録を受けている申請者等に対しては、FD申請等を行う前にMS－DOSの一・四四メガバイトにフォーマットされたFDを一枚持参させ、磁気ディスクをもって調製された登録簿から当該申請者等に係る部分を記録し交付すること。

(二)　FDへの記録方法

FDへの記録は、申請者システムの入力画面から、必要な項目を入力することによって行えるものであること。

(三)　FD書類の記載方法

FD書類については、申請者システムから規則第二十四条に規定する事項を記載した書類が出力されるので、これに押印、印紙の貼付等することによって作成できるものであること。

(四)　FDへはり付ける書面

FDへはり付ける書面については、申請者システムから規則第二十七条各号に掲げる事項を記載した書面が出力されるので、これをFDへはり付けることとして差し支えないこと。

三　電子情報処理組織による登録等の事務の運用について

(一)　全般事項

(ア)　電子情報処理組織における登録等の事務の操作方法等については、別途配布する毒劇システム操作説明書によること。

(イ)　都道府県システムにおいては、システムのセットアップ終了後、必ずシステム情報の設定を行う必要があるが、この設定は、ＦＤから読み込んだ内容の所在、処理を行う機関、進達先等を特定する等重要なものであることから、設定に際しては、十分注意して行うとともに、むやみに変更等を行わないこと。

(二)　受付

(ア)　ＦＤ申請等の受付処理

申請者等からＦＤが提出された場合は、都道府県システムによる受付処理を行い、申請者等にシステム受付票を交付するとともに、ＦＤ書類にシステム受付番号を記載すること。

毒劇システムへ内容を読み込んだＦＤについては、都道府県での保管及び厚生省への進達は必要ないので、申請者等へ返却する等適宜処理すること。

(イ)　紙による申請書等の受付処理

申請者等から紙による申請書等が提出された場合は、都道府県システムの受付処理において、申請者の住所、氏名等基本的事項を入力し、申請者等にシステム受付票を交付するとともに、申請書等にシステム受付番号を記載すること。

また、受付終了後、都道府県において施行又は厚生大臣に進達するまでの間に申請書等に記載されているすべての事項を入力されたいこと。

(ウ)　規則の施行日以降は、製造又は輸入業者若しくは販売業者からＦＤ申請等がなされることとなることから、貴都道府県においては受付体制等を整備されたいこと。

(三)　進達

(ア)　厚生大臣権限の製造又は輸入業者に係る申請書等を進達する場合は、(二)の(ア)によりＦＤから読み込んだ内容又は(二)(イ)により申請書等から入力した内容を電子情報処理組織によって進達するとともに、ＦＤ申請等の場合はＦＤ書類の正本及び添付書類を、紙による申請等の場合は当該申請書等の正本及び添付書類を従来どおり郵送等によって進達されたいこと。

(イ)　ＷＩＳＨのネットワークに接続していない電子情報処理組織によってＦＤ申請等を受け付けた場合においては、申請者から提出されたＦＤを返却することなく、ＦＤ書類及び添付書類とともに、郵送等によって進達されたいこと。

四　データベースの取扱いについて

(一)　毒物劇物データベース

毒物劇物データベースは、毒物又は劇物に該当する化学物質、現在の毒物及び劇物取締法令上毒物又は劇物から明示的に除外されている化学物質等の名称及びケミカル・アブストラクツ・サービス登録番号を約千七百件収録しており、国内を流通する毒物又は劇物の多くを網羅していると考えられる。

しかしながら、毒物劇物データベースに収録されている化学物質以外の化学物質で毒物又は劇物に該当するものも多数あること等から、毒物劇物データベースの取扱いについては、登録等の事務を支援するものとして考えることが適当である。

また、今後、毒物劇物データベースの収録品目を拡充することとしているが、その場合は別途通知することとする。

(二)　法令データベース

法令データベースは、毒物及び劇物取締法別表第一、第二及び第三並びに毒物及び劇物指定令第一条、第二条及び第三条に掲げる毒物又は劇物を条文ごとに整理したデータベースである。

今後、指定令の改正によって、条文が変更した場合は、適宜改訂することヒなるが、その場合は別途通知することとする。

(三)　営業者データベース

営業者データベースは、磁気ディスクをもって調製した登録簿である。

五　申請者システムの提供について

申請者システムについては、当省から貴都道府県薬務主管課へ貸与するので、申請者等に対し、利用可能となるよう便宜を図られたいこと。

また、以下の関係団体においても利用可能となるよう依頼していること。

(一) 社団法人日本化学工業協会化学物質総合安全管理センター
東京都千代田区霞が関三—二—六東京倶楽部ビル四階
TEL ○三—三五八○—一三八一

(二) 日本化学工業品輸入協会
東京都港区西新橋一—一—二一日本酒造会館五階
TEL ○三—三五○四—一八○二

(三) 全国化学工業薬品団体連合会
(東京化学工業薬品同業組合)
東京都中央区日本橋室町二—四—一四福徳会館二階
TEL ○三—三二四一—一○六○
(大阪化学工業薬品協会)
大阪府大阪市中央区道修町二—一—一八
TEL ○六—二三一—一五一五
(愛知県化学工業薬品協同組合)
愛知県名古屋市中区丸の内二—一五—二一中川ビル三F—八
TEL ○五二—二○一—四八八七

(四) 日本薬剤師会学術課
東京都新宿区四谷三丁目三番一号　四谷安田ビル
TEL ○三—三三五三—一一七○

(五) 日本製薬団体連合会業務部
東京都中央区日本橋本町二—一—五東京薬業会館
TEL ○三—三二七○—○五八一

六 毒劇システムに関する問い合わせ先

申請者からの問い合わせ等については、厚生省薬務局安全課毒物劇物係において対応することとするが、軽微な事項については、貴都道府県薬務主管課においても対応されたいこと。

[問い合わせ先]
厚生省薬務局安全課毒物劇物係
東京都千代田区霞が関一—二—二
TEL ○三—三五○三—一七一一　内線二七五四又は二七五三
TEL ○三—三五○八—四三六四

(注) 本通知の「五　申請者システムの提供について」の関係団体の一部団体の住所等、又「六　毒劇システムの問い合わせ先」の名称等について、次のとおり変更になっております。(傍線の箇所変更)

記

五 申請者システムの提供について

(二) 日本化学工業品輸入協会
東京都港区西新橋一—一六—十四　相馬西新橋ビル
TEL ○三—三五○四—一八○二

(三) 全国化学工業薬品団体連合会
(東京化学工業薬品協会)
東京都中央区日本橋本町一—七—八東新ビル四二階
TEL ○三—三二四一—一○六○
(大阪化学工業薬品協会)
大阪府大阪市中央区伏見町二—四—六　大阪薬業倶楽部五階
TEL ○六—六二三一—一五一五

(四) 日本薬剤師会学術課
東京都新宿区四谷三—三—一富士・国保連ビル七四階
TEL ○三—三三五三—一一七○

六 毒劇システムの問い合わせ先
[問い合わせ先]
厚生労働省医薬・生活衛生局医薬品審査管理課
化学物質安全対策室
東京都千代田区霞が関一—二—二
TEL ○三—五二五三—一一一一　内線二七九八
TEL ○三—三五九五—二二九八

「厚生労働省電子申請・届出システム」を利用した毒物及び劇物取締法に係る登録等の電子申請について

平成十六年三月十五日
薬食化発第〇三一五〇〇一号
厚生労働省医薬食品局審査管理課化学物質安全対策室長から
各都道府県・保健所設置市・特別区衛生主管部（局）長あて

「厚生労働省の所管する法令に係る行政手続等における情報通信の技術の利用に関する法律施行規則」（平成十五年三月二十日厚生労働省令第四十号）に基づき、電子情報処理組織により申請・届出することが可能となり、毒物及び劇物取締法（以下「法」という。）に係る地方厚生局長あての登録申請等については、平成十六年三月二十九日より「厚生労働省電子申請・届出システム」を利用した電子申請が可能となる予定である。電子申請に係る登録等の事務の取扱等については、下記のとおりとしたので、適正迅速な事務処理が図られるよう御協力をお願いするとともに、貴管下関係機関及び関係業者に対する周知及び指導方御配慮願いたい。

なお、紙又はＦＤ申請等による申請についても、引き続き申請可能としているので、これらの申請については、従来どおりの運用をお願いしたい。

一　電子申請可能な申請の範囲及び概要等

(1)　電子申請可能な申請の範囲

平成十六年三月二十九日より電子申請により受付可能な申請・届出の範囲は、法第二十三条の三で委任する毒物及び劇物取締法施行令（以下「令」という。）第三十六条の七で規定する都道府県が処理する事務を除く、厚生労働大臣の権限に属する事務のうち、次の手続きとする。

・　毒物劇物製造業、輸入業の登録（法第四条第一項）
・　毒物劇物製造業、輸入業の更新（法第四条第四項）
・　毒物劇物取扱責任者の設置の届出（法第七条第三項前段）
・　毒物劇物取扱責任者の変更の届出（法第七条第三項後段）
・　取扱品目追加に係る登録の変更（法第九条第一項）
・　氏名等変更の届出（法第十条第一項）
・　登録票の書換え交付（令第三十五条第一項）
・　登録票の再交付（令第三十六条第一項）

(2)　毒物劇物営業者登録等システムの概要

毒物劇物営業者登録等システム（以下「毒劇システム」という。）は、行政機関における電子情報処理組織による登録等の事務を行い、毒物及び劇物取締法施行規則（以下「規則」という。）第二十四条に規定するフレキシブルディスク等による申請又は届出を可能とするシステムとして開発されたものである。この度、「厚生労働省電子申請・届出システム」のネットワークに当該システムを接続することで、オンラインによる電子申請への対応がなされた。

毒劇システムは、申請者システム、都道府県システム及び厚生労働省中央システムから構成され、申請者は、事前に入手したオンライン対応の申請者システムを使用し、電子申請情報を作成し、インターネット環境により「厚生労働省電子申請・届出システム」を用いて、厚生労働省中央システムに申請する。「厚生労働省電子申請・届出システム」において電子署名の検証を行った後、厚生労働省中央システムに到達した電子申請情報は、各都道府県等の受付窓口の都道府県システムに転送される。その後は、FD申請と同様に処理される。

なお、申請には、申請者印の押印に替わる本人確認の手段として、電子署名を利用することとなる。電子署名を行うには、認証局が発行する証明書（電子ファイル）を取得する必要がある。現在、厚生労働省電子申請・届出システムで利用可能な証明書は、電子認証登記所、日本認証サービス株式会社及び社会保険労務士会連合会認証局の電子証明書であり、三月二十九日から公的個人認証サービスの電子証明書が利用可能となる予定である。

二　「厚生労働省電子申請・届出システム」を利用した電子申請に対する登録等の事務の運用について

(1)　受付

手数料の要する申請の際の手数料の納付については、当面の間、電子的な歳入金納付を可能とする歳入金電子納付システムを利用せず、現行のまま収入印紙によるものとし、申請書に添付すべき収入印紙については、申請者システムから出力される当該申請に係る規則で定める様式を記載した書面に貼付し、他の申請書以外の添付書類と一緒に受付機関あて提出することとする。

なお、各受付機関において、電子申請に係る添付書類（収入印紙を貼付した書面も含む）の提出方法、地方公共団体への手数料の納付方法及び受付日の取扱等の申請に関する事務処理要領について定めるとともに、必要に応じ、条例の改正等対応をお願いしたい。

また、貴管下関係機関及び関係業者に対して、各受付機関において定めた添付書類の提出方法の他、申請に係る留意事項について周知されたいこと。

(2)　進達

申請者が地方厚生局長権限の製造又は輸入業者に係る申請等に係る電子申請を行った場合、申請に係る内容については、電子情報処理組織により進達することとし、添付書類（収入印紙を貼付した書面も含む）については、従来どおり郵送等によって進達されたい。

なお、地方厚生局長が発行する登録票等については、当面の間、従来どおりの公印を押印した書面を交付することとし、交付後、当該書面については従来どおり各都道府県の受付機関あて送付することとするので、申請者への送付等お願いしたい。

その他の取扱については、「毒物及び劇物取締法施行令等の一部改正に伴う電子情報処理組織による登録等の事務の取扱い等について」（平成九年三月五日薬安発第十八号　厚生省薬務局安全課長通知）によるところとする。

(3)　設備等の確認等について

申請者が地方厚生局長権限の製造又は輸入業者に係る申請等に係る電子申請を行った場合についても法第五条の規定に基づく規則第四条の四に規定する基準に従い、各都道府県等の担当者により毒物又は劇物の製造作業を行う場所、貯蔵設備、陳列場所及び運搬用具について確認をされたい。

その他の取扱い、業務処理等については、「毒物及び劇物取締法に係る法廷委託事務の実施について」（平成十三年二月七日医薬化発第五号　厚生労働省医薬局審査管理課化学物質安全対策室長通知）によるところとする。

三　申請者システムの提供について

申請者システムについては、当省から貴都道府県薬務主管課へ貸与するので、申請者等に対し、利用可能となるよう便宜を図られたい。一部の申請者システムについては、厚生労働省のホームページに掲載する予定であるので活用されたい。

また、以下の関係団体においても利用可能となるよう依頼している。

なお、申請者システムに含まれる「受付機関データ（ukeDisk. exe）」については、電子申請情報の送り先が掲載されており、常時更新が必要であることから、厚生労働省および国立医薬品食品衛生研究所に掲載される予定であるので、掲載後、当該ホームページアドレスについて貴管下関係機関及び関係業者に周知されたい。

(1)　社団法人日本化学工業協会
東京都中央区新川一丁目四番一号　住友不動産六甲ビル七階
ＴＥＬ　〇三－三二九七－二五六七

(2)　社団法人日本化学工業品輸入協会
東京都港区西新橋一丁目六番十四号　相馬西新橋ビル
ＴＥＬ　〇三－三五〇四－一八〇二

(3)　全国化学工業薬品団体連合会
（東京化学工業薬品協会）
東京都中央区日本橋室町二丁目四番十四号　福徳会館二階
ＴＥＬ　〇三－三二四一－一〇六〇
（大阪化学工業薬品協会）
大阪府大阪市中央区伏見町二丁目四番六号　大阪薬業クラブ五階
ＴＥＬ　〇六－六二三一－一五一五
（愛知県化学工業薬品協同組合）
愛知県名古屋市中区丸の内二丁目十五番二十一号
中川ビル三階―八
ＴＥＬ　〇五二－二〇一－四八八七

(4)　社団法人日本薬剤師会　学術課
東京都新宿区四谷三丁目三番一号　四谷安田ビル
ＴＥＬ　〇三－三三五三－一一七〇

四　毒劇システム等に関する問合せ及び受付機関の変更の連絡について

毒劇システム等に関する疑義が生じた場合及び各都道府県において新規に受付機関を設置、又は撤廃等する場合は、厚生労働省医薬食品局審査管理課化学物質安全対策室毒物劇物係に問合せ又は連絡することとする。

なお、「厚生労働省電子申請・届出システム」に関する操作方法、エラー等については、下記に示す厚生労働省電子申請・届出システム問合せセンターに直接問合せること。

[問い合わせ先]

(1)　毒劇システム等に関する疑義及び受付機関の設置等における問合せ先
厚生労働省医薬食品局審査管理課化学物質安全対策室毒物劇物係
電話番号：〇三－五二五三－一一一一（内線二七九八）

(2)　「厚生労働省電子申請・届出システム」に関する問合せ先
厚生労働省電子申請・届出システム問合せセンター
電話番号：〇三－三五三九－五八二二
メールアドレス：emhlw2003@mhlw.go.jp

毒物及び劇物の適正な保管管理等の徹底について

（平成十年七月二十八日　医薬発第六百九十三号
厚生省医薬安全局長から各都道府県知事あて）

標記については、平成七年四月七日薬発第三百七十七号厚生省薬務局長通知「毒物及び劇物の適正な保管管理等の徹底について」等により貴管下所在の関係業者への指導方をお願いしているところである。

今般、和歌山県内において食品中にシアン化合物が混入されたことによると思われる中毒事件が発生した。原因物質、混入経路等詳細については依然不明ではあるが、この種の事件の重大性に鑑み、貴管下所在の毒物及び劇物（以下「毒劇物」という。）の製造業者、輸入業者、販売業者、特定毒物研究者及び業務上取扱者に対し、下記の措置を徹底するよう再度指導されたい。

記

一　毒劇物の製造業者、輸入業者、販売業者、特定毒物研究者及び業務上取扱者において、毒物及び劇物取締法（以下「法」という。）に基づく適正な保管管理等が行われているかについて早急に点検を行うこと。

二　毒劇物の製造業者、輸入業者、販売業者において、毒劇物を販売又は授与する場合に、法第十四条に基づく手続きを踏むとともに、譲渡の申し込みのあった者又は法人の事業等について十分確認を行い、また、毒劇物の使用目的及び使用量が適切なものであるかについて十分確認を行うこと。

また、毒劇物の交付に当たっては、法第十五条を遵守するとともに、身分証明書等により交付を受ける者について十分確認を行うこと。

毒劇物対策会議報告書について

（
健政発第千二百四十八号
健医発第千五百八十号
生衛発第千六百八十二号
医薬発第千二十五号
平成十年十一月二十七日
厚生省健康政策局長
保健医療局長
生活衛生局長
医薬安全局長
から各
都道府県知事
政令市長
特別区長
あて）

毒物劇物については、事件事故等による健康被害の発生を防止するために、毒物及び劇物取締法に基づき必要な措置を講じてきたところであるが、最近、毒劇物等を用いた犯罪が多発し、健康被害が発生していることから、対策の一層の強化が求められているところである。

こうした状況の下、毒物劇物による危害に対する国民の不安を解消すべく、毒劇物の管理体制、事件、事故発生時における情報伝達、連携体制の強化等を図るため、関係十省庁の担当局長からなる「毒劇物対策会議」が設置され、今後の総合的対策について検討が行われてきたところであるが、今般、別紙のとおり報告書がとりまとめられたところである。

ついては、各都道府県において特段の配慮が必要な事項の詳細については、追って通知することとするが、貴職におかれては報告書の趣旨を御理解いただくとともに、必要な対応体制の整備について特段の御配慮を賜りたい。

毒劇物対策会議報告書

（平成十年十一月二十七日 毒劇物対策会議）

Ⅰ　経緯

本年七月二十五日、和歌山で発生した毒物混入カレー事件に端を発し、以降、今日に至るまで毒劇物等を使用した犯罪が相次いで発生し、国民に多大な不安をつのらせ、社会に重大な脅威を与えてきた。

これらの毒劇物等を使用した犯罪については、未だその多くが解決していないところであり、今後の対策については警察当局の捜査結果を踏まえて検討しなければならない面もあるが、模倣犯の発生、国民不安の高まり等の状況を踏まえると、迅速な対応をとることが必要である。

このため、総理大臣の指示を受け、九月十八日に毒劇物対策会議を設置し、以来、毒劇物管理体制の強化並びに事件・事故発生時における関係省庁間の情報伝達及び連携体制の強化等について鋭意検討を進め、また、実施できる措置は逐次実施してきたところであるが（別添参照）、この度、中期的な対応を含め具体的対策等について取りまとめたものである。

Ⅱ　対策の現状

一　毒劇物の管理

毒劇物の管理については、毒物及び毒物取締法（昭和二十五年法律第三百三号。以下「毒劇法」という。）に基づき、日常流通している化学物質の中で、人体に対する作用の激しいものについて、国民の保健衛生上の観点から、その製造、輸入、販売等について必要な取締りを行っている。

具体的には、毒性の高いシアン化ナトリウム、ヒ素など九十一品目を毒物に指定し、毒物より毒性は低いが毒物と同様の規制を必要とする硫酸、メタノールなど三百四十七品目を劇物に指定している。また、これらの製造・輸入業者については厚生大臣又は都道府県知事の登録を、販売業者については都道府県知事の登録を受けなければならないこととするとともに、業務上取扱者のうち、無機シアン化合物を用いて電気メッキ又は金属熱処理を行う事業者及び液体状の毒劇物の大量運送業者は都道府県知事へ届け出なければならないこととしており、平成九年度末現在、全国で約三千六百の製造・輸入業者及び約九万五千の販売業者が登録を受け、約三千四百の業務上取扱者が届け出ている。

これらの事業者に対しては、毒劇物の盗難、飛散、漏えい等を防止する措置、「毒物」又は「劇物」の表示、取扱責任者の設置、盗難等に際しての警察等への報告、販売・譲渡記録の保管等を義務づけており、特に販売業者に対しては、譲渡時に譲受人から氏名、職業、住所等を記した文書の提出を受けるよう義務付けるとともに、農家、学校、研究機関等の業務上取扱者についても同様の義務を課しているところである。

さらに、このような事業者における管理状況については、全国約三千人の毒物劇物監視員が毎年六〜七万件程度の立入検査を行って実態を把握するとともに、必要な指導等を実施しているところである。

なお、和歌山県で毒物混入カレー事件が発生したことから、本年七月二十八日に、毒劇物製造、輸入、販売業者における毒劇物管理状況の点検及び譲渡時における使用目的の聴取、身元確認の徹底について都道府県に対し改めて指示したところである。また、アジ化ナトリウムが混入される事件が発生したことから、アジ化ナトリウムを毒劇物に指定することとし、十月二十二日には、アジ化ナトリウムが毒劇物に指定されるまでの間も毒劇物と同様の管理を行うよう、国立の教育・研究・医療機関に指示するとともに、民間事業者における適切な保管管理の徹底について都道府県に対し指示したところである。

毒劇法は、物質の持つ毒性に着目し、関係する事業者に対し総合的な規制を課するという、他の先進諸国には認められない我が国特有の制度であり、以上のような措置を講ずることにより、毒劇物危害の防止に努めてきた。

なお、従前は毒劇物の農薬が多く用いられていたが、国の助成等により低毒性農薬の開発や極めて毒性の低い生物系農薬の開発・実用化が進展し、農薬全体に占める毒劇物農薬の比率は生産額ベースで約二十五％にまで減少しており、犯罪を除いて一般国民が毒劇物危害に遭う可能性は抑制されつつある。

二　流通食品における安全確保対策

流通食品の安全確保に関する対策については、厚生省においては、和歌山県で発生した毒物混入カレー事件などの一連の食品への毒劇物混入による食中毒の発生に鑑み、食品の安全確保の徹底を指示するとともに、食品販売店における食品表示のチェックの際、包装の異常の有無等についての監視の強化等を実施しているところである。

なお、食品衛生法（昭和二十二年法律第二百三十三号）第十九条の十八により厚生大臣及び都道府県知事は、食品営業施設における食品等の製造等の過程において有毒又は有害な物質が当該食品等に混入することを防止するための措置を既に講じてきたところである。

また、農林水産省においては、従来から、関係団体に対する食品の安全確保についての注意喚起と周知徹底を行うとともに、食糧事務所を通じ小売店や自動販売機等の巡回点検を行っているところである。

今回、食品への毒物混入事件等が各地で発生していることに鑑み、流通食品への毒物混入等による危害の発生の未然防止、流通食品の安全確保の一層の推進を図るため、

①食品の安全確保と管理の徹底等に万全を期するべく、食品製造業、流通業及び外食産業関係の団体並びに都道府県及び地方農政局等に対する通知、

②食品小売店における管理状況を把握・点検するための緊急巡回点検の実施についての地方農政局及び食糧事務所に対する通知、

③政府広報（広報誌、提供番組）による消費者への注意喚起を行ってきたところである。

警察庁においても、コンビニ・スーパー等陳列販売店及び不特定多数のものが自由に利用できる飲食物の提供者等飲料水の販売、保管・管理上からみて必要と認められる職域団体、店舗等との連携を密にして、

①店内等における自主警戒の強化

②販売物品の適正な保管と管理

③不審物、不審者の早期発見と警察への速報

等の防犯指導の強化を図るとともに、各都道府県警察を通じて地域住民に対する注意喚起及び自動販売機に対する防犯パトロールの強化を行っているところである。

三　事件・事故発生時における対応策

毒劇物による事件・事故発生時においては、その被害者に対し、迅速かつ的確な医療を提供するため、消防による被害者の救命救急センターなどの医療機関への搬送、医療機関による治療等が行われるとともに、食品衛生法に基づく保健所における調査、地方衛生研究所等における原因物質の検索等が行われるほか、警察において犯罪に係る捜査活動が実施されているところである。

Ⅲ　対策の基本的考え方

　毒劇物の管理については、毒劇法等に基づき、以上のような各種の措置を講じてきたところであるが、今日の一連の事件の発生を踏まえ、今後の施策の強化を検討した。ただし、犯罪を意図する者が氏名や使用目的を偽って毒劇物を入手する場合や、窃盗により入手する場合など、毒劇法による規制の強化等を図っても防ぎ得ない場合が生じ得ること、また、社会経済上有用な毒劇物の流通が過度に規制され、国民生活に支障を生じることのないよう配慮することが必要であることに留意しつつ、製造、輸入、販売業者等における管理体制の強化や販売を通じた危害の防止等のための実効性のある施策について、関係省庁が連携し総合的に推進することにより、毒劇物犯罪の未然防止に資することができるものと考えられる。

　流通食品における安全確保対策については、食品衛生法等に基づき、各種の措置を講じてきたところであるが、一連の食品への毒劇物混入による食中毒事件の多発に鑑み、新たに十一月を食品の安全確保にかかる推進月間に設定し、都道府県等において食品衛生に関する監視・指導の役割を担う食品衛生監視員による特別指導や、食品の生産流通の改善等に関する調査・点検の役割を担う食糧事務所職員による緊急巡回点検、関係業界に対する指導の徹底及び消費者に対する広報の実施等を柱とする安全確保対策を積極的に推進することにより、食品の安全確保の徹底を図る必要がある。

　なお、自動販売機については、常時、人による管理が困難な形態もあることから、設置者による自主管理を徹底するとともに巡回点検等を実施するほか、消費者に対し不審な食品を飲食しないようにするための情報提供、注意喚起が必要である。

　さらに、毒劇物による事件・事故発生時においては、初動期において関係各機関が迅速かつ的確な対応を必要とすることから、平時より、国及び地方公共団体において、事件・事故発生時における警察、保健所、消防機関等関係各機関の応急対応等に係る機能強化を図る必要があるとともに、関係機関相互の有機的な連携体制を確立する必要がある。

　また、医療機関、原因物質の分析機関における迅速な対応を可能とするため、中毒物質に係る情報提供体制の強化等を図る必要がある。

Ⅳ　今後の具体的対策

　以上の基本的考え方を踏まえ、今後、関係省庁は、一連の事件を背景として既に講じた措置を含め以下の諸施策について、一体となって総合的に推進することとする。

一　毒劇物の管理体制の強化

㈠　管理体制の強化

ア　事業者の取組の強化

○毒劇法に基づく規制内容及び毒劇物の管理方法を解説する業種共通的な「事業者用毒劇物盗難等防止マニュアル」を関係省庁の協力により作成し、全毒劇物製造、輸入、販売業者、関係業界団体等に配布、周知徹底する。

○国及び都道府県の各段階において、毒劇物製造、輸入、販売業者及び業務上取扱者関係団体を通じリーフレット類を作成・配布するなどの方法により、個別業種に応じた具体的な管理強化のための啓発活動を推進する。また、毒劇物を取り扱うことが業態として標準的であるかどうかにつき関係団体を通じる等の方法により把握した上で、都道府県知事への届出を要しない業務上取扱者に対し、個別業種に応じた啓発活動を推進する。その際、啓発に当たっては、対象を団体会員に限定せず、アウトサイダーに対する啓発も行う。また、毒劇物たる化学薬品を販売する業者については、全国的な団体がないことから、啓発及び指導の徹底を図る観点から、その組織化を促進する。

○労働安全衛生法（昭和四十七年法律第五十七号）に基づき、事業場における化学物質の適切な管理の徹底について、都道府県労働基準局長あて指示し、関係事業者団体等が有害化学物質の適切な管理を行うよう指導する。

○事業者による化学物質の適切な管理を促進するため、特定の化学物質の供給者がその有害性情報等を確実に事業者に提供する仕組みの構築、事業者が行う化学物質の適切な管理のための指針の公表、これらの施策についての支援・指導を行う。

○特に、国立の教育・研究・医療機関に対し、担当者会議の場等を通じ、毒劇物の管理強化の徹底を図る。また、各機関において講じた措置について報告を求め、本年度中に所要の改善を図る。

○アジ化ナトリウムを毒劇物に指定し、厳重な保管管理を義務づけるとともに、指定されるまでの間も、毒劇物に準じて適切に保管管理されるよう、十月二十二日発出の厚生省の通知に基づく指導を徹底する。

イ　盗難等防止措置の徹底

○毒劇法第十一条に基づく盗難等防止措置の具体的内容として、貯蔵設備の位置、材質、施錠などの共通的な最低限の措置及び在庫量確認方法、鍵の管理方法などの標準的措置を定め、措置の徹底を図る。

ウ　関係機関の連携による監視・指導の徹底

○都道府県衛生部局及び農政部局、都道府県警察、消防機関、労働基準局並びに地方運輸局等による事業所への立入等によって、必要な登録・届出を行わずに毒劇物を取り扱い、又は毒劇物の不適切な取扱いが行われているおそれがあることを把握した場合には相互に関係機関へ通報することにより監視・指導の徹底を図る。

エ　毒劇物監視の強化

○効率的・効果的な監視業務を行うため、地方自治体の実情を踏まえ、本年末を目途に毒物劇物監視要領等を見直すとともに、違反発見時における処分等の判断基準を提示し、監視を強化する。

○国及び都道府県がそれぞれ保有する毒物劇物営業者登録台帳を統合し毒劇物製造、輸入、販売業者を一元的に管理することを可能にする毒物劇物営業者登録等システムは現在国及び十九都道府県で稼働しているところであるが、その全都道府県の早期導入を促進することにより、製造、輸入、販売業者の管理を強化する。

○毒劇物の物性・応急措置方法に係るデータベースを開発し、都道府県、保健所及び消防署に配置することにより、個々の毒劇物に応じた適切な危害防止体制の整備を指導する。

○毒劇物監視の強化を図るため、毒劇事務の一部（販売業者の登録事務）について都道府県から保健所設置市等（以下「政令市等」という）へ移管し、政令市等に毒物劇物監視員を配置するとともに、そのための政令市等に対する技術的支援を行う。

○災害時において毒劇物の流出が発生していないかどうか等の迅速な把握や、流出等が確認された場合の水道事業者等への通報体制の強化を図るとともに、水道事業者等における水道水等の水質汚染事故を想定した危機管理要領等の整備など必要な対応を図るよう各都道府県等を指導する。

オ　要届出業務上取扱者の拡充

○一連の事件の捜査結果及び毒劇物を取り扱うことが業態として標準的であるかどうかの調査結果を踏まえ、現行では都道府県知事への届出を要しない業務上取扱者のうち、毒劇物の取扱状況を行政側で把握することが必要な業態について検討し、都道府県知事への届出が必要な業務上取扱者に追加指定する。

㈡ 販売を通じた危害の防止

○販売業者による毒劇物販売に際し、使用目的の聴取及び交付相手の身元の確認に関する厚生省の通知を徹底することにより、犯罪目的のための毒劇物入手を防止する。

○製造・輸入業者は容器・包装に貼付・添付されるラベル、チラシ、ＭＳＤＳ（化学物質安全性データシート）等に毒劇物を購入・使用する全ての者が行うべき保管管理や廃棄上の留意事項を記し、販売業者から使用者に伝達するよう指導する。

○家庭用劇物以外の毒劇物について、一般消費者は購入しないよう広報し、販売業者に対しても一般消費者への販売の自粛を要請する。

㈢ その他

○一連の事件の捜査結果を踏まえ、毒劇物の指定範囲を拡大する。特に、アジ化ナトリウムについては、法令の整備を待たずとも適切に管理されるよう、十月二十二日発出の厚生省の通知に基づく指導を徹底する。（再掲）

○毒性の低い農薬の開発、使用の一層の推進等により、毒劇物農薬を減少させるとともに、農業用品目販売業者の取り扱うことのできる毒劇物の範囲を適正なものに見直す。

○郵便物に毒劇物が含まれているおそれがある場合の郵便局における取扱マニュアルを整備し、郵便利用者及び職員への危害の防止を図る。また、毒劇物は郵便法（昭和二十二年法律第百六十五号）第十四条に基づき一般に郵便物として差し出すことができないことについて、利用者に対する周知の強化を図る。

○過去の毒劇物事件において使用された物質に関する情報、入手経路に関する情報等を警察庁、法務省、厚生省及び関係附属機関（国立医薬品食品衛生研究所等）で共有し、毒劇物の監視に活用する。

二 流通食品における安全確保対策の推進

流通食品における安全確保対策の推進として、十一月を食品安全確保推進月間に設定し、次の施策を実施しているところである。

㈠ 個別指導の強化

○食品販売業について、毒劇物混入防止に関するチェック項目を印刷したはがきを郵送し、営業者の適切な自主管理を推進する。また併せて、食品安全確保推進月間における、食品衛生監視員による食品販売店を中心とした重点指導の実施の際に使用する特別指導実施要領を作成し、食品への毒物混入が考えられる形態の小売店等に対し、食品衛生監視員が同様の事項を現場指導する。

○食品小売店における管理状況を把握・点検するための地方農政局及び食糧事務所職員による緊急巡回点検を実施する。

○なお、食品衛生監視員による特別指導と食糧事務所職員の巡回点検においては、実施客体の重複に留意するべく、都道府県等と食糧事務所における情報交換等の連携を図りながら、指導・点検を推進することとする。

○食品等の販売業者については、監視体制の強化を図るとともに、巡回点検による商品管理の徹底についての指導及び注意喚起等を行う。

○自動販売機についても、容器包装の状態、賞味期限、ロットの定期的な確認並びに監視・点検の励行による自主管理を徹底する。

㈡ 広報の実施

○消費者に対し、推進月間の周知及び食品の安全確保において消費者自らが注意すべき点についての情報を提供し、その徹底を呼びかける目的で政府広報（広報誌、提供番組）を実施する。

○自動販売機についても、利用する際は取出し口に不審な商品がないかなど十分に注意し、もし不審な物を見つけた時は、決して口にせず販売機管理者又は警察に届けるよう、消費者に対する注意喚起を行う。

㈢ 業界団体に対する指導

○製造業界、流通業界、小売業界及び外食産業界の各団体に対し、推進月間の周知及び食品の安全性確保に関する傘下各営業者に対する指導を依頼する。

三 事件・事故発生時における対応策の強化

㈠ 警察庁（科学警察研究所を含む）、厚生省、消防庁、試験研究機関（国立医薬品食品衛生研究所、国立感染症研究所等）による国レベルの連絡会議を設置し、連携の強化を図るとともに、警察、消防、衛生部門、医療機関等の有する毒劇物に関する事例を相互に整理し、使用された毒劇物の特性、被害者の症状、応急措置法その他の必要な情報の共有化を図ることにより今後の対策に資する。

㈡ いついかなる時に事件・事故が発生しようとも、迅速かつ的確な対応がとれるよう、国（関係各省庁）と都道府県（関係部局）間における休日等の連絡体制を確立する。

㈢ 地域レベルでの体制整備

○地域における緊急時の連絡体制を確立することを目的として、関係部局間の連絡・協力体制の確保、保健所、警察、消防、医療機関、研究機関等との連携、都道府県、政令市等及び市町村の間の連携等について指導・支援する。

○重大な中毒事故等に対し、的確に対応できるよう全国八カ所の高度救命救急センターの機能強化を図る。

○全国百四十二カ所の救命救急センターを救急医療に関する地域の中心機関として位置づけ、救急医療に関する地域の指導的な役割を担うものとする。

○救命救急センターに対して、備蓄すべき中毒治療薬リスト及び中毒治療マニュアルを提示するなど、必要な中毒治療薬の確保を積極的に支援するとともに、備蓄情報を地域の医療機関に周知させ、また、全国の備蓄状況を厚生省が把握する。

○科学捜査研究所、地方衛生研究所、救命救急センターに高性能の検査・鑑定機器を整備するとともに、十分な検査・鑑定要員を配置するなどして人的・物的両面から検査機能強化を図る。

○科学捜査研究所と地方衛生研究所等で、検査、鑑定技術に関する情報交換や、事案発生時における検査、鑑定結果の情報提供を行うなど、情報の共有、分担、連携体制の強化を図る。

○国立公衆衛生院において地方自治体職員の危機管理研修を実施し、地域における危機管理体制の整備促進を図る。

○消防隊員に対する毒劇物に関する症状別基礎知識について周知徹底を図る（再掲）。

○簡易検査キットを全保健所へ配布する等、初期対応における検査機能の強化を図る。

○国立大学においては、地域医療への貢献の観点から、その有する人的及び物的資源を効率的に活用し、検査機能の強化及び治療薬の備蓄の促進を図る。

㈣ （財）日本中毒情報センターの機能強化

○臨床症状や異常検査結果、薬毒物や生体試料の色調などから、中毒の起因物質の特定に際し役立つ情報を提供できる症状別データベースを構築し、機能強化を図る。

○多方面にわたる中毒関連分野の専門家を起因物質別に登録することにより、情報の共有化を図り、より現場に即した詳細な情報提供を行えるようにする。
○中毒事故発生時に、より詳細な情報が必要な場合、（財）日本中毒情報センターが高度救命救急センターの臨床医等の中毒専門家と連絡を取り、適切な専門家を医療機関に対して紹介することにより医療機関からの臨床相談に対応する体制を確立する。
○新たな情報伝達メディアとしてインターネットを利用し、それを介した情報提供体制を確立することにより、機能強化を図る。

(五) 科学警察研究所の機能強化

○極めて特殊な毒物が用いられた場合、物質の含有量を厳密に調べる必要がある場合、あるいは鑑定試料がごく微量である場合など科学捜査研究所では十分な鑑定が困難な場合でも対応できるよう、高性能鑑定機器の整備等による科学警察研究所の鑑定機能の高度化を図る。

(六) 医薬品の開発等

○救急医療上必要性の高い治療薬について、希少疾病用医薬品指定制度等に基づく希少疾病用医薬品としての指定を迅速に行うことなどにより、研究開発の促進を図るとともに、外国臨床試験成績の活用等により承認審査を迅速に行うほか、緊急時において外国で承認された治療薬の使用以外に適当な方法がない場合には、薬事法に基づく承認前の特例許可を与えることを含め必要な対応を行う。

V フォローアップ

本報告の内容の実施状況について、平成十一年三月までに報告を求め、関係省庁の取組を促すこととする。

毒劇物対策会議報告書に基づく実施事項について

〔平成十年十二月二日　医薬発第千四十五号
厚生省医薬安全局長から各都道府県知事あて〕

標記については平成十年十一月二十七日付健政発第千二百四十八号健康政策局長、健医発第千五百八十号保健医療局長、生衛発第千六百八十二号生活衛生局長、医薬発第千二十五号医薬安全局長連名通知「毒劇物対策会議報告書について」において、必要な体制の整備をお願いしたところであるが、毒物及び劇物取締法（以下毒劇法という）等の施行事務につき下記の事項について、特段の御配慮を賜りたい。

記

一　事業者の取り組みについて

(一)　「事業者用毒劇物盗難等防止マニュアル」について

国において「事業者用毒劇物盗難等防止マニュアル」を年度内に作成し、全毒物劇物営業者、関係業界団体等に配布することとしており、今後、各都道府県における毒物劇物営業者等の配布先のリストの提出等を依頼する予定である。

(二)　毒物劇物を取り扱う事業者への啓発について

各都道府県において毒物劇物営業者及び毒物劇物業務上取扱者に対する啓発活動を積極的に実施されたい。その際、毒物劇物所管部局と各業種の所管部局間で連携し個別業種に応じたものとなるよう配慮されたい。また、業界団体を通じて啓発活動を行う場合にあっては、非会員を含め広く啓発活動が行われるよう団体に対し指導されたい。

(三)　販売業者の連携体制の構築について

各都道府県レベルで毒物劇物販売業者団体が結成されている場合には、全国規模の団体である全国化学工業薬品団体連合会等との連携について、各団体に指導されたい。

また、毒物劇物販売業者団体が結成されていない場合においては、団体結成についてご指導ありたい。

(四)　アジ化ナトリウムの管理について

アジ化ナトリウム及びこれを含有する製剤については、十月二十二日付医薬発第九百四十四号通知により、毒劇物に準じて適切に保管管理するよう指導しているところであるが、今後も徹底されたい。

なお、アジ化ナトリウム及びこれを含有する製剤（〇・一％以下を含有するものを除く）を新たに毒物に指定すべく、平成十一年一月一日施行を目途に政令改正につき作業中であるので申し添える。

二　盗難等防止措置の徹底

毒劇法第十一条に基づく盗難等防止措置の具体的内容として、貯蔵設備の位置、材質、施錠設備等の共通的な最低限の措置及び在庫量確認方法、鍵の管理方法等の標準的措置を年度内を目途として定めるとともに「事業者用毒劇物盗難等防止マニュアル」に盛り込むことを予定しており、詳細については改めて通知する。

三　関係機関の連携による監視・指導の徹底

毒劇物による危害発生のおそれがあると判断した場合には、危害発生を未然に防ぎ、危害発生時の対応体制を確保する観点から、毒劇法違反の内容及び講じた措置を都道府県警察及び消防機関へ通報されたい。また、他部局、他機関（農政部局、都道府県警察、消防機関、労働基準局、地方運輸局等）が事業所等への立入等により毒劇法違反及び毒劇物による危害のおそれを把握した場合、毒劇物所管部局において円滑に通報を受けることのできる連絡体制等を整備されたい。

四　毒劇物監視の強化

㈠　毒物劇物監視要領の見直しについて

現在の毒物劇物監視要領等を見直すとともに、違反発見時における処分等の判断基準を定めることを予定しており、詳細については改めて通知する。

㈡　毒物劇物営業者登録等システムの早期導入について

毒物劇物営業者を、国と都道府県において統一的に管理するためには毒物劇物営業者登録等システムを全都道府県において早期に導入することが必要であるので、未だ導入していない都道府県においては早期の対応を図られたい。

㈢　毒劇物の物性・応急措置方法に係るデータベースの開発について

平成十一年度事業として、毒劇物の物性・応急措置方法に係るデータベースを開発し、都道府県及び保健所に配置することを計画中であり、詳細は追って通知する。

㈣　毒劇法に係る事務の保健所設置市等への委譲について

毒劇法に係る事務の一部（販売業者の登録事務等）の保健所設置市等への委譲については、次期通常国会に提出予定の地方分権推進のための一括整理法案において所要の措置を講じる予定であるので御了知ありたい。

㈤　災害等による毒劇物流出等への対応について

災害時において毒劇物流出等により健康被害が発生することを防止するため、被災地における毒劇物流出等の実態の把握体制の強化を図るとともに、特に水道事業者との連絡体制等を整備されたい。

五　要届出業務上取扱者の拡充

今後、都道府県知事への届出が必要な業務上取扱者について追加指定することを検討しており、指定した際には改めて通知する。

六　販売を通じた危害の防止

㈠　販売及び譲渡相手の身元の確認について

平成十年七月二十八日付医薬発第六百九十三号通知において毒劇物の販売に際し、使用目的及び交付相手の身元の確認を行うよう指導することとしたところであるが、同通知の内容を徹底するよう指導されたい。

また、薬局開設者及び医薬品販売業者が、毒薬及び劇薬を販売するに当たっては、薬事法第四十六条の遵守と併せて、使用目的及び交付相手の身元の確認を行うよう指導されたい。

㈡　毒物劇物営業者による毒劇物の使用者への情報提供について

今後、製造・輸入業者は、容器・包装に貼付・添付されるラベル、チラシ、ＭＳＤＳ（化学物質安全性データシート）等に毒劇物を購入・使用する全ての者が行うべき保管管理や廃棄上の留意事項を記したものを作成し、これらについて販売業者は使用者に対し伝達するよう指導することとしており、関係省庁及び関係団体と検討、調整の上、具体的方策がまとまり次第通知する。

㈢　一般消費者への毒劇物の販売について

毒劇物販売業者に対して、家庭用劇物以外の毒劇物の一般消費者への販売を自粛し、代替品購入を勧めるよう指導されたい。やむを得ず販売する際には、購買者に対し必ず保管管理や廃棄の義務について説明の上販売するよう指導されたい。

七　フォローアップ

今後、各都道府県において講じられた措置については、適宜報告を求めることがあるのでよろしくお願いしたい。

毒劇物及び向精神薬等の医薬品の適正な保管管理及び販売等の徹底について

（平成十一年一月十三日　医薬発第三十四号
厚生省医薬安全局長から各都道府県知事・政令市市長・特別区区長あて）

毒物及び劇物（以下「毒劇物」という。）並びに向精神薬等の医薬品の監視取締りについては、かねてより種々ご配慮を煩わせているところである。

毒劇物の適正な保管管理及び販売については、平成十年七月二十八日付けの当職通知によりその徹底を図っていただいているところであるが、今般、シアン化合物を北海道下からの配送により無許可で譲渡したと見られる事件や、東京都下においてクロロホルムを使用したと見られる事件が相次いで発生するなど、毒劇物の適正な保管管理及び販売の徹底には一層の万全を期すことが求められている。

また、神奈川県下においては向精神薬及び劇薬を使用したと見られる事件が発生したところであり、これら保健衛生上特段の注意を要する向精神薬、毒薬及び劇薬（以下「毒劇薬」という。）及び要指示医薬品についても、その適正な保管管理及び販売の徹底に万全を期すことが求められている。

こうした点にかんがみ、貴職におかれては、下記のとおり、貴管下業者等に対する指導等をよろしくお願いいたしたい。

記

一　毒物劇物営業者、特定毒物研究者及び業務上取扱者に対して、毒物及び劇物取締法（以下「毒劇法」という。）第十一条に基づき、毒劇物が適正に保管管理されているか早急に点検するよう改めて指導すること。

二　毒物劇物営業者に対して、毒劇物の譲渡に当たっては、毒劇法第十四条に定められた手続を遵守するとともに、身分証明書等により譲受人の身元（法人にあっては当該法人の事業）について十分確認を行った上で、さらに、毒劇物の使用目的及び使用量が適切なものであるかについて十分確認を行うよう指導すること。

その上で、譲受人等の言動その他から使用目的に不審がある者、使用目的があいまいな者等安全な取扱いに不安があると認められる者には交付しないようにするとともに、この種の譲受人等に係る不審な動向については速やかに警察に通報するよう指導すること。

また、毒劇物販売業者に対して、家庭用劇物以外の毒劇物の一般消費者への販売を自粛するよう引き続き指導すること。

三　向精神薬取扱者に対して、麻薬及び向精神薬取締法（以下「麻向法」という。）第五十条の二十一に基づき、向精神薬が適正に保管管理されているか早急に点検するよう指導すること。

四　向精神薬小売業者に対して、向精神薬の譲渡に当たっては、麻向法第五十条の十七の規定を遵守するよう指導するとともに、薬剤師法第二十四条に基づき、処方せん中に疑義があるときには、当該処方せんを交付した医師等に問い合わせて疑義を確認した後に調剤を行うよう指導すること。

五　薬局及び医薬品販売業者に対して、薬事法第四十八条に基づき、毒劇薬が適正に保管管理されているか早急に点検するよう指導すること。

六　薬局及び医薬品販売業者に対して、毒劇薬の販売等に当たっては、薬事法第四十六条に定められた手続を遵守するとともに、身分証明書等により譲受人の身元（法人にあっては当該法人の事業）について十分確認を行うこと。
　その上で、譲受人等の言動その他から使用目的に不審がある者、使用目的があいまいな者等安全な取扱いに不安があると認められる者には交付しないようにするとともに、この種の譲受人等に係る不審な動向については速やかに警察に通報するよう指導すること。

七　薬局及び医薬品販売業者に対して、要指示医薬品が盗難にあい、又は紛失することを防ぐのに必要な措置を講じるよう指導すること。

八　薬局及び医薬品販売業者に対して、要指示医薬品の販売等に当たっては、薬事法第四十九条第一項の規定を遵守するよう指導するとともに、薬剤師法第二十四条に基づき、処方せん中に疑義があるときには、当該処方せんを交付した医師等に問い合わせて疑義を確認した後に調剤を行うよう指導すること。
　また、指示による要指示医薬品の販売等に当たっては、同条第二項及び第三項に定められた手続を遵守するとともに、身分証明書等により譲受人の身元（法人にあっては当該法人の事業）について十分確認を行い、その上で、譲受人等の言動その他から使用目的に不審がある者、使用目的があいまいな者等安全な取扱いに不安があると認められる者には交付しないようにするとともに、この種の譲受人等に係る不審な動向については速やかに警察に通報するよう指導すること。

九　近時、インターネット等を活用して医薬品や毒劇物の広告を行っている事例が見受けられるが、虚偽・誇大な医薬品の広告や承認前医薬品の広告に該当するか否かという観点に加え、無許可・無登録販売を前提とした広告ではないかという観点からも、こうした広告に対する十分な監視を行い、薬事法又は毒劇法に違反する事実が確認された場合には、販売の中止を指導するとともに、必要に応じて厳正な対応を行うこと。

労働者派遣事業の適正な運営の確保及び派遣労働者の就業条件の整備等に関する法律等の一部改正に伴う留意事項について

（平成十一年十一月三十日　健政発第千二百九十号　健医発第千六百三十四号　医薬発第千三百三十一号
各都道府県知事　各政令市長　各特別区長あて　厚生省健康政策局長　厚生省保健医療局長　厚生省医薬安全局長から）

「労働者派遣事業の適正な運営の確保及び派遣労働者の就業条件の整備等に関する法律等の一部を改正する法律」（平成十一年法律第八十四号。以下「改正法」という。）及び「労働者派遣事業の適正な運営の確保及び派遣労働者の就業条件の整備等に関する法律施行令の一部を改正する政令」（平成十一年政令第三百六十七号。以下「改正政令」という。）がそれぞれ別添のとおり公布され、同年十二月一日から施行されるところであるが、これに伴う留意事項は下記のとおりであるので、貴管下関連機関、団体等に周知徹底するよう指導されたい。

記

1　労働者派遣事業の適用除外業務とされた医療関係業務について

改正法においては、労働者派遣事業の対象範囲について、これまでの限定列挙方式から禁止業務の限定列挙方式とされ、労働者派遣事業が原則的に自由化されたところであるが、以下に掲げる業務については、医師、歯科医師、薬剤師、看護婦等のチームにより一体として行われるものであり、派遣労働者の場合には、これらの連携に支障が生じ、適正な業務の遂行が図れないおそれがあることから、改正政令において、労働者派遣事業の適用除外業務とされたこと。

なお、薬剤師、看護婦等が行ういわゆる治験コーディネーター（CRC）の業務については、改正前の労働者派遣事業の適正な運営の確保及び派遣労働者の就業条件の整備等に関する法律施行令（昭和六十一年政令第九十五号）第二条第十四号に該当するものとされていたことから、従来どおり、取り扱って差し支えないこと。

(1)　医師法第十七条に規定する医業

(2)　歯科医師法第十七条に規定する歯科医業

(3)　薬剤師法第十九条に規定する調剤の業務（医療法第一条の五第一項に規定する病院又は同条第二項に規定する診療所（(8)において「病院等」という。）において行われるものに限る。）

(4)　保健婦助産婦看護婦法第二条、第三条、第五条、第六条及び第三十一条第二項に規定する業務（他の法令の規定により、同条第一項及び第三十二条の規定にかかわらず、診療の補助として行うことができることとされている業務を含む。※1）

(5)　栄養士法第一条第二項に規定する業務（傷病者に対する療養のため必要な栄養の指導に係るものに限る。）

(6)　歯科衛生士法第二条第一項に規定する業務

(7)　診療放射線技師法第二条第二項に規定する業務

(8)　歯科技工士法第二条第一項に規定する業務（病院等において行われるものに限る。）

※1「他の法令の規定により、同条第一項及び第三十二条の規定にかかわらず、診療の補助として行うことができることとされている業務」は次のとおり。

・歯科衛生士の業務のうち、歯科診療の補助【歯科衛生士法（昭和

二十三年法律第二百四号）第二条第二項】

・診療放射線技師の業務のうち、診療の補助として行う磁気共鳴画像診断装置その他の画像による診断を行うための装置であって政令で定めるものを用いた検査（医師又は歯科医師の指示の下に行うものに限る。）【診療放射線技師法（昭和二十六年法律第二百二十六号）第二十四条の二】

・臨床検査技師の業務のうち、診療の補助として行う採血（医師の具体的な指示を受けて行うものに限る。）及び政令で定める生理学的検査【臨床検査技師、衛生検査技師等に関する法律（昭和三十三年法律第七十六号）第二十号の二第一項】

・理学療法士の業務のうち、診療の補助として行う理学療法【理学療法士及び作業療法士法（昭和四十年法律第百三十七号）第十五条第一項】

・作業療法士の業務のうち、診療の補助として行う作業療法【理学療法士及び作業療法士法第十五条第一項】

・視能訓練士の業務のうち、診療の補助として行う両眼視機能の回復のための矯正訓練及びこれに必要な検査並びに眼科検査【視能訓練士法（昭和四十六年法律第六十四号）第十七条第二項】

・臨床工学技士の業務のうち、診療の補助として行う生命維持管理装置の操作【臨床工学技士法（昭和六十二年法律第六十号）第三十七条第一項】

・義肢装具士の業務のうち、診療の補助として行う義肢及び装具の装着部位の採型並びに義肢及び装具の身体への適合【義肢装具士法（昭和六十二年法律第六十一号）第三十七条第一項】

・救急救命士の業務のうち、診療の補助として行う救急救命処置【救急救命士法（平成三年法律第三十六号）第四十三条第一項】

・言語聴覚士の業務のうち、診療の補助として、医師又は歯科医師の指示の下に行う嚥下訓練、人工内耳の調整その他厚生省令で定める行為【言語聴覚士法（平成九年法律第百三十二号）第四十二条第一項】

2　1に掲げる業務以外で労働者派遣事業の対象とすることが適当でない業務について

　以下に掲げる法令上の管理義務については、保健衛生上支障を生ずるおそれがないように管理するものであることから、労働者派遣事業の対象業務とすることは適当ではないこと。

(1)　医療法（昭和二十三年法律第二百五号）第十条及び同法第十一条に規定する管理業務

(2)　臨床検査技師、衛生検査技師等に関する法律施行規則（昭和三十三年厚生省令第二十四号）第十二条第九号に規定する管理者及び同条第十一号に規定する精度管理責任者の業務

(3)　歯科技工士法（昭和三十年法律第百六十八号）第二十二条に規定する歯科技工所の管理者の業務

(4)　薬事法（昭和三十五年法律第百四十五号）第九条（同法第二十七条において準用する場合を含む。）及び同法第十五条（同法第二十三条において準用する場合を含む。）に規定する管理業務

(5)　薬事法第十七条に規定する医薬部外品、化粧品又は医療用具の製造の責任技術者の業務

(6)　毒物及び劇物取締法（昭和二十五年法律第三百三号）第七条（同法第二十二条において準用する場合を含む。）に規定する毒物劇物取扱責任者の業務

(7)　麻薬及び向精神薬取締法（昭和二十八年法律第十四号）第二条第十九号に規定する麻薬管理者及び同法第五十条の二十に規定する向精神薬取扱責任者の業務

(8)　覚せい剤取締法（昭和二十六年法律第二百五十二号）第十六条に規定する覚せい剤施用機関の管理者の業務

毒物又は劇物の盗難・紛失防止対策及び流出・漏洩等の事故防止対策の徹底について

平成十五年四月四日
医薬発第〇四〇四〇一号

厚生労働省医薬局審査管理課化学物質安全対策室長から各（都道府県・保健所設置市・特別区）衛生主管部（局）長あて

毒物及び劇物取締法（以下「法」という。）第十一条第一項、第二項及び第三項により、毒物劇物営業者、業務上取扱者等は、毒物劇物の盗難・紛失防止、流出・漏洩等の防止のための措置を講じなければならないこととなっているところです。

しかしながら、毒物劇物が盗難・紛失、流出・漏洩等する事故は毎年発生しており、それらの防止に万全を期す必要があることから、今般、発生したこれらの事故等について分析を行い、別添一のとおり分析結果をまとめたので送付するとともに、下記の事故等防止対策が徹底されるよう、立ち入り調査等を通じ、貴管下関係業者、関係団体に対する監視指導をお願いします。

なお、立ち入り調査等にあたっては、平成十一年八月二十七日付け医薬安全局長通知、医薬発第一〇三六号「毒物劇物監視指導指針の制定について」に基づき、届出を要しない業務上取扱者についても監視指導が必要と判断される業種等を勘案し、積極的に監視指導の対象に組み入れ、効率的・計画的に実施するとともに、必要に応じ業界団体等を通じた講習会を実施すること等により毒物劇物の適切な取扱い及び管理が徹底されるようお願いします。

記

一　毒物又は劇物の盗難・紛失防止対策

(1)　盗難・紛失防止対策

盗難件数の半数以上において、貯蔵陳列場所にかぎをかける等、盗難防止のための保管管理がなされていなかったことから、保管設備や保管場所等を再点検し、次の盗難・紛失防止措置を講じていることを確認すること。

ア　法第十一条第一項に基づき、毒物劇物を貯蔵、陳列等する場所は、その他の物を貯蔵、陳列等する場所と明確に区分された毒物劇物専用のものとし、かぎをかける設備等のある堅固な施設とするとともに、敷地境界線から十分離すか又は一般の人が容易に近づけない措置を講じていること。

イ　貯蔵、陳列等されている毒物劇物の在庫量の定期的点検及び毒物劇物の種類等に応じての使用量の把握を行うこと。

(2)　毒物劇物運搬時の紛失防止対策

紛失の大部分は、毒物劇物の運搬中に起きており、その原因は、車両への運搬容器の固定が不十分であったことによる落下及び誤った配送先への運搬又は受け渡し時の数量等の確認が不十分であったことによるものが大部分であることから、運搬時には次の紛失防止措置を講じること。

ア　別添二中二(2)及び(3)の運搬基準及び毒物及び劇物取締法施行令（以下「令」という。）第四十条四で規定された「積載の態様」を遵守すること。

イ　荷の受け渡し時に確実に配送先、品名、数量等に誤りがないかどうかの確認を徹底すること。

二　毒物又は劇物の流出、漏洩等の事故防止対策

(1)　毒物劇物の貯蔵、製造中等に発生する事故防止対策

毒物劇物の貯蔵、製造中等に発生する毒物劇物の流出、漏洩等の事故の原因は、タンク・配管等の腐食・亀裂・老朽化、タンクの弁の閉め忘れ・締めの不十分、タンクに注液中の溢流・過充てん、貯蔵タンクからタンクローリー・船等に液送するホースの接続不良、フォークリフト等の操作誤りによる容器・タンクの弁・配管などの破損、毒物劇物の製造作業中又はタンク・配管等の洗浄・保守点検作業中の機器の誤操作・作業手順誤り、装置等の故障・停止、爆発・火災によるものが主であることから、特に次の点に留意すること。

ア　別添二中二(1)の基準に適合した貯蔵設備を使用するとともに、確実に、当該通知で示されている「日常点検」、「定期点検」等を実施すること。

イ　毒物劇物危害防止規定が作成されていることを確認すると

ともに、その内容が適切であるか点検を行うこと。

ウ　毒物劇物に関わるすべての作業、機械操作、貯蔵設備等を点検し、保健衛生上の危害を生じる可能性のある人為的ミス、機器の故障等を特定し、それを防止するための措置を講じるとともに、可能な限り、人為的ミス、装置の故障等が発生したとしても毒物劇物流出等の事故につながらないような措置を講じること。

(2)　毒物劇物運搬中に発生する事故防止対策

毒物劇物運搬中に発生する毒物劇物の流出、漏洩等の事故の原因は、タンク・配管等の腐食・亀裂・老朽化、マンホール・注入口・弁の閉め忘れ・締めの不十分、タンクマンホールの留め金のかけ忘れ等の点検の不十分、運搬容器の固定不十分及び交通事故によるものが主であることから、特に次に点に留意すること。

ア　液体状の毒物劇物を車両に固定又は積載された容器により運搬する場合

(ア)　別添二中(1)の基準に適合した運搬容器を使用し、確実に、当該通知で示されている「使用前点検」及び「定期検査」を実施すること。なお、弗化水素等であって、令第四十条の二で運搬基準を定めているものについても、「使用前点検」及び「定期検査」を行うこと。

(イ)　毒物劇物の積載前には、タンクの弁と液送用ホース、配管等の接続部が確実に緊結されていること、積載中には接続部、配管等に漏洩がないこと、積載後は、注入口の蓋、弁等が確実に閉止、緊結され、タンクから漏洩していないことを確認した上で運搬すること。

イ　小型運搬容器又は中型運搬容器により運搬する場合

(ア)　別添二中二(2)及び(3)の基準に適合した運搬容器を使用し、確実に、「当該運搬基準及び令第四十条の四で規定された「積載の態様」を遵守するとともに、再使用することを前提として設計された運派容器については使用前に運搬の安全を損なうおそれのある腐食、損傷等がないこと等を確認すること。

なお、弗化水素等であって、令第四十条の二で運搬基準を定めているものについても、同様に運搬容器に腐食、損傷等のないことを確認すること。

ウ　上記ア及びイ、ウと同様な措置を講じること。

(ア)　二(1)イ、ウと同様な措置を講じること。

(イ)　荷送人は令第四十条の六に規定する運送人への通知義務を遵守し、運送人は運搬時にイエロー・カードを携行すること。

(ウ)　運転者に対して、法定速度の遵守等安全運転の教育及び事故の際の応急措置に関する教育等を実施するとともに、運転者の過労防止対策、タコメータによる運行速度の確認の励行並びに運行計画及び運行記録による過密運行防止のための確認及び点検等を行うこと。

(エ)　積載された量、防波板又は間仕切の有無等を十分に考慮し、車両の走行安定性に注意をすること。

(オ)　車両を休憩、故障等のために一時停止させるときには、安全な場所を選ぶこと。

別添一

平成十一年度から平成十三年度に発生した毒物又は劇物の盗難・紛失事件、流出・漏洩等の事故の集計結果について

平成十一年度から平成十三年度までの三年間に都道府県等が把握した毒物又は劇物の盗難・紛失事件、漏洩・流出等事故を集計*した結果、次のとおりであった。

一　盗難・紛失（別紙一　略）

平成十一年度から平成十三年度の三年間に発生した盗難・紛失件数の総計は四十件であり、その内訳は、盗難二十四件、紛失十六件であった。

(1) 盗難

ア　業態

盗難にあった事業者の業態の面からみると、全二十四件中、五件が製造業者、輸入業者又は販売業者（以下「毒物劇物営業者」という。）、十九件が業務上取扱者であり、業務上取扱者が七十九％を占めていた。盗難にあった業務上取扱者十九件のうち、五件は農家、四件は学校であり、農家と学校を合わせると、業務上取扱者の四十七％を占めていた。

イ　施錠等盗難防止措置

盗難防止措置の面からみると、全二十四件中、十五件が盗難防止措置が不十分であり、全盗難件数の六十三％を占めていた。盗難防止措置が不十分であった十五件における事業者の業態をみると、一件が毒物劇物営業者、十四件が業務上取扱者であり、業務上取扱者が九十三％を占めていた。

一方、施錠等盗難防止措置に問題のなかった九件における事業者の業態をみると、四件が毒物劇物営業者、五件が業務上取扱者であり、業務上取扱者は五十六％であった。

(2) 紛失

全十六件中十三件が運送中に発生しており、十三件中六件が荷台への固定不十分であったこと、五件が誤配送、受け渡し時の数量等の確認ミスや確認を行わなかったことに起因する紛失であり、この二つの原因が運送中に起きた紛失の原因の八十五％を占めていた。

二　流出・漏洩等の事故（別紙二　略）

平成十一年度から平成十三年度の三年間に発生した流出、漏洩等の事故の総計は百五十一件であった。

(1) 業態

流出・漏洩等の事故を起こした事業者の業態の面からみると、全百五十一件中、四十八件が毒物劇物営業者、九十九件が業務上取扱者、四件がその他であった。業務上取扱者のうち、二十件が届出の必要な業務上取扱者、七十九件が届出の不要な業務上取扱者であった。

(2) 発生原因

発生原因を別紙二の表（略）にある十五の原因に分類してみると、全百五十一件中、三十件がタンク・配管等の腐食・亀裂・老朽化、二十三件が機器の誤操作・作業手順ミス等、十六件がタン

＊毒物及び劇物取締法第十六条の二の規定により、毒物劇物営業者、業務上取扱者は、盗難・紛失事件については警察署への届出義務、流出・漏洩事故については保険所、警察署又は消防機関への届出義務が課せられているが、このうち保険所が把握したものについて集計した。なお、漏洩・流出事故に関しては、法律上、不特定又は多数の者について保健衛生上の危害が生ずるおそれがあるときに届出義務がかかるが、今後の安全対策に資する観点から、人に保健衛生上の被害が生ずる可能性・被害の発生の有無、発生場所を問わず、保健所が把握したものについて、集計対象としている。

クの弁等の閉め忘れ・締め付け不十分、タンクマンホールの留金のかけ忘れにより発生した事故であり、この三つの原因による事故は、他の原因によるものと比べ特に多く、事故発生原因の45％を占めていた。その他、フォークリフトなどの機械を誤ってぶつけたなど何らかの理由（理由不明の場合を含む。）によるタンク・配管等の破損、積載物の固定方法が不適切であったための荷崩れ、タンク等に液入れ中の溢流・過充てん、装置・計器の故障、爆発・火災・引火・交通事故・ホース（タンクとタンクローリー、船等をつなぐホースなど）の外れ・接続不良などであった。分類した15の原因の大部分は、交通事故など一部の原因を除けば、何らかの作業上のミス又は日常の点検不足に集約でき、対策を講じていれば大部分の流出、漏洩等の事故は避けることができたと考えられる。

(3) 発生場所、発生作業

発生場所、発生作業の面からみると、全百五十一件中、事業所内等での事故百二十六件、運搬中の事故が二十五件であった。具体的には、十五件がタンク・配管等の洗浄・保守点検作業中、十四件が化学物質の混合・溶解等の作業中、十三件がトラック等に積み込んだ容器（タンクローリー、タンクコンテナ以外）による毒物の運搬中、十二件がタンクローリー・タンクコンテナによる毒物劇物の運搬中、六件が毒物劇物と関係のない作業中、九十一件がその他であった。「その他」は、他の五つの作業に属さない作業の他、何らかの作業中であったかどうか不明であるものを多く含んでいる。何らかの作業中であったかどうか不明であるものには、貯蔵中のタンク・弁等から漏れたものが多かった。

ア 事業所内等での事故

化学物質の混合、溶解等の作業中に起きた事故は、機器の誤操作、作業手順ミス等によるものが五十％を占め、装置・計器の故障、何らかの原因による爆発・火災・引火を含めると、これら三つの原因が事故発生原因の七十八％を占めていた。

タンク・配管等の洗浄、保守点検作業中荷起きた事故は、機器の誤操作、作業手順ミス等によるものが五十二％を占め、その他、タンクの弁の閉め忘れ・締め付け不十分、タンク・配管中に別の物質があることの確認不足、ホースの外れ・接続不良などの原因によるものであった。

毒物劇物と関係のない作業中（道路工事中、物置の整理中、倉庫の解体中、機材運搬中など）に起きた事故は、機器により誤って容器を破壊した、不適切に毒物劇物を保管していたため容器に毒物劇物があることを知らずに破壊したなどによるものであった。

イ 運搬中の事故

タンクローリー・タンクコンテナによる毒物劇物の運搬中に起きた事故は、タンクの弁等の閉め忘れ・配管等の腐食・亀裂・老朽化の三つの原因が、八十三％を占めていた。交通事故以外の原因が六十七％であった。

トラック等に積み込んだ容器（タンクローリー、タンクコンテナ以外）による毒物劇物の運搬中に起きた事故は、積載物の固定方法が不適的であったための荷崩れが六十一％を占めており、交通事故以外の原因が八十五％であった。

(4) 被害

流出・漏洩等の事故による被害の面からみると、全百五十一件中、六件が死亡、四十八件が死亡以外の何らかの人に対する健康被害があったもの、三十六件が人以外に対する被害（環境に対する被害など）のみあったもの、六十二件が特に被害のなかったものであり、人に対する何らかの健康被害があったのは三十六％、人以外に対する被害まで含めて何らかの被害があったものは六十％であった。

毒物及び劇物取締法施行令等の一部改正について

〔平成十一年九月二十九日　医薬発第千百四十七号
厚生省医薬安全局長から各都道府県知事あて〕

毒物及び劇物取締法施行令の一部を改正する政令（平成十一年九月二十九日政令第二百九十二号（別添一））、毒物及び劇物指定令の一部を改正する政令（平成十一年九月二十九日政令第二百九十三号（別添二））及び毒物及び劇物取締法施行規則の一部を改正する省令（平成十一年九月二十九日厚生省令第八十四号（別添三））が公布されたので、下記事項に留意の上、関係各方面に対する周知徹底方御配慮願いたい。

なお、この通知において、毒物及び劇物取締法（昭和二十五年法律第三百三号）を「法」と、改正後の毒物及び劇物取締法施行令（昭和三十年政令第二百六十一号）を「施行令」と、改正後の毒物及び劇物指定令（昭和四十年政令第二号）を「指定令」と、改正後の毒物及び劇物取締法施行規則（昭和二十六年厚生省令第四号）を「規則」とそれぞれ略称する。

また、同旨の通知を社団法人日本化学工業協会会長、全国化学工業薬品団体連合会会長、日本製薬団体連合会会長、社団法人日本薬剤師会会長、社団法人日本化学工業品輸入協会会長及び社団法人日本しろあり対策協会会長あてに発出しているので申し添える。

記

第一　毒物及び劇物取締法施行令の一部を改正する政令について

一　着色すべき農業用毒物又は劇物の一部削除（施行令第三十九条関係）

着色したものでなければ農業用に販売、授与してはならないものとされている毒物又は劇物について、すでに農業用として販売されていないものについて、着色すべき農業用毒物又は劇物の規定から削除したこと。

二　高圧ガス保安法（昭和二十六年法律第二百四号）の一部改正に伴う無機シアン化合物の運搬容器基準の追加（施行令第四十条の二第二項関係）

無機シアン化合物たる毒物（液体状のものに限る。）の運搬について、その容器の基準として、通商産業大臣の登録を受けた者が製造した容器であって所定の刻印等がされているものを追加したこと。

三　計量法（平成四年法律第五十一号）の改正に伴う計量単位の変更（施行令第四十条の二第二項、第三項及び別表第一関係）

計量法に基づく法定計量単位の改正に伴い、圧力の単位としての「キログラム毎平方センチメートル」を「パスカル」に、濃度の単位としての「規定」を「モル毎リツトル」に変更したこと。

四　業務上取扱者の届出を要する事業及びその取り扱う毒物劇物の指定（施行令第四十一条及び第四十二条関係）

都道府県知事への届出が必要な事業及び取り扱う毒物劇物として、しろありの防除を行う事業並びに砒素化合物たる毒物及びこれを含有する製剤を追加したこと。

五　施行期日

第一の一及び第一の二については公布日、第一の三については平成十一年十月一日、第一の四の規定については平成十一年十一月一日から施行することとしたこと。

六　経過措置

新たに指定された届出が必要な事業者における毒物劇物取扱責任者の設置については、本政令附則第二項の規定に基づき、平成十一年十一月一日に当該事業場において、シアン化ナトリウム又は砒素化合物たる毒物若しくはその製剤による保健衛生上の危害の防止に当たっている者であって、平成十二年一月二十九日までに氏名及び今回の毒物及び劇物取締法施行規則の一部を改正する省令の附則第三項に掲げる事項を都道府県知事に届け出た者は、当分の間、当該事業場において毒物劇物取扱責任者となることができることとしたこと。

七　運用上の留意事項

(1)　着色すべき農業用毒物又は劇物の一部削除に関する事項

今回削除される毒物又は劇物については農薬取締法（昭和二十三年法律第八十二号）に基づく農薬登録が失効していることから、農薬として販売できないものであること。

(2)　無機シアン化合物の運搬容器基準に関する事項

当該基準に該当する容器については、高圧ガス保安法により、通商産業省令に基づく容器検査に合格したもの以外のものとして認められているものであり、当該容器の監視に当たっては容器製造業者の通商産業大臣への登録及び所定の刻印の有無等を確認すること。

(3)　計量単位に関する事項

今回変更があった単位について、改正後の単位による値が示す状態の量は、改正前の単位による値が示す状態の量と同じであり、取扱いは従来と変更ないこと。

(4)　業務上取扱者に関する事項

今回追加されたしろありの防除を行う事業とは、建築物（建築中のものを含む。）等に対してしろありの予防又は駆除の処理を行う事業であること。また、専業の事業でなくとも、建築事業者等がその事業の一環として自ら行う場合も含まれるものであること。

なお、しろあり防除業者のうち、本政令の施行により法第二十二条第一項に規定する業務上取扱者に該当することとなった者にあっては、同条第二項の規定に基づき、該当することとなった日から三十日以内に、同条第一項第一号から第四号までに掲げる事項を事業所ごとに、その事業所の所在地の都道府県知事に届け出なければならないこととされていることから、関係部局と連携の上該当する業者に十分徹底するよう配慮されたいこと。

第二　毒物及び劇物指定令の一部を改正する政令について

一　次に掲げる物を毒物に指定したこと。

(1)　クロロアセトアルデヒド及びこれを含有する製剤

(2)　ジニトロフエノール及びこれを含有する製剤

二　次に掲げる物を劇物に指定したこと。

ブルシン及びその塩類

三　次に掲げる物を劇物から除外したこと。

(1)　（ＲＳ）―四―（四―クロロフエニル）―二―フエニル―二―（一Ｈ―一・二・四―トリアゾール―一―イルメチル）ブチロニトリル及びこれを含有する製剤

(2)　二・六―ジフルオロ―四―（トランス―四―プロピルシクロヘキシル）ベンゾニトリル及びこれを含有する製剤

(3)　四―ブチル―二・六―ジフルオロ安息香酸四―シアノ―三―フルオロフエニルエステル及びこれを含有する製剤

(4)　四―ペンチル―二・六―ジフルオロ安息香酸四―シアノ―三―フルオロフエニルエステル及びこれを含有する製剤

(5)　四―〔（Ｅ）―三―ペンテニル〕安息香酸四―シアノ―三・

五―ジフルオロフエニルエステル及びこれを含有する製剤

四　施行期日

平成十一年十月十五日から施行することとしたこと。ただし、第二の三の劇物からの除外に係る改正規定については、公布日から施行することとしたこと。

五　経過措置等

新たに毒物又は劇物に指定された第二の一及び第二の二に掲げるものについては、既に製造、輸入及び販売されている実情にかんがみ、平成十一年十月十五日（施行日）現在、その製造業、輸入業又は販売業を営んでいる者については、平成十一年十二月三十一日までは、法第三条（禁止規定）、第七条（毒物劇物取扱責任者）及び第九条（登録の変更）の規定は適用されず、また、現に存する物については、平成十一年十二月三十一日までは、法第十二条（毒物又は劇物の表示）第一項（法第二十二条第五項において準用する場合も含む。）及び第二項の規定は適用されないこととしたこと。

これらの者に対しては速やかに登録を受け、毒物劇物取扱責任者を設置するとともに、適正な表示を行うことを指導すること。また、現に存する物に関しても、法第十二条第三項、第十四条、第十五条、第十五条の二、第十六条等の経過措置は定められておらず、これらの規定は施行日から適用されるものであるので、関係業者を適正に指導すること。

六　その他

今回の改正に対応した登録事務を電子情報処理組織によって円滑に取り扱うことができるよう、体制の整備を進めているところであるが、当分の間、上記第二の一及び第二の二に掲げる物に係る申請等を既存の電子情報処理組織を用いて取り扱う際には、類別番号の変更に注意されたいこと。

第三　毒物及び劇物取締法施行規則の一部を改正する省令について

一　通常食品の容器として用いられるものを容器として用いてはならない劇物の範囲拡大（規則第十一条の四及び別表第三関係）

通常食品の容器として用いられる容器を用いてはならない劇物はすべての劇物とし、別表第三を削除したこと。

二　着色すべき農業用毒物又は劇物の着色方法の規定の一部削除（規則第十二条関係）

施行令第三十九条の改正により、着色すべき毒物又は劇物の一部が削除されたことに伴い、これらについての着色の方法の規定を削除したこと。

三　業務上取扱者に係る準用規定の適用対象となる毒物劇物の範囲の拡大（規則第十八条の二及び別表第四関係）

法第二十二条第五項の規定に基づく準用規定の適用対象となる、業務上取扱者が取り扱う毒物劇物をすべての毒物及び劇物とし、別表第四を削除したこと。

四　農業用品目販売業者が取り扱うことができる毒物又は劇物の一部削除（規則別表第一関係）

すでに農業用に用いられていない毒物又は劇物について別表第一から削除するとともに、今回の毒物及び劇物指定令の一部を改正する政令により有機シアン化合物のうち劇物から除外されたものについて別表第一から除外したこと。

五　施行期日

平成十一年十月十五日から施行することとしたこと。ただし、第三の二及び第三の四のうち劇物の除外に係る部分については公布の日より施行することとしたこと。

六　経過措置等

平成十一年十月十五日に農業用品目販売業者が販売、授与の目的で貯蔵、陳列、運搬を行っている別表第一から削除された毒物又は劇物については、平成十一年十二月三十一日までは従来通り販売、授与できるものとされたが、速やかに貯蔵、陳列等されている当該毒物又は劇物の販売を終了するよう、農薬取締法に違反しないことにも留意し、貴管下の農業用品目販売業者を指導されたいこと。

七　運用上の留意事項

(1)　通常食品の容器として用いられるものを容器として用いてはならない劇物に関する事項

本省令の施行により、すべての毒物又は劇物の容器として、通常食品の容器として用いられるものを用いてはならないこととされたので、関係部局と連携の上該当する業者に十分徹底するよう配慮されたいこと。

(2)　法第二十二条第五項に規定する業務上取扱者に関する事項

本省令の施行により、すべての毒物又は劇物について、これを業務上取り扱う者（法第二十二条第一項に定める業務上取扱者を除く。）は法第二十二条第五項に定める準用規定の適用を受けることとされたことから、関係部局と連携の上該当する業者に十分徹底するよう配慮されたいこと。

また、すべての毒物劇物の業務上取扱者に対して立入検査を行い必要な指導を行うことができることとされたので、監視指導に当たっては効率的かつ効果的に行われたいこと。

第四　その他

今般の施行令、指定令、規則の改正部分の新旧対照表については別添四、別添五及び別添六に示すものであること。

また、指定令の改正により、毒物に指定されたもの、劇物に指定されたもの及び劇物から除外されたものの用途等については、別添七のとおりであること。

（別添略）

地方分権の推進を図るための関係法律の整備等に関する法律等の施行について

平成十二年三月二十四日医薬発第三百五号
都道府県知事
厚生省医薬安全局長から各政令市市長あて
特別区区長

「地方分権の推進を図るための関係法律の整備等に関する法律（平成十一年法律第八十七号）」（以下「地方分権一括法」という。）が平成十一年七月十六日に、「地方分権の推進を図るための関係法律の整備等に関する法律の施行に伴う厚生省関係政令の整備等に関する政令（平成十一年政令第三百九十三号）」（以下「地方分権一括政令」という。）が平成十一年十二月八日に、「毒物及び劇物取締法施行規則等の一部を改正する省令（平成十二年厚生省令第三十八号）」、「大麻取締法施行規則の一部を改正する省令（平成十二年厚生省、農林水産省令第三号）」及び「薬事法の規定に基づき、使用の期限を記載しなければならない医薬品、医薬部外品、化粧品及び医療用具を指定する件の一部を改正する件（平成十二年三月厚生省告示第九十五号）」が平成十二年三月二十四日をもって別添のとおりそれぞれ公布された。

これらは、それぞれ平成十二年四月一日から施行されることとなるが、①薬事法（昭和三十五年法律第百四十五号）及びその関係政省令（昭和三十六年政令第十一号、昭和三十六年厚生省令第一号）、②薬剤師法（昭和三十五年法律第百四十六号）及びその関係政省令（昭和三十六年政令第十三号、昭和三十六年厚生省令第五号）、③毒物及び劇物取締法（昭和二十五年法律第三百三号）及びその関係政省令（昭和三十年政令第二百六十一号、昭和二十六年厚生省令第四号）、④採血及び供血あっせん業取締法（昭和三十一年法律第百六十号）及びその関係省令（昭和三十一年厚生省令第二十二号）、⑤大麻取締法（昭和二十三年法律第百二十四号）及びその関係省令（昭和二十三年厚生省・農林省令第一号）、⑥覚せい剤取締法（昭和二十六年法律第二百五十二号）及びその関係政省令（昭和四十八年政令第三百三十四号、昭和二十六年厚生省令第三十号）、⑦麻薬及び向精神薬取締法（昭和二十八年法律第十四号）及びその関係政省令（昭和二十八年政令第五十七号、昭和二十八年厚生省令第十四号）、⑧あへん法（昭和二十九年法律第七十一号）及びその関係政省令（昭和三十年政令第百九号、昭和二十九年厚生省令第二十六号）の改正の趣旨及び内容は下記のとおりであるので、御了知の上、関係団体、関係機関等に周知徹底を図るとともに、その運用に遺憾のないようにされたい。

記

第一～第二（略）

第三　毒物及び劇物取締法及びその関係政省令の改正

一　毒物及び劇物取締法の改正

(1) 販売業に係る権限の保健所設置市及び特別区への委譲

販売業に係る以下の権限を保健所設置市及び特別区へ委譲したこと。

・販売業の登録（第四条第一項）
・販売業者の毒物劇物取扱責任者の設置等の届出の受理（第七条第三項）
・販売業者の氏名等変更等の届出の受理（第十条第一項）
・販売業者に対する廃棄物の回収等の命令（第十五条の三）
・販売業者に対する報告徴収等（第十七条第二項）
・販売業者に対する構造設備の改繕命令等（第十九条第一項）

・販売業者の登録の取消（第十九条第二項及び第四項）
・販売業者に対する毒物劇物取扱責任者の変更命令（第十九条第三項）
・販売業者に対する登録の取消処分等に係る聴聞の期日及び場所の公示（第二十条第二項）
・販売業者の登録等が失効した場合の特定毒物の品名及び数量の届出の受理（第二十一条第一項）

(2) 監視指導事務に係る規定の整備（第十七条関係）

報告徴収、立入検査等の事務は、原則として登録、許可権者のみが行うことができるものとし、製造業者又は輸入業者に対するものについては厚生大臣が行うものとし（第一項）、毒物又は劇物の販売業者又は特定毒物研究者に対するものについては都道府県知事、保健所設置市の市長又は特別区の区長が行うものとしたこと（第二項）。

ただし、第一項に規定する製造業者又は輸入業者に対する報告徴収、立入検査等の事務については、第二十三条の二の規定に基づき、毒物及び劇物取締法施行令第三十六条の四第一項第四号において都道府県知事が行う事務として規定し、第二項に規定する販売業者又は特定毒物研究者に対する報告徴収、立入検査等の事務については、緊急の必要があると厚生大臣が認める場合にあっては、厚生大臣又は都道府県知事、保健所設置市の市長若しくは特別区の区長が行うものとしたこと（第二十三条の三参照）。

(3) 厚生大臣の直接執行及び関与（第十九条及び第二十三条の三関係）

ア 第十九条関係

厚生大臣は、緊急時において必要があると認めるときは、都道府県知事、保健所を設置する市の市長又は特別区の区長に対し、第十九条第一項から第四項までの規定に基づく処分を行うよう指示をすることができるものとしたこと（第六項）。

イ 第二十三条の三関係

① 第十七条第二項の規定により都道府県知事、保健所設置市の市長又は特別区の区長の権限に属するものとされている事務は、緊急の必要があると厚生大臣が認める場合にあっては、厚生大臣又は都道府県知事、保健所設置市の市長若しくは特別区の区長が行うものとしたこと（第一項前段）。また、この場合においては、毒物及び劇物取締法の規定中都道府県知事に関する規定（当該事務に係るものに限る。）は、厚生大臣に関する規定として厚生大臣に適用があるものとしたこと（第一項後段）。

② 第一項の規定により厚生大臣と都道府県知事等が当該事務を行う場合にあっては、厚生大臣と都道府県知事、保健所設置市の市長又は特別区の区長は、相互に密接な連携の下に行うものとしたこと（第二項）。

(4) 手数料に係る規定の整備（第二十三条関係）

ア 都道府県知事が徴収する手数料に係る規定を削除したこと。

イ 改正前の毒物及び劇物取締法第二十三条第二項の規定により、半額を国の収入、その残額を都道府県の収入とすることとされていた手数料については、厚生大臣が徴収する分のみを規定するものとし、都道府県知事が徴収する分については、「地方公共団体の手数料の標準に関する政令（平成十二年政令第十六号）」において規定するものとしたこと。

(5) 都道府県が処理する事務（第二十三条の二関係）

毒物及び劇物取締法に規定する厚生大臣の権限に属する事務の一部は、政令で定めるところにより、都道府県知事が行うこととすることができるものとしたこと。

(6) 事務区分規定の創設（第二十三条の四関係）

別紙三(1)の事務を都道府県が処理する法定受託事務としたこと。

二 毒物及び劇物取締法施行令の改正

(1)　販売業に係る権限の保健所設置市及び特別区への委譲

販売業に係る以下の権限を保健所設置市及び特別区へ委譲したこと。

・販売業の登録票の交付（第三十三条）
・販売業の登録票の書換え交付（第三十五条）
・販売業の登録票の再交付（第三十六条）
・販売業の登録票の返納の受理（第三十六条の二）
・販売業の登録簿の送付（第三十六条の三）

(2)　省令事務の引上げ

改正前の毒物及び劇物取締法施行規則に定められていた以下の事務を政令に規定したこと。

・登録票又は許可証の書換え交付に係る経由（第三十五条）
・登録票又は許可証の再交付に係る経由（第三十六条）
・登録票又は許可証の返納の受理等（第三十六条の二）
・特定毒物研究者の名簿の送付（第三十六条の四第三項）
・原体の製造業者又は輸入業者が原体の製造又は輸入を廃止した場合における都道府県知事の登録票の交付（第三十六条の七第一項）
・製剤製造業者等が原体の製造又は輸入を開始した場合における厚生大臣の登録票の交付（第三十六条の七第二項）
・第三十六条の七第一項又は第二項の規定により登録票の交付を受けた者の既に交付を受けた登録票の返納の受理（第三十六条の七第三項）

(3)　特定毒物研究者の許可に係る行政処分の通知（第三十六条の五関係）

特定毒物研究者の許可が自治事務とされたことに伴い、当該許可を与えた都道府県知事以外の都道府県知事は許可の取消処分を行うことができないものとし、許可の取消しを必要と認めるときは、理由を付して、当該特定毒物研究者の許可を与えた都道府県知事にその旨を通知しなければならないものとしたこと。

(4)　都道府県が処理する事務（第三十六条の六関係）

ア　第一項に規定する厚生大臣の権限に属する事務を都道府県知事が行う事務としたこと（第一項第一号から第三号）。

イ　改正前の毒物及び劇物取締法第十七条第一項に規定されていた都道府県知事の製造業者又は輸入業者に対する立入検査等の権限を法律上削除し、当該権限に属する事務を第一項第四号において都道府県知事が行う事務として規定したこと（第一項第四号）。

ウ　第一項の場合においては、毒物及び劇物取締法の規定中、同項の規定により都道府県知事、保健所設置市の市長又は特別区の区長が行う事務に係る規定は、都道府県知事、保健所設置市の市長又は特別区の区長に関する規定として都道府県知事等に適用があるものとしたこと（第二項）。

エ　都道府県知事は、第一項第四号に定められた事務を行った場合において、毒物及び劇物取締法第十九条第一項から第四項までの規定による処分が行われる必要があると認めるときは、理由を付して、その旨を厚生大臣に通知しなければならないものとしたこと（第三項）。

(5)　事務区分規定の創設（第三十六条の九関係）

別紙三(2)の事務を都道府県が処理する法定受託事務としたこと。

(6)　手数料に係る規定の整備（第四十三条関係）

ア　都道府県知事、保健所設置市の市長又は特別区の区長が徴収する手数料に係る規定を削除したこと。

イ　改正前の毒物及び劇物取締法第二十三条第二項の規定により、半額を国の収入、その残額を都道府県の収入とすることとされていた手数料については、厚生大臣が徴収する金額のみを規定するものとしたこと。

三　毒物及び劇物取締法施行規則の改正

(1)　販売業に係る権限の保健所設置市及び特別区への委譲に伴う規定の整備（第二条、第五条、第十一条、第二十二条、第二十

三条及び様式関係）
販売業に係る権限が保健所設置市及び特別区へ委譲されたことに伴い、所要の規定の整備を行ったこと。
(2) 省令事務の引上げに伴う規定の整備（第五条、第十条の四、第十一条から第十一条の三まで及び第十六条関係）
省令事務の引上げに伴い、所要の規定の整備を行ったこと。
(3) 手数料に係る規定の整備（第十九条関係）
都道府県知事が徴収する手数料に係る規定が削除されたことに伴い、所要の規定の整備を行ったこと。

第四～第八　（略）

第九　経過措置
(1) 毒物及び劇物取締法関係
毒物及び劇物販売業の登録等、都道府県知事から保健所設置市の市長又は特別区の区長に委譲される事務に関しては、
① 平成十二年四月一日より前に都道府県知事が行った許可等の処分又は都道府県知事に対して行った許可等の申請等の行為は、それぞれ保健所設置市の市長若しくは特別区の区長が行った処分又は保健所設置市の市長若しくは特別区の区長に対して行った申請等の行為とみなすものとしたこと（地方分権一括法附則第百六十条第一項及び地方分権一括政令附則第七条関係）。
② 平成十二年四月一日より前に都道府県知事に対して届出等の手続をしなければならない事項で、平成十二年四月一日より前にその手続がなされていないものについては、保健所設置市の市長又は特別区の区長に対して届出等の手続をしなければならないものとみなして、改正後の毒物及び劇物取締法の規定を適用するものとしたこと（地方分権一括法附則第百六十条第二項関係）。
③ 手数料については、なお従前の例によるものとしたこと（地方分権一括法附則第百六十二条関係）。

第十
(2)　（略）

別紙一(1)～別紙二(2)　（略）

別紙三(1) 毒物及び劇物取締法第二十三条の四に規定する法定受託事務
・製造業又は輸入業の登録の申請に係る経由（第四条第二項）
・製造業又は輸入業の登録の変更の申請に係る経由（第九条第二項において準用する第四条第二項）
・製造業者又は輸入業者の毒物劇物取扱責任者の変更の届出に係る経由（第七条第三項）
・製造業者又は輸入業者の変更の届出に係る経由（第十条第一項）
・製造業者又は輸入業者の登録が失効した場合等の現に所有する特定毒物の品名及び数量の届出に係る経由（第二十一条第一項（第二十一条第四項において準用する場合を含む。））

別紙三(2) 毒物及び劇物取締法施行令第三十六条の九に規定する法定受託事務
・製造業又は輸入業の登録票の書換え交付の申請の経由（第三十五条第二項）
・製造業又は輸入業の登録票の再交付の申請の経由（第三十六条第二項）
・製造業又は輸入業の登録票の再交付後の返納に係る経由（第三十六条第三項）
・製造業又は輸入業の登録票の返納に係る経由（第三十六条の二第一項）
・製造業者又は輸入業者に対する立入検査等（第三十六条の六第一項第四号）
・原体の製造又は輸入等を開始した製剤製造業者等に係る登録簿の送付（第三十六条の七第二項）
・原体の製造又は輸入等を廃止した原体製造業者等の登録票の返納に係る経由（第三十六条の七第三項）

別紙四～別紙八　（略）

毒物及び劇物取締法に係る法定受託事務の実施について

平成十三年二月七日　医薬化発第五号
厚生労働省医薬局審査管理課化学物質安全対策室長から各〔都道府県・保健所設置市・特別区〕衛生主管部（局）長あて

「地方分権の推進を図るための関係法律の整備等に関する法律」（平成十一年法律第八十七号）が平成十一年七月十六日に、「地方分権の推進を図るための関係法律の整備等に関する法律の施行に伴う厚生省関係政令の整備等に関する政令」（平成十一年政令第三百九十三号）が平成十一年十二月八日に公布され、それぞれ平成十二年四月一日から施行されたことに伴い、毒物及び劇物取締法（昭和二十五年法律第三百三号。以下「法」という。）及び毒物及び劇物取締法施行令（昭和三十年政令第二百六十一号。）に基づく法定受託事務の実施について必要な事項を下記に示しましたので、通知します。

本通知（第二の2(2)を除く。）は、地方自治法第二百四十五条の九に基づく処理基準とします。

記

第一　地方厚生局長が登録を行う申請等の経由に係る事務

1　地方厚生局長が登録を行う申請等の範囲について

原体とは毒物又は劇物である化学物質であって製剤化していないものを指します。次のものについては製剤化したものに該当しませんので、これらの製造業又は輸入業の登録は地方厚生局長の登録となることに御留意ください。

(1)　原体に着色、着香、当該毒物又は劇物の安定又は危害の防止の目的で純度に影響がない程度に他の化学物質の添加を行ったもの

(2)　原体に物理的な加工（粉砕、造粒、打錠、結晶化等）のみを行ったもの

2　申請等の取扱いについて

(1)　電子情報処理組織による申請等の受付及び送付処理について

申請、届出の経由については「電子情報処理組織」により行うものとしており、具体的には「毒物劇物営業者登録等システム」の都道府県システムを利用して行うこととしますが、細部については次のとおり行ってください。

ア　フレキシブルディスクによる申請又は届出の受付及び送付処理について

申請者等からフレキシブルディスク（以下「ＦＤ」という。）で申請等がなされた場合は、都道府県システムにより受付処理を行い、申請者等にシステム受付票を交付するとともに、受付後のＦＤについては、適宜申請者等に返却すること。

ＦＤから読み込んだ内容については、電子情報処理組織により地方厚生局に送付するとともに、申請者又は届出者の氏名及び住所並びに申請又は届出の趣旨及びその年月日を記載した書類（以下「ＦＤ書類」という。）にはシステム受付番号を記載のうえ、添付書類とともに郵送等により地方厚生局に送付すること。

ただし、ＷＩＳＨのネットワークに接続していない場合

は、申請者等から提出されたＦＤを申請者等に返却せずＦＤ書類及び添付書類とともに郵送等により地方厚生局に送付すること。

イ　紙による申請又は届出の受付及び送付処理について

申請者等から紙により申請書等が提出された場合は、都道府県システムの受付処理において、申請者等の住所、氏名等の基本的事項を入力するとともに、申請者等にシステム受付票を交付すること。

また、申請書等に記載されている内容のすべての事項を入力し、当該内容について電子情報処理組織により地方厚生局に送付するとともに、申請書及び添付書類の正本を地方厚生局に送付すること。

(2)　設備等の確認について

法第五条の規定に基づく毒物及び劇物取締法施行規則第四条の四に規定する基準に従い、毒物又は劇物の製造作業を行う場所、貯蔵設備、陳列場所及び運搬用具について確認を行ってください。

また、輸入業の倉庫等、一部の設備が他の都道府県にある場合については、次のいずれかにより確認を行ってください。

ア　自ら当該設備の確認を行う。

イ　当該設備の所在地の都道府県知事に確認を依頼する。

ウ　当該設備が毒物劇物営業者の登録を受けた設備の一部であることにより登録の基準を満たしていることが確認できる場合には、その登録内容の確認を行う。

(3)　登録基準を満たさない場合等について

申請書等の内容に不備がある場合又は申請者等の設備が登録基準を満たしていない場合には改善を指導し、改善されたことを確認した上で申請書等を送付してください。

また、申請者の設備が登録基準を満たさない場合で、改善に応じないときは、登録要件を満たしていない旨の書面を添えて申請書等を送付してください。

3　毒物劇物取扱責任者の取扱いについて

(1)　毒物又は劇物を直接取り扱う製造所又は営業所においては、適切な毒物劇物取扱責任者が設置されていることを確認の上、届書を送付してください。

(2)　毒物劇物取扱責任者は労働者派遣事業の対象とすることは適当でないこととしていることから、設置される毒物劇物取扱責任者がその製造業者又は輸入業者に雇用されていることを確認してください。本社からの出向の場合等、身分を出向元(本社等)に残している場合は派遣とみなされるため、認められません。

また、毒物劇物を製造所又は営業所において直接取り扱う場合は、毒物劇物取扱責任者の設置が必要であり、輸入業者において、貯蔵、運搬を他の倉庫業者、運送業者等に委託している場合もこれに該当するので、毒物劇物取扱責任者を設置させてください。

4　毒物劇物取扱責任者の資格の確認について

法第八条第一項第二号に該当する場合は、学校ごとに認定を行っているものではないので、前例に関わらず該当性について確認してください。

毒物劇物取扱責任者の資格について、法第八条第一項第二号に該当するものとして届けられた者については、以下の(1)から(4)の基準に従い、各学校の応用化学の学課を修了した者であることを確認してください。

なお、以下の(1)から(4)のいずれにも該当しない場合については、学校教育法(昭和二十二年法律第二十六号)第四十一条に規定する高等学校と同等以上の学校で応用化学に関する学課を修了したことを証する書類を添え、個別に地方厚生局あて照会してください。

法第八条第一項の各号に該当しない場合には、毒物劇物取扱者試験を受けるように指導してください。

(1)　大学等

学校教育法第五十二条に規定する大学(同法第六十九条の二に規定する短期大学を含む。)又は旧大学令(大正七年勅令第三百八十八号)に基づく大学又は旧専門学校令(明治三十六年勅令第六十一号)に基づく専門学校で応用化学に関する学課を修了した者であることを卒業証明書等で確認する。応用化学に関する学課とは次の学部、学科とする。

ア　薬学部

イ　理学部、理工学部又は教育学部の化学科、理学科、生物化学科等

ウ　農学部、水産学部又は畜産学部の農業化学科、農芸化学科、農産化学科、園芸化学科、水産化学科、生物化学工学科、畜産化学科、食品化学科等

エ　工学部の応用化学科、工業化学科、化学工学科、合成化学科、合成化学工学科、応用電気化学科、化学有機工学科、燃料化学科、高分子化学科、染色化学工学科等

オ　化学に関する授業科目の単位数が必修科目の単位中二十八単位以上又は五十％以上である学科

ここで化学に関する科目とは、次の分野に関する講義、実験及び演習とする。

工業化学、無機化学、有機化学、化学工学、化学装置、化学工場、化学工業、化学反応、分析化学、物理化学、電気化学、色染化学、放射化学、医化学、生化学、バイオ化学、微生物化学、農業化学、食品化学、食品応用化学、水産化学、化学工業安全、化学システム技術、環境化学、生活環境化学、生活化学、生物化学基礎、素材化学、材料化学、高分子化学等

(2)　高等専門学校

学校教育法第七十条の二に規定する高等専門学校工業化学科又はこれに代わる応用化学に関する学課を修了した者であることを確認する。

(3)　専門課程を置く専修学校(専門学校)

学校教育法第八十二条の二に規定する専修学校のうち同法第八十二条の四第二項に規定する専門学校において応用化学に関する学課を修了した者については、三十単位以上の化学に関する科目を修得していることを確認する。化学に関する科目については(1)のオを準用する。

(4)　高等学校

学校教育法第四十一条に規定する高等学校(旧中等学校令(昭和十八年勅令第三十六号)第二条第三項に規定する実業高校を含む。)において応用化学に関する学課を修了した者については、三十単位以上の化学に関する科目を修得していることを確認する。化学に関する科目については(1)のオを準用する。

第二　毒物又は劇物の製造・輸入業者の監視に係る事務の取扱い

1　監視の対象となる範囲について

法第十七条第一項の規定に基づく立入検査、報告書徴収等の対象となるのは、地方厚生局長の登録を受けた製造業者又は輸入業者となります。これらの業者がその製造所又は営業所において取り扱う毒物又は劇物は、品目の登録の有無に関わらず法第十一条、第十二条及び第十六条の二の規定の対象となり、また、法第十五条の二又は法第十六条に基づく基準等に違反する場合には法第十九条第四項の処分の対象となりますので、該当する場合は必要に応じ法第十七条第一項の立入検査等を行って

ください。

また、輸入業の倉庫等、一部の設備が他の都道府県にある場合については、第一の２(2)に示した取扱いによるものとします。

なお、無登録で製造又は輸入した毒物又は劇物を販売した者に対する立入検査は、法第十七条第一項に基づくものではなく、法第二十二条第五項で準用される法第十七条第二項に基づくものであることに御留意願います。

２　法第十七条第一項に基づく立入検査の実施の方法について

(1)　法第十七条第一項に基づく立入検査は、申請又は届出の経由に係る設備等の確認とは異なります。

なお、実施に当たっては、平成十一年八月二十七日医薬発第千三十六号による「毒物劇物監視指導指針」の第二、第三の一、第四（２．(2)及び３．(2)イを除く。）、第五の１及び第六の製造業及び輸入業に係る規定に従い、確認及び指導を行ってください。

(2)　都道府県は、毒物劇物製造業者及び輸入業者（製剤製造業者等を除く。）がおこした流出等の事故及びこれらの業者において発生した盗難・紛失について、「毒物劇物監視指導指針」の別添１．に掲げる事項についての資料を提出してください。

３　違反発見時の措置について

違反等を発見した場合は、まず、都道府県において改善を指導願います。指導しても改善されないなど、地方厚生局長の改善命令が必要な場合は、その旨、連絡してください。

書面の交付等に関する情報通信の技術の利用のための関係法律の整備に関する法律「商法等の一部を改正する法律の施行に伴う関係法律の整備に関する法律」等の施行に伴う医薬局関係法令の改正について

（平成十三年三月二十六日医薬発第二百三十三号
厚生労働省医薬安全局長から各都道府県知事
政令市市長
特別区長　あて）

書面の交付等に関する情報通信の技術の利用のための関係法律の整備に関する法律（平成十二年法律第百二十六号。以下「ＩＴ一括法」という）が平成十二年十一月二十七日に、書面の交付等に関する法律の施行に伴う関係政令の整備等に関する政令（平成十三年政令第四号）が平成十三年一月四日に、書面の交付等に関する情報提供の技術の利用のための関係法律の整備に関する法律の施行に伴う厚生労働省関係省令の整備に関する省令（平成十三年厚生労働省令第三十六号）が平成十三年三月二十六日に、それぞれ公布され、これらは書面の交付等に関する情報提供の技術の利用のための関係法律の整備に関する法律の施行期日を定める政令平成十三年政令第三号）により、平成十三年四月一日に施行されることとなった。

また、商法等の一部を改正する法律の施行に伴う関係法律の整備に関する法律（平成十二年法律第九十一号）が平成十二年五月三十一日に公布され、商法等の一部を改正する法律の施行期日を定める政令（平成十二年政令第五百四十六号）により、平成十三年四月一日より施行されることとなった。

これらによる薬事法（昭和三十五年法律第百四十五号）等の医薬局所管法令の改正の要旨については、下記のとおりであるので、御了知の上、その運用に遺憾なきようお願いする。

記

第一　ＩＴ一括法等による医薬局所管法令の改正について

1．概要

最近の電子メール、ホームページ等の情報通信の技術の発達に伴い、民間における電子商取引等の促進を図るため、書面の交付等に代えて、書面に記載すべき事項を電磁的方法により提供することができること等とするために、法令等で書面の交付等を義務付けているもののうち、電子商取引が行われる可能性が見込まれ、かつ、法令改正に支障のないものについて、所要の改正を行ったところである。医薬局関係で書面の交付等を見直した法令及び該当条項並びにその書面は別紙のとおりである。

2．改正内容

今回のＩＴ一括法及びその関係政省令による関係法令の改正の概

要については、以下のとおりである。

(1) 書面の交付等に代えて、電磁的方法によることについて民間同士の取引等の際に義務付けられている書面の交付等について、相手方の承諾を得て、書面に記載すべき事項等について電磁的方法による提供等が行われた場合には、書面による交付等があったものとみなすこととした。また、この承諾を得る方法及び認められる電磁的方法についても法令に規定した。

(2) 具体的方法について

① 承諾を得る方法について

承諾を得る方法は、i)あらかじめ（事後承諾は不可）、ii)利用する電磁的方法の内容（電子メール、ウェブ等）を明示し、iii)書面又は電磁的方法による承諾を得ることとした。また、この明示する内容についても④に示すとおり法令に規定した。なお、承諾が本人の確定した意思に基づくことを担保し、後日のトラブルを防止する観点から、口頭による承諾は認めないこととした。

② 承諾の撤回があった場合について

相手方から、書面又は電磁的方法により電磁的方法によらない旨の申出があったときは、書面に記載すべき事項の提供等を電磁的方法によってしてはならないこととした。ただし、当該相手方が再び電磁的方法によることの承諾をした場合はこの限りでない。

③ なお、①の承諾を得る方法及び②の電磁的方法によらない旨の申出の方法については、書面又は電磁的方法であれば(1)の電磁的方法と同一、の方法である必要はないこととした。

④ 利用する電磁的方法の明示について

承諾する際に相手方に明示する内容については次のア及びイのとおりとした。

ア 書面の交付等に代えることができるものとして規定した電磁的方法のうち実際に使用する方法

イ ファイルへの記録の方式

⑤ 書面の交付等に代えることができる電磁的方法について

電磁的方法については、次のア又はイのとおりとした（以下においては、書面の交付等を行う義務を負っている者をAとし、書面の交付を受けることとされている者をBとすることとする。）

ア 電子情報処理組織を使用する方法のうち次のi)又はii)に掲げるものであること。

i) Aの使用に係る電子計算機とBの使用に係る電子計算機とを接続する電気通信回線を通じて送信し、受信者の使用に係る電子計算機に備えられたファイルに記録する方法（具体的には、電子メール等を利用する方法を想定しているもの）

ii) Aの使用に係る電子計算機に備えられたファイルに記録された書面に記載すべき事項等を電気通信回線を通じてBの閲覧に供し、Bの使用に係る電子計算機に備えられたファイルに当該事項等を記録する方法（具体的には、ウェブ（ホームページ）等を利用する方法を想定しているもの）

イ 磁気ディスク、シー・ディー・ロムその他これらに準ずる方法により一定の事項等を確実に記録しておくことができる物をもって調製するファイルに書面に記載すべき事項等を記録したものを交付する方法

⑥ 電磁的方法の技術的基準について

⑤の電磁的方法は、それぞれBがファイルへの記録を出力することによる書面を作成することができるものでなければならないことを技術的基準とした。

また、書面の交付に加えて、記名押印を義務付けているもの又は申請資料の適合性確認等を行うためにその記録の保存を義務付けているものについては、内容の真正性の確保等について

書面における記名押印と同様の効果を担保するため、記名押印に代えて、ファイルへの記録がされた書面に記載すべき事項等について、改変が行われていないかどうかを確認することができる措置（例えば、電子署名及び電子認証業務に関する法律（平成十二年法律第百二号）第二条第一項に規定する電子署名）を講じていなければならないこととした。

⑦　電子情報処理組織について

⑤の「電子情報処理組織」とは、Ａの使用に係る電子計算機と、Ｂの使用に係る電子計算機とを電気通信回線で接続した電子情報処理組織をいうこととした。

⑧　記録の保存について

交付された書面について、保存義務が規定されているものについては、当該書面の交付に代えて、電磁的方法が行われた場合には、当該書面を保存する代わりに、当該方法において作られる電磁的記録を保存しなければならないこととした。

⑨　罰則に関する経過措置について

本改正の施行前にした行為に対する罰則の適用については、なお従前の例によることとした。

3・毒物又は劇物、毒薬又は劇薬、麻薬等の譲渡の際に留意すべき事項

今回の改正により、譲渡人が譲受人に対して毒物又は劇物、毒薬又は劇薬、麻薬等（以下「毒物等」という。）を譲渡するに当たって、譲受人からその品名等を記載した書面を受けることが義務付けられている毒物及び劇物取締法、薬事法、麻薬及び向精神薬取締法等について当該書面の交付を電磁的方法によることを認めることとしているが、これは、毒物等を譲受する際に、譲渡人に提出する書面の交付に限り電磁的方法によることを認めるものであり、譲渡人が譲受人に毒物等を交付する際については、従来どおりの取扱いを維持するものである。

また、この電磁的方法は、ファイルへの記録がされた書面に記載すべき事項等について、改変が行われていないかどうかを確認することができる措置を講じていなければならないこととし、その内容の真正性等を確保しているものであるが、毒物・劇物、麻薬等の性質に鑑み、薬物乱用防止等の観点から、その譲渡に際しては、以下の点について、十分に御配慮・御協力願いたい。

①　書面の交付等に代えて電磁的方法を利用する場合は、毒物等の譲渡人は、より慎重に、使用の目的の適否の判断をし、譲受人の品目の選定、数量の多少、使用の方法等につき、誤りのないように配慮すること。

②　譲受人が常時取引関係にない一般消費者である場合など面識のない相手に対して毒物等を譲渡する際に、書面の交付等に代えて電磁的方法を利用する場合には、当該方法の顔や声により相手方を確認することができないなどの特性に鑑み、別途、本人であることの確認を行うなどその取引については慎重に行うこと。

第二　略

毒物及び劇物取締法施行令等の一部改正について

〔平成十二年十一月二十日　医薬発第千百四十三号
厚生省医薬安全局長から各都道府県知事
保健所設置市長あて
特別区長〕

標記については、毒物及び劇物取締法施行令の一部を改正する政令（平成十二年六月三十日政令第三百六十六号）（別添1）及び毒物及び劇物取締法施行規則の一部を改正する省令（平成十二年十一月二十日厚生省令第百三十四号）（別添2）が公布されたところであるが、その改正の要旨等は下記のとおりであるので、御了知の上、貴管下関係機関及び関係業者に対する周知徹底及び指導方御配慮願いたい。

また、同旨の通知を社団法人日本化学工業協会会長、全国化学工業薬品団体連合会会長、日本製薬団体連合会会長、社団法人日本薬剤師会会長及び社団法人日本化学工業品輸入協会会長あてに発出していることを申し添える。

記

第一　毒物及び劇物取締法施行令の一部改正について

1　改正の要旨

(1)　毒物劇物営業者が、毒物又は劇物を販売し、又は授与するときは、当該毒物又は劇物の性状及び取扱いに関する情報を提供しなければならないこととしたこと。

ただし、当該毒物劇物営業者により当該譲受人に対し、既に当該毒物又は劇物の性状及び取扱いに関する情報の提供が行われている場合その他厚生省令で定める場合はこの限りではないこと。（第四十条の九第一項関係）

(2)　毒物劇物営業者が、提供した毒物又は劇物の性状及び取扱いに関する情報の内容に変更を行う必要が生じたときは、変更後の当該毒物又は劇物の性状及び取扱いに関する情報を提供するよう努めなければならないこととしたこと。（第四十条の九第二項関係）

(3)　(1)及び(2)の規定は、特定毒物研究者が製造した特定毒物を譲り渡す際について準用することとしたこと。（第四十条の九第三項関係）

(4)　(1)、(2)及び(3)に定めるもののほか毒物劇物営業者又は特定毒物研究者による毒物又は劇物の譲受人に対する情報の提供に関し必要な事項は厚生省令で定めることとしたこと。（第四十条の九第四項関係）

第二　毒物及び劇物取締法施行規則の一部を改正する省令について

1　改正の要旨

(1)　改正後の毒物及び劇物取締法施行令（以下「令」という。）第四十条の九第一項ただし書の規定によるその他厚生省令で定める場合は、以下のとおりであること。（第十三条の六関係）

ア　一回につき二百mg以下の劇物を販売し、又は授与する場合

イ　令別表第一の上欄に掲げる物（現在は、塩化水素又は硫酸を含有する製剤たる劇物（住宅用の洗浄剤で液体状のものに限る。）及びジメチル―二，二―ジクロルビニルホスフエイト（別名ＤＤＶＰ）を含有する製剤（衣料用の防虫剤に限る）が該当。）を主として生活の用に供する一般消費者に対して販売し、又は授与する場合

(2)　令第四十条の九第四項の規定による厚生省令で定める必要な事項は、以下のとおりであること。

ア　情報の提供方法は、次の各号のいずれかに該当する方法により、邦文で行わなければならないこと。（第十三条の七関係）

(ア)　文書の交付

(イ)　磁気ディスクの交付、ファクシミリ装置を用いた送信その他の方法であって、当該方法により情報を提供することについて譲受人が承諾したもの

イ　情報の内容は以下のとおりであること（第十三条の八関係）

(ア)　情報を提供する毒物劇物営業者の氏名及び住所（法人にあっては、その名称及び主たる事務所の所在地）

(イ)　毒物又は劇物の別

(ウ)　名称並びに成分及びその含量

(エ)　応急措置

(オ)　火災時の措置

(カ)　漏出時の措置

(キ)　取扱い及び保管上の注意

(ク)　暴露の防止及び保護のための措置

(ケ)　物理的及び化学的性質

(コ)　安定性及び反応性

(サ)　毒性に関する情報

(シ)　廃棄上の注意

(ス)　輸送上の注意

第三　その他

1　施行期日

平成十三年一月一日から施行することとしたこと。

2　略

毒物及び劇物取締法施行令等の一部改正に伴う毒物及び劇物の性状及び取扱いに関する情報の提供の取扱いについて

平成十二年十一月二十日　医薬安第百四十一号
厚生省医薬安全局安全対策課長から各（都道府県・保健所設置市・特別区）衛生主管部（局）長あて

改正　平成十三年七月十三日　医薬化発第四十九号
厚生労働省医薬局審査管理課化学物質安全対策室長から各（都道府県・保健所設置市・特別区）衛生主管部（局）長あて

毒物及び劇物取締法施行令等の一部改正については、平成十二年十一月二十日付け医薬発第千百四十三号医薬安全局長通知が発出されたところであるが、今回の改正は毒物又は劇物による保健衛生上の危害防止に資するよう、毒物又は劇物の有害性情報に精通している毒物又は劇物の製造業者、輸入業者等が譲受人に対して毒物又は劇物の性状及び取扱いに関する情報（以下「情報」という。）を提供することとしなければならないこととしたものであり、情報の提供の細部の取扱いについては、下記のとおりとしたので、御了知の上、適正な取扱いを図るとともに、貴管下関係機関及び関係業者に対する指導方御配慮願いたい。

なお、本通知において、改正後の毒物及び劇物取締法施行令を「令」と、改正後の毒物及び劇物取締法施行規則を「規則」とそれぞれ略称する。

記

第一　情報の提供の対象

1　情報の提供は、毒物及び劇物を販売し、又は授与する場合を対象としているものであること。

2　毒物又は劇物を、継続的に又は反復して販売し、又は授与する場合などのように、当該毒物劇物営業者により、当該譲受人に対し、既に当該情報の提供が行われている場合は、重ねて、情報の提供を行わなくとも差し支えないこと。

3　規則第十三条の六第一号に規定する場合とは、一回につき二百mg以下の劇物を販売し、又は授与する場合であり、毒物を販売し、又は授与する場合については取扱量の多少にかかわらず情報の提供の対象としているものであること。

また、毒物又は劇物の含有率によって情報の提供の対象外とするものではないこと。

4　規則第十三条の六第二号に規定する場合とは、令別表第一の上欄に掲げる物を主として生活の用に供する一般消費者に対して販売し、又は授与する場合であり、毒物劇物販売業者に対して販売し、又は授与する場合は、情報の提供の対象としているものであること。

また、一般消費者への毒物又は劇物の販売については、家庭用劇物以外の販売を自粛し、代替品購入を勧めること及びやむを得ず販売する際には、一般消費者に対し必ず保管管理や廃棄の義務について説明の上販売することを毒物劇物販売業者に対し指導するようお願いしているところであるが、やむを得ず販売する場合は情報の提供が必要であること。

5　毒物劇物営業者が、毒物又は劇物の運搬又は貯蔵を他に委託する場合は、委託先業者に対する情報の提供を義務付けているものではないが、これらの者に対しても情報の提供が行われることが望ましいこと。

なお、一回につき千キログラムを超える毒物又は劇物の運搬を他に委託するときは、令第四十条の六に基づき、その荷送人は、運送人に対し、事故の際に講じなければならない応急の措置の内容等を記載した書面を交付しなければならないこととしているものであること。

第二　情報の提供方法

1　磁気ディスクの交付、送信その他の方法により情報を提供する場合は、当該方法により情報を提供することについて譲受人が承諾したものによらなければならないこととしたこと。

2　文書の交付には、毒物劇物販売業者が取り扱う毒物及び劇物の情報を取りまとめた冊子を交付することが含まれるものであること。

3　規則第十三条の七に規定する「その他の方法」には、インターネットで閲覧できるホームページが含まれるものであること。この場合は、譲受人の承諾を受けるとともに、当該ホームページのアドレスを通知すること。

4　毒物又は劇物である農薬を農家等最終使用者に販売し、又は授与する場合は情報の提供が必要であるところ、提供する情報の内容が容器に表示されており、かつ、当該方法により情報を提供することについて譲受人が承諾した場合は、表示によって情報を提供して差し支えないこと。

5　情報の提供は邦文により行わなければならないが、単位又は製品名、外国の機関名、外国文献名等の記号又は固有名詞等については、邦文中に日本語表記以外のものを含んでいても差し支えないこと。この場合において、必要に応じ、日本語による表記を併記すること。

ただし、外国語の文献をそのまま提供することは認められないこと。

第三　情報の内容について

1　成分及びその含量は、毒物及び劇物取締法第十二条第二項に基づく表示と同等のものを提供することで差し支えないこと。

2　現在、「化学物質の安全性に係る情報提供に関する指針」（平成五年厚生省及び通商産業省告示第一号）に基づき、関係事業者が自主的に化学物質安全性データシートを交付しているところ、既に作成されている化学物質安全性データシートであって、規則第十三条の八の各号に掲げる事項が記載されているものであれば、これを使用して差し支えないこと。

3　情報は、毒物劇物営業者等の責任において作成されるものであり、行政機関等の承認等は要しないこと。

4　規則第十三条の八の各号に掲げる事項が提供されていれば、項目名が必ずしも規則第十三条の八の各号と一致していなくても差し支えないこと。

5　情報を記載した文書等に、規則第十三条の八の各号に掲げる事項以外の毒物又は劇物に関する事項を記載しても差し支えないこと。

「毒物及び劇物取締法施行令等の一部改正に伴う毒物及び劇物の性状及び取扱いに関する情報の提供の取扱いについて」の一部改正について

平成十三年七月十三日
医薬化発第四十九号

厚生労働省医薬局審査管理課化学物質安全対策室長から各（都道府県 保健所設置市 特別区）衛生主管部（局）長あて

毒物及び劇物の性状及び取扱いに関する情報の提供の取り扱いについては、平成十二年十一月二十日付け医薬安第百四十一号厚生省医薬安全局安全対策課長通知「毒物及び劇物取締法施行令等の一部改正に伴う毒物及び劇物の性状及び取扱いに関する情報の提供の取扱いについて」により示しているところであるが、今般、平成十三年七月十三日付け厚生労働省令第百六十五号により毒物及び劇物取締法施行規則（昭和二十六年厚生省令第四号。以下「規則」という。）の一部を改正する省令が公布されたことに伴い、下記のとおり同通知の一部を次のとおり改正したので、改正内容を御了知の上、貴管下関係機関及び関係業者に対する指導方御配慮願いたい。

記

1　改正内容
記の第二の1中「、ファクシミリ装置を用いた送信」を削る。

2　改正に当たっての留意事項
(1)　メモリー機能を持たないファクシミリ装置あてに送信する場合は、データ受信と同時に書面に記載すべき事項が紙面上に印刷されて出力されるため、書面の交付に該当すること。
なお、この場合、毒物劇物営業者及び特定毒物研究者は当該情報の提供が譲受人に対し確実に行われたことを確認した上で毒物又は劇物を販売し、又は授与する必要があること。

(2)　メモリー機能を持つファクシミリ装置あてに送信する場合は、受信するものの内部に電子計算機が組み込まれ、ファイルが備えられているため、規則第十三条の九第二号に規定する「その他の方法」に含まれること。
なお、この場合、譲受人のファイルへの記録はファクシミリ通信の正常終了をもって確認できるものであること。

障害者等に係る欠格事由の適正化等を図るための医師法等の一部を改正する法律の施行について

（平成十三年七月十三日　医政発第七百五十四号　医薬発第七百六十五号　厚生労働省医政局長　厚生労働省医薬局長から各都道府県知事　保健所設置市市長　特別区区長あて）

平成十三年六月二十九日付けで公布された「障害者等に係る欠格事由の適正化等を図るための医師法等の一部を改正する法律」（平成十三年法律第八十七号。以下「改正法」という。）は、本年七月四日付けで公布された「障害者等に係る欠格事由の適正化等を図るための医師法等の一部を改正する法律の施行期日を定める政令」（平成十三年政令第二百三十五号）により平成十三年七月十六日より施行されることとなった。

これに伴い、本年七月四日付けで公布された障害者等に係る欠格事由の適正化等を図るための医師法等の一部を改正する法律の施行に伴う関係政令の整備等に関する政令（平成十三年七月四日）、本年七月十三日付けで公布された関係法律の施行規則についても七月十六日より施行されることとなった。

改正の趣旨、内容等については下記のとおりであり、改正法により改正された法律のうち、医政局及び医薬局が所管するもので国が免許・許認可権限を有するものの施行については、本通知により取り扱うので、御了知ありたい。また、都道府県が行う自治事務である准看護婦試験の実施、薬局開設の許可等に係る事務については、本通知により技術的助言を行うものであるので、貴職におかれては本通知を参考として適切な対応をお願いしたい。

記

第一　改正の趣旨

平成十一年八月に政府の障害者施策推進本部において決定された「障害者に係る欠格条項の見直しについて」を踏まえ、障害者の社会経済活動への参加の促進等を図るため、国民の健康及び安全に関する資格制度等において定められている障害者等に係る欠格事由の適正化等を図ること等を目的としているものであること。

なお、改正法により改正された法律のうち、医政局及び医薬局所管のものは以下のとおりである。

・医師法（昭和二十三年法律第二百一号）
・あん摩マッサージ指圧師、はり師、きゅう師等に関する法律（昭和二十二年法律第二百十七号）
・歯科医師法（昭和二十三年法律第二百二号）
・保健婦助産婦看護婦法（昭和二十三年法律第二百三号）
・歯科衛生士法（昭和二十三年法律第二百四号）
・毒物及び劇物取締法（昭和二十五年法律第三百三号）
・診療放射線技師法（昭和二十六年法律第二百二十六号）
・麻薬及び向精神薬取締法（昭和二十八年法律第十四号）
・あへん法（昭和二十九年法律第七十一号）
・歯科技工士法（昭和三十年法律第百六十八号）
・臨床検査技師、衛生検査技師等に関する法律（昭和三十三年法律第七十六号）
・薬事法（昭和三十五年法律第百四十五号）
・薬剤師法（昭和三十五年法律第百四十六号）
・理学療法士及び作業療法士法（昭和四十年法律第百三十七号）

・柔道整復師法（昭和四十五年法律第十九号）
・視能訓練士法（昭和四十六年法律第六十四号）
・臨床工学技士法（昭和六十二年法律第六十号）
・義肢装具士法（昭和六十二年法律第六十一号）
・救急救命士法（平成三年法律第三十六号）
・言語聴覚士法（平成九年法律第百三十二号）

第二　改正の内容

1．障害者等に係る欠格事由の適正化

(1)　障害者に係る絶対的欠格事由の相対的欠格事由への見直し

以下に掲げる法律につき、それぞれに定める資格制度又は許認可制度（以下「資格制度等」という。）における障害者に係る欠格事由について、障害を有していても、本人の業務遂行能力に応じて資格等を取得することができるものとする規定に改めるとともに、障害を特定しない規定としたこと。

具体的には、法律上の規定では「心身の障害により○○（資格等の名称）の業務を適正に行うことができない者として厚生労働省令で定める者」としたこと。

「厚生労働省令で定める者」の具体的内容については、資格制度等ごとに、業務の本質的部分の遂行に必要不可欠な身体又は精神の機能を明確に定めることとし、次のとおりとしたこと。

①～②（略）

③精神の機能の障害により業務を適正に行うに当たって必要な認知、判断及び意思疎通を適切に行うことができない者

・あん摩マッサージ指圧師、はり師、きゅう師等に関する法律　あん摩マッサージ指圧師免許、はり師免許又はきゅう師免許
・理学療法士及び作業療法士法　理学療法士免許又は作業療法士免許
・柔道整復師法　柔道整復師免許
・薬事法　薬局開設許可、医薬品等の製造業等の許可、又は医薬品の一般販売業等の許可
・麻薬及び向精神薬取締法　麻薬の輸入等に係る免許
・あへん法　けしの栽培許可
・毒物及び劇物取締法　特定毒物研究者の許可又は毒物劇物取扱責任者

(2)～(3)（略）

2．障害者に免許を与えるかどうかを決定するとき等の手続規定の整備

(1)　医師の診断書による障害の有無等の確認

現行制度において資格等の取得等に係る申請に際して、提出を求めている医師の診断書は、免許権者等が、申請者の障害の有無や現に使用している障害を補う手段、現に受けている治療等を把握するため、改正後も障害者に係る欠格事由を存置したすべての資格において、引き続き提出を求めることとする。

なお、診断書の様式については、別紙1を参考とする。なお、改正法の施行後においても、改正前の様式による診断書であっても受理して差し支えない。また、申請者から改正後の様式による診断書を用いた申請を希望する旨の申出があった場合には、できる限り別紙様式の複写等により対応されたい。

(2)　障害を補う手段等の考慮

免許を申請した者が、障害者に係る欠格事由に該当する者である場合において、免許を与えるかどうかを判断するに当たっては、その者が現に利用している障害を補う手段又はその者が現に受けている治療等により障害が補われ又は障害の程度が軽減されている状況を考慮するものとすること。

考慮するに当たっては、当該障害者の障害の状態により以下の判断方法に基づき手続を進めるものであること。

①（略）

②　薬剤師等の免許等の場合

ア（略）

イ　精神の機能の障害により欠格事由に該当する者

（関係制度：薬剤師免許、薬局開設の許可、医薬品等の製造業等の許可、医薬品の一般販売業等の許可、特定毒物研究者の許可、毒物劇物取扱責任者、麻薬の輸入等に係る免許、けしの栽培の許可等）

(ア)　免許又は許可の場合

①の医師等の免許の場合と同様の方法をもって免許又は許可を与えるものとすること。また、都道府県が処理することとされている事務についても、これと同等の手続をもって判断されることが望ましいこと。

(イ)　毒物劇物取扱責任者

毒物劇物取扱責任者が精神機能の障害により欠格事由に該当する者である場合においては、毒物劇物営業者が、当該障害者が業務を適正に行うに当たって必要な認知、判断及び意思疎通を適切に行うことができるかを個別に判断するものとすること。

なお、都道府県においても、確認すべき内容が変更されることに留意して、添付書類について確認されたいこと。

(3)（略）

3．（略）

4．罰則

(1)（略）

(2)　毒物及び劇物取締法及び同法施行令の罰則規定について、薬事法の罰則との均衡等を踏まえ、所要の整備をしたこと。なお、詳細については別紙五参照。

第三　障害者に係る欠格事由に該当する者で資格等を付与された者を雇用する際等における留意点

1．各資格者の教育・養成機関は、障害者に配慮した就学環境の改善等を図り、障害者の資格取得のための条件整備に努めるべきものであること。

2．障害者に係る欠格事由に該当する者で免許等を付与された者等を雇用又は配置する医療機関又は事業者は、当該障害者の適正な業務遂行が担保されるよう、当該障害者が利用している障害を補う手段又は受けている治療等を十分に把握した上で、必要に応じて、追加的な補助的手段の供与、適切な補助者の配置又は適切な設備の整備等の措置を講ずるよう努めるべきであること。

第四　障害者を雇用する際等の設備の整備その他必要な措置の事業者等への義務付け

1．薬事法関係　（略）

2．毒物及び劇物取締法関係

毒物及び劇物取締法施行令においては、特定毒物研究者が以下の障害を有する者である場合又は以下の障害を有する者を毒物劇物取扱責任者として置く場合に、保健衛生上の危害を確実に防止するため、必要な設備の整備、補助者の配置その他の措置を講じなければならないものとしたこと（令第三十六条の五）。

また、特定毒物研究者の許可の申請及び毒物劇物取扱責任者の届出に当たって、障害を補うために措置を講じる必要がある場合には、講じる措置の内容を記載した書面を添付させるものとしたこと（省令第四条の六第二項第四号、第五条第二項第五号）。

なお、都道府県においては、当該書類を新たに添付させることに留意して、講じる措置の内容が適正であることを確認されたいこと。

措置内容については、障害の内容等により異なるが、その具体例は、以下のとおりである。

(1) 聴覚の障害を有する者の場合には、異常を知らせるためのランプ又はこれに代替する設備の設置等

(2) 言語機能又は音声機能の障害を有する者の場合には、異常を研究所等内に知らせるためのサイレン又はこれに代替する設備の設置、異常を外部に知らせるためのファクシミリ装置の設置等

(3) 視覚の障害を有する者の場合には、補助者の配置等

なお、補助者については、毒物劇物営業者及び特定毒物研究者の責任において配置するものであるが、毒物劇物取扱責任者及び特定毒物研究者の業務を行うに当たり必要な認知、判断及び意志疎通を適切に補助できる者であれば特定の資格等を要するものではないこと。

第五　その他

改正法の施行後五年を目途として、各法律における障害者に係る欠格事由の在り方について、施行の状況を勘案して必要な検討を加え、必要な措置を講ずるものとすること。(改正法附則第二条)

（別紙１）

診　断　書

氏　　名		性　別	男	女	
生年月日	大正 昭和　　　年　　月　　日	年　令	才		

上記の者について、下記のとおり診断します。

1　視覚機能
　目が見えない　　□　該当しない　□　該当する
　該当する場合において補助的(又は代替)手段があればその内容(できるだけ具体的に)
　＿＿＿＿＿＿＿＿＿＿＿＿＿＿＿＿＿＿＿＿＿＿＿＿
　＿＿＿＿＿＿＿＿＿＿＿＿＿＿＿＿＿＿＿＿＿＿＿＿

2　聴覚機能
　耳が聞こえない　□　該当しない　□　該当する
　該当する場合において補助的(又は代替)手段があればその内容(できるだけ具体的に)
　＿＿＿＿＿＿＿＿＿＿＿＿＿＿＿＿＿＿＿＿＿＿＿＿
　＿＿＿＿＿＿＿＿＿＿＿＿＿＿＿＿＿＿＿＿＿＿＿＿

3　音声・言語機能
　口がきけない　　□　該当しない　□　該当する
　該当する場合において補助的(又は代替)手段があればその内容(できるだけ具体的に)
　＿＿＿＿＿＿＿＿＿＿＿＿＿＿＿＿＿＿＿＿＿＿＿＿
　＿＿＿＿＿＿＿＿＿＿＿＿＿＿＿＿＿＿＿＿＿＿＿＿

4　精神機能
　精神機能の障害
　□　明らかに該当なし　□　専門家による判断が必要　（注１）
　専門家による判断が必要な場合において診断名及び現に受けている治療の内容並びに現在の状況(できるだけ具体的に)
　＿＿＿＿＿＿＿＿＿＿＿＿＿＿＿＿＿＿＿＿＿＿＿＿
　＿＿＿＿＿＿＿＿＿＿＿＿＿＿＿＿＿＿＿＿＿＿＿＿

5　麻薬、大麻若しくはあへんの中毒
　□　なし
　□　あり

診断年月	平成　　年　　月　　日　　※詳細については別紙も可	
医　　師	病院、診療所又は介護老人保健施設等の名称	
	所　在　地	TEL
	氏　　　名	㊞

※本様式は、医師・歯科医師・保健婦助産婦看護婦等用。各資格に応じて診断項目　は変わるので、注意されたい。

(注1) 毒物劇物取扱責任者の届出の場合は、「明らかに該当なし」の確認のみ。ただし、「明らかに該当なし」の欄に印がない場合には、診断名及び既に受けている治療の内容並びに現在の状況を必要に応じて記載させること。

（別紙２）～（別紙５）　（略）

毒物及び劇物取締法施行令の一部改正について

（平成十四年十二月二十七日　医薬発第一二二七〇〇四号
厚生労働省医薬局長から各都道府県知事・保健所設置市市長・特別区区長あて）

毒物及び劇物取締法施行令の一部を改正する政令（平成十四年政令第四百六号）（別添一略）が公布されたので、下記事項に留意の上、関係各方面に対する周知徹底方御配慮願いたい。

なお、同旨の通知を全国化学工業薬品団体連合会会長、社団法人日本海事検定協会会長、社団法人日本化学工業協会会長、社団法人日本化学工業品輸入協会会長、社団法人日本薬剤師会会長、日本危険物コンテナ協会会長及び日本製薬団体連合会会長あてに発出しているので申し添える。

記

1　毒物及び劇物取締法施行令の一部改正の概要

本政令第四十条の二において、無機シアン化合物（液体状のものに限る。）又は弗《ふっ》化水素若しくはこれを含有する製剤を運搬する際の容器の基準を示しているところであるが、国際的には、本基準と異なる国際連合の専門機関の一つである国際海事機関（ＩＭＯ）の定めた国際海上危険物輸送規程（ＩＭＤＧ Code）に適合した容器が広く使用されている。

本政令は、国際輸送における運搬基準との整合性の観点から、本基準に適合する容器と同等以上と認められる国際海上危険物輸送規程に適合している容器であって厚生労働省令で定めるものについて、国内使用を可能とするものである。

2　施行期日

平成十五年二月一日から施行することとされたこと。

3　その他

今般の改正部分の新旧対照表については、別添二（略）に示すとおりであること。

なお、厚生労働省令については、公布され次第おって通知する。

毒物及び劇物取締法施行規則の一部改正について

（平成十五年一月三十一日　医薬発第〇一三一〇二〇号
厚生労働省医薬局長から各保健所設置市市長あて
都道府県知事
特別区区長）

毒物及び劇物取締法施行規則の一部を改正する省令（平成十五年厚生労働省令第五号）（別添一　略）が公布されたので、下記事項に留意の上、関係各方面に対する周知徹底方御配慮願いたい。

なお、同旨の通知を全国化学工業薬品団体連合会会長、社団法人日本海事検定協会会長、社団法人日本化学工業協会会長、社団法人日本化学工業品輸入協会会長、社団法人日本薬剤師会会長、日本危険物コンテナ協会会長及び日本製薬団体連合会会長あてに発出しているので申し添える。

記

一　毒物又は劇物を運搬する容器に関する基準の特例

毒物及び劇物取締法施行令（以下「令」という。）の一部を改正する政令（平成十四年政令第四百六号）により、無機シアン化合物たる毒物（液体状のものに限る。）又は弗化水素若しくはこれを含有する製剤の国際海事機関（ＩＭＯ）が採択した危険物の運送に関する規程に定める基準（国際海上危険物輸送規程（ＩＭＤＧ　Ｃｏｄｅ））に適合している容器であって厚生労働省令で定めるものによる運搬については、厚生労働省令で基準の特例を設けることとしたところであるが、今般、厚生労働省令で定めるものとは、ＩＭＤＧ　Ｃｏｄｅに定めるポータブルタンクを指すものとし、ポータブルタンクについては、令第四十条の二第二項から第四項までの規定は適用しないものとしたものである。

なお、ＩＭＤＧ　Ｃｏｄｅに定める基準に適合している容器には、行政庁又はその認定した機関による容器の検査及び試験（別添三参照）を受けＩＭＤＧ　Ｃｏｄｅに適合していることを示す表示板（別添四参照）が貼付されているので、監視指導を行う際には、この表示板を確認されたい。

二　電子情報処理組織による事務の取扱い

毒物劇物営業者等登録等システムに係る電子情報処理組織については、令第三十六条の九において規定していたところであるが、行政手続等における情報通信の技術の利用に関する法律（平成十四年法律第百五十一号）（以下「行政手続オンライン化法」という。）の施行に伴い、当該規定は削除されることとなっていることから、行政手続オンライン化法第四条第四項及び第六条第一項の規定に基づき、省令で規定するものである。

別添三

ＩＭＤＧ　Ｃｏｄｅに規定するポータブルタンクに係る検査及び試験の概要

１．概要

　ＩＭＤＧ　Ｃｏｄｅに適合するためには、ポータブルタンクの胴体及び付属装置は、まず使用前に初回検査を受ける必要があり、その後は、五年毎の検査及び試験（定期検査）および定期検査の間の検査及び試験（２．五年、中間検査）を受けなければならない。検査及び試験の結果、適合する場合、ポータブルタンクの外側の表示板に試験年月等が刻印されるとともに、証明書が発行される。ポータブルタンクには、検査及び試験の有効期間が満了した後では運送のために危険物を充てんしてはならないこととなっているが、検査及び試験有効期間の満了の日より前に充てんされた場合には、検査及び試験有効期間の満了の日から三ヶ月以内は輸送することができる。

２．初回検査

　設計基準等に適合していることの確認、容器の内部及び外部の外観検査、容器の水圧試験、気密試験を行わなければならない。胴体と付属設備の水圧試験を個別に実施する場合には、それらの組立て後に気密試験を行わなければならない。

３．中間検査

　容器の内部及び外部の外観検査、容器の気密試験、付属設備の作動試験を行わなければならない。

　但し、単一の物質のみを輸送するポータブルタンクについては中間試験を免除するか、または主官庁もしくは承認機関の規定した他の検査方法をもってそれらに代用することができる。

　なお、中間検査は、指定日の後三ヶ月以内に受けることができる。

４．定期検査

　容器の内部及び外部の外観検査、容器の水圧試験、付属設備の動作試験を行わなければならない。胴体と付属設備の水圧試験を個別に実施する場合には、それらの組立て後に気密試験を行わなければならない。

５．臨時検査

　臨時検査は、ポータブルタンクの明らかな損傷又は腐食部分、又は漏洩、又はその他のポータブルタンクが元のままの状態から欠陥が認められる状態の時に必要である。

別添四

ＩＭＤＧ　Ｃｏｄｅに適合するポータブルタンクに表示される表示板の表示項目

Country of manufacture（製造国）

UN　　approval country　　APPOVAL NO.

（UN の文字）　　（承認国）　　（承認番号）

Manufacturer' s name :

（製造者の名称）

Manufacturer' s serial number :

（製造番号）

Authorized body for the design approval :

（設計型式承認の承認機関）

Owner' s registration number :

（所有者の登録番号）

Year of manufacture :

（製造年）

Pressure vessel code to which the shell is designed :

（胴体を設計した圧力容器コード）

Test pressure___________bar/kPa gauge

（試験圧力）

MAWP (Maximum allowable working pressure)___________bar/kPa gauge

（最大許容使用圧力）

External design pressure ___________bar/kPa gauge

（外部設計圧力）

Design temperature range_____℃ to _____℃

（設計温度範囲）

Water capacity at 20 ℃______liters

（20 ℃時水容量）

Water capacity of each compartment at 20 ℃______liters

（20 ℃時の各区画の水容量）

Initial pressure test date and witness identification

MAWP for heating/cooling system________bar/kPa gauge

（加熱/冷却装置の最大許容使用圧力）

Shell material(s) and material standard reference :

（胴体材質及び材料標準規格）

Equivalent thickness in reference steel________mm

（標準鋼による相当板厚）

Lining material(when applicable) :

内張の材質（内張がある場合）

Date and type of most recent periodic test(s)

（直近の試験の年月）

Month_______Year_______Test pressure（試験圧力）________bar/kPa gauge

Stamp of expert who performed or witnessed the most recent test :

（直近の試験実施者の刻印）

毒物及び劇物取締法施行規則の一部改正について

（平成十六年七月二日　薬食発第〇七〇二〇〇四号
厚生労働省医薬局長から各都道府県知事
保健所設置市市長あて
特別区区長）

毒物及び劇物取締法施行規則の一部を改正する省令（平成十六年厚生労働省令第百十一号）（別添一）が公布されたので、下記事項に留意の上、関係各方面に対する周知徹底方御配慮願いたい。

なお、同旨の通知を全国化学工業薬品団体連合会会長、社団法人日本海事検定協会会長、社団法人日本化学工業協会会長、社団法人日本化学工業品輸入協会会長、社団法人日本薬剤師会会長、日本危険物コンテナ協会会長及び日本製薬団体連合会会長あてに発出しているので申し添える。

記

1　毒物又は劇物を運搬する容器に関する基準の特例

毒物及び劇物取締法施行令（以下「令」という。）第四十条の二第五項の規定により、無機シアン化合物たる毒物（液体状のものに限る。）又は弗化水素若しくはこれを含有する製剤の国際海事機関（IMO）が採択した危険物の運送に関する規程に定める基準（国際海上危険物輸送規程（IMDG Code））に適合している容器であって厚生労働省令で定めるものによる運搬については、厚生労働省令で基準の特例を定めることができるとしている。今般、厚生労働省令で定めるものにIMDG Codeに定めるロードタンクビークルを加え、ロードタンクビークルについては、令第四十条の二第二項から第四項までの規定は適用しないものとしたものである。

2　毒物又は劇物の長時間の輸送に係る基準

毒物及び劇物取締法施行令の一部を改正する政令（平成十六年政令第二百二十四号）により、令別表第二に掲げる毒物又は劇物を使用して一回につき五千キログラム以上運搬する場合であって、厚生労働省令で定める時間を超えて運搬する場合には、車両一台について運転者のほか交代して運転する者を同乗させることとしたところである。今般、令第四十条の五第二項第一号の規定に基づき交替して運転する者を同乗させなければならない厚生労働省令で定める時間を超えて運搬する場合とは、運搬の経路、交通事情、自然条件等から判断して、一人の運転者が連続して運転する時間を四時間を超える場合、又は、一人の運転者の一日当たりの運転時間を九時間を超える場合とする。

なお、本規定における時間の基準は、運転者の疲労による事故の防止の観点より定められていることから、その趣旨を踏まえ、基準時間の範囲内にあっても疲労状態に応じて適宜休憩を設けたり、交替する運転手を同乗させるなど適正な運用が図られるよう事業者等に対し指導されたい。

3　施行期日

平成十六年十月一日から施行することとする。

4　その他　（略）

爆発物の原料となり得る劇物等の適正な管理等の徹底について

（平成二十一年十二月二日 薬食総発一二〇二第四号 薬食審査発一二〇二第三二号 薬食監麻発一二〇二第八号
厚生労働省医薬食品局総務課長
厚生労働省医薬食品局審査管理課長
厚生労働省医薬食品局監視指導・麻薬対策課長
から各（都道府県 保健所設置市 特別区）衛生主管部（局）長あて）

毒物及び劇物や医薬品等の適正な管理等の推進については、かねてより種々御配慮をわずらわせているところでありますが、本年十月、毒物劇物販売業者が、爆発物を製造しようとした者に対し、毒物及び劇物取締法（以下「毒劇法」という。）で義務付けられた書面の提出を受けることなく劇物を販売したこと等により、同法違反容疑で検挙された事案を受け、今般、警察庁警備局警備企画課長、警察庁警備局公安課長及び警察庁警備局外事情報部国際テロリズム対策課長より別添のとおり依頼があったところです。

つきましては、爆発物の原料となり得る化学物質及びそれらの製剤を取り扱う薬局開設者、医薬品店舗販売業者、毒物劇物営業者、医薬品製造販売業者等に対する適切な保管管理の徹底、譲渡手続及び交付制限の厳守等のより一層の指導を行う必要があるので、下記事項に御留意の上、貴管下関係業者団体に対し傘下業者へのこれらの指導内容の周知徹底を要請する等、貴管下事業者に対する指導について格段の御配慮をお願いいたします。

また、警察官からその職務上、薬局開設者、医薬品店舗販売業者、毒物劇物営業者、医薬品製造販売業者等に係る名簿の閲覧請求があった場合には協力していただくようお願いいたします。

記

1　毒劇法に規定する毒物及び家庭用劇物以外の劇物の一般消費者への販売を自粛すること。

2　塩素酸カリウム、塩素酸ナトリウム、硝酸、硫酸、塩酸、過酸化水素、硝酸アンモニウム、尿素、アセトン、ヘキサミン及び硝酸カリウム（以下「爆発物の原料となり得る化学物質」という。）及びそれらの製剤のうち、毒劇法に規定する劇物に該当するもの（以下「爆発物の原料となり得る劇物」という。）について、同法に基づき、適切な保管管理を行うとともに、譲渡手続及び交付制限を厳守し、また、盗難又は紛失事件が発生したときは、直ちに警察署に届けること。

3　爆発物の原料となり得る化学物質及びそれらの製剤のうち、薬事法に規定する劇薬に該当するものについて、同法に基づき、適切な保管管理を行うとともに、譲渡手続及び交付制限を厳守すること。また、盗難又は紛失事件が発生したときは、直ちに警察署に届けられたいこと。

4　爆発物の原料となり得る化学物質のうち、劇物又は劇薬に該当しないものについて、販売を行った化学物質の名称（又は販売名）、数量、その他販売の記録を記載した書面（電磁的記録を含む。）を保存するよう努められたいこと。また、盗難又は紛失を防止するのに必要な措置を講じるなど、適切な保管管理を行うよう努められたいこと。さらに、盗難又は紛失事件が発生したときには、直ちに警察署に届けられたいこと。

5　爆発物の原料となり得る化学物質について、一般消費者に対してインターネットを利用した販売を行う場合、又は大量に販売を行う場合には、購入者の連絡先及び使用目的を確認・記録した上で行うこととし、使用目的が不審若しくはあいまいである者又は社会通念上妥当でないおそれがあると認められる者には、販売を差し控えるとともに、当該者の不審な動向について直ちに警察署に届けられたいこと。

毒物及び劇物取締法施行令の一部改正等について（通知）

平成二十三年二月一日　薬食発〇二〇一第一号
厚生労働省医薬局長から各都道府県知事　保健所設置市市長　特別区区長あて

毒物及び劇物取締法施行令の一部を改正する政令（平成二十二年政令第二百四十一号。以下「令」という。）（別添１）及び毒物及び劇物取締法施行規則の一部を改正する省令（平成二十三年厚生労働省令第十五号。以下「規則」という。）（別添２）が施行されたので、下記事項に留意の上、関係各方面に対する周知徹底方御配慮願いたい。

なお、同旨の通知を社団法人日本化学工業協会会長、全国化学工業薬品団体連合会会長、日本製薬団体連合会会長、社団法人日本薬剤師会会長、社団法人日本化学工業品輸入協会会長、社団法人日本海事検定協会会長及び日本危険物コンテナ協会会長宛に発出することとしていることを申し添える。

記

第一　毒物及び劇物取締法施行令の一部を改正する政令について

一　改正の内容

(1)　毒物又は劇物を運搬する容器に関する基準（令第四十条の二第二項関係）

四アルキル鉛を含有する製剤のうち自動車燃料用アンチノック剤については、国際海事機関が採択した危険物の運送に関する規程に定める基準に適合している容器であって厚生労働省令で定めるものによる運搬を可能にする。

また、本項に違反した者に対する罰則を設ける。

(2)　容器又は被包の使用（令第四十条の三第二項関係）

令第四十条の二第二項において追加した容器を運搬する際の基準について定める。具体的には、容器ごとにその内容が四アルキル鉛を含有する製剤であって、自動車燃料用アンチノック剤である旨の表示がなされていることその他の厚生労働省令で定める要件を満たすことが必要となる。

また、本項に違反した者に対する罰則を設ける。

(3)　積載の態様（令第四十条の四第二項関係）

令第四十条の二第二項において追加した容器で運搬する場合の積載の態様は以下の基準に適合しなければならないものとする。

①　容器は、その開口部が上位になるように置かれていること。

③②　容器が落下し、転倒し、又は破損することのないように積載されていること。

④　積載装置を備える車両を使用して運搬する場合には、容器が当該積載装置の長さ又は幅を超えないように積載されていること。

⑤　四アルキル鉛を含有する製剤及び四アルキル鉛を含有する製剤の空容器以外の物と混載されていないこと。

また、本項に違反した者に対する罰則を設ける。

二　施行期日

平成二十三年二月一日から施行することとしたこと。

三　経過措置等

この令の施行前にした行為に対する罰則の適用については、なお従前の例によることとしたこと。

第二　毒物及び劇物取締法施行規則の一部を改正する省令について

一　改正の内容

(1)　毒物又は劇物を運搬する容器に関する基準等（規則第十三条の二関係）

令第四十条の二第二項に規定する厚生労働省令で定める容器は、四アルキル鉛を含有する製剤（自動車燃料用アンチノック剤に限る。）の国際海事機関が採択した危険物の運送に関する規程に定めるポータブルタンクに該当するものであって、以下の要件を満たすものとする。

①　ポータブルタンクに使用される鋼板の厚さは、六ミリメートル以上であること。

②　常用の温度において六百キロパスカルの圧力（ゲージ圧力をいう。）で行う水圧試験において、漏れ、又は変形しないものであること。

③　圧力安全装置（バネ式のものに限る。以下同じ。）の

前に破裂板を備えていること。

④　破裂板と圧力安全装置との間には、圧力計を備えていること。

⑤　破裂板は、圧力安全装置が四アルキル鉛を含有する製剤（自動車燃料用アンチノック剤に限る。）の放出を開始する圧力より十パーセント高い圧力で破裂するものであること。

⑥　ポータブルタンクの底に開口部がないこと。

(2)　令第四十条の三第二項に厚生労働省令で定める要件は、以下に規定するものとする。（規則第十三条の三関係）

①　ポータブルタンク内に温度五十度において五パーセント以上の空間が残されていること。

②　ポータブルタンクごとにその内容が四アルキル鉛を含有する自動車燃料用アンチノック剤である旨の表示がなされていること。

③　自蔵式呼吸具を備えていること。

二　施行期日

公布の日（平成二十三年二月一日）から施行することとしたこと。

第三　（略）

地域の自主性及び自立性を高めるための改革の推進を図るための関係法律の整備に関する法律の施行について

（平成二十三年八月三十日　薬食発〇八三〇第三号
厚生労働省医薬局長から各都道府県知事
保健所設置市長あて
特別区長）

今般、「地域の自主性及び自立性を高めるための改革の推進を図るための関係法律の整備に関する法律」（平成二十三年法律第百五号。以下「整備法」という。）が平成二十三年八月二十六日に成立し、平成二十三年八月三十日に公布されたところである。

これに伴い、医薬食品局が所管する法律が改正され、一部は公布日（平成二十三年八月三十日）に施行され、その他については平成二十四年四月一日又は平成二十五年四月一日に施行されることとなっている。これらの改正の趣旨、内容等は下記のとおりであるので、御了知の上、その事務の運営に当たってよろしく御配慮願いたい。

記

第1　改正の趣旨

整備法は、地域主権戦略大綱（平成二十二年六月二十二日閣議決定）を踏まえ、地域の自主性及び自立性を高めるための改革を総合的かつ計画的に推進することを目的とするものである。なお、整備法により改正された法律のうち、医薬食品局所管のものは以下のとおりであること。

・毒物及び劇物取締法（昭和二十五年法律第三百三号）
・安全な血液製剤の安定供給の確保等に関する法律（昭和三十一年法律第百六十号）
・薬事法（昭和三十五年法律第百四十五号）

第2　改正の内容

1　毒物及び劇物取締法（以下、この項において「法」という。）の一部改正（整備法第三十三条関係）

地域主権戦略大綱（毒物・劇物業務上取扱者の届出受理、廃棄物の回収命令、立入検査等の事務を保健所設置市及び特別区に移譲）に基づき、毒物又は劇物の業務上取扱者に係る以下の権限・事務を、毒物又は劇物を取り扱う事業場が保健所を設置する市又は特別区の区域にある場合においては、都道府県知事から保健所設置市長又は特別区長に移譲することとしたこと。

・届出の受理（法第二十二条第一項及び第二項）
・事業廃止の届出の受理（法第二十二条第三項）
・毒物劇物取扱責任者の届出の受理（法第二十二条第四項において準用する法第七条第三項）
・廃棄物の回収等の命令（法第二十二条第四項において準用する法第十五条の三）
・報告の徴収（法第二十二条第四項において準用する法第十七条第二項）
・毒物劇物取扱責任者の変更の命令（法第二十二条第四項において準用する法第十九条第三項）
・事業場への立入検査及び毒物劇物等の収去（法第二十二条第五項において準用する法第十七条第二項）
・法令違反の際の必要な措置の命令（法第二十二条第六項）

2～3　略

第3　施行日

1　毒物及び劇物取締法の一部改正関係　平成二十四年四月一日

2〜3　略

第4　経過措置

1　毒物及び劇物取締法関係

(1)　整備法の施行前に同法による改正前の毒物及び劇物取締法（以下「旧毒劇法」という。）の規定によりされた命令その他の行為又は整備法の施行の際現に旧毒劇法の規定によりされている届出で、整備法の施行の日においてこれらの行為に係る行政事務を行うべき者が異なることとなるものは、同日以後における整備法による改正後の毒物及び劇物取締法（以下「新毒劇法」という。）の適用については、新毒劇法の相当規定によりされた命令その他の行為又は届出とみなすこととしたこと。

(2)　整備法の施行前に旧毒劇法の規定により都道府県知事に対し届出その他の手続をしなければならない事項で、整備法の施行前にその手続がされていないものについては、これを、新毒劇法の相当規定により保健所設置市長又は特別区長に対して届出その他の手続をしなければならない事項についてその手続がされていないものとみなして、新毒劇法の規定を適用することとしたこと。

第5　その他

平成二十五年四月一日施行に係る部分の関係政省令については、本年十一月中目途に公布する予定であること。

また、従来の通知の必要な読替え等については、別途通知する予定であること。

地域の自主性及び自立性を高めるための改革の推進を図るための関係法律の整備に関する法律の一部の施行に伴う厚生労働省関係政令等の整備等に関する政令及び地域の自主性及び自立性を高めるための改革の推進を図るための関係法律の整備に関する法律の一部の施行に伴う厚生労働省関係省令の整備に関する省令の施行について（通知）

（平成二十三年十二月二十一日　薬食発一二二一第一号
都道府県知事
特別区長
厚生労働省医薬局長から各保健所設置市長あて）

「地域の自主性及び自立性を高めるための改革の推進を図るための関係法律の整備に関する法律」（平成二十三年法律第百五号。以下「整備法」という。）については、平成二十三年八月三十日に公布され、同日付の厚生労働省医薬食品局長通知（平成二十三年薬食発〇八三〇第三号）にてその内容につき、通知したところである。

今般、整備法の一部の施行に伴い、厚生労働省関係政省令等について、所要の規定の整備等を行うことを内容とする、「地域の自主性及び自立性を高めるための改革の推進を図るための関係法律の整備に関する法律の一部の施行に伴う厚生労働省関係政令等の整備等に関する政令」（平成二十三年政令第四百七号。以下「整備政令」という。）及び「地域の自主性及び自立性を高めるための改革の推進を図るための関係法律の整備に関する法律の一部の施行に伴う厚生労働省関係省令の整備に関する省令」（平成二十三年厚生労働省令第百五十号。以下「整備省令」という。）が公布されたところであるが、医薬食品局関係の改正の内容等は下記のとおりであるので、御了知の上、関係者への周知を図るとともに、都道府県との事務の引継及び施行の日以後の円滑適正な事務の執行に遺漏なきよう、その事務の運営に当たってよろしく御配慮願いたい。

記

第一　改正の趣旨等

1　整備政令について

整備法による関係法律の一部改正に伴う所要の整備等を図るほか、地域主権戦略大綱（平成二十二年六月二十二日閣議決定。以下「大綱」という。）の内容を踏まえ、関係政令について所要の規定の整備を行ったものであること。

2　整備省令について

整備法による関係法律の一部改正及び整備政令による関係政令の一部改正に伴い、関係省令について所要の規定の整備を行ったものであること。

3　既存の通知等の取扱いについて

整備法、整備政令及び整備省令により移譲される事務に関する既存の通知等については、別途の通知等が発出されない限り、施行の日以後において、「都道府県」とあるのは「都道府県、保健所を設置する市及び特別区」と読み替えるなど、必要な読替えを行った上で、引き続き適用されるものであること。

第二　主な改正の内容

1　（略）

2　毒物及び劇物取締法関係

(1)　毒物及び劇物取締法施行規則関係

整備法第三十三条の規定による毒物及び劇物取締法（昭和二十五年法律第三百三号）の一部改正に伴い、毒物及び劇物取締法施行規則（昭和二十六年厚生省令第四号）の様式について、毒物又は劇物の業務上取扱者に係る権限・事務の移譲に伴う所要の整備を行うこととしたこと。

第三　その他留意すべき事項　（略）

第四　施行期日

1　（略）

2　毒物及び劇物取締法施行規則の一部改正関係　平成二十四年四月一日

第五　経過措置

1〜2　（略）

3　毒物及び劇物取締法施行規則の一部改正関係（整備省令附則第二条関係）

(1)　整備省令第四条の規定の施行の際現にある改正前の毒物及び劇物取締法施行規則の様式により使用されている書類は、改正後の様式によるものとみなすこととしたこと。

(2)　整備省令第四条の規定の施行の際現にある改正前の毒物及び劇物取締法施行規則の様式による用紙については、当分の間、これを取り繕って使用することができることとしたこと。

毒物及び劇物取締法施行規則第七条第三項に規定する「実地試験」について

（平成二十七年一月十九日　薬食化発〇一一九第一号
厚生労働省医薬食品局審査管理課化学物質安全対策室長から各（都道府県 保健所設置市 特別区）衛生主管部（局）長あて）

毒物及び劇物取締法施行規則（昭和二十六年厚生省令第四号）第七条第三項に規定する「実地試験」に関し、当該規定の運用において明確化する観点から、下記のとおり示すので御了知願いたい。

記

毒物及び劇物取締法施行規則（昭和二十六年厚生省令第四号）第七条第三項に規定する毒物劇物取扱者試験における「実地試験」については、毒物及び劇物の識別及び取扱方法について行うこととされているが、毒物又は劇物を直接に取り扱う方法によるものかどうか問わないものである。

地域の自主性及び自立性を高めるための改革の推進を図るための関係法律の整備に関する法律の施行等について

（平成二十八年三月十六日　薬生発〇三一六第一号
厚生労働省医薬・生活衛生局長から各（都道府県知事　指定都市市長　保健所設置市長　特別区長　地方厚生（支）局長）あて）

「地域の自主性及び自立性を高めるための改革の推進を図るための関係法律の整備に関する法律」（平成二十七年法律第五十号。以下「改正法」という。）については、平成二十七年六月二十六日に公布され、平成二十八年四月一日から施行することとされたところであり、これに伴い医薬・生活衛生局所管の毒物及び劇物取締法（昭和二十五年法律第三百三号）、麻薬及び向精神薬取締法（昭和二十八年法律第十四号）及び医薬品、医療機器等の品質、有効性及び安全性の確保等に関する法律（昭和三十五年法律第百四十五号）の一部が改正されます。

また、改正法の施行に伴い、「毒物及び劇物取締法施行令の一部を改正する政令」（平成二十八年政令第六十六号。以下「改正政令」という。）が平成二十八年三月十六日に公布され、並びに「麻薬及び向精神薬取締法施行規則の一部を改正する省令」（平成二十八年厚生労働省令第十六号）及び「毒物及び劇物取締法施行規則の一部を改正する省令」（平成二十八年厚生労働省令第三十二号）（以下「改正省令」と総称する。）がそれぞれ平成二十八年二月八日及び同年三月十六日に公布され、平成二十八年四月一日から施行することとされたところです。

これらの改正の趣旨、内容等については下記のとおりですので、御了知の上、貴管下市町村、関係団体、関係機関等に周知徹底を図るとともに、適切な指導を行い、その実施に遺漏なきよう、お願いいたします。

記

第一　改正の趣旨

改正法、改正政令及び改正省令は、地方分権改革に関する「平成二十六年の地方からの提案等に関する対応方針」を踏まえ、地域の自主性及び自立性を高めるための改革を推進することを目的とするものである。

第二　改正法等の内容

1　毒物及び劇物取締法関係

(1)　特定毒物研究者の許可等に係る事務・権限の移譲

特定毒物研究者の許可等に係る事務・権限について、主たる研究所の所在地が指定都市の区域にある場合にあっては、指定都市の長に移譲すること。

なお、これに伴い、特定毒物研究者の許可に関する事務・権限について、主たる研究所の所在地の都道府県知事又は指定都市の長が有することを法律において明確化し、あわせて所要の改正を行うこと。

(2)　特定毒物研究者の主たる研究所の所在地の変更

特定毒物研究者が都道府県又は指定都市の区域を異にしてその主たる研究所の所在地を変更したときは、その主たる研究所の所在地を変更した日において、その変更後の主たる研究所の所在地の都道府県知事又は指定都市の長による許可を受けたものとみなすこと。

(3)　経過措置

施行前に都道府県知事によりされた特定毒物研究者の許可等又は都道府県知事に対してされている許可等の申請等は、施行後は、指定都市の長によりされた許可等又は指定都市の長に対してされた許可等の申請とみなすこと。

施行前に都道府県知事に対してしなければならない特定毒物研究者の氏名等の変更等の届出等で、施行日前にその届出等がされていないものについては、施行後は、指定都市の長に対してその届出等がされていないものとみなして、改正後の規定を適用すること。

2〜3　(略)

第三　既存の通知等の取扱いについて

既存の通知等については、別途の通知等が発出されない限り、改正法等の内容に合わせて、「地方厚生局」を「都道府県知事」、「都道府県知事」を「指定都市の長」等と読み替えるなど、必要な読替えを行った上で、引き続き適用されるものであること。

以上

地域の自主性及び自立性を高めるための改革の推進を図るための関係法律の整備に関する法律の施行による毒物及び劇物取締法における特定毒物研究者の許可等に係る事務・権限の移譲等について

平成二十八年三月二十四日　薬生化発〇三二四第一号

厚生労働省医薬・生活衛生局審査管理課化学物質安全対策室長から各　都道府県知事・指定都市市長・保健所設置市長・特別区長　あて

「地域の自主性及び自立性を高めるための改革の推進を図るための関係法律の整備に関する法律」（平成二十七年法律第五十号。以下「改正法」という。）については、平成二十七年六月二十六日に公布され、これにより「毒物及び劇物取締法」（昭和二十五年法律第三百三号）の一部が改正され、平成二十八年四月一日から施行することとされたところです。

また、改正法の施行に向けて、「毒物及び劇物取締法施行令の一部を改正する政令」（平成二十八年政令第六十六号。以下「改正政令」という。）及び「毒物及び劇物取締法施行規則の一部を改正する省令」（平成二十八年厚生労働省令第三十二号。以下「改正省令」という。）がそれぞれ平成二十八年四月一日から施行することとされたところです。

これらの改正の趣旨、内容等については平成二十八年三月十六日薬生発〇三一六第一号厚生労働省医薬・生活衛生局長通知「地域の自主性及び自立性を高めるための改革の推進を図るための関係法律の整備に関する法律の施行等について」によるとおりですが、その運用にあたっては下記の事項にご留意の上、貴管下市町村、関係団体、関係機関等に周知徹底を図るとともに、適切な指導を行い、その実施に遺漏なきよう、お願いいたします。

なお、本通知において、地方自治法（昭和二十二年法律第六十七号）第二百五十二条の十九第一項に規定する指定都市を「指定都市」、改正後の毒物及び劇物取締法を「毒劇法」、改正後の毒物及び劇物取締法施行令（昭和三十年政令第二百六十一号）を「毒劇令」、改正後の毒物及び劇物取締法施行規則（昭和二十六年厚生省令第四号）を「毒劇則」、特定毒物研究者が都道府県又は指定都市の区域を異にして主たる研究所の所在地を変更する場合に、変更前の主たる研究所の所在地の都道府県知事又は指定都市の長を「旧管轄都道府県知事」、変更後の主たる研究所の所在地の都道府県知事及び指定都市の長を「新管轄都道府県知事」とそれぞれ略称します。

記

第一　特定毒物研究者に関する改正法の運用上の留意点

１　特定毒物研究者の許可

(1)　改正法等による改正事項について

改正法の施行に伴い、特定毒物研究者の許可に関する事務・権限について、主たる研究所の所在地が指定都市の区域にある場合にあっては、指定都市の長に移譲することとなる。

これに伴い、特定毒物研究者の許可に関する事務・権限について、主たる研究所の所在地の都道府県知事又は指定都市の長が有することが改正法において明確化されたことから、従前はいずれかの都道府県知事の許可があれば全国で特定毒物の研究を行えるとしていたところ、改正法の施行により、主たる研究所の所在地の都道府県知事又は指定都市の長の許可がない場合は、学術研究のため特定毒物

を製造・使用することができないこと。（毒劇法第三条の二）

また、特定毒物研究者の許可の申請先を、その主たる研究所の所在地の都道府県知事又は指定都市の長とした（毒劇法第六条の二）ことから、主たる研究所の所在地の都道府県知事又は指定都市の長は、特定毒物研究者の許可を与えたときは、その者に許可証を交付しなければならないこと。（毒劇令第三十四条）

(2) 許可の申請等における留意事項について

特定毒物研究者の許可は、原則として、一人の研究者につき一施設を主たる研究所とする一許可のみ与えることができるものであり、特定毒物研究者の許可の申請を受けた都道府県知事又は指定都市の長は、その特定毒物研究者の許可の申請者が他の都道府県知事又は指定都市の長の許可を受けていないことを、その特定毒物研究者の許可の申請者に対して確認すること。

特定毒物研究者が、都道府県又は指定都市の区域を異にする複数の研究所において、特定毒物の研究を行う場合、それぞれの研究所で当該研究者が研究に従事する頻度、貯蔵し又は取扱う特定毒物の数量、当該研究者の職責及びそれぞれの研究所で行われる研究が当該研究事項において占める重要度等を総合的に考慮しつつ、それぞれの研究所の所在地の都道府県知事又は指定都市の長は互いに調整の上で、それぞれの研究所のうち、いずれが主たる研究所に該当するのか判断すること。

なお、特定毒物の研究を行う研究所においては、毒劇法の趣旨に鑑み、原則としてその研究所を主たる研究所とする特定毒物研究者を研究事項ごとに一名以上置くこととし、また原則として同一の特定毒物研究者が複数の研究所を主たる研究所として登録することは出来ないものとする。ただし、複数の異なる研究事項を同一の研究所で研究するとき、ある特定毒物研究者がそれらの研究を十分に監督できると認められる場合に限り、複数の研究事項における主任研究者を兼ねることができるものとする。その場合において、使用する特定毒物の品目及び研究事項については、該当する全ての特定毒物の品目及び研究事項を申請させること。

2 特定毒物研究者の届出

特定毒物研究者の変更又は廃止の届出は、その主たる研究所の所在地の都道府県知事又は指定都市の長に対して行うこととされた。（毒劇法第十条第二項）

(1) 特定毒物研究者の主たる研究所の所在地の変更

改正法の施行に伴い、特定毒物の研究には主たる研究所の所在地の都道府県知事又は指定都市の長の許可が必要とされること、従前は最初に許可を与えた都道府県知事による特定毒物研究者の許可が全国で有効であったことに鑑み、都道府県又は指定都市の区域を異にして主たる研究所の所在地の変更が生じた場合は、毒劇法第十条第二項の届出がない場合においても、その変更が客観的に生じた日から、当該特定毒物研究者は新管轄都道府県知事の許可を得ているとみなすこと。（毒劇令第三十六条の四第一項）

都道府県又は指定都市の区域を異にして主たる研究所の所在地の変更をした特定毒物研究者からその主たる研究所の所在地の変更の届出があった場合、新管轄都道府県知事は、旧管轄都道府県知事に対してその旨を通知しなければならないこと。（毒劇令第三十六条の四第二項）

主たる研究所の所在地の変更により許可権者が変更された特定毒物研究者の許可証については、変更前の許可証に「平成××年××月××日付けで申請の許可の変更をしたことを証明する。平成〇〇年〇〇月〇〇日都道府県知事（又は指定都市の長）□□□□印（必要に応じて変更事項の内容を記載可）」の旨の裏書、同旨の通知（別添に例示）又は収受印を押した変更届の写し等のうち、いずれかの許可権者の変更を証明する書類をあわせて、変更後の許可証として運用するものとする。

許可権者の変更を許可証に裏書きする場合等において、新管轄都道府県知事は、特定毒物研究者に対して、従来から変更届に添付を必要としている研究所の設備の概要図に加えて、変更前の許可証を添付させることを求めることができるものとする。

ただし、当該特定毒物研究者が許可証の書換え交付を変更届と併せて申請した場合は、変更後の許可証を書換え交付することで足りること。

また、都道府県又は指定都市の区域を異にして主たる研究所の所在地を変更した特定毒物研究者に対する指導監督を円滑に行うため、毒劇令第三十六条の四第二項の規定による通知を受けた旧管轄都道府県知事は、特定毒物研究者名簿のうち当該特定毒物研究者に関する部分を通知した新管轄都道府県知事に送付しなければならないこと。（毒劇令第三十六条の四第三項）

なお、特定毒物研究者名簿の送付に際しては、変更前の都道府県知事の管理する当該特定毒物研究者に係る毒劇則第四条の六に規定する資料の他、必要に応じて過去の指導に係る書面等を添付されたい。また、当該特定毒物研究者が不在となった研究所が引き続き特定毒物の研究を行っている場合は、その研究所を主たる研究所とする特定毒物研究者が在籍しているか確認し、適切な指導を行うこと。

特定毒物研究者名簿の送付を受けた新管轄都道府県知事は、特定毒物研究者名簿の受領後速やかに、届出された変更事項及び毒劇則第四条の十第六号の事項について、当該特定毒物研究者名簿の整備を行うこと。

(2) 許可証の書換え交付申請等

許可証の書換え交付及び再交付の申請、並びに特定毒物研究者の許可を取り消された場合等における許可証の提出又は返納先は、当該特定毒物研究者の主たる研究所の所在地の都道府県知事とされたこと。（毒劇令三十五条、第三十六条及び第三十六条の二）

(3) 許可が失効した場合の届出

特定毒物研究者の許可が失効したとき、現に所有する特定毒物の品目及び数量を届け出る先は、失効時点の主たる研究所の所在地の都道府県知事又は指定都市の長とされたこと。（毒劇法第二十一条第一項）

3 特定毒物研究者の指導監督

特定毒物研究者についての指導監督は、平成十一年八月二十七日医薬発第一〇三六号「毒物劇物監視指導指針の制定について」による「毒物劇物監視指導指針」第二、第三の三、第四及び第五の二の特定毒物研究者に係る規定に従うこととしているが、改正法等の施行に伴う事項について以下のとおり整理する。

(1) 指導監督の権限

特定毒物研究者についての指導監督は、当該特定毒物研究者が現に研究を行っている主たる研究所の所在地の都道府県知事が行うこととしていたところ、改正法の施行により、許可の権限主体と指導監督の権限主体を、いずれも主たる研究所の所在地の都道府県知事又は指定都市の長に一致させたこと。（毒劇法第十五条の三及び第十七条第二項）

(2) 所在が把握できる特定毒物研究者への指導監督

都道府県知事又は指定都市の長は、自らの管轄下に主たる研究所が所在する特定毒物研究者に対して行う立入検査にあたっては、その特定毒物研究者に対して、その主たる研究所として申請されていない研究所にて研究を行っているか否か確認し、その従たる研究所が自らの管轄下にある場合においては、その従たる研究所を主たる研究所とする新たな他の特定毒物研究者を、その特定毒物研究者とは別に申請させる等の適当な指導を行い、又はその従たる研究所が他の都道府県知事又は指定都市の区域にある場合においては、その従たる研究所が所在する区域の都道府県知事又は指定都市の長と連携し、その従たる研究所を主たる研究所として申請している他の特定毒物研究者が在籍しているか確認の上、必要に応じて適当な指導監督を行うこと。その従たる研究所を、自らの主たる研究所として申請している特定毒物研究者がいない場合は、その従たる研究所の所在地の都道府県知事又は指定都市の長は当該研究所の保管設備等の実態を把握していないものであるから、毒劇法の趣旨に鑑み、当該研究所の所在地の都道府県知事又は指定都市の長は、当該研究所にて特定毒物の研究を行っている者に対して、当該研究所を主たる研究所とする特定毒物研究者として許可を申請させる、又は当該研究所では特定毒物を保管させない等の必要な指導監督を行うこと。

立入検査については、管轄下に主たる研究所が所在する特定毒物研究者に対して、定期的に実施すること。立入検査の結果として、特定毒物研究者が主たる研究所の所在地を変更していることが判明し、新管轄都道府県知事からの通知がない場合は、旧管轄都道府県知事から当該特定毒物研究者の住所に対して、「主たる研究所の所在地が他の都道府県又は指定都市の区域に変更になっている場合は、変更後の主たる研究所の所在地の都道府県知事又は指定都市の長まで変更後三十日以内に届け出ること」という旨を通知すること。

(3) 所在が把握できなくなった特定毒物研究者への指導監督

所在が把握できなくなった特定毒物研究者への指導監督については、把握できなくなる直前まで主たる研究所が所在していた都道府県知事又は指定都市の長が、その管轄下で、その特定毒物研究者が研究に従事していた周囲への聞き取り、厚生労働省医薬・生活衛生局審査管理課化学物質安全対策室を通じた全国の自治体に対する同名の特定毒物研究者の登録状況に関する問合せ、又は住民票による転出先の確認等（以下「通常可能な範囲の調査」という。）を行うことによって所在を追跡し、必要な指導監督を行うものとする。ただし、当該特定毒物研究者が主たる研究所の所在地を他の都道府県又は指定都市に変更していたことが判明した場合は、毒劇令第三十六条の四第一項の規定により、新管轄都道府県知事が特定毒物研究者についてその主たる研究所が変更された日に遡及して許可をしたものとみなされるため、事実を把握した旧管轄都道府県知事は新管轄都道府県知事に情報提供を行い、新管轄都道府県知事は当該特定毒物研究者に対して変更届を提出させる等の適切な指導を行うこと。

4 特定毒物研究者の処分

特定毒物研究者の処分については、平成十一年八月二十七日医薬発第一〇三六号「毒物劇物監視指導指針の制定について」による「毒物劇物監視指導指針」第六の規定に従うこととしているが、改正法等の施行に伴う事項について以下のとおり整理する。

(1) 処分の権限

特定毒物研究者の許可権限が主たる研究所の所在地の都道府県知事又は指定都市の長に移譲されたことに伴い、許可の取消し等の処分権限についても主たる研究所の所在地の都道府県知事又は指定都市の長に移譲された。（毒劇法第十九条第四項）これに伴い、従前は許可の取消し以外の処分は、特定毒物研究者の許可を与えた都道府県知事以外の都道府県知事も行うことができるとされていたが、改正法により特定毒物研究者の許可権限と指導監督権限を、主たる研究所の所在地の都道府県知事又は指定都市の長に一致させたため、処分についても主たる研究所の所在地の都道府県知事又は指定都市の長のみが行うものとし、他の都道府県知事又は指定都市の長が、主たる研究所の所在地がその区域内にない特定毒物研究者に対して適当な措置をとることが必要であると認めるときは、当該特定毒物研究者の主たる研究所の所在地の都道府県知事又は指定都市の長にその旨を通知すること。（毒劇令第三十六条の六）

毒劇令第三十六条の六の通知を受けた都道府県知事又は指定都市の長は、速やかに適当な措置の要否及び内容について検討し、必要に応じて適当な措置を行うこと。

(2) 許可の取消し処分における聴聞の公示

特定毒物研究者の主たる研究所の所在地の都道府県知事又は指定都市の長は毒劇法第十九条第四項の規定による許可の取消しに係る行政手続法第十五条第一項の通知をしたときは、聴聞の期間及び場所を公示しなければならないこと。（毒劇法第二十条第一項）

(3) 所在が把握できなくなった特定毒物研究者への処分

所在が把握できなくなった特定毒物研究者への処分は、把握できなくなる直前まで主たる研究所が所在していた都道府県知事又は指定都市の長が、その管轄下で通常可能な範囲の調査によって所在を追跡し、「毒物劇物監視指導指針」第6の規定に従い、必要な処分を行うものとする。ただし、当該特定毒物研究者が他の都道府県又は指定都市に主たる研究所の所在地を変更していたことが判明した場合は、毒劇令第三十六条の四第一項の規定により、新管轄都道府県知事が特定毒物研究者についてその主たる研究所が変更された日に遡及して許可をしたものとみなされるため、事実を把握した旧管轄都道府県知事は新管轄都道府県知事に情報提供を行い、新管轄都道府県知事は当該特定毒物研究者に対して必要な措置を行うこと。

5 特定毒物研究者名簿への記載又は記録

(1) 記載事項の追加

特定毒物研究者名簿の記載事項に許可の権限を有するものの変更があった旨及びその年月日を記載することとしたことから、当該事項は特定毒物研究者名簿の備考欄に記載すること。（毒劇則第四条の十第六号）

(2) 変更があった年月日について

特定毒物研究者の主たる研究所の所在地の変更があった年月日については、変更の届出が提出された日ではなく、変更届中の変更年月日（客観的に主たる研究所の変更が生じた日（特定毒物研究者が変更後の主たる研究所に着任した日等））を記載すること。

なお、許可の権限を有するものの変更があった場合に、変更届の提出を受ける都道府県知事又は指定都市の長は、原則として、行政事務簡素化等の観点から、変更届の記載事項中「変更年月日」について確認する変更届の他の書面の提示は求めないものとするが、必要に応じて人事異動通知書等の変更年月日について確認できる書面の提示を求めることができるものとする。

(3) 保存期間について

特定毒物研究者名簿及び当該特定毒物研究者に係る毒劇則第四条の六に規定する資料については、当該特定毒物研究者の許可が失効した年の翌年度の始期から起算して、それぞれの都道府県知事又は指定都市の長が定める保存期間の満了する日までの間、保存すること。

6 様式について

(1) 改正省令により変更された毒劇則の様式

改正省令により変更された毒劇則の様式は以下のとおりである。

別記第六号様式（第四条の六関係）：特定毒物研究者許可申請書
別記第七号様式（第四条の九関係）：特定毒物研究者許可証
別記第十一号様式の(1)（第十一条関係）：変更届
別記第十一号様式の(2)（第十一条関係）：廃止届
別記第十二号様式（第十一条の二関係）：許可証書換え交付申請書
別記第十三号様式（第十一条の三関係）：許可証再交付申請書
別記第十五号様式（第十四条関係）：毒物劇物監視員身分証明書
別記第十七号様式（第十七条関係）：特定毒物所有品目及び数量届書（失効時）

(2) 特定毒物研究者名簿の様式

特定毒物研究者名簿の様式については、昭和五十九年四月二日付け薬安第二十五号厚生省薬務局安全課長通知「行政事務の簡素合理化及び整理に関する法律の施行に伴う毒物及び劇物取締法及び関係政省令の一部改正について」の別添一にて示したものを引き続き用いること。

7 経過措置

(1) 改正法等による経過措置

改正法の施行前に特定毒物研究者の許可を受けた者は、同法の施行の日以降は、その主たる研究所の所在地の都道府県知事又は指定都市の長の許可を受けた者とみなす。（改正法附則第六条）

改正政令の施行前に申請された書換え交付又は再交付の申請は、毒劇令によりその主たる研究所の所在地の都道府県知事又は指定都市の長にされたものとみなす。（改正政令附則第2条第1項）

改正政令の施行前に交付され、又は書換え交付若しくは再交付を受けた許可証は、それぞれその主たる研究所の所在地の都道府県知事又は指定都市の長から交付され、又は書換え交付若しくは再交付を受けた許可証とみなす。（改正政令附則第二条第二項）

改正前の毒物及び劇物取締法施行令第三十六条第三項又は第三十六条の二第一項の規定により特定毒物研究者が特定毒物研究者の許可を与えた都道府県知事に返納しなければならない許可証について、改正政令の施行の日に返納されていないものについては、その主たる研究所の所在地の都道府県知事又は指定都市の長に返納されていないものとみなす。（改正政令附則第二条第三項）

改正省令の施行の際現にある改正前の毒物及び劇物取締法施行規則による様式（旧様式）により使用されている書類は、改正省令による改正後の様式によるものとみなす。また、現にある旧様式によ

る用紙については、当分の間これを取り繕って使用することができる。（改正省令附則第二条）

(2)　許可証の取扱について

改正法附則第六条の規定により主たる研究所の所在地の都道府県知事又は指定都市の長の許可を受けたとみなされた特定毒物研究者に係る許可証については、改正法の施行後、当該特定毒物研究者に新たに交付する必要はないが、当該特定毒物研究者から許可証の書換え交付の申請があったときは、許可証を書き換えて交付するなど速やかに対応すること。

また、書換え交付の申請のない特定毒物研究者の許可証については、当該特定毒物研究者について許可の変更の届出があった場合には、「第五次地方分権一括法により許可権限者を都道府県知事（又は指定都市の長）に変更する。平成二十八年四月一日」の旨を許可証に裏書きする等して当該特定毒物研究者に通知し、併せて許可の変更に係る手続を行うものとすること。

(3)　名簿の送付について

改正法の施行前に特定毒物研究者の許可を受けた者は、同法の施行の日以降は、改正法附則第六条の規定により主たる研究所の所在地の都道府県知事又は指定都市の長の許可を受けたものとみなされたところであるため、各都道府県知事は、速やかに管下の特定毒物研究者の実態把握に努め、改正法の施行前に許可を与えた特定毒物研究者の現に研究を行っている主たる研究所が、他の都道府県又は指定都市に所在する場合には、特定毒物研究者名簿のうち当該特定毒物研究者に係る部分を、主たる研究所の所在する都道府県又は指定都市に対して送付すること。なお、特定毒物研究者名簿の送付に際しては、当該特定毒物研究者に係る毒劇則第四条の六に規定する資料の他、必要に応じて過去の指導に係る書面等を添付し、円滑に引継がれたい。

また、甲都道府県知事が許可した特定毒物研究者が、改正法の施行時点において乙都道府県内にある指定都市である丙市に主たる研究所を設置している場合には、甲都道府県から丙市に対して特定毒物研究者名簿のうち当該特定毒物研究者に係る部分を送付すること。なお、特定毒物研究者名簿の送付に際しては、当該特定毒物研究者に係る毒劇則第四条の六に規定する資料の他、必要に応じて過去の指導に係る書面等を添付されたい。また、乙都道府県からも丙市に対して当該特定毒物研究者に係る毒劇則第四条の六に規定する資料の他、必要に応じて過去の指導に係る書面等を送付し、円滑に引継がれたい。

送付を受けた都道府県知事又は指定都市の長は、当該特定毒物研究者の特定毒物研究者名簿の備考欄に毒劇則第四条の十第六号の事項として、「第五次地方分権一括法による権限移譲。平成二十八年四月一日」と記載すること。

8　特定毒物研究者の資格要件

(1)　特定毒物研究者の資格については以下によって審査すること。

ア．学校教育法（昭和二十二年法律第二十六号）第八十三条に規定する大学において、薬学、医学、化学その他毒物及び劇物に関係ある学科を専攻修了した者であって、職務上特定毒物の研究を必要とする者。ただし、同一の研究施設より同一の研究事項に関し二人以上許可申請がある場合には、それぞれが許可を受けることを妨げないが、主任研究者について許可を受けることをもって足りるものとする。

イ．農業試験場、食品メーカー等において農業関係で使用される特定毒物の効力、有害性、残効性、使用方法等比較的高度の化学的知識を必要としない事項のみにつき研究を必要とする場合には、農業上必要な毒物及び劇物に関し農業用品目毒物劇物取扱責任者と同等以上の知識を有すると認められることをもって足りること。ただし、この場合、当該研究施設で農業関係の特定毒物の効力、有害性又は残効性等の研究のみを行い、これ以外の特定毒物の研究は行わないことを、特定毒物研究者許可申請書の記載事項中「特定毒物を必要とする研究事項」に記載するよう指導すること。

ウ．水質汚濁防止法（昭和四十五年法律第百三十八号）、下水道法（昭和三十三年法律第七十九号）、大気汚染防止法（昭和四十三年法律

第九十七号)等の規定に基づく分析研究を実施するため標準品としてのみ特定毒物を使用する場合の当該特定毒物研究者の資格は、一般毒物劇物取扱責任者と同等以上の知識を有すると認められることをもって足りること。ただし、この場合、特定毒物を分析研究のための標準品としてのみ使用し、それ以外の用途には用いないことを、特定毒物研究者許可申請書の記載事項中「特定毒物を必要とする研究事項」に記載するよう指導すること。

(2) 特定毒物研究者許可申請書の記載事項中「特定毒物を必要とする研究事項」並びに履歴書に記載される職歴中現在の職業の内容については特に詳細に記載するよう指導すること。

(3) 本通知の第一の八をもって、昭和三十一年七月三十一日薬事第三百三十九号厚生省薬事課長通知「特定毒物研究者の資格について」の全体及び昭和五十九年四月二日薬安第二十五号厚生省安全課長通知「行政事務の簡素合理化及び整理に関する法律の施行に伴う毒物及び劇物取締法及び関係政省令の一部改正について」第一の一については廃止すること。

9 その他

毒劇則の項ずれ等を修正する改正を行ったこと。(毒劇則第四条の五)

第二 既存の通知等の取扱いについて

既存の通知等については、別途の通知等が発出されない限り、改正法等の内容に合わせて、「都道府県知事」を「主たる研究所の所在地の都道府県知事又は指定都市の長」等と読み替えるなど、必要な読替えを行った上で、引き続き適用されるものであること。

以上

別添

特定毒物研究者許可変更済通知書(例)

年 月 日

住所
氏名　　　　　　殿

都道府県知事
指定都市の長　　印

下記の者に係る特定毒物研究者の許可についての変更を通知する。

記

(変更後)
許可番号
氏名
住所
主たる研究所の所在地
主たる研究所の名称

(変更前)
許可番号
氏名
住所
主たる研究所の所在地
主たる研究所の名称

以上

地域の自主性及び自立性を高めるための改革の推進を図るための関係法律の整備に関する法律の施行等について

平成三十年十月十七日
薬生発一〇一七第七号

厚生労働省医薬・生活衛生局長から各（地方厚生(支)局長　都道府県知事　保健所設置市長　特別区長）あて

「地域の自主性及び自立性を高めるための改革の推進を図るための関係法律の整備に関する法律」(平成三十年法律第六十六号。以下「改正法」という。)については、平成三十年六月二十七日に公布され、これに伴い医薬・生活衛生局所管の毒物及び劇物取締法(昭和二十五年法律第三百三号。以下「毒劇法」という。)の一部が改正され、平成三十二年四月一日から施行することとされたところです。

また、改正法の施行に伴い、「地域の自主性及び自立性を高めるための改革の推進を図るための関係法律の整備に関する法律の施行に伴う厚生労働省関係政令等の整理に関する政令」(平成三十年政令第二百九十一号。以下「改正政令」という。)及び「毒物及び劇物取締法施行規則の一部を改正する省令」(平成三十年厚生労働省令第百二十八号)(以下「改正省令」という。)が平成三十年十月十七日に公布され、平成三十二年四月一日から施行することとされたところです。

これらの改正の趣旨、内容等については下記のとおりですので、御了知の上、貴管下市町村、関係団体、関係機関等に周知徹底を図るとともに、適切な指導を行い、その実施に遺漏なきよう、お願いいたします。

これらの改正の趣旨、内容等については下記のとおりですので、御了知の上、貴管下市町村、関係団体、関係機関等に周知徹底を図るとともに、適切な指導を行い、その実施に遺漏なきよう、お願いいたします。

記

第一　改正の趣旨

改正法、改正政令及び改正省令は、地方分権改革に関する「平成二十九年の地方からの提案等に関する対応方針」(平成二十九年十二月二十六日閣議決定)を踏まえ、地域の自主性及び自立性を高めるための改革を推進することを目的とするものである。

第二　改正法の内容(毒劇物法関係)

(1)　毒物又は劇物の原体の製造業又は輸入業の登録等に係る事務・権限の移譲

毒物又は劇物の原体の製造業又は輸入業の登録等に係る事務・権限について、厚生労働大臣から都道府県知事に委譲すること。

これに伴い、毒物又は劇物の原体の製造業又は輸入業の登録等に係る法定受託事務及び手数料に関する規定を削除する等、所要の改正を行うこと。

(2)　経過措置

改正法の施行前に厚生労働大臣によりされた毒物若しくは劇物の原体の製造業若しくは輸入業の登録又は厚生労働大臣に対してされている登録等の申請等は、施行後は、都道府県知事によりされた登録等又は都道府県知事に対してされた登録等の申請とみなすこと。

改正法の施行前に厚生労働大臣に対してしなければならない毒物又は劇物の原体の製造業又は輸入業の登録等の申請等で、施行日前にその申請等がされていないものについては、施行後は、都道府県知事に対してその届出等がされていないものとみなして、改正後の規定を適用すること。

改正法の施行の際現に改正前の毒劇法第二十三条の規定によ

り納付すべきであった手数料及び改正法の施行前にした行為に対する罰則の適用については、なお従前の例によること。

第三　既存の通知等の取扱いについて

既存の通知等については、別途の通知等が発出されない限り、改正法等の内容に合わせて、「地方厚生局」を「都道府県知事」と読み替えるなど、必要な読替えを行った上で、引き続き適用されるものであること。

以上

地域の自主性及び自立性を高めるための改革の推進を図るための関係法律の整備に関する法律の施行による毒物及び劇物取締法における毒物又は劇物の原体の製造業又は輸入業の登録等に係る事務・権限の委譲等について

平成三十年十月十七日
薬生薬審発一〇一七第二号

厚生労働省医薬・生活衛生局医薬品審査管理課長から各 地方厚生(支)局長 都道府県知事 保健所設置市長 特別区長 あて

「地域の自主性及び自立性を高めるための改革の推進を図るための関係法律の整備に関する法律」（平成三十年法律第六十六号。以下「改正法」という。）については、平成三十年六月二十七日に公布され、これにより「毒物及び劇物取締法」（昭和二十五年法律第三百三号）の一部が改正され、平成三十二年四月一日から施行することとされたところです。

また、改正法の施行に向けて、「地域の自主性及び自立性を高めるための改革の推進を図るための関係法律の整備に関する法律の施行に伴う厚生労働省関係政令等の整理に関する政令」（平成三十年政令第二百九十一号。以下「改正政令」という。）及び「毒物及び劇物取締法施行規則の一部を改正する省令」（平成三十年厚生労働省令第百二十八号。以下「改正省令」という。）がそれぞれ平成三十年十月十七日に公布され、平成三十二年四月一日から施行することとされたところです。

これらの改正の趣旨、内容等については平成三十年十月十七日薬生発一〇一七第七号厚生労働省医薬・生活衛生局長通知「地域の自主性及び自立性を高めるための改革の推進を図るための関係法律の整備に関する法律の施行等について」のとおりですが、その運用にあたっては下記の事項にご留意の上、貴管下市町村、関係団体、関係機関等に周知徹底を図るとともに、適切な指導を行い、その実施に遺漏なきよう、お願いいたします。

なお、本通知において、改正後の毒物及び劇物取締法を「毒劇法」、改正後の毒物及び劇物取締法施行令（昭和三十年政令第二百六十一号）を「毒劇令」、改正後の毒物及び劇物取締法施行規則（昭和二十六年厚生省令第四号）を「毒劇則」、改正前の毒物及び劇物取締法を「旧毒劇法」、改正前の毒物及び劇物取締法施行令を「旧毒劇令」、改正前の毒物及び劇物取締法施行規則を「旧毒劇則」とそれぞれ略称します。

記

第一 毒物劇物の原体の製造業又は輸入業に関する改正法の運用上の留意点

1 毒物劇物の原体の製造業又は輸入業の登録

(1) 改正法等による改正事項について

改正法の施行に伴い、毒物劇物の原体の製造業又は輸入業の登録に関する事務・権限について、厚生労働大臣から都道府県知事に委譲されることとなる。

よって、毒物劇物の原体の製造業又は輸入業の登録の申請先を、その製造所又は営業所の所在地の都道府県知事とした（毒劇法第四条第一項）ことから、都道府県知事は、毒物劇物の原体の製造業又は輸入業の登録を行ったときは、その者に登録票を交付しなければならないこと。（毒劇令第三十三条）

(2) 都道府県知事が処理する事務に関する規定の削除

今回の権限委譲により、厚生労働大臣が登録の権限を有していた毒物劇物の原体の製造業又は輸入業について都道府県知事が権限を有することとなることから、厚生労働大臣の権限の一

部を都道府県が行うこととする規定を削除すること。（旧毒劇法第二十三条の三及び旧毒劇令第三十六条の七）

2　毒物劇物の原体の製造業又は輸入業の申請又は届出

(1)　毒物劇物の原体の製造業又は輸入業の登録更新申請等

毒物劇物の原体の製造業又は輸入業に係る申請又は届出については、その製造所又は営業所の所在地の都道府県知事に対して行うこと。（毒劇法第四条第一項及び第二項、第七条第三項、並びに第十条第一項）

(2)　登録票の書換え交付申請等

登録票の書換え交付及び再交付の申請、並びに毒物劇物の原体の製造業者又は輸入業者が登録を取り消された場合等における登録票の提出又は返納先は、当該製造業者又は輸入業者の製造所又は営業所の所在地の都道府県知事とされたこと。（毒劇令三十五条、第三十六条及び第三十六条の二）

(3)　登録が失効した場合の届出

毒物劇物の原体の製造業者又は輸入業者の登録が失効したとき、現に所有する特定毒物の品目及び数量を届け出る先は、失効時点の製造所又は営業所の所在地の都道府県知事とされたこと。（毒劇法第二十一条第一項）

(4)　申請書及び届出書の部数について

従前、厚生労働大臣に対して提出する申請又は届出を行うものについては、申請書又は届書を正副二通提出することとしていたが、当該規定は不要となったため、削除したこと（旧毒劇則第二十条）。

(5)　法定受託事務に関する規定の削除

都道府県が行う、毒物劇物の原体の製造業又は輸入業の登録の経由に関する事務（以下「経由事務」という。）については、地方自治法（昭和二十二年法律第六十七号）第二条第九項第一号に規定する第一号法定受託事務とされていたが、改正法の施行に伴い、当該経由事務が存在しなくなるため、削除すること。（旧毒劇法第二十三条の五、旧毒劇令第三十六条の九）

(6)　手数料に関する規定の削除

改正法の施行に伴い、厚生労働大臣に申請する際に要する手数料に関する規定が不要となるため、削除すること。（旧毒劇法第二十三条及び旧毒劇令第四十三条）

3　毒物劇物の原体の製造業又は輸入業の指導監督

毒物劇物の原体の製造業又は輸入業についての指導監督は、改正法等の施行に伴う事項について以下のとおり整理する。

(1)　指導監督の権限

毒物劇物の原体の製造業者又は輸入業者についての指導監督は、厚生労働大臣及び都道府県知事とされていたところ、改正法の施行に伴い、都道府県知事としたこと。（毒劇法第十八条第一項）

(2)　緊急時の立入検査等（国の関与等）

保健衛生上の危害を防止するため、緊急時に厚生労働大臣による毒物又は劇物の製造業者又は輸入業者への立入検査等を行うことができるものとしたこと。（毒劇法第二十三条の二）

4　毒物劇物の製造業者又は輸入業者の処分

毒物劇物の原体の製造業者又は輸入業者の処分については、平成十一年八月二十七日医薬発第一〇三六号「毒物劇物監視指導指針の制定について」による「毒物劇物監視指導指針」第六の規定に従うこととしているが、改正法等の施行に伴う事項について以下のとおり整理する。

(1)　処分の権限

毒物劇物の原体の製造業又は輸入業の登録権限がその製造所又は営業所の所在地の都道府県知事に委譲されたことに伴い、登録の取消し等の処分権限についてもその製造所又は営業所の所在地の都道府県知事に委譲された。（毒劇法第十九条第一項から第四項まで）

これに伴い、従前は毒物劇物の原体の製造業又は輸入業の登録の取消し等の処分を行う必要がある場合は、その旨を厚生労働大臣に具申することとされていたが、当該規定を削除したこと。（旧毒劇法第十九条第五項）

(2)　登録の取消し処分における聴聞の公示

毒物劇物の原体の製造業者又は輸入業者の製造所又は営業所の所在地の都道府県知事は、毒劇法第十九条第二項から第四項までの規定による登録の取消し又は毒物劇物取扱責任者の変更命令に係る行政手続法第十五条第一項の通知をしたときは、聴聞の期間及び場所を公示しなければならないこと。（毒劇法第二十条第二項）

(3) 処分の指示（国の関与等）

保健衛生上の危害を防止するため、毒物劇物の原体の製造業者又は輸入業者に関する処分について、緊急時に厚生労働大臣により都道府県知事に対して指示をすることができることとしたこと（毒劇法第十九条第五項）。

5　登録簿の送付

(1) 登録簿の送付に関する規定の削除

製造業又は輸入業の登録等については、一律に都道府県知事の権限となったことから、登録簿の送付に関する規定を削除したこと。（旧毒劇令第三十六条の八、毒劇則第二十三条）

(2) 保存期間について

毒物劇物の原体の製造業者又は輸入業者の登録簿及び当該製造業者又は輸入業者に係る毒劇則第一条等に規定する資料（登録簿の記載項目に係る資料）については、当該製造業者又は輸入業者の登録が失効した年の翌年度の始期から起算して、それぞれの都道府県知事が定める保存期間の満了する日までの間、保存すること。

6　様式について

(1) 改正省令により変更された毒劇則の様式

改正省令により変更された毒劇則の様式は以下のとおりである。

別記第1号様式（第一条関係）：毒物劇物製造業・輸入業登録申請書

別記第3号様式（第三条関係）：毒物劇物製造業（輸入業、一般販売業、農業用品目販売業、特定品目販売業）登録票

別記第4号様式（第四条関係）：毒物劇物製造業・輸入業登録更新申請書

別記第8号様式（第五条関係）：毒物劇物取扱責任者設置届

別記第9号様式（第五条関係）：毒物劇物取扱責任者変更届

別記第10号様式（第十条関係）：毒物劇物製造業・輸入業登録変更申請書

別記第11号様式の(1)（第十一条関係）：変更届

別記第11号様式の(2)（第十一条関係）：廃止届

別記第12号様式（第十一条の二関係）：登録票（許可証）書換え交付申請書

別記第13号様式（第十一条の三関係）：登録票（許可証）再交付申請書

別記第15号様式（第十四条関係）：毒物劇物監視員身分証明書

別記第16号様式（第十五条関係）：収去証

別記第17号様式（第十七条関係）：特定毒物所有品目及び数量届書（失効時）

(2) 登録簿の様式

登録簿の様式については、昭和五十九年四月二日付け薬安第二十五号厚生省薬務局安全課長通知「行政事務の簡素合理化及び整理に関する法律の施行に伴う毒物及び劇物取締法及び関係政省令の一部改正について」の別添1にて示したもののほか、磁気ディスク（これに準ずる方法により一定の事項を確実に記録することができる物を含む。）を引き続き用いること。

7　経過措置

(1) 改正法等による経過措置

改正法の施行前に毒物劇物の原体の製造業又は輸入業の登録を受けた者は、同法の施行の日以降は、その製造所又は営業所の所在地の都道府県知事の登録を受けた者とみなす。（改正法附則第十一条第一項）

改正政令の施行前に申請された書換え交付又は再交付の申請は、毒劇令によりその製造所又は営業所の所在地の都道府県知事にされたものとみなす。（改正政令附則第二条第一項）

改正政令の施行前に交付され、又は書換え交付若しくは再交付を受けた登録票は、それぞれその製造所又は営業所の所在地の都道府県知事から交付され、又は書換え交付若しくは再交付を受けた登録票とみなす。（改正政令附則第二条第二項）

旧毒劇令第三十六条第三項又は第三十六条の二第一項の規定により毒物又は劇物の製造業者又は輸入業者が毒物又は劇物の製造業又は輸入業の登録を与えた厚生労働大臣に返納しなければならない登録票について、改正政令の施行の日に返納されていないも

のについては、その製造所又は営業所の所在地の都道府県知事に返納されていないものとみなす。（改正政令附則第二条第三項）

改正省令の施行の際現にある旧毒劇則による様式（旧様式）により使用されている書類は、改正省令による改正後の様式によるものとみなす。また、現にある旧様式による用紙については、当分の間これを取り繕って使用することができる。（改正省令附則第二条）

(2) 登録票の取扱について

改正法附則第十一条第一項の規定により、その製造所又は営業所の所在地の都道府県知事の登録を受けたとみなされた毒物劇物の原体の製造業者又は輸入業者に係る登録票については、改正法の施行後、当該製造業者又は輸入業者に新たに交付する必要はないが、当該製造業者又は輸入業者から登録票の書換え交付の申請があったときは、登録票を書き換えて交付するなど速やかに対応すること。

また、書換え交付の申請のない毒物劇物の原体の製造業者又は輸入業者の登録票については、次の登録の更新等の際に登録権限者の変更の旨説明し、毒劇令の各別記様式を案内すること。

(3) 登録簿の記載について

都道府県に管内所在の毒物劇物の原体の製造業者又は輸入業者の登録簿を備えること。また、既に当該登録簿を備えている場合は、改正法附則第十一条第一項の規定により都道府県知事の登録を受けたものとみなされた登録簿については、「登録権限者の変更○○（元号）○○年四月一日」の旨を記載すること。

(4) 登録簿等の送付について

改正法の施行前に毒物劇物の原体の製造業又は輸入業の登録を受けた者は、同法の施行の日以降は、改正法附則第十一条第一項の規定によりその製造所又は営業所の所在地の都道府県知事の登録を受けたものとみなされたところであるため、各地方厚生局長は、改正法の施行前に登録を与えた毒物劇物の原体の製造業又は輸入業の登録簿について、その製造所又は営業所の所在地の各都道府県知事に対して、書面又は電子情報処理組織により送付すること。なお、登録簿の送付に際しては、当該製造業者又は輸入業者に係る毒劇則第四条の五に規定する資料の他、必要に応じて過去の指導に係る書面等を添付し、円滑に引継がれたい。

送付を受けた都道府県知事は、当該毒物劇物の原体の製造業又は輸入業の登録簿の備考欄に、「第八次地方分権一括法による権限委譲。○○（元号）○○年四月一日」と記載すること。

また、改正法及び改正政令の施行前になされた申請等について、その申請等に伴う登録票の交付が同法及び同政令の施行の日以降となる場合は、都道府県知事が交付を行うこととなることから、必要に応じて申請書等を送付するなど、円滑に引継がれたい。

(5) 登録番号について

改正法の施行後、都道府県知事が新たに登録を行った毒物劇物の原体の製造業又は輸入業の登録番号の付与の方法については、各都道府県において定めるとおり行って差し支えないこと。

なお、既に付与されている製造業又は輸入業の登録番号は、変更しないこと。また、これらの業者が登録更新を行った場合でも、登録番号は変更するものではないこと。

8　毒物劇物取扱責任者の資格要件

毒物劇物取扱責任者の資格については、「毒物及び劇物取締法に係る法定受託事務の実施について」（平成十三年二月七日付医薬化発第五号厚生労働省医薬局審査管理課化学物質安全対策室長通知）の第一の四を参考として審査すること。

9　その他

今回の権限委譲により不要となった読替規定等の削除や、毒劇則の項ずれ等を修正する改正を行ったこと。

第二　既存の通知等の取扱いについて

既存の通知等については、別途の通知等が発出されない限り、改正法等の内容に合わせて、「地方厚生局長」を「その製造所又は営業所の所在地の都道府県知事」等と読み替えるなど、必要な読替えを行った上で、引き続き適用されるものであること。

以上

押印を求める手続の見直し等のための厚生労働省関係省令の一部を改正する省令の公布及び施行並びに薬事関連通知の押印等の取扱いについて（抄）

（令和二年十二月二十五日　薬生発一二二五第三号）
（厚生労働省医薬・生活衛生局長から各（都道府県知事　保健所設置市市長　特別区長）あて）

平素より医薬品・医療機器等行政の推進に格別の御協力を賜り、厚く御礼申し上げます。

本日、押印を求める手続の見直し等のための厚生労働省関係省令の一部を改正する省令（令和二年厚生労働省令第二百八号）が公布され、同日施行されました。本省令は、厚生労働省が所管する省令において、国民や事業者に対して記名押印又は署名（以下「押印等」という。）を求める手続における国民や事業者等の押印等を不要とする改正を行うものであり、このうち薬事関係省令の改正箇所等及び施行に当たっての留意事項について、下記のとおり周知します。また、これまで医薬・生活衛生局（旧生活衛生・食品安全部を除く。）が発出した通知等における押印等の取扱いについても、併せて周知します。

御了知の上、貴管下市町村、関係団体、関係機関等へ周知徹底いただきますようお願いいたします。

記

第一　改正の趣旨

法令等又は慣行により、国民や事業者等に対して押印等を求めている行政手続については、「経済財政運営と改革の基本方針2020」（令和二年七月十七日閣議決定）及び「規制改革実施計画」（令和二年七月十七日閣議決定）に基づき、各府省は、原則として全ての見直し対象手続について、恒久的な制度対応として、年内に、規制改革推進会議が提示する基準に照らして順次、必要な検討を行い、法令、告示、通達等の改正を行う（年内の対応が困難なものについては見直しの方針を明らかにする）こととされた。

本省令は、上記計画を踏まえ、医薬品、医療機器等の品質、有効性及び安全性の確保等に関する法律施行規則（昭和三十六年厚生省令第一号）等の薬事関係省令を含め、厚生労働省が所管する省令において、国民や事業者に対して押印等を求める手続における国民や事業者等の押印等を不要とする改正を行うものである。

（参考）規制改革実施計画（令和二年七月十七日閣議決定）抄

No.6　6．デジタルガバメント分野⑶新たな取組

行政手続における書面規制・押印、対面規制の抜本的な見直し

各府省は、緊急対応として、所管する行政手続等のうち、法令等又は慣行により、国民や事業者等に対して紙の書面の作成・提出等を求めているもの、押印を求めているもの、又は対面での手続を求めているもの（以下「見直し対象手続」という。）について、優先順位の高いものから順次、規制改革推進会議が提示する基準に従い、必要な措置を講じるとともに、その周知を行う。

第二　改正省令の主な内容（薬事関係省令部分）

以下に掲げる省令において、国民や事業者等に対して押印等を求めている手続について、押印等を不要とするための規定の見直しを行うもの。

第十三条	毒物及び劇物取締法施行規則	昭和二十六年厚生省令第四号
（略）	（略）	（略）

第三　改正省令の経過措置等

本省令の施行の際現にある本省令による改正前の様式により使用されている書類は、本省令による改正後の様式によるものとする。

本省令の施行の際現にある旧様式による様式については、当分の間、これを取り繕って使用することができる。

第四　改正省令の施行に当たっての留意事項

1　申請者が本人であるか否かの確認について

本省令の施行に伴い、薬事関係省令における国民や事業者に対して押印等を求めている手続については、その押印等が不要になるが、申請があった場合は、必要に応じ本人であることを確認するための書類（マイナンバーカード、運転免許証、法人の登記書類、個人・法人の印鑑証明書、国家資格の証明書等）の提示を求めるなどにより、申請内容に虚偽や齟齬等がないかを適切に確認すること。

2　「新型コロナウイルス感染症への対応における薬事関連法令に係る行政手続の押印省略等の扱いについて」（令和二年五月八日付け事務連絡）の取扱いについて

「新型コロナウイルス感染症への対応における薬事関連法令に係る行政手続の押印省略等の扱いについて」（令和二年五月八日付け事務連絡）において、薬事関連法令の一部に基づく行政手続については、「当面の間、許認可の申請や届出等の諸手続の代表者等の押印がない場合も受け付けて差し支えないこととする。この際、押印が無い理由を様式備考欄への記載又は理由書の提出等によって求めるとともに、平常の社会活動に戻った場合には、代表者等の印が押印された申請書や届出等への差替えを求める等、必要な対応を行うこととする。」とされている（以下、当該扱いは「コロナ特例」という。）。

本省令の趣旨を踏まえ、本省令の施行日前にコロナ特例に基づき行われた申請等について、改めて押印等のなされたものへの差替え等を求めることは不要とする。

第五　医薬・生活衛生局（旧生活衛生・食品安全部を除く。）が発出した通知における押印等の取扱いについて

本省令の趣旨を踏まえ、施行日前に厚生労働省医薬・生活衛生局（旧生活衛生・食品安全部を除く。）が発出した通知であって、申請等の際に押印等を求めているものについては、押印等が無かったとしても、特段の定めのない限り、正当に申請等があったものとして受け付けることとする。ただし書き、以下（略）

以上

参考法令

地方自治法（抄）

（昭和二十二年法律第六十七号）

（手数料）
第二百二十七条　略
２　普通地方公共団体は、他の法律に定める場合のほか、政令の定めるところにより、当該普通地方公共団体の長又は委員会の権限に属する国、他の地方公共団体その他公共団体の事務で特定の者のためにするものにつき、手数料を徴収することができる。
３　略

（注）本政令は、平成三十年十月十七日政令第二百九十一号第三条　地方自治法施行令（昭和二十二年政令第十六号）の一部を次のように改正で、別表第一毒物及び劇物取締法施行令（昭和三十年政令第二百六十一号）の項を削られるが、附則第一条ただし書規定に基づいて、平成三十二年（二〇二〇年）四月一日から施行される。

地方公共団体の手数料の標準に関する政令

（平成十二年一月二十一日政令第十六号
改正　平成十三年七月四日政令第二百三十六号
平成三十年十月十七日政令第二百九十一号）

地方公共団体の手数料の標準に関する政令をここに公布する。

内閣は、地方自治法（昭和二十二年法律第六十七号）第二百二十八条第一項の規定に基づき、この政令を制定する。

地方自治法第二百二十八条第一項の手数料について全国的に統一して定めることが特に必要と認められるものとして政令で定める事務（以下「標準事務」という。）は、次の表の上欄に掲げる事務とし、同項の当該標準事務に係る事務のうち政令で定めるもの（以下「手数料を徴収する事務」という。）は、同表の上欄に掲げる標準事務についてそれぞれ同表の中欄に掲げる事務とし、同項の政令で定める金額は、同表の中欄に掲げる手数料を徴収する事務についてそれぞれ同表の下欄に掲げる金額とする。

標準事務	手数料を徴収する事務	金額
一～四十　（略）	（略）	（略）
四十一　柵状		
四十二　削除		
四十三　削除		
四十四～百五　（略）	（略）	（略）

（注）本則の表四十一の項から四十三の項までについては、平成三十年十月十七日政令第二百九十一号に基づいて削除される。なお、本政令附則第一条ただし書規定により、平成三十二年（二〇二〇年）四月一日から施行される。

備考
一　この表中の用語の意義及び字句の意味は、それぞれ上欄に規定する法律（これに基づく政令を含む。）又は政令における用語の意義及び字句の意味によるものとする。
二　この表の下欄に掲げる金額は、当該下欄に特別の計算単位の定めのあるものについてはその計算単位についての金額とし、その他のものについては一件についての金額とする。

附　則
１　この政令は、平成十二年四月一日から施行する。
２　地方公共団体手数料令（昭和三十年政令第三百三十号）は、廃止する。

附　則（平成三十年十月十七日政令第三百九十一号）　抄
（施行期日）

第一条　この政令〔地域の自主性及び自立性を高めるための改革の推進を図るための関係法律の整備に関する法律の施行に伴う厚生労働省関係政令等の整理に関する政令〕は、地域の自主性及び自立性を高めるための改革の推進を図るための関係法律の整備に関する法律の施行の日（平成三十一年六月一日）から施行する。ただし、第二条及び第四条並びに次条及び附則第三条の規定は、平成三十二年四月一日から施行する。

（地方自治法施行令の一部改正）

第三条　地方自治法施行令（昭和二十二年政令第十六号）の一部を次のように改正する。

別表第一毒物及び劇物取締法施行令（昭和三十年政令第二百六十一号）の項を削る。

これ以降における改正附則については、略。

◎農薬取締法

（
昭和二十三年七月一日法律第八十二号
改正　昭和二十四年五月三十一日法律第十五号
同　昭和二十五年四月二十八日号法律第百十三号
同　昭和二十六年四月二十日法律第百五十一号
同　昭和三十七年九月十五日法律第百六十一号
同　昭和三十八年四月十一日法律第八十七号
同　昭和四十六年一月十四日法律第一号
同　昭和四十六年五月三十一日法律第八十八号
同　昭和五十三年四月二十四日法律第二十七号
同　昭和五十三年七月五日号法律第八十七号
同　昭和五十六年五月十九日法律第四十五号
同　昭和五十八年五月二十五号法律第五十七号
同　昭和五十八年十二月二日号法律第七十八号
同　昭和五十八年十二月十日号法律第八十三号
同　昭和五十九年五月一日号法律第二十三号
同　平成五年十一月十二日号法律第八十九号
同　平成十一年七月十六日法律第八十七号
同　平成十一年十二月二十二日法律第百八十八号
同　平成十二年五月三十一日法律第九十一号
同　平成十四年十二月十一日法律第百四十一号
同　平成十五年六月十一日法律第七十三号
同　平成十六年五月二十六日法律第五十三号
同　平成十七年四月二十七日法律第三十三号
同　平成十九年三月三十日法律第八号
同　平成二十六年六月十三日法律第六十九号
同　平成三十年六月十五日法律第五十三号
）

目次

第一章　総則

（目的）

第一条　この法律は、農薬について登録の制度を設け、販売及び使用の規制等を行うことにより、農薬の安全性その他の品質及びその安全かつ適正な使用の確保を図り、もって農業生産の安定と国民の健康の保護に資するとともに、国民の生活環境の保全に寄与することを目的とする。

（定義）

第二条　この法律において「農薬」とは、農作物（樹木及び農林産物を含む。以下「農作物等」という。）を害する菌、線虫、だに、昆虫、ねずみ、草その他の動植物又はウイルス（以下「病害虫」と総称する。）の防除に用いられる殺菌剤、殺虫剤、除草剤その他の薬剤（その薬剤を原料又は材料として使用した資材で当該防除に用いられるもののうち政令で定めるものを含む。）及び農作物等の生理機能の増進又は抑制に用いられる成長促進剤、発芽抑制剤その他の薬剤（肥料取締法（昭和二十五年法律第百二十七号）第二条第一項に規定する肥料を除く。）をいう。

2　前項の防除のために利用される天敵は、この法律の適用については、これを農薬とみなす。

3　この法律において「農薬原体」とは、農薬の原料であって、有効成分及びその製造の結果残存する有効成分以外の成分から成るものをいう。

4　この法律において「製造者」とは、農薬を製造し、又は加工する者をいい、「輸入者」とは、農薬を輸入する者をいい、「販売者」とは、農薬を販売（販売以外の授与を含む。以下同じ。）する者をいう。

第二章　登録

（農薬の登録）

第三条　製造者又は輸入者は、農薬について、農林水産大臣の登録を受けなければ、これを製造し若しくは加工し、又は輸入してはならない。ただし、その原材料に照らし農作物等、人畜及び生活環境動植物（その生息又は生育に支障を生ずる場合には人の生活環境の保全上支障を生ずるおそれがある動植物をいう。以下同じ。）に害を及ぼすおそれがないことが明らかなものとして農林水産大臣及び環境大臣が指定する農薬（以下「特定農薬」という。）を製造し若しくは加工し、又は輸入する場合、第三十四条第一項の登録に係る農薬で同条第六項において準用する第十六条の規定による表示のあるものを輸入する場合その他農林水産省令・環境省令で定める場合は、この限りでない。

2　前項の登録の申請は、次に掲げる事項を記載した申請書及び農薬の安全性その他の品質に関する試験成績を記載した書類その他第四項の審査のために必要なものとして農林水産省令で定める資料を提出して、これをしなければならない。この場合において、試験成績のうち農林水産省令で定めるもの（以下「特定試験成績」という。）は、その信頼性を確保するために必要なものとして農林水産省令で定める基準に従って行われる試験（以下「基準適合試験」という。）によるものでなければならない。

一　氏名（法人の場合にあつては、その名称及び代表者の氏名。第十二号を除き、以下同じ。）及び住所

二　農薬の種類、名称、物理的化学的性状並びに有効成分とその他の成分との別にその各成分の種類及び含有濃度（第十一号に掲げる事項を除く。）

三　適用病害虫の範囲（農作物等の生理機能の増進又は抑制に用いられる薬剤にあつては、適用農作物等の範囲及び使用目的。以下同じ。）、使用方法及び使用期限

四　人畜に有毒な農薬については、その旨、使用に際して講ずべき被害防止方法及び解毒方法

五　生活環境動植物に有毒な農薬については、その旨

六　引火し、爆発し、又は皮膚を害する等の危険のある農薬については、その旨

七　農薬の貯蔵上又は使用上の注意事項（第四号に掲げる事項を除く。）

八　農薬の製造場の名称及び所在地

九　製造し、又は加工しようとする農薬については、製造方法及び製造責任者の氏名

十　販売しようとする農薬については、その販売に係る容器又は包装の種類及び材質並びにその内容量

十一　農薬原体の有効成分以外の成分の種類及び含有濃度

十二　農薬原体を製造する者の氏名（法人の場合にあつては、その名称）及び住所並びに農薬原体の製造場の名称及び所在地

十三　農薬原体の主要な製造工程

3　第一項の登録の申請をする者は、当該申請に係る農薬の農薬原体が、現に同項又は第三十四条第一項の登録を受けている農薬の農薬原体とその成分及び毒性の強さにおいて同等であるときは、農林水産省令で定めるところにより、前項の規定により提出すべき資料の一部を省略することができる。

4　農林水産大臣は、第一項の登録の申請を受けたときは、最新の科学的知見に基づき、第二項の申請書及び資料に基づく当該申請に係る農薬の安全性その他の品質に関する審査を行うものとする。

5　農林水産大臣は、独立行政法人農林水産消費安全技術センター（以下「センター」という。）に、前項の審査に関する業務の一部を行わせることができる。

6　農林水産大臣は、第一項の登録の申請に係る農薬が、病害虫の防除若しくは農作物等の生理機能の増進若しくは抑制において特に必要性が高いもの又は適用病害虫の範囲及び使用方法が類似する他の農薬と比較して特に安全性が高いものと認めるときは、当該申請に係る農薬についての第四項の審査を、他の農薬の審査に優先して行うように努めるものとする。

7　第四項の審査の実施に関して必要な事項は、農林水産省令で定める。

8　第一項の登録の申請をする者は、実費を勘案して政令で定める額の手数料を納付しなければならない。

9　農林水産大臣は、次条第一項の規定により登録を拒否する場合を除き、第一項の登録の申請に係る農薬を登録し、かつ、次に掲げる事項を記載した登録票を交付しなければならない。

一　登録番号及び登録年月日

二　第二項第二号、第三号、第四号（被害防止方法に係る部分に限る。）、第八号及び第十一号に掲げる事項

三　水質汚濁性農薬（第二十六条第二項に規定する水質汚濁性農薬をいう。第十六条第五号及び第二十条において同じ。）に該当する農薬にあつては、「水質汚濁性農薬」という文字

四　製造者又は輸入者の氏名及び住所

（登録の拒否）

第四条　農林水産大臣は、前条第四項の審査の結果、次の各号のいずれかに該当すると認めるときは、同条第一項の登録を拒否しなければならない。

一　提出された書類の記載事項に虚偽の事実があるとき。

二　特定試験成績が基準適合試験によるものでないとき。

三　当該農薬の薬効がないと認められるとき。

四　申請書の記載に従い当該農薬を使用する場合に農作物等に害があるとき。

五　当該農薬を使用するときは、使用に際し、前条第二項第四号の被害防止方法を講じた場合においてもなお人畜に被害を生ずるおそれがあるとき。

六　前条第二項第三号に掲げる事項についての申請書の記載に従い当該農薬を使用する場合に、その使用に係る農作物等への当該農薬の成分（その成分が化学的に変化して生成したものを含む。次号において同じ。）の残留の程度からみて、当該農作物等又は当該農作物等を家畜の飼料の用に供して生産される畜産物の利用が原因となつて人に被害を生ずるおそれがあるとき。

七　前条第二項第三号に掲げる事項についての申請書の記載に従い当該農薬を使用する場合に、その使用に係る農地等の土壌への当該農薬の成分の残留の程度からみて、当該農地等において栽培される農作物等又は当該農作物

等を家畜の飼料の用に供して生産される畜産物の利用が原因となって人に被害を生ずるおそれがあるとき。
八　当該種類の農薬が、その相当の普及状態の下に前条第二項第三号に掲げる事項についての申請書の記載に従い一般的に使用されるとした場合に、その生活環境動植物に対する毒性の強さ及びその毒性の相当日数にわたる持続性からみて、多くの場合、その使用に伴うと認められる生活環境動植物の被害が発生し、かつ、その被害が著しいものとなるおそれがあるとき。
九　当該種類の農薬が、その相当の普及状態の下に前条第二項第三号に掲げる事項についての申請書の記載に従い一般的に使用されるとした場合に、多くの場合、その使用に伴うと認められる公共用水域（水質汚濁防止法（昭和四十五年法律第百三十八号）第二条第一項に規定する公共用水域をいう。第二十六条において同じ。）の水質の汚濁が生じ、かつ、その汚濁に係る水（その汚濁により汚染される水産動植物を含む。同条において同じ。）の利用が原因となって人畜に被害を生ずるおそれがあるとき。
十　当該農薬の名称が、その主成分又は効果について誤解を生ずるおそれがあるものであるとき。
十一　前各号に掲げるもののほか、農作物等、人畜又は生活環境動植物に害を及ぼすおそれがある場合として農林水産省令・環境省令で定める場合に該当するとき。
2　前項第五号に掲げる場合に該当するかどうかの基準は、農林水産大臣が定めて告示する。
3　第一項第六号から第九号までのいずれかに掲げる場合に該当するかどうかの基準は、環境大臣が定めて告示する。

（承継）
第五条　第三条第一項の登録を受けた者について相続、合併又は分割（その登録に係る農薬の製造若しくは加工又は輸入の事業の全部又は一部を承継させるものに限る。）があったときは、相続人（相続人が二人以上ある場合において、その全員の同意によりその登録に係る農薬の製造若しくは加工又は輸入の事業を承継すべき相続人を選定したときは、その者）、合併後存続する法人若しくは合併により設立した法人又は分割によりその登録に係る農薬の製造若しくは加工若しくは輸入の事業を承継した法人は、その登録を受けた者の地位を承継する。
2　第三条第一項の登録を受けた者がその登録に係る農薬の製造若しくは加工又は輸入の事業の全部又は一部の譲渡しをしたときは、譲受人は、その登録を受けた者の地位を承継する。
3　前二項の規定により第三条第一項の登録を受けた者の地位を承継した者は、相続の場合にあっては相続後遅滞なく、合併及び分割並びに事業の譲渡しの場合にあっては合併若しくは分割又は事業の譲渡しの日から二週間以内に、その旨を農林水産大臣に届け出て、登録票の書替交付（一の農薬の製造若しくは加工又は輸入の事業の一部につき分割により事業を承継し、又は事業の譲渡しを受けた者にあっては、登録票の交付）を申請しなければならない。
4　前項の規定により登録票の書替交付又は交付の申請をする者は、実費を勘案して政令で定める額の手数料を納付しなければならない。

（登録を受けた者の義務）
第六条　第三条第一項の登録を受けた者（専ら自己の使用のため当該農薬を製造し若しくは加工し、又は輸入する者を除く。）は、農林水産省令で定めるところにより、登録票を、製造者にあっては主たる事務所に備え付け、かつ、その写しをその主たる製造場に、輸入者にあっては主たる事務所に備え付けて置かなければならない。
2　第三条第一項の登録を受けた者は、同条第二項第一号、第四号（被害防止方法に係る部分を除く。）、第五号から第十号まで、第十二号又は第十三号に掲げる事項に変更を生じたときは、その変更を生じた場合にあっては、その変更後の製造工程により製造された農薬原体を原料とする農薬の製造若しくは加工又は輸入を開始した日）から二週間以内に、その理由を付してその旨を農林水産大臣に届け出、かつ、変更のあった事項が登録票の記載事項に該当する場合にあっては、その書替交付を申請しなければならない。
3　登録票を滅失し、又は汚損した者は、遅滞なく、農林水産大臣にその旨を届け出て、その再交付を申請しなければならない。
4　前二項の規定により登録票の書替交付又は再交付の申請をする者については、前条第四項の規定を準用する。
5　第三条第一項の登録を受けた者がその登録に係る農薬の製造若しくは加工又は輸入を廃止したときは、その廃止の日から二週間以内に、その旨を農林水産大臣に届け出なければならない。
6　第三条第一項の登録を受けた法人が解散したときは、合併により解散した場合を除き、その清算人は、その解散の日から二週間以内に、その旨を農林水産大臣に届け出なければならない。

（申請による変更の登録）
第七条　第三条第一項の登録を受けた者は、その登録に係る同条第二項第三号、第四号（被害防止方法に係る部分に限る。）又は第十一号に掲げる事項を変更しようとするときは、農林水産省令で定める事項を記載した申請書、登録票及び農薬の安全性その他の品質に関する試験成績を記載した書類その他次項の審査のために必要なものとして農林水産省令で定める資料を農林水産大臣に提出して、変更の登録を申請しなければならない。この場合において、特定試験成績は、基準適合試験によるものでなければならない。

2　農林水産大臣は、前項の規定による申請を受けたときは、最新の科学的知見に基づき、同項の申請書及び資料に基づく当該申請に係る農薬の安全性その他の品質に関する審査を行うものとする。

3　農林水産大臣は、センターに、前項の審査に関する業務の一部を行わせることができる。

4　農林水産大臣は、第一項の規定による申請に係る農薬が、病害虫の防除若しくは農作物等の生理機能の増進若しくは抑制において特に必要性が高いもの又は適用病害虫の範囲及び使用方法が類似する他の農薬と比較して特に安全性が高いものと認めるときは、当該申請に係る農薬についての第二項の審査を、他の農薬の審査に優先して行うように努めるものとする。

5　第二項の審査の実施に関して必要な事項は、農林水産省令で定める。

6　第一項の規定による申請をする者は、実費を勘案して政令で定める額の手数料を納付しなければならない。

7　農林水産大臣は、次項の規定により変更の登録を拒否する場合を除き、変更の登録をし、かつ、登録票を書き替えて交付しなければならない。

8　農林水産大臣は、第二項の審査の結果、第四条第一項各号のいずれかに該当すると認めるときは、第一項の変更の登録を拒否しなければならない。

（再評価）

第八条　第三条第一項の登録を受けた者は、農林水産大臣が農薬の範囲を指定して再評価を受けるべき旨を公示したときは、当該指定に係る農薬について、農林水産大臣の再評価を受けなければならない。

2　前項の規定による再評価（以下この条において単に「再評価」という。）は、同一の有効成分を含む農薬について、農林水産大臣が初めて当該有効成分を含む農薬に係る第三条第一項又は第三十四条第一項の登録をした日から起算して農林水産省令で定める期間ごとに行うものとする。

3　第一項の公示においては、再評価を受けるべき者が提出すべき農薬の安全性その他の品質に関する試験成績を記載した書類その他の資料及びその提出期限を併せて公示するものとする。この場合において、特定試験成績は、基準適合試験によるものでなければならない。

4　農林水産大臣は、再評価においては、最新の科学的知見に基づき、前項の資料に基づく第一項の指定に係る農薬の安全性その他の品質に関する審査を行うものとする。

5　農林水産大臣は、センターに、前項の審査に関する業務の一部を行わせることができる。

6　第四項の審査の実施に関して必要な事項は、農林水産省令で定める。

7　再評価を受けようとする者は、農林水産大臣に、第三項の提出期限までに、同項の資料を提出するとともに実費を勘案して政令で定める額の手数料を納付しなければならない。

（再評価等に基づく変更の登録及び登録の取消し）

第九条　農林水産大臣は、前条第三項の提出期限までに同項の資料の提出又は同条第七項の手数料の納付がなかったときは、当該農薬につき、その登録を取り消すことができる。

2　農林水産大臣は、前条第四項の審査の結果、第四条第一項各号のいずれかに該当すると認めるときは、当該農薬の安全性その他の品質の確保に必要な限度において、当該農薬につき、その登録に係る第三条第二項第三号、第四号（被害防止方法に係る部分に限る。）若しくは第十一号に掲げる事項を変更する登録をし、又はその登録を取り消すことができる。

3　農林水産大臣は、前項に規定する場合のほか、現に登録を受けている農薬が、その登録に係る第三条第二項第三号及び第四号（被害防止方法に係る部分に限る。）に掲げる事項を遵守して使用されるとした場合においてもなおその使用に伴って第四条第一項第四号から第九号まで又は第十一号のいずれかに規定する事態が生ずると認められるに至った場合において、これらの事態の発生を防止するため必要があるときは、その必要の範囲内において、当該農薬につき、その登録に係る第三条第二項第三号、第四号（被害防止方法に係る部分に限る。）若しくは第十一号に掲げる事項を変更する登録をし、又はその登録を取り消すことができる。

4　農林水産大臣は、前三項の規定により変更の登録をし、又は登録を取り消したときは、遅滞なく、当該処分の相手方に対し、その旨及び理由を通知し、かつ、変更の登録の場合にあっては、変更後の第三条第二項第三号、第四号（被害防止方法に係る部分に限る。）又は第十一号に掲げる事項を記載した登録票を交付しなければならない。

5　農林水産大臣は、第一項から第三項までの規定による処分についての審査請求がされたときは、その審査請求がされた日（行政不服審査法（平成二十六年法律第六十八号）第二十三条の規定により不備を補正すべきことを命じた場合にあっては、当該不備が補正された日）から二月以内にこれについて裁決をしなければならない。

（水質汚濁性農薬の指定等に伴う変更の登録）

第十条　農林水産大臣は、第二十六条第一項の規定により水質汚濁性農薬の指定があり、又はその指定の解除があったときは、現に登録を受けている農薬で、その指定又は指定の解除に伴い水質汚濁性農薬に該当し、又は該当しないこととなったものにつき、遅滞なく、その旨の変更の登録をしなければならない。

2　農林水産大臣は、前項の規定により変更の登録をしたときは、遅滞なく、当該農薬に係る第三条第一項の登録を受けている者に対し、その旨を通知し、かつ、変更後の同条第九項第三号に掲げる事項を記載した登録票を交付しなければならない。

（登録の失効）

第十一条　次の各号のいずれかに該当する場合には、第三条第一項の登録は、その効力を失う。

一　登録に係る第三条第二項第二号に掲げる事項に変更を生じたとき。

二　第三条第一項の登録を受けた者が、その登録に係る農薬の製造若しくは加工又は輸入を廃止した旨を届け出たとき。

三　第三条第一項の登録を受けた法人が解散した場合において、その清算が結了したとき。

（登録票の返納）

第十二条　次の各号のいずれかに該当する場合には、第三条第一項の登録を受けた者（前条第三号の場合には、清算人）は、遅滞なく、登録票（第二号に該当する場合には、変更前の第三条第二項第三号、第四号（被害防止方法に係る部分に限る。）若しくは第十一号又は第九項第三号に掲げる事項を記載した登録票）を農林水産大臣に返納しなければならない。

一　前条の規定により登録がその効力を失ったとき。

二　第九条第二項若しくは第三項又は第十条第一項の規定により変更の登録がされたとき。

三　第九条第一項から第三項まで又は第三十一条第一項の規定により登録が取り消されたとき。

（登録に関する公告）

第十三条　農林水産大臣は、第三条第一項の登録をしたとき、第九条第一項から第三項までの規定により変更の登録をし、若しくは登録を取り消したとき、第十条第一項の規定により変更の登録をしたとき、第十一条の規定により登録が失効したとき、又は第三十一条第一項の規定により登録を取り消したときは、遅滞なく、その旨及び次に掲げる事項を公告しなければならない。

一　登録番号

二　農薬の種類及び名称

三　製造者又は輸入者の氏名及び住所

（情報の公表等）

第十四条　農林水産大臣は、農薬の安全性その他の品質に関する試験成績の概要、農薬原体の主たる成分その他の登録を受けた農薬に関する情報を公表するように努めるものとする。

2　製造者又は輸入者は、その製造し若しくは加工し、又は輸入する農薬について、登録の変更、取消し又は失効があったときは、販売者及び農薬使用者に対し、その旨を周知するように努めるものとする。

（科学的知見の収集等）

第十五条　農林水産大臣は、この章の規定の円滑な実施を図るため、農薬の安全性その他の品質に関する科学的知見の収集、整理及び分析を行うように努めるものとする。

第三章　販売の規制

（製造者及び輸入者の農薬の表示）

第十六条　製造者又は輸入者は、その製造し若しくは加工し、又は輸入した農薬を販売するときは、その容器（容器に入れないで販売する場合にあっては、その包装）に次に掲げる事項の表示をしなければならない。ただし、特定農薬を製造し若しくは加工し、又は輸入してこれを販売するとき、又は輸入者が、第三十四条第一項の登録に係る農薬で同条第六項において準用するこの条の規定による表示のあるものを輸入してこれを販売するときは、この限りでない。

一　登録番号

二　登録に係る農薬の種類、名称、物理的化学的性状並びに有効成分とその他の成分との別にその各成分の種類及び含有濃度（第三条第二項第十一号に掲げる事項を除く。）

三　内容量

四　登録に係る適用病害虫の範囲及び使用方法

五　水質汚濁性農薬に該当する農薬にあっては、「水質汚濁性農薬」という文字

六　人畜に有毒な農薬については、その旨、使用に際して講ずべき被害防止方法及び解毒方法

七　生活環境動植物に有毒な農薬については、その旨

八　引火し、爆発し、又は皮膚を害する等の危険のある農薬については、その旨

九　農薬の貯蔵上又は使用上の注意事項（第六号に掲げる事項を除く。）

十　農薬の製造場の名称及び所在地
十一　最終有効年月

（販売者の届出）
第十七条　販売者（製造者又は輸入者に該当する者（専ら特定農薬を製造し若しくは加工し、又は輸入する者を除く。）を除く。第二十九条第一項及び第三項並びに第三十一条第四項において同じ。）は、農林水産省令で定めるところにより、その販売所ごとに、次に掲げる事項を当該販売所の所在地を管轄する都道府県知事に届け出なければならない。当該事項に変更を生じたときも、同様とする。
一　氏名及び住所
二　当該販売所
2　前項の規定による届出は、新たに販売を開始する場合にあってはその開始の日までに、販売所を増設し、又は廃止した場合にあってはその増設又は廃止の日から二週間以内に、同項各号に掲げる事項に変更を生じた場合にあってはその変更を生じた日から二週間以内に、これをしなければならない。

（販売者についての農薬の販売の制限又は禁止等）
第十八条　販売者は、容器又は包装に第十六条（第三十四条第六項において準用する場合を含む。以下この条及び第二十四条第一号において同じ。）の規定による表示のある農薬及び特定農薬以外の農薬を販売してはならない。
2　農林水産大臣は、第九条第二項又は第三項（これらの規定を第三十四条第六項において準用する場合を含む。）の規定により変更の登録をし、又は登録を取り消した場合、第十条第一項（第三十四条第六項において準用する場合を含む。）の規定により変更の登録をした場合その他の場合において、農薬の使用に伴って第四条第一項第四号から第九号まで又は第十一号のいずれかに規定する事態が発生することを防止するため必要があるときは、その必要の範囲内において、農林水産省令で定めるところにより、販売者に対し、農薬につき、第十六条の規定による容器又は包装の表示を変更しなければその農薬を販売してはならないことその他の販売の制限をし、又はその販売を禁止することができる。
3　前項の規定により第十六条の規定による容器又は包装の表示を変更しなければ農薬の販売をしてはならない旨の制限が定められた場合において、販売者が当該表示をその制限の内容に従い変更したときは、その変更後の表示は、同条の規定により製造者又は輸入者がした容器又は包装の表示とみなす。
4　製造者又は輸入者が製造し若しくは加工し、又は輸入した農薬について第二項の規定によりその販売が禁止された場合には、製造者若しくは輸入者又は販売者は、当該農薬を農薬使用者から回収するように努めるものとする。

（回収命令等）
第十九条　農林水産大臣は、販売者が前条第一項若しくは第二項又は第三十一条第三項の規定に違反して農薬を販売した場合において、当該農薬の使用に伴って第四条第一項第四号から第九号まで又は第十一号のいずれかに規定する事態が発生することを防止するため必要があるときは、その必要の範囲内において、当該販売者に対し、当該農薬の回収を図ることその他必要な措置をとるべきことを命ずることができる。

（帳簿）
第二十条　製造者、輸入者及び販売者（専ら自己の使用のため農薬を製造し若しくは加工し、又は輸入する者その他農林水産省令で定める者を除く。）は、農林水産省令で定めるところにより、帳簿を備え付け、これに農薬の種類別に、製造者及び輸入者にあってはその製造又は輸入数量及び譲渡先別譲渡数量を、販売者（製造者又は輸入者に該当する者を除く。第三十一条第二項において同じ。）にあってはその譲受数量及び譲渡数量（水質汚濁性農薬に該当する農薬については、その譲受数量及び譲渡先別譲渡数量）を記載し、これを保存しなければならない。

（虚偽の宣伝等の禁止）
第二十一条　製造者、輸入者（輸入の媒介を行う者を含む。）又は販売者は、その製造し、加工し、輸入（輸入の媒介を含む。）し、若しくは販売する農薬の有効成分の含有濃度若しくはその効果に関して虚偽の宣伝をし、又は第三条第一項若しくは第三十四条第一項の登録を受けていない農薬について当該登録を受けていると誤認させるような宣伝をしてはならない。
2　製造者又は輸入者は、その製造し、加工し、又は輸入する農薬について、その有効成分又は効果に関して誤解を生ずるおそれのある名称を用いてはならない。

（除草剤を農薬として使用することができない旨の表示）
第二十二条　除草剤（農薬以外の薬剤であって、除草に用いられる薬剤その他除草に用いられるおそれがある薬剤として政令で定めるものをいう。以下同じ。）を販売する者（以下「除草剤販売者」という。）は、除草剤を販売するときは、農林水産省令で定めるところにより、その容器又は包装に、当該除草剤を農薬として使用することができない旨の表示をしなければならない。ただし、当該除草剤の容器又は包装にこの項の規定による表示がある場合は、この限りでない。

2　除草剤販売者（除草剤の小売を業とする者に限る。）は、農林水産省令で定めるところにより、その販売所ごとに、公衆の見やすい場所に、除草剤を農薬として使用することができない旨の表示をしなければならない。

（勧告及び命令）

第二十三条　農林水産大臣は、除草剤販売者が前条の規定を遵守していないと認めるときは、当該除草剤販売者に対し、必要な措置をとるべき旨の勧告をすることができる。

2　農林水産大臣は、前項の規定による勧告を受けた除草剤販売者が、正当な理由がなくてその勧告に係る措置をとらなかったときは、当該除草剤販売者に対し、その勧告に係る措置をとるべきことを命ずることができる。

第四章　使用の規制等

（使用の禁止）

第二十四条　何人も、次に掲げる農薬以外の農薬を使用してはならない。ただし、試験研究の目的で使用する場合、第三条第一項の登録を受けた者が製造し若しくは加工し、又は輸入したその登録に係る農薬を自己の使用に供する場合その他の農林水産省令・環境省令で定める場合は、この限りでない。

一　容器又は包装に第十六条の規定による表示のある農薬（第十八条第二項の規定によりその販売が禁止されているものを除く。）

二　特定農薬

（農薬の使用の規制）

第二十五条　農林水産大臣及び環境大臣は、農薬の安全かつ適正な使用を確保するため、農林水産省令・環境省令で、現に第三条第一項又は第三十四条第一項の登録を受けている農薬その他の農林水産省令・環境省令で定める農薬について、その種類ごとに、その使用の時期及び方法その他の事項について農薬を使用する者が遵守すべき基準を定めなければならない。

2　農林水産大臣及び環境大臣は、必要があると認められる場合には、前項の基準を変更することができる。

3　農薬使用者は、第一項の基準（前項の規定により当該基準が変更された場合には、その変更後の基準）に違反して、農薬を使用してはならない。

（水質汚濁性農薬の使用の規制）

第二十六条　政府は、政令で、次に掲げる要件の全てを備える種類の農薬を水質汚濁性農薬として指定する。

一　当該種類の農薬が相当広範な地域においてまとまって使用されているか、又は当該種類の農薬の普及の状況からみて近くその状態に達する見込みが確実であること。

二　当該種類の農薬が相当広範な地域においてまとまって使用されるときは、一定の気象条件、地理的条件その他の自然的条件の下では、その使用に伴うと認められる公共用水域の水質の汚濁が生じ、その汚濁による生活環境動植物の被害が発生し、かつ、その被害が著しいものとなるおそれがあるか、又はその汚濁に係る水の利用が原因となって人畜に被害を生ずるおそれがあるかのいずれかであること。

2　都道府県知事は、前項の規定により指定された水質汚濁性農薬（以下単に「水質汚濁性農薬」という。）に該当する農薬につき、当該都道府県の区域内における当該農薬の使用の見込み、その区域における自然的条件その他の条件を勘案して、その区域内におけるその使用に伴うと認められる公共用水域の水質の汚濁が生じ、その汚濁による生活環境動植物の被害が発生し、かつ、その被害が著しいものとなるおそれがあるか、又はその汚濁に係る水の利用が原因となって人畜に被害を生ずるおそれがあるときは、政令で定めるところにより、これらの事態の発生を防止するため必要な範囲内において、規則で、地域を限り、当該農薬の使用につきあらかじめ都道府県知事の許可を受けるべき旨（国の機関が行う当該農薬の使用については、あらかじめ都道府県知事に協議すべき旨）を定めることができる。

（農薬の使用に関する理解等）

第二十七条　農薬使用者は、農薬の使用に当たっては、農薬の安全かつ適正な使用に関する知識と理解を深めるように努めるとともに、農業改良助長法（昭和二十三年法律第百六十五号）第八条第一項に規定する普及指導員若しくは植物防疫法（昭和二十五年法律第百五十一号）第三十三条第一項に規定する病害虫防除員又はこれらに準ずるものとして都道府県知事が指定する者の指導を受けるように努めるものとする。

（農林水産大臣、環境大臣及び都道府県知事の援助）

第二十八条　農林水産大臣、環境大臣及び都道府県知事は、農薬について、その使用に伴うと認められる人畜、農作物等若しくは生活環境動植物の被害、水質の汚濁又は土壌の汚染を防止するため必要な知識の普及、その生産、使用等に関する情報の提供その他その安全かつ適正な使用及びその安全性その他の品質の確保に関する助言、指導その他の援助を行うように努めるものとする。

第五章　監督

（報告及び検査）

第二十九条　農林水産大臣又は環境大臣は製造者、輸入者、販売者若しくは農薬使用者若しくは除草剤販売者又は農薬原体を製造する者その他の関係者に対し、都道府県知事は販売者に対し、第三条第一項、第四条第一項、第七条第八項、第九条第二項及び第三項、第十条第一項、第十六条、第十八条第一項及び第二項、第十九条、第二十一条、第二十三条、第二十四条、第二十五条第三項、第二十六条第一項並びに第三十一条第一項及び第二項の規定の施行に必要な限度において、農薬の製造、加工、輸入、販売若しくは使用若しくは除草剤の販売若しくは農薬原体の製造その他の事項に関し報告を命じ、又はその職員にこれらの者から検査のため必要な数量の農薬若しくはその原料若しくは除草剤を集取させ、若しくは必要な場所に立ち入り、農薬の製造、加工、輸入、販売若しくは使用若しくは除草剤の販売若しくは農薬原体の製造その他の事項の状況若しくは帳簿、書類その他必要な物件を検査させることができる。ただし、農薬若しくはその原料又は除草剤を集取させるときは、時価によってその対価を支払わなければならない。

2　都道府県知事は、農林水産省令・環境省令で定めるところにより、前項の規定により得た報告又は検査の結果を農林水産大臣又は環境大臣に報告しなければならない。

3　第一項に定めるもののほか、農林水産大臣又は環境大臣は製造者、輸入者若しくは農薬使用者若しくは除草剤販売者又は農薬原体を製造する者その他の関係者に対し、都道府県知事は販売者又は水質汚濁性農薬の使用者に対し、この法律を施行するため必要があると認めるときは、農薬の製造、加工、輸入、販売若しくは使用若しくは除草剤の販売若しくは農薬原体の製造その他の事項に関し報告を命じ、又はその職員にこれらの者から検査のため必要な数量の農薬若しくはその原料若しくは除草剤を集取させ、若しくは必要な場所に立ち入り、農薬の製造、加工、輸入、販売若しくは使用若しくは除草剤の販売若しくは農薬原体の製造その他の事項の状況若しくは帳簿、書類その他必要な物件を検査させることができる。ただし、農薬若しくはその原料又は除草剤を集取させるときは、時価によってその対価を支払わなければならない。

4　第一項又は前項の場合において、第一項又は前項に掲げる者から要求があったときは、第一項又は前項の規定により集取又は立入検査をする職員は、その身分を示す証明書を示さなければならない。

5　第一項及び第三項の規定による集取及び立入検査の権限は、犯罪捜査のために認められたものと解釈してはならない。

（センターによる検査）

第三十条　農林水産大臣は、前条第一項の場合において必要があると認めるときは、センターに、製造者、輸入者、販売者若しくは農薬使用者又は農薬原体を製造する者その他の関係者から検査のため必要な数量の農薬若しくはその原料を集取させ、又は必要な場所に立ち入り、農薬の製造、加工、輸入、販売若しくは使用若しくは農薬原体の製造その他の事項の状況若しくは帳簿、書類その他必要な物件を検査させることができる。ただし、農薬又はその原料を集取させるときは、時価によってその対価を支払わなければならない。

2　農林水産大臣は、前項の規定によりセンターに集取又は立入検査を行わせる場合には、センターに対し、当該集取又は立入検査の期日、場所その他必要な事項を示してこれを実施すべきことを指示するものとする。

3　センターは、前項の指示に従って第一項の集取又は立入検査を行ったときは、農林水産省令で定めるところにより、同項の規定により得た検査の結果を農林水産大臣に報告しなければならない。

4　前条第四項及び第五項の規定は、第一項の規定による集取又は立入検査について準用する。

（監督処分）

第三十一条　農林水産大臣は、製造者又は輸入者がこの法律の規定に違反したときは、これらの者に対し、農薬の販売を制限し、若しくは禁止し、又はその製造者若しくは輸入者に係る第三条第一項の規定による登録を取り消すことができる。

2　農林水産大臣は、販売者が第十八条第一項若しくは第二項、第十九条又は第二十一条第一項の規定に違反したときは、当該販売者に対し、農薬の販売を制限し、又は禁止することができる。

3　農林水産大臣は、その定める検査方法に従い、センターに農薬を検査させた結果、農薬の品質、包装等が不良となったため、農作物等、人畜又は生活環境動植物に害があると認められるときは、当該農薬の販売又は使用を制限し、又は禁止することができる。

4　都道府県知事は、販売者がこの法律の規定（第十八条第一項及び第二項、第十九条並びに第二十一条第一項の規定を除く。）に違反したときは、当該販売者に対し、農薬の販売を制限し、又は禁止することができる。

(聴聞の方法の特例)

第三十二条　前条第一項の規定による登録の取消しに係る聴聞の期日における審理は、公開により行わなければならない。

(登録の制限)

第三十三条　第三十一条第一項の規定により登録を取り消された者は、取消しの日から一年間は、当該農薬について更に登録を受けることができない。

第六章　外国製造農薬

(外国製造農薬の登録)

第三十四条　外国において本邦に輸出される農薬を製造し、又は加工してこれを販売する事業を営む者は、当該農薬について、農林水産大臣の登録を受けることができる。

2　前項の登録を受けようとする者は、本邦内において品質の不良な農薬の流通の防止に必要な措置をとらせるための者を、本邦内に住所を有する者(外国法人で本邦内に事務所を有するものの当該事務所の代表者を含む。)のうちから、当該登録の申請の際選任しなければならない。

3　第一項の登録を受けた者(以下「登録外国製造業者」という。)は、前項の規定により選任した者(以下「国内管理人」という。)を変更したときは、その変更の日から一月以内に、その理由を付してその旨を農林水産大臣に届け出なければならない。

4　登録外国製造業者は、農林水産省令で定めるところにより、帳簿を備え付け、これに第一項の登録に係る農薬の種類別に、その製造数量及び譲渡先別譲渡数量(本邦に輸出されるものに限る。)を記載し、その記載した事項をその国内管理人に通知するとともに、これを保存しなければならない。

5　国内管理人は、農林水産省令で定めるところにより、帳簿を備え付け、これに前項の規定により通知された事項を記載し、これを保存しなければならない。

6　第三条第二項から第九項まで、第四条、第十一条及び第十三条の規定は第一項の登録について、第五条から第八条まで、第十条第二項、第十二条及び第十六条(ただし書を除く。)の規定は登録外国製造業者について、第九条及び第十条第一項の規定は第一項の登録に係る農薬について、第十四条第二項、第十八条第四項及び第二十一条の規定は第一項の登録外国製造業者及びその国内管理人について、それぞれ準用する。この場合において、第三条第二項第一号中「氏名(法人の」とあるのは「第三十四条第一項の登録を受けようとする者及びその者が同条第二項の規定により選任した者の氏名(法人の」と、同項第九号中「製造し、又は加工しようとする農薬については、製造方法」とあるのは「農薬の製造方法」と、同条第九項第四号中「製造者又は輸入者」とあるのは「第三十四条第一項の登録を受けた者」と、第五条第一項中「製造若しくは加工又は輸入の事業の」とあるのは「製造業(農薬を製造し、又は加工してこれを販売する事業をいう。以下同じ。)の」と、「製造若しくは加工又は輸入の事業を」とあるのは「製造業を」と、「製造若しくは加工若しくは輸入の事業」とあるのは「製造業」と、同条第二項中「製造若しくは加工又は輸入の事業」とあるのは「製造業」と、同条第三項中「二週間」とあるのは「一月」と、「製造若しくは加工又は輸入の事業」とあるのは「製造業」と、第六条第二項中「農薬の製造若しくは加工又は輸入」とあるのは「第三十四条第一項の登録に係る農薬で本邦に輸出されるものの製造又は加工」と、「二週間」とあるのは「一月」と、同条第五項中「製造若しくは加工又は輸入」とあるのは「製造業」と、「二週間」とあるのは「一月」と、同条第六項中「二週間」とあるのは「一月」と、第十一条第二号中「第三条第一項」とあるのは「第三十四条第一項」と、「製造若しくは加工又は輸入」とあるのは「製造業」と、同条第三号中「第三条第一項」とあるのは「第三十四条第一項」と、第十二条第三号及び第十三条中「第三十一条第一項」とあるのは「第三十七条第一項」と、同条第三号中「製造者又は輸入者」とあるのは「第三十四条第一項の登録を受けた者及びその者が同条第二項の規定により選任した者」と、第十四条第二項中「その製造し若しくは加工し、又は輸入する農薬」とあるのは「第三十四条第一項の登録に係る農薬で本邦に輸出されるもの」と、第十六条中「その製造し若しくは加工し、又は輸入した農薬を」とあるのは「第三十四条第一項の登録に係る農薬で本邦に輸出されるものを製造し、又は加工してこれを」と、第十八条第四項中「製造者又は輸入者が製造し若しくは加工し、又は輸入した」とあるのは「当該登録外国製造業者が製造し、又は加工して販売した」と、第二十一条中「その製造し、加工し、輸入(輸入の媒介を含む。)し、若しくは販売する農薬」とあり、及び「その製造し、加工し、又は輸入する農薬」とあるのは「第三十四条第一項の登録に係る農薬で本邦に輸出されるもの」と読み替えるものとする。

(国内管理人に係る報告及び検査)

第三十五条　農林水産大臣又は環境大臣は、国内管理人に対し、その業務に関し報告を命じ、又はその職員に必要な場所に立ち入り、帳簿、書類その他必要な物件を検査させることができる。

2　農林水産大臣は、前項の場合において必要があると認めるときは、センターに、必要な場所に立ち入り、帳簿、書類その他必要な物件を検査させることができる。

3　第二十九条第四項及び第五項の規定は第一項の規定による立入検査について、第三十条第二項から第四項までの規定は前項の規定による立入検査について、それぞれ準用する。

（外国製造農薬の輸入者の届出）

第三十六条　第三十四条第一項の登録に係る農薬の輸入者（当該農薬の登録外国製造業者又はその国内管理人である場合を除く。）は、次に掲げる事項を農林水産大臣に届け出なければならない。当該事項に変更を生じたとき、及び当該輸入者がその輸入を廃止したときも、同様とする。

一　輸入する農薬の登録番号

二　輸入者の氏名及び住所

2　前項の規定による届出は、新たに第三十四条第一項の登録に係る農薬の輸入を開始する場合にあってはその開始の日の二週間前までに、前項各号に掲げる事項に変更を生じた場合又はその輸入を廃止した場合にあってはその変更を生じた日又はその輸入を廃止した日から二週間以内に、これをしなければならない。

（外国製造農薬の登録の取消し等）

第三十七条　農林水産大臣は、次の各号のいずれかに該当するときは、登録外国製造業者に対し、その登録を取り消すことができる。

一　農林水産大臣又は環境大臣が必要があると認めて登録外国製造業者に対しその業務に関し報告を求めた場合において、その報告がされず、又は虚偽の報告がされたとき。

二　農林水産大臣又は環境大臣が、必要があると認めて、その職員又はセンターに登録外国製造業者から検査のため必要な数量の当該登録に係る農薬若しくはその原料を時価により対価を支払って集取させ、又は必要な場所においてその業務の状況若しくは帳簿、書類その他必要な物件についての検査をさせようとした場合において、その集取又は検査が拒まれ、妨げられ、又は忌避されたとき。

三　国内管理人が欠けた場合において新たに国内管理人を選任しなかったとき。

四　登録外国製造業者又はその国内管理人がこの法律の規定に違反したとき。

2　前項の規定により登録を取り消された者は、取消しの日から一年間は、当該農薬について更に登録を受けることができない。

3　第九条第五項の規定は第一項の規定による登録の取消しについて、第三十二条の規定は同項の規定による登録の取消しに係る聴聞について、それぞれ準用する。

第七章　雑則

（センターに対する命令）

第三十八条　農林水産大臣は、第三条第五項、第七条第三項及び第八条第五項（これらの規定を第三十四条第六項において準用する場合を含む。）に規定する審査、第三十条第一項の集取及び立入検査、第三十一条第三項の検査並びに第三十五条第二項の立入検査の業務の適正な実施を確保するため必要があると認めるときは、センターに対し、当該業務に関し必要な命令をすることができる。

（農業資材審議会）

第三十九条　農林水産大臣は、第二条第一項の政令の制定若しくは改廃の立案をしようとするとき、第三条第一項の登録をしようとするとき（同条第三項に規定する場合を除く。）、第四条第二項（第三十四条第六項において準用する場合を含む。）の基準を定め、若しくは変更しようとするとき、第七条第七項（第三十四条第六項において準用する場合を含む。）の規定により変更の登録をしようとするとき（農業資材審議会が軽微な事項の変更と認める場合を除く。）、第九条第二項若しくは第三項（これらの規定を第三十四条第六項において準用する場合を含む。）の規定により変更の登録をし、若しくは登録を取り消そうとするとき、第十八条第二項の農林水産省令を制定し、若しくは改廃しようとするとき、第三十一条第三項に規定する農薬の検査方法を決定し、若しくは変更しようとするとき、又は第三十四条第一項の登録をしようとするとき（同条第六項において準用する第三条第三項に規定する場合を除く。）は、農業資材審議会の意見を聴かなければならない。

2　環境大臣は、第四条第三項（第三十四条第六項において準用する場合を含む。）の基準を定め、若しくは変更しようとするとき、又は第二十六条第一項若しくは第二項の政令の制定若しくは改廃の立案をしようとするときは、農業資材審議会の意見を聴かなければならない。

3　農林水産大臣及び環境大臣は、第三条第一項の規定により特定農薬を指定し、若しくは変更しようとするとき、又は第二十五条第一項の農林水産省令・環境省令を制定し、若しくは改廃しようとするときは、農業資材審議会の意見を聴かなければならない。

（協議等）

第四十条　農林水産大臣は、水質汚濁性農薬について、第十八条第二項の農林水産省令を制定し、又は改廃しようとするときは、環境大臣に協議しなければならない。

2　環境大臣は、第四条第三項（第三十四条第六項において準用する場合を含む。次項において同じ。）の規定により第四条第一項第六号又は第七号に掲げる場合に該当するかどうかの基準を定め、又は変更しようとするときは、厚生労働大臣の公衆衛生の見地からの意見を聴かなければならない。

3　環境大臣は、第四条第三項の規定により同条第一項第六号又は第七号に掲げる場合に該当するかどうかの基準を定め、又は変更しようとするときは、厚生労働大臣に対し、資料の提供その他必要な協力を求めることができる。

4　農林水産大臣及び環境大臣は、第二十五条第一項の農林水産省令・環境省令を制定し、又は改廃しようとするときは、厚生労働大臣の公衆衛生の見地からの意見を聴かなければならない。

（国際的動向への配慮等）

第四十一条　農林水産大臣及び環境大臣は、この法律の施行に当たつては、農薬の安全性その他の品質の確保に関する国際的動向に十分配慮するとともに、関係行政機関の長と密接な連携を図らなければならない。

（適用の除外）

第四十二条　農薬を輸出するために製造し、加工し、若しくは販売する場合又は除草剤を輸出するために販売する場合には、この法律は、適用しない。

（都道府県が処理する事務）

第四十三条　第二十三条及び第三十一条第二項の規定による農林水産大臣の権限並びに第二十九条第一項及び第三項の規定による農林水産大臣又は環境大臣の権限に属する事務の一部は、政令で定めるところにより、都道府県知事が行うこととすることができる。

（権限の委任）

第四十四条　第二十三条、第二十九条第一項及び第三項並びに第三十一条第二項の規定による農林水産大臣の権限は、農林水産省令で定めるところにより、その一部を地方農政局長に委任することができる。

2　第二十九条第一項及び第三項の規定による環境大臣の権限は、環境省令で定めるところにより、その一部を地方環境事務所長に委任することができる。

（事務の区分）

第四十五条　第二十九条第一項及び第二項の規定により都道府県が処理することとされている事務は、地方自治法（昭和二十二年法律第六十七号）第二条第九項第一号に規定する第一号法定受託事務とする。

（経過措置）

第四十六条　この法律の規定に基づき命令を制定し、又は改廃する場合においては、その命令で、その制定又は改廃に伴い合理的に必要と判断される範囲内において、所要の経過措置（罰則に関する経過措置を含む。）を定めることができる。

第八章　罰則

第四十七条　次の各号のいずれかに該当する者は、三年以下の懲役若しくは百万円以下の罰金に処し、又はこれを併科する。

一　第三条第一項又は第七条第一項の規定に違反して農薬を製造し若しくは加工し、又は輸入した者

二　第十六条の規定による表示をせず、又は虚偽の表示をして農薬を販売した者

三　第十八条第一項、第二十一条（第三十四条第六項において準用する場合を含む。）、第二十四条又は第二十五条第三項の規定に違反した者

四　第十八条第二項の農林水産省令の規定による制限又は禁止に違反した者

五　第十九条又は第二十三条第二項の規定による命令に違反した者

六　第二十六条第二項の規定により定められた規則の規定に違反して都道府県知事の許可を受けないで水質汚濁性農薬に該当する農薬を使用した者

七　第三十一条第一項から第四項までの規定による制限又は禁止に違反した者

第四十八条　次の各号のいずれかに該当する者は、六月以下の懲役若しくは三十万円以下の罰金に処し、又はこれを併科する。

一　第六条第二項の規定による届出をせず、若しくは虚偽の届出をし、又は申請をしなかつた者

二　第十七条第一項又は第三十六条第一項の規定による届出をせず、又は虚偽の届出をした者

三　第二十条又は第三十四条第五項の規定に違反して帳簿を備え付けず、帳簿に記載せず、若しくは虚偽の記載をし、又は帳簿を保存しなかつた者

四　第二十九条第一項若しくは第三項の規定による報告を怠り、若しくは虚偽の報告をし、又は同条第一項若しくは第三項若しくは第三十条第一項の規定による集取若しくは検査を拒み、妨げ、若しくは忌避した者

五　第三十五条第一項の規定による報告を怠り、若しくは虚偽の報告をし、又は同項若しくは同条第二項の規定による検査を拒み、妨

げ、若しくは忌避した者

第四十九条　次の各号のいずれかに該当する者は、三十万円以下の罰金に処する。

一　第五条第三項又は第六条第三項の規定による届出をせず、若しくは虚偽の届出をし、又は申請をしなかった者

二　第六条第一項又は第十二条の規定に違反した者

三　第六条第五項又は第六項の規定による届出をせず、又は虚偽の届出をした者

第五十条　法人の代表者又は法人若しくは人の代理人、使用人その他の従業者が、その法人又は人の業務に関して、次の各号に掲げる規定の違反行為をしたときは、行為者を罰するほか、その法人に対して当該各号に定める罰金刑を、その人に対して各本条の罰金刑を科する。

一　第四十七条第一号、第三号（第十八条第一項に係る部分に限る。）、第四号又は第五号（第十九条に係る部分に限る。）一億円以下の罰金刑

二　第四十七条（前号に係る部分を除く。）又は前二条各本条の罰金刑

第五十一条　第四十七条の犯罪に係る農薬で犯人が所有し、又は所持するものは、その全部又は一部を没収することができる。犯罪の後、犯人以外の者が情を知ってその農薬を取得した場合においても同様とする。

2　前項の場合において、その農薬の全部又は一部を没収することができないときは、その価額を追徴することができる。

第五十二条　第三十八条の規定による命令に違反した場合には、その違反行為をしたセンターの役員は、二十万円以下の過料に処する。

附　則

1　この法律は、その公布の後一箇月を経過した日から、これを施行する。

2　この法律施行前から製造され、加工され、又は輸入されていた農薬については、この法律施行後三箇月を限り、第二条〔農薬の登録〕第一項及び第七条〔製造者及び輸入者の農薬の表示〕の規定はこれを適用しない。

3　販売業者が第七条第二号から第七号までに規定する事項を店頭の見易い場所に掲示したときは、この法律施行後六箇月を限り、第九条〔販売業者の農薬の表示〕の規定はこれを適用しない。

4　この法律施行の際現に販売業者又は防除業者である者は、この法律施行の日から二週間以内に、第八条〔販売業者の届出〕第一項又は第十一条〔防除業者の届出〕第一項の規定による届出をしなければならない。

附　則〔昭和二十四年五月三十一日法律第百五十五号〕

この法律は、農林省設置法〔昭和二十四年五月法律第百五十三号〕施行の日〔昭和二十四年六月一日〕から施行する。

附　則〔昭和二十五年四月二十八日法律第百十三号〕抄

1　この法律は、公布の日から施行する。〔後略〕

附　則〔昭和二十六年四月二十日法律第百五十一号〕

（施行期日）

1　この法律は、公布の日から施行する。

（経過規定）

この法律の施行前に、改正前の第二条〔農薬の登録〕の規定により登録を受けた者は、この法律の施行の日から起算して六箇月以内に、登録票の書替交付を申請しなければならない。この場合には、第六条〔登録を受けた者の義務〕第四項の規定を適用しない。

前項の者が同項の期間内に書替交付の申請をしない場合には、その登録は、第五条〔登録の有効期間〕の規定にかかわらず、前項の期間の満了によってその効力を失う。

この法律の施行前に、改正前の第七条〔製造者及び輸入者の農薬の表示〕の規定により表示をされた農薬に関しては、この法律の施行の日から起算して一年を限り、第七条及び第九条の規定の適用については、なお従前の例による表示をもって足りる。

この法律の施行前にした行為に対する罰則の適用については、なお従前の例による。

附　則〔昭和三十七年九月十五日法律第百六十一号〕抄

1　この法律は、昭和三十七年十月一日から施行する。

2　この法律による改正後の規定は、この附則に特別の定めがある場合を除き、この法律の施行前にされた行政庁の処分、この法律の施行前にされた申請に係る行政庁の不作為その他この法律の施行前に生じた事項についても適用する。ただし、この法律による改正前の規定によって生じた効力を妨げない。

3　この法律の施行前に提起された訴願、審査請求、異議の申立てその他の不服申立て（以下「訴願等」という。）については、この法律の施行後も、なお従前の例による。この法律の施行前にされた訴願等の裁決、決定その他の処分（以下「裁決等」という。）又はこの法律の施

行前に提起された訴願等につきこの法律の施行後にされる裁決等にさらに不服がある場合の訴願等についても、同様とする。

4　前項に規定する訴願等で、この法律の施行後は行政不服審査法による不服申立てをすることができることとなる処分に係るものは、同法以外の法律の適用については、行政不服審査法による不服申立てとみなす。

5　第三項の規定によりこの法律の施行後にされる審査の請求、異議の申立てその他の不服申立ての裁決等については、行政不服審査法による不服申立てをすることができない。

6　この法律の施行前にされた行政庁の処分で、この法律による改正前の規定により訴願等をすることができるものとされ、かつ、その提起期間が定められていなかつたものについて、行政不服審査法による不服申立てをすることができる期間は、この法律の施行の日から起算する。

8　この法律の施行前にした行為に対する罰則の適用については、なお従前の例による。

9　前八項に定めるもののほか、この法律の施行に関して必要な経過措置は、政令で定める。

註　九項の「政令」＝なし

附　則〔昭和三十八年四月十一日法律第八十七号〕

1　この法律は、公布の日から起算して二十日を経過した日から施行する。

2　改正後の農薬取締法（以下「新法」という。）第一条〔定義〕第一項の農薬のうち、ウイルスの防除に用いられる薬剤及び農作物等（同項に規定する農作物等をいう。）の生理機能の増進又は抑制に用いられる薬剤については、この法律の施行の日から起算して四箇月（その期間の経過する日までにした新法第二条〔製造業者及び輸入業者の農薬の登録〕第一項の登録の申請に対し登録をするかどうかの処分がその日までになかつたものについては、この法律の施行の日からその処分のある日まで。以下この項において「未登録売買許容期間」という。）は新法第二条第一項の規定を、未登録売買許容期間及びその期間が経過した日から起算してさらに一箇月は新法第七条〔製造業者及び輸入業者ほの農薬の表示〕の規定を、この法律の施行の日から起算して十箇月は新法第九条〔販売業者と農薬の表示〕の規定を、それぞれ、適用しない。

3　この法律の施行前に改正前の農薬取締法（以下「旧法」という。）第二条の規定によつてした登録は、当該登録の有効期間中は、新法第二条の規定によつてしたものとみなす。

4　前項の規定により新法第二条の規定によつてしたものとみなされる登録については、その登録につき旧法第二条第三項の規定により交付された登録票は、新法第二条第三項の規定により交付され、かつ、これに、当該登録に係る申請書に記載された適用病害虫及び使用方法（これらの事項につき変更を生じたため旧法第六条第二項の規定によりその旨の届出がされた農薬については、その届出に係る変更後のこれらの事項）が記載されているものとみなす。

5　この法律の施行前に旧法第七条の規定による表示をされた農薬についての新法第七条及び第九条の規定の適用に関しては、この法律の施行の日から起算して、新法第七条の規定の適用については四箇月、新法第九条の規定の適用については十箇月は、なお従前の例による表示をもつて足りる。

6　この法律の施行前にした行為に対する罰則の適用については、なお従前の例による。

附　則〔昭和四十六年一月十四日法律第一号〕

（施行期日）

1　この法律は、公布の日から起算して三月をこえない範囲内において政令で定める日から施行する。ただし、第二条〔製造業者及び輸入業者の農薬の登録〕、第三条〔記載事項の訂正又は品質改良の指示〕及び第六条の二〔申請による適用病害虫の範囲等の変更の登録〕及び第六条の二〔申請による適用病害虫の範囲等の変更の登録〕の改正規定並びに次項から附則第五項までの規定は、公布の日から施行する。

（読替規定）

2　前項ただし書に規定する改正規定の施行の日から水質汚濁防止法の施行の日までの間は、改正後の農薬取締法第三条第一項第七号中「水質汚濁防止法（昭和四十五年法律第百三十八号）第二条第一項」とあるのは、「公共用水域の水質の保全に関する法律（昭和三十三年法律第百八十一号）第三条第一項」とする。

（経過措置）

3　附則第一項ただし書に規定する改正規定の施行の日前に改正前の農薬取締法第二条〔製造業者又は輸入業者の農薬の登録〕第二項の規定によつてされた登録の申請で、当該改正規定の施行の際現にこれに対する登録又は登録の拒否の処分がされていないものの処理については、なお従前の例による。

4　附則第一項ただし書に規定する改正規定の施行の際現に改正前の農薬取締法第二条第一項の登録を受けている農薬について、当該改左規定の施行の日から起算して二年を経過する日までの間にされる再登録の申請については、改正後の農薬取締法第二条〔製造業者及び輸入業者の農薬の登録〕第二項の規定にかかわらず、当該農薬の毒性及び残留性に関する試験成績を記載した書類の提出を省略することができる。

5　附則第一項ただし書に規定する改正規定の施行の日前に改正前の農薬取締法第六条の二〔申

請による適用病害虫の範囲等の変更の登録）第一項の規定によつてされた登録票の書替交付の申請で、当該改正規定の施行の際現にこれに対する書替交付又は書替交付の拒否の処分がされていないものの処理については、なお従前の例による。

6　この法律の施行前にした行為に対する罰則の適用については、なお従前の例による。

附　則〔昭和四十六年五月三一日法律第八十八号〕抄

（施行期日）

第一条　この法律は、昭和四十六年七月一日から施行する。〔後略〕

（経過措置）

第四十一条　この法律の施行の際現にこの法律による改正前の〔中略〕農薬取締法〔中略〕（以下「整理法」という。）の規定により国の機関がした許可、認可、指定その他の処分又は通知その他の行為は、この法律による改正後の整理法の相当規定に基づいて、相当の国の機関がした許可、認可、指定その他の処分又は通知その他の行為とみなす。

2　この法律の施行の際現にこの法律による改正前の整理法の規定により国の機関に対してされている申請、届出その他の行為は、この法律による改正後の整理法の相当規定に基づいて、相当の国の機関に対してされた申請、届出その他の行為とみなす。

附　則〔昭和五十三年四月二十四日法律第二十七号〕抄

（施行期日）

1　この法律は、公布の日から施行する。〔後略〕

附　則〔昭和五十三年七月五日法律第八十七号〕抄

（施行期日）

第一条　この法律は、公布の日から施行する。〔後略〕

附　則〔昭和五十六年五月十九日法律第四十五号〕抄

（施行期日）

1　この法律は、公布の日から施行する。〔後略〕

附　則〔昭和五十八年五月二十五日法律第五十七号〕抄

（施行期日）

第一条　この法律は、公布の日から起算して三月を超えない範囲内において政令で定める日から施行する。〔後略〕

〔昭和五十八年七月政令百六十六号により、昭和五十八・八・一から施行〕

附　則〔昭和五十八年十二月二日法律七十八号〕

1　この法律（第一条を除く。）は、昭和五十九年七月一日から施行する。

附　則〔昭和五十八年十二月十日法律第八十三号〕抄

（施行期日）

第一条　この法律は、公布の日から施行する。ただし、次の各号に掲げる規定は、それぞれ当該各号に定める日から施行する。

一～四〔略〕

五　第二十五条、第二十六条〔農薬取締法の一部改正〕、第二十八条から第三十条まで、第三十三条及び第三十五条の規定、第三十六条の規定（電気事業法第五十四条の改正規定を除く。附則第八条（第三項を除く。）において同じ。）並びに第三十七条、第三十九条及び第四十三条の規定並びに附則第八条（第三項を除く。）の規定　公布の日から起算して三月を超えない範囲内において政令で定める日

六・七〔略〕

（その他の処分、申請等に係る経過措置）

第十四条　この法律（附則第一条各号に掲げる規定については、当該各規定。以下この条及び第十六条において同じ。）の施行前に改正前のそれぞれの法律の規定によりされた許可等の処分その他の行為（以下この条において「処分等の行為」という。）又はこの法律の施行の際現に改正前のそれぞれの法律の規定によりされている許可等の申請その他の行為（以下この条において「申請等の行為」という。）で、この法律の施行の日においてこれらの行為に係る行政事務を行うべき者が異なることとなるものは、附則第二条から前条までの規定又は改正後のそれぞれの法律（これに基づく命令を含む。）の経過措置に関する規定に定めるものを除き、この法律の施行の日以後における改正後のそれぞれの法律の適用については、改正後のそれぞれの法律の相当規定によりされた処分等の行為又は申請等の行為とみなす。

第十六条　この法律の施行前にした行為及び附則第三条、第五条第五項、第八条第二項、第九条又は第十条の規定により従前の例によることとされる場合における第十七条、第二十二条、第三十六条、第三十七条又は第三十九条の規定の施行後にした行為に対する罰則の適用については、なお従前の例による。

附　則〔昭和五十九年五月一日法律第二十三号〕抄

（施行期日）

1　この法律は、公布の日から起算して二十日を経過した日から施行する。〔後略〕

附　則〔平成五年十一月十二日法律第八十九号〕抄

（施行期日）

第一条　この法律は、行政手続法（平成五年法律第八十八号）の施行の日から施行する。

（諮問等がされた不利益処分に関する経過措置）

第二条　この法律の施行前に法令に基づき審議会その他の合議制の機関に対し行政手続法第十三条〔不利益処分をしようとする場合の手続〕に規定する聴聞又は弁明の機会の付与の手続その他の意見陳述のための手続に相当する手続を執るべきことの諮問その他の求めがされた場合においては、当該諮問その他の求めに係る不利益処分の手続に関しては、この法律による改正後の関係法律の規定にかかわらず、なお従前の例による。

（罰則に関する経過措置）

第十三条　この法律の施行前にした行為に対する罰則の適用については、なお従前の例による。

（聴聞に関する規定の整理に伴う経過措置）

第十四条　この法律の施行前に法律の規定により行われた聴聞、聴問若しくは聴聞会（不利益処分に係るものを除く。）又はこれらのための手続は、この法律による改正後の関係法律の相当規定により行われたものとみなす。

（政令への委任）

第十五条　附則第二条から前条までに定めるもののほか、この法律の施行に関して必要な経過措置は、政令で定める。

2　この法律の施行の日の前日において法律の規定により置かれている機関等で、この法律の施行の日以後は国家行政組織法又はこの法律による改正後の関係法律の規定に基づく政令（以下「関係政令」という。）の規定により置かれることとなるものに関し必要となる経過措置その他この法律の施行に伴う関係政令の制定又は改廃に関し必要となる経過措置は、政令で定めることができる。

附　則〔平成十一年七月十六日法律第八十七号〕抄

（施行期日）

第一条　この法律〔地方分権の推進を図るための関係法律の整備等に関する法律〕は、平成十二年四月一日から施行する。ただし書き、略

第二条～第七十五条　（略）

第七十六条　施行期日前に第二百四十三条の規定による改正前の農薬取締法第十三条第一項の規定により得た報告又は検査の結果については、第二百四十三条の規定による改正後の同法第十三条第二項の規定は、適用しない。

（農薬取締法の一部改正に伴う経過措置）

第七十七条～第二百五十二条　（略）

附　則〔平成十一年十二月二十二日法律第百六十号〕抄

（施行期日）

第一条　この法律（第二条及び第三条を除く。）は、平成十三年一月六日から施行する。ただし書き（略）

第二条～第三条　（略）

附　則〔平成十一年十二月二十二日法律第百八十七号〕抄

（施行期日）

第一条　この法律〔独立行政法人農薬検査所法〕は、平成十三年一月六日から施行する。ただし、第十条第二項及び附則第七条から第九条までの規定は、同日から起算して六月を超えない範囲内において政令で定める日から施行する。

第二条～第六条　（略）

（農薬取締法の一部）

第七条　農薬取締法の一部を次のように改正する。

次のよう　（略）

（農薬取締法の一部改正に伴う経過措置）

第八条　前条の規定の施行の際現に同条の規定による改正前の農薬取締法（以下「旧法」という。）第二条第三項又は第六条の二第二項（これらの規定を第十五条の二第六項において準用する場合を含む。次項において同じ。）の規定により検査職員に行わせている農薬の見本についての検査は、前条の規定による改正後の農薬取締法（以下「新法」という。）第二条第三項又は第六条の二第二項（これらの規定を第十五条の二第六項において準用する場合を含む。次項において同じ。）の規定により検査所に行わせている農薬の見本についての検査とみなす。

2　前条の規定の施行の日前に旧法第二条第三項又は第六条の二第二項の規定により検査職員に行わせた農薬の見本についての検査は、新法第二条第三項又は第六条の二第二項の規定により検査所に行わせた農薬の見本についての検査とみなす。

第九条　（略）

附　則〔平成十二年五月三十一日法律第九十一号〕

（施行期日）

1　この法律〔商法等の一部を改正する法律の施行に伴う関係法律の整備に関する法律〕は、商法等の一部を改正する法律（平成十二年法律第九十号）の施行の日から施行する。

（経過措置）

2　この法律の施行の日が独立行政法人農林水産消費技術センター法（平成十一年法律第百八十

三号）附則第八条の規定の施行の日前である場合には、第三十一条のうち農林物資の規格化及び品質表示の適正化に関する法律第十九条の五の二、第十九条の六第一項第四号及び第二十七条の改正規定中「第二十七条」とあるのは、「第二十六条」とする。

附　則〔平成十四年十二月十一日法律第百四十一号〕

（施行期日）

第一条　この法律は、公布の日から起算して三月を超えない範囲内において政令で定める日から施行する。ただし、附則第三条、第六条及び第八条の規定は、公布の日から施行する。

（検討）

第二条　政府は、この法律の施行後五年を経過した場合において、この法律による改正後の農薬取締法（以下「新法」という。）の規定の実施状況等について検討を加え、必要があると認めるときは、その結果に基づいて所要の措置を講ずるものとする。

（農薬の登録に関する経過措置）

第三条　農薬を製造し若しくは加工し、又は輸入しようとする者（この法律による改正前の農薬取締法（以下「旧法」という。）第一条の二第四項に規定する製造業者及び輸入業者を除く。）は、この法律の施行の日（以下「施行日」という。）前においても、新法第二条の規定の例により、その製造し若しくは加工し、又は輸入しようとする農薬について、農林水産大臣の登録の申請をすることができる。

2　農林水産大臣は、前項の規定により登録の申請があった場合には、施行日前においても、新法第二条の規定の例により、当該農薬の登録をすることができる。この場合において、同条の規定の例により登録を受けたときは、施行日において同条の規定により農林水産大臣の登録を受けたものとみなす。

（販売者の届出に関する経過措置）

第四条　この法律の施行の際現に旧法第一条の二第四項に規定する販売業者である者であって、その営業を開始した日から二週間を経過しておらず、かつ、旧法第八条第一項の規定による届出をしていないものについての新法第八条第三項の規定の適用については、同項中「開始の日までに」とあるのは、「開始の日から二週間以内に」とする。

（外国製造農薬の輸入者の届出に関する経過措置）

第五条　施行日から起算して二週間を経過する日までに新法第十五条の二第一項の登録に係る農薬の輸入を開始しようとする者（旧法第一条の二第四項に規定する輸入業者を除く。）についての新法第十五条の四第三項の規定の適用については、同項中「開始の日までに」とあるのは、「開始の日の二週間前までに」とする。

（施行のために必要な準備）

第六条　農林水産大臣及び環境大臣は、新法第二条第一項に規定する特定農薬を指定しようとするとき、又は新法第十二条第一項の農林水産省令・環境省令を制定しようとするときは、施行日前においても、農業資材審議会の意見を聴くことができる。

（罰則の適用に関する経過措置）

第七条　この法律の施行前にした行為に対する罰則の適用については、なお従前の例による。

（政令への委任）

第八条　この附則に規定するもののほか、この法律の施行に関して必要な経過措置は、政令で定める。

附　則〔平成十五年六月十一日法律第七十三号〕抄

（施行期日）

第一条　この法律は、公布の日から起算して三月を超えない範囲内において政令で定める日から施行する。ただし、第二条の規定並びに附則第六条中地方自治法（昭和二十二年法律第六十七号）別表第一薬事法（昭和三十五年法律第百四十五号）の項の改正規定、附則第七条、第九条及び第十条の規定並びに附則第十一条中食品安全基本法（平成十五年法律第四十八号）第二十四条第一項第八号の改正規定及び同法附則第四条の改正規定は薬事法及び採血及び供血あっせん業取締法の一部を改正する法律（平成十四年法律第九十六号）附則第一条第一号に定める日又はこの法律の施行の日のいずれか遅い日から、第四条の規定は公布の日から起算して一年を経過した日から施行する。

（検討）

第二条　政府は、この法律の施行後五年を経過した場合において、第一条から第五条までの規定による改正後の規定の施行の状況等について検討を加え、必要があると認めるときは、その結果に基づいて所要の措置を講ずるものとする。

第三条〜第四条　（略）

（罰則の適用に関する経過措置）

第四条　この法律の施行前にした行為に対する罰則の適用については、なお従前の例による。

（政令への委任）

第五条　この附則に規定するもののほか、この法律の施行に関して必要な経過措置は、政令で定める。

第六条〜第十一条　（略）

附　則〔平成十六年五月二十六日法律第五十三号〕抄

（施行期日）

第一条　この法律は、平成十七年四月一日から施行する。

附　則〔平成十七年四月二十七日法律第三十三号〕　抄

（施行期日）

第一条　この法律（環境省設置法の一部を改正する法律）は、平成十七年十月一日から施行する。

（経過措置）

第二十四条　この法律による改正後のそれぞれの法律の規定に基づく命令を制定し、又は改廃する場合においては、その命令で、その制定又は改廃に伴い合理的に必要と判断される範囲内において、所要の経過措置（罰則に関する経過措置を含む。）を定めることができる。

附　則〔平成十九年三月三十日法律第八号〕　抄

（施行期日）

第一条　この法律（独立行政法人に係る改革を推進するための独立行政法人農林水産消費技術センター法及び独立行政法人森林総合研究所法の一部を改正する法律）は、平成十九年四月一日から施行する。ただし書き（略）

（農薬取締法の一部改正）

第十四条　農薬取締法（昭和二十三年法律第八十二号）の一部を次のように改正する。

第二条第三項中「独立行政法人農薬検査所」を「独立行政法人農林水産消費安全技術センター」に、「検査所」を「センター」に改める。

第六条の二第二項、第十三条の二（見出しを含む。）、第十四条第三項、第十五条の三第二項、第十五条の五第一項第二号、第十五条の六（見出しを含む。）及び第二十一条中「検査所」を「センター」に改める。

（農薬取締法の一部改正に伴う経過措置）

第十五条　施行日前に前条の規定による改正前の農薬取締法（次項において「旧農薬取締法」という。）の規定により農薬検査所に行わせた検査は、同条の規定による改正後の農薬取締法（次項において「新農薬取締法」という。）の相当規定に基づいて、農林水産消費安全技術センターに行わせた検査とみなす。

2　施行日前に農薬検査所に対してされた旧農薬取締法第十五条の五第一項第二号に該当する行為は、新農薬取締法第十五条の五第一項第二号に該当する行為とみなして、同項の規定を適用する。

（罰則に関する経過措置）

第二十一条　施行日前にした行為及び附則第十条の規定の規定により、なお従前の例によることとされる場合における施行日以後にした行為に対する罰則の適用については、なお従前の例による。

（政令への委任）

第二十二条　この附則に規定するもののほか、この法律の施行に関し必要な経過措置は、政令で定める。

附　則〔平成二十六年六月十三日法律第六十九号〕　抄

（施行期日）

第一条　この法律（行政不服審査法の施行に伴う関係法律の整備等に関する法律）は、行政不服審査法（平成二十六年法律第六十八号）の施行の日から施行する。

附　則〔平成三十年六月十五日法律第五十三号〕　抄

（施行期日）

第一条　この法律は、公布の日から起算して六月を超えない範囲内において政令で定める日から施行する。ただし、次の各号に掲げる規定は、当該各号に定める日から施行する。

一　附則第十一条及び第十四条の規定　公布の日

二　第二条並びに附則第七条から第十条まで、第十二条（附則第九条第三項に係る部分に限る。）及び第二十条の規定　公布の日から起算して二年を超えない範囲内において政令で定める日

（第一条の規定による改正に伴う経過措置）

第二条　この法律の施行の日（以下「施行日」という。）前にされた第一条の規定による改正前の農薬取締法（以下「旧法」という。）第二条第一項若しくは第十五条の二第一項の登録又は旧法第六条の二第一項（旧法第十五条の二第六項において準用する場合を含む。）の変更の登録の申請であって、この法律の施行の際、登録又は変更の登録をするかどうかの処分がされていないものについてのこれらの処分については、なお従前の例による。

第三条　この法律の施行の際現に旧法第二条第一項又は第十五条の二第一項の登録を受けている農薬（前条の規定によりなお従前の例により登録を受けたものを含む。）は、施行日（前条の規定によりなお従前の例により登録を受けた農薬にあっては、当該登録の日）に第一条の規定による改正後の農薬取締法（以下「新法」という。）第三条第一項又は第三十四条第一項の登録を受けたものとみなす。

2　この法律の施行の際現に旧法第二条第三項（旧法第十五条の二第六項において準用する場合を含む。）の規定により交付されている登録票（前条の規定によりなお従前の例により交付されるものを含む。）は、新法第三条第九項（新法第三十四条第六項において準用する場合を含む。）の規定により交付された登録票とみなす。

第四条　この法律の施行の際現に旧法第二条第一項又は第十五条の二第一項の登録を受けている農薬と同一の有効成分を含む農薬について施行日以後初めて行う新法第八条第一項（新法第三十四条第六項において準用する場合を含む。）の規定による再評価（次項及び次条第一項において単に「再評価」という。）は、新法第八条第二項（新法第三十四条第六項において準用する場合を含む。次項において同じ。）の規定にかかわらず、施行日から農林水産省令で定める期間を経過する日までの間に行うものとする。

2　前項の規定により再評価が行われた農薬についての新法第八条第二項の規定の適用については、同項中「初めて当該有効成分を含む農薬に係る第三条第一項又は第三十四条第一項の登録」とあるのは、「農薬取締法の一部を改正する法律（平成三十年法律第五十三号）の施行の日以後初めて当該有効成分を含む農薬に係る同項の公示」とする。

第五条　附則第三条第一項の規定により新法第三条第一項又は第三十四条第一項の登録を受けたものとみなされる農薬について施行日以後初めて再評価を行う場合における新法第八条第三項及び第十一条（これらの規定を新法第三十四条第六項において準用する場合を含む。）の規定の適用については、新法第八条第三項中「書類」とあるのは「書類、第三条第二項第二号（含有濃度に係る部分に限る。）及び第十一号から第十三号までに掲げる事項を記載した書面」と、新法第十一条第一号中「第三条第二項第二号」とあるのは「第三条第二項第二号（含有濃度に係る部分を除く。）」とする。

2　農林水産大臣は、前項に規定する場合には、新法第九条第一項又は第二項（これらの規定を新法第三十四条第六項において準用する場合を含む。）の規定により登録を取り消すときを除き、当該農薬について新法第三条第二項第二号（含有濃度に係る部分に限る。）（新法第三十四条第六項において準用する場合を含む。）に掲げる事項の変更の登録及び新法第三条第二項第十一号から第十三号まで（これらの規定を新法第三十四条第六項において準用する場合を含む。）に掲げる事項を追加する変更の登録をし、かつ、新法第三条第九項各号（これらの規定を新法第三十四条第六項において準用する場合を含む。）に掲げる事項を記載した登録票を交付しなければならない。

3　前項の規定により変更の登録がされた場合には、当該変更の登録を受けた者は、遅滞なく、附則第三条第二項の規定により新法第三条第九項（新法第三十四条第六項において準用する場合を含む。）の規定により交付されたものとみなされる登録票（当該者が新法第七条第七項、第九条第四項又は第十条第二項（これらの規定を新法第三十四条第六項において準用する場合を含む。）の規定により登録票の交付を受けている場合にあっては、当該登録票）を農林水産大臣に返納しなければならない。

第六条　附則第三条第一項の規定により新法第三条第一項又は第三十四条第一項の登録を受けたものとみなされる農薬についての前条第二項の規定により変更の登録がされるまでの間における新法第十六条及び第二十一条第一項（これらの規定を新法第三十四条第六項において準用する場合を含む。）の規定の適用については、新法第十六条第二号及び第二十一条第一項中「含有濃度」とあるのは、「含有量」とする。

（第二条の規定による改正に伴う経過措置）

第七条　附則第一条第二号に掲げる規定の施行の日（以下「第二号施行日」という。）前にされた第二条の規定による改正前の農薬取締法（以下「第二号旧法」という。）第三条第一項若しくは第三十四条第一項の登録又は第二号旧法第七条第一項（第二号旧法第三十四条第六項において準用する場合を含む。）の変更の登録の申請であって、同号に掲げる規定の施行の際、登録又は変更の登録をするかどうかの処分がされていないものについてのこれらの処分については、なお従前の例による。

第八条　附則第一条第二号に掲げる規定の施行の際現に第二号旧法第三条第一項又は第三十四条第一項の登録を受けている農薬（前条の規定によりなお従前の例により登録を受けたものを含む。）は、第二号施行日（前条の規定によりなお従前の例により登録を受けた農薬にあっては、当該登録の日）に第二条の規定による改正後の農薬取締法（以下「第二号新法」という。）第三条第一項又は第三十四条第一項の登録を受けたものとみなす。

2　附則第一条第二号に掲げる規定の施行の際現に第二号旧法第三条第九項（第二号旧法第三十四条第六項において準用する場合を含む。）の規定により交付されている登録票（前条の規定によりなお従前の例により登録を受けた農薬について交付されるものを含む。）は、第二号新法第三条第九項（第二号新法第三十四条第六項において準用する場合を含む。）の規定により交付された登録票とみなす。

第九条　前条第一項の規定により第二号新法第三条第一項又は第三十四条第一項の登録を受けたものとみなされる農薬について第二号施行日以後初めて第二号新法第八条第一項（第二号新法第三十四条第六項において準用する場合を含む。）の規定による再評価を行う場合における第二号新法第八条第三項（第二号新法第三十四条第六項において準用する場合を含む。）の規定の適用については、第二号新法第八条第三項中「書類」とあるのは、「書類、第三条第二項第三号（使用期限に係る部分に限る。）、第四号（被害防止方法に係る部分に限る。）及び第五号に掲げる事項を記載した書面」とする。

2　農林水産大臣は、前項に規定する場合には、第二号新法第九条第一項又は第二項（これらの規定を第二号新法第三十四条第六項において準用する場合を含む。）の規定により登録を取り消すときを除き、当該農薬について第二号新法第三条第二項第三号（使用期限に係る部分に限る。）及び第四号（被害防止方法に係る部分に限る。）（これらの規定を第二号新法第三十四条第六項において準用する場合を含む。）に掲げる事項を追加する変更の登録並びに第二号新法第三条第二項第五号（第二号新法第三十四条第六項において準用する場合を含む。）に掲げる事項の変更の登録をし、かつ、第二号新法第三条第九項各号（これらの規定を第二号新法第三十四条第六項において準用する場合を含む。）に掲げる事項を記載した登録票を交付しなければならない。

3　前項の規定により変更の登録がされた場合には、当該変更の登録を受けた者は、遅滞なく、前条第二項の規定により第二号新法第三条第九項（第二号新法第三十四条第六項において準用する場合を含む。）の規定により交付されたものとみなされる登録票（当該者が第二号新法第七条第七項、第九条第四項又は第十条第二項（これらの規定を第二号新法第三十四条第六項において準用する場合を含む。）の規定により登録票の交付を受けている場合にあっては、当該登録票）を農林水産大臣に返納しなければならない。

第十条　附則第八条第一項の規定により第二号新法第三条第一項又は第三十四条第一項の登録を受けたものとみなされる農薬についての前条第二項の規定により変更の登録がされるまでの間における第二号新法第十六条（第二号新法第三十四条第六項において準用する場合を含む。）の規定の適用については、第二号新法第十六条第六号中「、使用に際して講ずべき被害防止方法及び」とあるのは「及び」と、同条第七号中「生活環境動植物」とあるのは「水産動植物」とする。

第十一条　農林水産大臣は、第二号新法第四条第二項（第二号新法第三十四条第六項において準用する場合を含む。）の基準を定めようとするときは、第二号施行日前においても、農業資材審議会の意見を聴くことができる。

（罰則）

第十二条　附則第五条第三項又は第九条第三項の規定に違反した者は、三十万円以下の罰金に処する。

2　法人の代表者又は法人若しくは人の代理人、使用人その他の従業者が、その法人又は人の業務に関して、前項の違反行為をしたときは、行為者を罰するほか、その法人又は人に対して同項の刑を科する。

（罰則の適用に関する経過措置）

第十三条　この法律（附則第一条第二号に掲げる規定にあっては、当該規定）の施行前にした行為に対する罰則の適用については、なお従前の例による。

（政令への委任）

第十四条　この附則に規定するもののほか、この法律の施行に関し必要な経過措置は、政令で定める。

（検討）

第十五条　政府は、この法律の施行後五年を目途として、この法律の規定による改正後の規定の施行の状況について検討を加え、必要があると認めるときは、その結果に基づいて所要の措置を講ずるものとする。

◎農薬取締法施行令

（
改正
昭和三十八年四月三十日政令第百五十四号
同　昭和四十六年三月三十日政令第五十六号
同　昭和四十六年六月三十日政令第二百十九号
同　昭和四十六年十二月十日政令第三百六十八号
同　昭和五十三年七月五日号政令第二百八十二号
同　昭和五十八年十二月二十六日政令第二百七十四号
同　昭和五十九年五月十五日号政令第百四十二号
同　昭和六十二年三月二十五日政令第六十号
同　平成元年三月二十二日号政令第五十八号
同　平成三年三月十九日号政令第四十号
同　平成六年三月二十四日政令第七十三号
同　平成六年四月十八日政令第百二十七号
同　平成九年三月二十六日政令第七十六号
同　平成十一年十二月二十二日政令第四百十六号
同　平成十二年三月二十四日政令第九十六号
同　平成十二年六月七日政令第三百十号
同　平成十五年一月八日政令第三号
同　平成十六年三月十七日政令第三十七号
同　平成二十八年三月二十四日政令第七十三号
同　平成三十年十一月三十日政令第三百二十五号
同　平成三十年十一月三十日政令第三百二十六号
）

内閣は、農薬取締法（昭和二十三年法律第八十二号）第十二条の二第一項、第十二条の三第一項、第十二条の四第一項及び第二項並びに第十三条第三項〔昭和五十八年一二月法律八十三号により削除〕の規定に基づき、農薬取締法施行令（昭和三十八年政令第百五十四号）の全部を改正するこの政令を制定する。

（手数料）

第一条　農薬取締法（以下「法」という。）第三条第八項（法第三十四条第六項において準用する場合を含む。）の規定により納付しなければならない手数料の額は、七十一万九千三百円とする。

2　法第五条第四項（法第六条第四項（法第三十四条第六項において準用する場合を含む。）及び第三十四条第六項において準用する場合を含む。）の規定により納付しなければならない手数料の額は、二千四百円とする。

3　法第七条第六項（法第三十四条第六項において準用する場合を含む。）の規定により納付しなければならない手数料の額は、二十五万千七百円とする。

4　法第八条第七項（法第三十四条第六項において準用する場合を含む。次項において同じ。）の規定により納付しなければならない手数料の額は、三十五万円とする。

5　前項に定める額の手数料を納付して再評価を受けた者が当該再評価に係る農薬についてその納付の日から法第八条第二項（法第三十四条第六項において準用する場合を含む。）の農林水産省令で定める期間内に再評価を受けようとする場合における法第八条第七項の規定により納付しなければならない手数料の額は、前項の規定にかかわらず、十二万九千五百円とする。

（水質汚濁性農薬）

第二条　法第二十六条第一項の水質汚濁性農薬は、二―クロロ―四・六―ビス（エチルアミノ）―s―トリアジン（別名シマジン）を有効成分とする除草に用いられる薬剤とする。

（水質汚濁性農薬の使用の規制をすることができる地域）

第三条　法第二十六条第二項の規定により規則で水質汚濁性農薬に該当する農薬の使用につき許可を受けるべき旨（国の機関が行う当該農薬の使用については、協議すべき旨）を定めることができる地域は、当該農薬の使用に伴うと認められる水質の汚濁が生じ、その汚濁による生活環境動植物の被害が発生し、かつ、その被害が著しいものとなるおそれがある公共用水域又はその汚濁に係る水の利用が原因となって人畜に被害を生ずるおそれがある公共用水域に流入する河川（用排水路を含む。）の集水区域のうち、地形、これらの公共用水域までの距離その他の自然的条件及び当該農薬の使用状況等を勘案して、当該農薬の使用を規制することが相当と認められる地域の範囲内に限るものとする。

（都道府県が処理する事務）

第四条　法第二十九条第一項の規定による農林水産大臣又は環境大臣の権限に属する事務のうち、農薬使用者に対し、農薬の使用に関し報告を命ずる権限及び関係職員にこれらの者から検査のため必要な数量の農薬を集取させ、又は必要な場所に立ち入り、農薬の使用の状況若しくは帳簿、書類その他必要な物件を検査させる権限に属するものは、都道府県知事が行うこととする。ただし、農薬の使用により農作物等、人畜又は生活環境動植物の被害の発生が広域にわたるのを防止するため必要があるときは、農林水産大臣又は環境大臣が自らこれらの権限に属する事務を行うことを妨げない。

2　前項本文の規定は、法第二十九条第三項の規定による農林水産大臣又は環境大臣の権限に属する事務について準用する。

3　法第三十一条第二項の規定による農林水産大臣の権限に属する事務は、都道府県知事が行うこととする。ただし、農薬の販売により農作物等、人畜又は生活環境動植物の被害の発生が広域にわたるのを防止するため必要があるときは、農林水産大臣が自らその権限に属する事務を行うことを妨げない。

4　第一項本文（第二項において準用する場合を含む。）及び前項の場合においては、法中これらの規定に規定する事務に係る農林水産大臣又は環境大臣に関する規定は、都道府県知事に関する規定として都道府県知事に適用があるものとする。

5　都道府県知事は、第一項本文の規定に基づき法第二十九条第一項の規定により報告を命じ、又は集取若しくは検査をした場合には、農林水産省令・環境省令で定めるところにより、その結果を農林水産大臣又は環境大臣に報告しなければならない。

6　都道府県知事は、第三項の規定に基づき法第三十一条第二項の規定により農薬の販売を制限し、又は禁止した場合には、農林水産省令で定めるところにより、その旨を農林水産大臣に報告しなければならない。

（事務の区分）

第五条　前条第一項、第三項、第五項及び第六項の規定により都道府県が処理することとされている事務は、地方自治法（昭和二十二年法律第六十七号）第二条第九項第一号に規定する第一号法定受託事務とする。

附　則

この政令は、農薬取締法の一部を改正する法律（昭和四十六年法律第一号）の施行の日（昭和四十六年四月一日）から施行する。ただし、改正後の農薬取締法施行令第一条から第三条まで〔作物残留性農薬、土壌残留性農薬及び水質汚濁性農薬の指定〕の規定は、昭和四十六年五月一日から施行する。

附　則〔昭和四十六年六月三十日政令第二百十九号〕抄

（施行期日）

第一条　この政令は、昭和四十六年七月一日から施行する。

附　則〔昭和四十六年十二月十日政令第三百六十八号〕

この政令は、昭和四十六年十二月三十日から施行する。

附　則〔昭和五十三年七月五日政令第二百八十二号〕抄

（施行期日）

第一条　この政令は、公布の日から施行する。

附　則〔昭和五十八年十二月二十六日政令第二百七十四号〕

この政令は、昭和五十九年三月一日から施行する。

附　則〔昭和五十九年五月十五日政令第百四十二号〕

この政令は、各種手数料等の額の改定及び規定の合理化に関する法律（昭和五十九年法律第二十三号）の施行の日（昭和五十九年五月二十一日）から施行する。

附　則〔昭和六十二年三月二十五日政令六十号〕

この政令は、昭和六十二年四月一日から施行する。

附　則〔平成元年三月二十二日政令第五十八号〕

この政令は、平成元年四月一日から施行する。

附　則〔平成三年三月十九日政令第四十号〕

この政令は、平成三年四月一日から施行する。

附　則〔平成六年三月二十四日政令第七十三号〕

この政令は、平成六年四月一日から施行する。

附　則〔平成六年四月十八日政令第百二十七号〕

この政令は、平成六年七月一日から施行する。

附　則〔平成九年三月二十六日政令第七十六号〕

この政令は、平成九年四月一日から施行する。

附　則〔平成十一年十二月二十二日政令第四百十六号〕抄

（施行期日）

第一条　この政令は、平成十二年四月一日から施行する。

第二条～第十四条　（略）

（農薬取締法施行令の一部改正に伴う経過措置）

第十五条　この政令の施行前に第三十条の規定による改正前の農薬取締法施行令第六条第二項の規定により権限を委任された都道府県知事が整備法第二百四十三条の規定による改正前の農薬取締法（昭和二十三年法律第八十二号）第十三条第一項の規定により報告を命じ、又は集取若しくは検査をした場合については、第三十条の規定による改正後の農薬取締法施行令第六条第五項の規定は、適用しない。

第十六条～第二十一条　（略）

（罰則に関する経過措置）

第二十二条　この政令の施行前にした行為に対する罰則の適用については、なお従前の例による。

附　則〔平成十二年三月二十四日政令第九十六号〕

この政令〔肥料取締法施行令等の一部を改正する政令〕は、平成十二年四月一日から施行する。

附　則〔平成十二年六月七日政令第三百十号〕抄

（施行期日）

第一条　この政令〔中央省庁等改革のための農林水産省関係政令等の整備に関する政令〕は、内閣法の一部を改正する法律（平成十一年法律第八十八号）の施行の日（平成十三年一月六日）から施行する。

第二条～第三条　（略）

附　則〔平成十二年六月七日政令第三百三十三号〕抄

（施行期日）

1　この政令（第一条を除く。）〔独立行政法人国立公文書館等の設立に伴う関係政令の整備等に関する政令〕は、平成十三年四月一日から施行する。

2　略

附　則〔平成十五年一月八日政令第三号〕抄

（施行期日）

第一条　この政令は、農薬取締法の一部を改正する法律の施行の日（平成十五年三月十日）から施行する。

（地方自治法施行令の一部改正）

第二条　地方自治法施行令（昭和二十二年政令第十六号）の一部を次のように改正する。

別表第一農薬取締法施行令（昭和四十六年政令第五十六号）の項中「第六条第二項及び第五項」を「第四条第一項、第三項、第五項及び第六項」に改める。

附　則〔平成十六年三月十七日政令第三十七号〕

この政令は、平成十六年三月二十九日から施行する。

附　則〔平成二十八年三月二十四日政令第七十三号〕

この政令〔肥料取締法施行令及び農薬取締法施行令の一部を改正する政令〕は、平成二十八年四月一日から施行する。

平成三十年十一月三十日政令第三百二十五号

内閣は、農薬取締法の一部を改正する法律（平成三十年法律第五十三号）附則第一条（第一号を除く。）の規定に基づき、この政令〔農薬取締法の一部を改正する法律の施行期日を定める政令〕を制定する。

農薬取締法の一部を改正する法律の施行期日は平成三十年十二月一日とし、同法附則第一条第二号に掲げる規定の施行期日は平成三十二年四月一日とする。

附　則〔平成三十年十一月三十日政令第三百二十六号〕抄

（施行期日）

1　この政令〔農薬取締法の一部を改正する法律の施行に伴う関係政令の整備等に関する政令〕は、農薬取締法の一部を改正する法律の施行の日（平成三十年十二月一日）から施行する。ただし、第一条中農薬取締法施行令第三条の改正規定（「水産動植物」を「水質の汚濁が生じ、その汚濁による生活環境動植物」に改める部分、「水域又は当該農薬の使用に伴うと認められる水質の汚濁が生じ、かつ、」を「公共用水域又は」に改める部分及び「当該水域又は」を「これらの」に改める部分に限る。）並びに同令第四条第一項ただし書及び第三項ただし書の改正規定は、同法附則第一条第二号に掲げる規定の施行の日（平成三十二年四月一日）から施行する。

農薬取締法施行規則

昭和二十六年四月二十日農林省令第二十一号
改正 昭和三十八年五月一日農林省令第三十六号
同 昭和四十六年一月十四日農林省令第二号
同 昭和四十六年三月三十日農林省令第十五号
同 昭和四十六年七月一日農林省令第五十五号
同 昭和五十年三月二十六日農林省令第十号
同 昭和五十一年一月二十二日農林省令第二号
同 昭和五十三年三月二十七日農林省令第十五号
同 昭和五十三年四月二十八日農林省令第三十一号
同 昭和五十三年七月五日農林省令第四十九号
同 昭和五十六年五月二十二日農林水産省令第二十号
同 昭和五十八年七月三十日農林水産省令第二十六号
同 昭和五十八年十二月二十六日農林水産省令第百五十七号
同 昭和五十九年五月十五日農林水産省令第十九号
同 平成五年四月一日農林水産省令第十二号
同 平成八年十月二十九日農林水産省令第六十号
同 平成十一年一月十一日農林水産省令第一号
同 平成十一年三月三十日農林水産省令第十五号
同 平成十二年九月一日農林水産省令第八十二号
同 平成十二年三月二十二日農林水産省令第五十九号
同 平成十三年三月三十日農林水産省令第七十七号
同 平成十四年七月十九日農林水産省令第六十五号
同 平成十五年三月六日農林水産省令第十三号
同 平成十六年三月十八日農林水産省令第十八号
同 平成十六年六月四日農林水産省令第四十九号
同 平成十六年六月二十一日農林水産省令第五十四号
同 平成十九年三月八日農林水産省令第六号
同 平成十九年三月三十日農林水産省令第二十八号
同 平成二十八年十月三十一日農林水産省令第七十一号
同 平成三十年十一月三十日農林水産省令第七十五号
同 令和元年六月二十七日農林水産省令第十号
同 令和元年六月二十八日農林水産省令第十一号

農薬取締法（昭和二十三年法律第八十二号）に基き、及び同法を実施するため、農薬取締法施行規則を次のように定める。

（登録申請書の様式）

第一条　農薬取締法（以下「法」という。）第三条第二項（法第三十四条第六項において準用する場合を含む。次条第一項及び第三条において同じ。）の規定により提出する申請書の様式は、別記様式第一号によらなければならない。

（提出すべき資料）

第二条　法第三条第二項の農林水産省令で定める資料は、次に掲げる資料とする。ただし、当該申請に係る農薬の使用方法その他の事項からみて当該資料の一部の提出を必要としない合理的理由がある場合においては、当該資料を提出することを要しない。

一　農薬及び農薬原体の組成に関する試験成績
二　安定性、分解性その他の物理的化学的性状に関する試験成績
三　適用病害虫又は適用農作物等に対する薬効に関する試験成績
四　農作物等に対する薬害に関する試験成績
五　人に対する影響に関する次に掲げる試験成績
イ　動物の体内での代謝に関する試験成績
ロ　急性毒性、短期毒性、長期毒性、遺伝毒性、発がん性、生殖毒性、神経毒性その他の毒性に関する試験成績
六　植物の体内での代謝及び農作物等への残留に関する試験成績
七　食肉、鶏卵その他の畜産物を生産する家畜の体内での代謝及び畜産物への残留に関する試験成績
八　環境中における動態及び土壌への残留に関する試験成績
九　生活環境動植物及び家畜に対する影響に関する試験成績
十　第一号及び第六号から第八号までに掲げる試験成績の試験に用いられた試料の分析法に関する試験成績
十一　その他農林水産大臣が必要と認める資料

2　前項各号に掲げるもののほか、申請に係る農薬が、現に法第三条第一項又は第三十四条第一項の登録を受けている農薬に含まれる有効成分以外の有効成分を含む場合その他農林水産大臣が必要があると認める場合は、二百グラム以上の農薬の見本及び別記様式第二号による当該見本の検査書の提出を求めることができる。

（登録申請書等の経由）

第三条　法第三条第二項の規定により農林水産大臣に提出する申請書及び資料は、独立行政法人農林水産消費安全技術センター（以下「センター」という。）を経由して提出することができる。

（提出すべき資料の省略）

第四条　法第三条第三項（法第三十四条第六項において準用する場合を含む。次項において同じ。）の規定による資料の省略は、申請に係る農薬の農薬原体が、提出された資料からみて、現に法第三条第一項又は第三十四条第一項の登録を受けている農薬（当該登録を受けた日から十五年を経過しているものに限る。以下この条において「既登録農薬」という。）の農薬原体とその成分及び毒性の強さにおいて同等と認められる場合に、次に掲げる資料について行うことができるものとする。

一　第二条第一項第二号に掲げる資料（加水分解性及び水中光分解性に関するものに限る。）

並びに同項第五号イ及び第六号から第八号までに掲げる資料(これに相当する既登録農薬についての資料が提出された日から十五年を経過しており、かつ、当該既登録農薬についての資料が法第三条第四項(法第三十四条第六項において準用する場合を含む。次号において同じ。)の審査を行うに足りるものと認められるときに限る。)

二　第二条第一項第五号ロ及び第九号に掲げる資料のうち農薬原体を用いて試験を行ったもの(これに相当する既登録農薬についての資料が提出された日から十五年を経過しており、かつ、当該既登録農薬についての資料が法第三条第四項の審査を行うに足りるものと認められるときに限る。)

2　法第三条第三項の規定による資料の省略を希望する者は、別記様式第三号の申出書を提出しなければならない。

3　前項の申出書の提出は、センターを経由して行うことができる。

(センターにおける審査に関する業務)

第五条　センターは、法第三条第五項(法第三十四条第六項において準用する場合を含む。)に規定する審査に関する業務として、農薬の成分、物理的化学的性状、薬効、薬害、人畜に対する毒性その他の特性に関する調査、分析及び試験並びに試験成績の信頼性に関する調査を行うものとする。

2　センターは、前項に規定する業務を行ったときは、遅滞なく、別記様式第四号の結果報告書により、当該業務の結果を農林水産大臣に報告しなければならない。

(手数料の納付方法)

第六条　法第三条第八項(法第三十四条第六項において準用する場合を含む。)、第五条第四項(法第六条第四項(法第三十四条第六項において準用する場合を含む。)及び第三十四条第六項において準用する場合を含む。)並びに第七条第六項及び第八条第七項(これらの規定を法第三十四条第六項において準用する場合を含む。)の規定による手数料は、収入印紙で納付しなければならない。

(登録票の交付の経由)

第七条　法第三条第九項(法第三十四条第六項において準用する場合を含む。第十四条第二項第五号において同じ。)の規定による登録票の交付は、センターを経由して行うものとする。

(地位を承継した者の届出手続)

第八条　法第五条第三項(法第三十四条第六項において準用する場合を含む。第三項において同じ。)の規定による届出及び登録票の書替交付又は交付の申請は、別記様式第五号による届出及び申請書を提出してしなければならない。

2　前項の申請書の提出は、センターを経由して行うことができる。

3　法第五条第三項の規定による登録票の書替交付及び登録票の交付は、センターを経由して行うものとする。

(登録票等の備付けの方法)

第九条　法第六条第一項(法第三十四条第六項において準用する場合を含む。)の規定による登録票又はその写しの備付けは、登録票又はその写しを製造場又は事務所において閲覧しやすいようにしてしなければならない。

(登録を受けた者の届出手続等)

第十条　法第六条第二項(法第三十四条第六項において準用する場合を含む。以下この項及び第六項において同じ。)の規定による届出は、別記様式第六号による届出書を提出してしなければならない。ただし、変更のあった事項が登録票の記載事項に該当する場合における法第六条第二項の規定による届出及び登録票の書替交付の申請は、登録票を添付し、別記様式第七号による届出及び申請書を提出してしなければならない。

2　法第六条第三項(法第三十四条第六項において準用する場合を含む。第六項において同じ。)の規定による届出及び再交付の申請は、別記様式第八号による再交付申請書を提出してしなければならない。

3　法第六条第五項(法第三十四条第六項において準用する場合を含む。)の規定による届出は、別記様式第九号による届出書を提出してしなければならない。

4　法第六条第六項(法第三十四条第六項において準用する場合を含む。)の規定による届出は、別記様式第十号による届出書を提出してしなければならない。

5　第一項又は第二項の申請書の提出は、センターを経由して行うことができる。

6　法第六条第二項の規定による登録票の書替交付及び同条第三項の規定による登録票の再交付は、センターを経由して行うものとする。

(変更の登録の申請)

第十一条　法第七条第一項(法第三十四条第六項において準用する場合を含む。以下この条において同じ。)の農林水産省令で定める事項は、次に掲げる事項とする。

一　氏名(法人の場合にあっては、その名称及び代表者の氏名。第十九条第二項第一号において同じ。)及び住所

二　農薬の登録番号及び名称
三　変更の内容
四　当該変更に伴い農薬登録申請書の記載事項に変更を生ずるときは、その旨及び内容

2　法第七条第一項の規定による変更の登録の申請は、別記様式第十一号による申請書を提出してしなければならない。

3　法第七条第一項の農林水産省令で定める資料は、第二条第一項各号に掲げる資料のうち、法第七条第一項の規定による申請に係る変更の内容に関連するものとする。ただし、当該申請に係る農薬の使用方法その他の事項からみて当該資料の一部の提出を必要としない合理的理由がある場合においては、当該資料を提出することを要しない。

4　第三条、第五条及び第七条の規定は、法第七条第一項の規定による変更の登録について準用する。

（再評価の申請等）

第十二条　法第八条第一項（法第三十四条第六項において準用する場合を含む。次項において同じ。）の規定による再評価を受けようとする者は、法第八条第三項（法第三十四条第六項において準用する場合を含む。）の資料を提出する際に、併せて別記様式第十二号の申請書を提出しなければならない。

2　第三条、第五条及び第七条の規定は、法第八条第一項の規定による再評価について準用する。

（再評価の実施期間）

第十三条　法第八条第二項（法第三十四条第六項において準用する場合を含む。）の農林水産省令で定める期間は、十五年とする。

（農薬の表示の方法等）

第十四条　法第十六条（法第三十四条第六項において準用する場合を含む。以下この条において同じ。）の規定による表示は、農薬使用者が読みやすく、理解しやすい用語によるものであり、かつ、農薬の容器（容器に入れないで販売する場合にあっては、その包装。以下同じ。）に法第十六条の規定により表示すべき事項（以下「表示事項」という。）を印刷し、又は表示事項を印刷した票箋を貼り付けてしなければならない。ただし、容器に表示事項の全てを印刷し、又は表示事項の全てを印刷した票箋を貼り付けることが困難なときは、表示事項のうち同条第四号から第九号までに掲げる事項については、これを印刷した文書を農薬の容器に添付することにより当該表示をすることができる。

2　法第十六条第四号の登録に係る使用方法の表示は、適用農作物等の種類ごとに、次に掲げる事項を記載してしなければならない。

一　単位面積当たりの使用量の最高限度及び最低限度
二　希釈倍数（農薬の希釈をした場合におけるその希釈の倍数をいう。）の最高限度及び最低限度
三　使用時期
四　農作物等の生産に用いた種苗のは種又は植付け（は種又は植付けのための準備作業を含み、果樹、茶その他の複数回収穫されるものにあっては、その収穫の直前の収穫とする。）から当該農作物等の収穫に至るまでの間（次号において「生育期間」という。）において農薬を使用することができる総回数
五　含有する有効成分の種類ごとの総使用回数（生育期間において当該有効成分を含有する農薬を使用することができる総回数をいい、法第三条第九項に規定する登録票に当該総回数が使用時期又は使用の態様の区分ごとに記載されているときは、当該区分ごとの当該総回数とする。）
六　散布、混和その他の使用の態様
七　前各号に掲げるもののほか、農薬の使用方法に関し必要な事項

（販売者の届出様式）

第十五条　法第十七条第一項の規定による届出は、別記様式第十三号による届出書を提出してしなければならない。

（製造者等による帳簿の保存）

第十六条　法第二十条の農林水産省令で定める者は、試験研究の目的で農薬を製造し若しくは加工し、又は輸入する者とする。

2　法第二十条の帳簿は、最終の記載の日から三年間保存しなければならない。

（除草剤の表示の方法）

第十七条　法第二十二条第一項の規定による表示は、次のいずれにも該当する方法によりしなければならない。

一　容器若しくは包装に除草剤を農薬として使用することができない旨を印刷し、又はその旨を印刷した票箋を貼り付けること。
二　表示に用いる文字が容器の容量又は包装の寸法に応じ、明瞭に判読できる大きさ及び書体であること。
三　表示に用いる文字の色が容器若しくは包装又は票箋の色と比較して鮮明でその文字が明瞭に判読できること。

2　法第二十二条第二項の規定による表示は、次のいずれにも該当する方法によりしなければならない。

一　表示に用いる文字が明瞭に判読できる大き

さ及び書体であること。

二　表示に用いる文字の色が背景の色と比較して鮮明でその文字が明瞭に判読できること。

（生産及び輸入数量等の報告義務）

第十八条　農薬の製造者又は輸入者は、毎年十月十日までに、農薬の種類ごとに、その年の前年の十月からその年の九月までの期間における製造又は輸入数量、譲渡数量等及び当該期間に把握した当該農薬の使用による農作物等、人畜又は生活環境動植物への害の発生に関する情報、これらに対する影響に関する研究報告、外国における当該農薬の登録の変更、取消し又は失効に相当するものに関する情報その他の当該農薬の安全性に関する情報を、別記様式第十四号により農林水産大臣に報告しなければならない。

（報告）

第十九条　法第三十条第三項（法第三十五条第三項において準用する場合を含む。）の規定による報告は、遅滞なく、農薬又はその原料（以下「農薬等」という。）を集取した場合にあっては第一号に掲げる事項を、立入検査をした場合にあっては第二号に掲げる事項を記載した書面を提出してしなければならない。

一　農薬等を集取した製造者、輸入者、販売者若しくは農薬使用者又は農薬原体を製造する者その他の関係者（次号において「製造者等」という。）の氏名（法人（農薬原体を製造する法人を除く。）の場合にあってはその名称及び代表者の氏名、農薬原体を製造する法人の場合にあってはその名称。同号において同じ。）及び住所、農薬等を集取した日時及び場所、集取した農薬等の種類、名称及び量並びに集取した農薬等の検査の内容及び結果

二　立入検査をした製造者等の氏名及び住所、立入検査をした日時及び場所並びに立入検査の結果

2　農薬取締法施行令（昭和四十六年政令第五十六号）第四条第六項の規定による報告は、遅滞なく、次に掲げる事項を記載した書面を提出してしなければならない。

一　販売を制限し、又は禁止した販売者の氏名及び住所

二　販売を制限し、又は禁止した年月日

三　販売を制限し、又は禁止した理由

四　その他参考となるべき事項

（センターの職員の身分を示す証明書の様式）

第二十条　法第三十条第四項（法第三十五条第三項において準用する場合を含む。）において準用する法第二十九条第四項の規定によるセンターの職員の証明書は、別記様式第十五号によるものとする。

（国内管理人の変更の届出様式）

第二十一条　法第三十四条第三項の規定による届出は、別記様式第十六号による届出書を提出してしなければならない。

（登録外国製造業者の通知手続）

第二十二条　法第三十四条第四項の規定による国内管理人への通知は、毎年十月二十日までに、同条第一項の登録に係る農薬の種類別に、その年の前年の十月からその年の九月までの期間におけるその製造数量及び譲渡先別譲渡数量（本邦に輸出されるものに限る。）並びに当該期間に把握した当該農薬の使用による農作物等、人畜又は生活環境動植物への害の発生に関する情報、これらに対する影響に関する研究報告、外国における当該農薬の登録の変更、取消し又は失効に相当するものに関する情報その他の当該農薬の安全性に関する情報を、別記様式第十七号によりしなければならない。

（登録外国製造業者等による帳簿の保存）

第二十三条　法第三十四条第四項及び第五項の帳簿は、最終の記載の日から三年間保存しなければならない。

（国内管理人の報告義務）

第二十四条　国内管理人は、法第三十四条第四項の規定による通知を受けたときは、当該通知を受けた日から十日以内に、別記様式第十八号により農林水産大臣に報告しなければならない。

（輸入者の届出様式）

第二十五条　法第三十六条第一項の規定による届出は、別記様式第十九号による届出書を提出してしなければならない。

（外国製造農薬の登録手続）

第二十六条　法第三十四条第一項の登録に係る農薬についての同条第六項において準用する法第三条第二項又は第七条第一項の規定により農林水産大臣に提出する申請書及び資料、第二条第二項の農薬の見本及び検査書、第四条第二項の申出書、第八条第一項又は第十条第一項の届出及び申請書、同項又は法第三十四条第六項において準用する法第七条第一項の登録票、第十条第一項、第三項若しくは第四項又は第二十一条の届出書、第十条第二項又は第十二条第一項の申請書並びに法第三十四条第六項において準用する法第八条第三項の資料は、国内管理人を経由して提出しなければならない。

（権限の委任）

第二十七条　法第二十三条の規定による農林水産

大臣の権限は、地方農政局長に委任する。ただし、農林水産大臣が自らその権限を行うことを妨げない。

2　法第二十九条第一項の規定による農林水産大臣の権限のうち、製造者、輸入者、販売者若しくは農薬使用者若しくは除草剤販売者又は農薬原体を製造する者その他の関係者に対し、農薬の製造、加工、輸入、販売若しくは使用若しくは除草剤の販売若しくは農薬原体の製造その他の事項に関し報告を命ずる権限及び関係職員にこれらの者から検査のため必要な数量の農薬若しくはその原料若しくは除草剤を集取させ、又は必要な場所に立ち入り、農薬の製造、加工、輸入、販売若しくは使用若しくは除草剤の販売若しくは農薬原体の製造その他の事項の状況若しくは帳簿、書類その他必要な物件を検査させる権限は、地方農政局長に委任する。ただし、農林水産大臣が自らその権限を行うことを妨げない。

3　法第二十九条第三項の規定による農林水産大臣の権限のうち、製造者、輸入者若しくは農薬使用者若しくは除草剤販売者又は農薬原体を製造する者その他の関係者に対し、農薬の製造、加工、輸入若しくは使用若しくは除草剤の販売若しくは農薬原体の製造その他の事項に関し報告を命ずる権限及び関係職員にこれらの者から検査のため必要な数量の農薬若しくはその原料若しくは除草剤を集取させ、又は必要な場所に立ち入り、農薬の製造、加工、輸入若しくは使用若しくは除草剤の販売若しくは農薬原体の製造その他の事項の状況若しくは帳簿、書類その他必要な物件を検査させる権限は、地方農政局長に委任する。ただし、農林水産大臣が自らその権限を行うことを妨げない。

4　法第三十一条第二項の規定による農林水産大臣の権限は、地方農政局長に委任する。ただし、農林水産大臣が自らその権限を行うことを妨げない。

（提出書類の通数）

第二十八条　第一条、第十条第二項、第十一条第二項又は第十二条第一項の申請書、第四条第二項の申出書、第八条第一項又は第十条第一項の届出及び申請書並びに同項、同条第三項若しくは第四項、第十五条、第二十一条又は第二十五条の届出書は、正本一通及び副本一通を、第五条第二項、第十八条、第十九条又は第二十四条の報告書は、一通を提出しなければならない。

附　則

1　この省令は、公布の日から施行する。

2　農薬取締法施行規則（昭和二十三年総理庁令、農林省令第五号）は、廃止する。

附　則〔昭和三十八年五月一日農林省令三十六号〕

1　この省令は、公日の日から施行する。

2　第十条の規定による昭和三十八年四月中及び五月中における製造又は輸入数量及び譲渡数量の報告の様式については、なお従前の例による。

3　第十一条の検査職員その他関係職員の証票のうち国の職員に係るものの様式については、昭和三十八年六月三十日までは、従前の例による。

附　則〔昭和四十六年一月十四日農林省令第二号〕

この省令は、公布の日から施行する。

附　則〔昭和四十六年三月三十日農林省令第十五号〕

1　この省令は、農薬取締法の一部を改正する法律（昭和四十六年法律第一号）の施行の日（昭和四十六年四月一日）から施行する。

2　第十一条の検査職員その他関係職員の証票の様式については、昭和四十六年五月三十一日までは、なお従前の例による。

附　則〔昭和四十六年七月一日農林省令第五十五号〕

この省令は、公布の日から施行する。

附　則〔昭和五十年三月二十六日農林省令第十号〕

この省令は、昭和五十年四月一日から施行する。

附　則〔昭和五十一年一月二十二日農林省令第二号〕

この省令は、昭和五十一年二月一日から施行する。

附　則〔昭和五十三年三月二十七日農林省令第十五号〕

1　この省令は、公布の日から施行する。

2　第十条〔生産及び輸入数量等の報告義務〕の規定による昭和五十三年三月中における製造又は輸入数量等についての報告については、なお従前の例による。

附　則〔昭和五十三年四月二十八日農林省令第三十一号〕

この省令は、昭和五十三年五月一日から施行する。

附　則〔昭和五十三年七月五日農林省令第四十九号〕抄

第一条　この省令は、公布の日から施行する。

附　則〔昭和五十六年五月二十二日農林水産省令第二十号〕抄

1　この省令は、昭和五十六年六月一日から施行する。

附則〔昭和五十八年七月三十日農林水産省令第二十六号〕

この省令は、外国事業者による型式承認等の取得の円滑化のための関係法律の一部を改正する法律（昭和五十八年法律第五十七号）の施行の日（昭和五十八年八月一日）から施行する。

附則〔昭和五十八年十二月二十六日農林水産省令第五十七号〕

この省令は、行政事務の簡素合理化及び整理に関する法律（昭和五十八年法律第八十三号）第二十六条〔農薬取締法の一部改正〕の規定の施行の日（昭和五十九年三月一日）から施行する。

附則〔昭和五十九年五月十五日農林水産省令第十九号〕

この省令は、各種手数料等の額の改定及び規定の合理化に関する法律（昭和五十九年法律第二十三号）の施行の日（昭和五十九年五月二十一日）から施行する。

附則〔平成五年四月一日農林水産省令第十二号〕抄

1 この省令は、公布の日から施行する。

2 この省令による改正前の〔中略〕農薬取締法施行規則〔中略〕（以下「関係省令」という。）に規定する様式による書面は、平成六年三月三十一日までの間は、これを使用することができる。

3 平成六年三月三十一日以前に使用されたこの省令による改正前の関係省令に規定する様式による書面は、この省令による改正後の関係省令に規定する様式による書面とみなす。

附則〔平成八年十月二十九日農林水産省令第六十号〕

この省令は、公布の日から施行する。

附則〔平成十一年一月十一日農林水産省令第一号〕抄

1 この省令は、公布の日から施行する。

2 この省令による改正前の土地改良法施行規則、獣医師法施行規則、家畜等の無償貸付及び譲与等に関する省令、肥料取締法施行規則、植物防疫法施行規則、家畜改良増殖法施行規則、犬の輸出入検疫規則、農薬取締法施行規則、農産物検査法施行規則、家畜伝染病予防法施行規則、専門技術員資格試験等に関する省令、農業機械化促進法施行規則、養鶏振興法施行規則、日本国と大韓民国との間の漁業に関する協定第二条の共同規制水域等におけるさばつり漁業及び沿岸漁業等の取締りに関する省令、林業種苗法施行規則、卸売市場法施行規則、漁業操業に関する日本国政府とソヴィエト社会主義共和国連邦政府との間の協定第一条1の日本国沿岸の地先沖合の公海水域における漁業の操業の調整に関する省令、分収林特別措置法施行規則、農林水産省関係研究交流促進法施行規則、アリモドキゾウムシの緊急防除に関する省令、牛及び豚のうち純粋種の繁殖用のもの並びに無税を適用する馬の証明書の発給に関する省令、野菜栽培用の豆の証明書の発給に関する省令、ナシ枝枯細菌病菌の緊急防除を行うために必要な措置に関する省令及びイモゾウムシの緊急防除に関する省令（以下「関係省令」という。）に規定する様式による書面は、平成十一年三月三十一日までの間は、これを使用することができる。

附則〔平成十一年三月三十日農林水産省令第十五号〕

この省令は、公布の日から施行する。

附則〔平成十二年九月一日農林水産省令第八十二号〕抄

（施行期日）

第一条 この省令は、内閣法の一部を改正する法律（平成十一年法律第八十八号）の施行の日（平成十三年一月六日）から施行する。ただし、次条の規定は、公布の日から施行する。

第二条 **（略）**

附則〔平成十二年三月二十二日農林水産省令第五十九号〕抄

（施行期日）

第一条 この省令は、平成十三年四月一日から施行する。

（処分、申請等に関する経過措置）

第三条 この省令の施行前に改正前のそれぞれの省令の規定によりされた承認等の処分その他の行為（以下「承認等の行為」という。）又はこの省令の施行の際現に改正前のそれぞれの省令の規定によりされている承認等の申請その他の行為（以下「申請等の行為」という。）は、この省令の施行の日以後における改正後のそれぞれの省令の適用については、改正後のそれぞれの省令の相当規定によりされた承認等の行為又は申請等の行為とみなす。

附則〔平成十三年三月三十日農林水産省令第七十七号〕

この省令は、平成十三年四月一日から施行する。

附則〔平成十四年七月十九日農林水産省令第六十五号〕

この省令は、公布の日から施行する。

附　則〔平成十五年三月六日農林水産省令第十三号〕

1　この省令は、農薬取締法の一部を改正する法律（平成十四年法律第百四十一号）の施行の日（平成十五年三月十日）から施行する。

2　この省令の施行前にこの省令による改正前の農薬取締法施行規則別記様式第一号により提出された申請書、別記様式第五号の二により提出された届出書、別記様式第七号により提出された届出書、別記様式第九号の二より交付された職員の証明書及び別記様式第十二号により提出された届出書は、それぞれこの省令による改正後の農薬取締法施行規則別記様式第一号により提出された申請書、別記様式第五号の二により提出された届出書、別記様式第七号により提出された届出書、別記様式第九号の二より交付された職員の証明書及び別記様式第十二号により提出された届出書とみなす。

附　則〔平成十六年三月十八日農林水産省令第十八号〕

この省令は、平成十六年三月二十九日から施行する。

附　則〔平成十六年六月四日農林水産省令第四十九号〕

1　この省令は、平成十六年六月十一日から施行する。

2　この省令の施行前に交付したこの省令による改正前の農薬取締法施行規則別記様式第九号の二による職員の証明書は、この省令による改正後の農薬取締法施行規則別記様式第九号の二による職員の証明書とみなす。

附　則〔平成十六年六月二十一日農林水産省令第五十四号〕

（施行期日）

第一条　この省令は、公布の日から起算して一年を経過した日から施行する。

（経過措置）

第二条　農薬取締法（以下「法」という。）第二条第一項の登録の申請をしようとする者は、この省令の施行前においても、この省令による改正後の農薬取締法施行規則（以下「新規則」という。）別記様式第一号によりその登録の申請をすることができる。

2　前項の規定により登録の申請をし、法第二条第一項の登録を受けた者は、その製造し若しくは加工し、又は輸入した農薬を販売するときは、この省令の施行前においても、新規則第七条の規定の例により法第七条の表示をしなければならない。

第三条　この省令の施行前にこの省令による改正前の農薬取締法施行規則（以下「旧規則」という。）別記様式第一号により申請がされた農薬の登録については、なお従前の例による。

第四条　旧規則別記様式第一号による申請に基づき登録された農薬に係る法第七条の表示については、なお従前の例による。

第五条　この省令の施行前にした行為及び前条の規定によりなお従前の例によることとされる場合におけるこの省令の施行後にした行為に対する罰則の適用については、なお従前の例による。

附　則〔平成十九年三月八日農林水産省令第六号〕

（施行期日）

第一条　この省令は、公布の日から施行する。

（経過措置）

第二条　この省令の施行の際現にあるこの省令による改正前の農薬取締法施行規則別記様式第九号の二（次項において「旧様式」という。）による職員の証明書は、この省令による改正後の農薬取締法施行規則別記様式第九号の二による職員の証明書とみなす。

2　この省令の施行の際現にある旧様式により調製した用紙は、この省令の施行後においても当分の間、これを取り繕って使用することができる。

附　則〔平成十九年三月三十日農林水産省令第二十八号〕抄

（施行期日）

第一条　この省令は、平成十九年四月一日から施行する。

附　則〔平成二十八年十月三十一日農林水産省令第七十一号〕抄

（施行期日）

1　この省令は、平成二十九年四月一日から施行する。

附　則〔平成三十年十一月三十日農林水産省令第七十五号〕抄

（施行期日）

1　この省令は、農薬取締法の一部を改正する法律の施行の日（平成三十年十二月一日）から施行する。

（経過措置）

2　この省令の施行前に第一条の規定による改正前の農薬取締法施行規則（以下この項において「旧令」という。）別記様式第二号の三により提出された届出及び申請書、旧令別記様式第三号により提出された届出書、旧令別記様式第四号により提出された届出及び申請書、旧令別記様式第五号により提出された申請書、旧令別記様式第五号の二により提出された届出書、旧令別記様式第五号の三により提出された届出書、旧令別記様式第七号により提出された届出書、旧令別記様式第九号により提出された報告書、旧令別記様式第九号の二により交付された職員の証明書、旧令別記様式第十号により提出された届出書、旧令別記様式第十一号により通知された通知書、旧令別記様式第十一号の二により提出された報告書及び旧令別記様式第十二号により提出された届出書は、それぞれ同条の規定による改正後の農薬取締法施行規則(以下この項において「新令」という。)別記様式第五号により提出された届出及び申請書、新令別記様式第六号により提出された届出書、新令別記様式第七号により提出された届出及び申請書、新令別記様式第八号により提出された申請書、新令別記様式第九号により提出された届出書、新令別記様式第十号により提出された届出書、新令別記様式第十三号により提出された届出書、新令別記様式第十四号により提出された報告書、新令別記様式第十五号により交付された職員の証明書、新令別記様式第十六号により提出された届出書、新令別記様式第十七号により通知された通知書、新令別記様式第十八号により提出された報告書及び新令別記様式第十九号により提出された届出書とみなす。

附　則　〔令和元年六月二十七日農林水産省令第十号〕　抄

(施行期日)

第一条　この省令は、不正競争防止法等の一部を改正する法律の施行の日(令和元年七月一日)から施行する。

(経過措置)

第二条　この省令の施行の際現にあるこの省令による改正前の様式(次項において「旧様式」という。)により使用されている書類は、この省令による改正後の様式によるものとみなす。

2　この省令の施行の際現にある旧様式による用紙については、当分の間、これを取り繕って使用することができる。

附　則　〔令和元年六月二十八日農林水産省令第十一号〕　抄

(施行期日)

1　この省令は、農薬取締法の一部を改正する法律(平成三十年法律第五十三号)附則第一条第二号に掲げる規定の施行の日(令和二年四月一日)から施行する。ただし、第一条中農薬取締法施行規則第十一条第一項第一号、第十三条及び第十九条第一項第一号の改正規定は、公布の日から施行する。

農薬の販売の禁止を定める省令

（平成十五年三月五日農林水産省令第十一号
改正　平成二十二年三月三十一日農林水産省令第二十四号
平成二十四年三月三十日農林水産省令第二十二号）

農薬取締法（昭和二十三年法律第八十二号）第九条第二項の規定に基づき、有機塩素系農薬の販売の禁止を定める省令（平成十四年農林水産省令第六十八号）の全部を改正するこの省令を制定する。

農薬の販売者は、次に掲げる物質を有効成分とする病害虫の防除に用いられる薬剤に該当する農薬を販売してはならない。

一　ガンマ―一・二・三・四・五・六―ヘキサクロロシクロヘキサン（別名リンデン）
二　一・一・一―トリクロロ―二・二―ビス（四―クロロフェニル）エタン（別名ＤＤＴ）
三　一・二・三・四・十・十―ヘキサクロロ―六・七―エポキシ―一・四・四a・五・六・七・八・八a―オクタヒドロ―エンド―一・四―エンド―五・八―ジメタノナフタレン（別名エンドリン）
四　一・二・三・四・十・十―ヘキサクロロ―六・七―エポキシ―一・四・四a・五・六・七・八・八a―オクタヒドロ―エキソ―一・四―エンド―五・八―ジメタノナフタレン（別名ディルドリン）
五　一・二・三・四・十・十―ヘキサクロロ―一・四・四a・五・八・八a―ヘキサヒドロ―エキソ―一・四―エンド―五・八―ジメタノナフタレン（別名アルドリン）
六　一・二・四・五・六・七・八・八―オクタクロロ―二・三・三a・四・七・七a―ヘキサヒドロ―四・七―メタノ―一Ｈ―インデン（別名クロルデン）
七　一・四・五・六・七・八・八―ヘプタクロロ―三a・四・七・七a―テトラヒドロ―四・七―メタノ―一Ｈ―インデン（別名ヘプタクロル）
八　ヘキサクロロベンゼン
九　ドデカクロロペンタシクロ［五・三・〇・〇[二・六]・〇[三・九]・〇[四・八]］デカン（別名マイレックス）
十　ポリクロロ―二・二―ジメチル―三―メチリデンビシクロ［二・二・一］ヘプタン（別名トキサフェン）
十一　テトラエチルピロホスフェート（別名ＴＥＰＰ）
十二　Ｏ・Ｏ―ジメチル―Ｏ―（四―ニトロフェニル）ホスホロチオアート（別名メチルパラチオン）
十三　Ｏ・Ｏ―ジエチル―Ｏ―（四―ニトロフェニル）ホスホロチオアート（別名パラチオン）
十四　水銀及びその化合物
十五　二・四・五―トリクロロフェノキシ酢酸（別名２，４，５―Ｔ）
十六　砒酸鉛
十七　水酸化トリシクロヘキシルスズ（別名シヘキサチン）
十八　Ｎ―（一・一・二・二―テトラクロロエチルチオ）―四―シクロヘキセン―一・二―ジカルボキシミド（別名ダイホルタン又はカプタホール）
十九　ペンタクロロフェノール（別名ＰＣＰ）
二十　二・四・六―トリクロロフェニル―四―ニトロフェニルエーテル（別名ＣＮＰ又はクロロニトロフェン）
二十一　ペンタクロロニトロベンゼン（別名ＰＣＮＢ又はキントゼン）
二十二　二・二・二―トリクロロ―一・一―ビス（四―クロロフェニル）エタノール（別名ケルセン又はジコホール）
二十三　ペンタクロロベンゼン
二十四　アルファ―一・二・三・四・五・六―ヘキサクロロシクロヘキサン
二十五　ベータ―一・二・三・四・五・六―ヘキサクロロシクロヘキサン
二十六　デカクロロペンタシクロ［五・三・〇・〇[二・六]・〇[三・九]・〇[四・八]］デカン―五―オン（別名クロルデコン）
二十七　六・七・八・九・十・十―ヘキサクロロ―一・五・五a・六・九・九a―ヘキサヒドロ―六・九―メタノ―二・四・三―ベンゾジオキサチエピン＝三―オキシド（別名ベンゾエピン又はエンドスルファン）

附　則

この省令は、農薬取締法の一部を改正する法律（平成十四年法律第百四十一号）の施行の日（平成十五年三月十日）から施行する。

附　則（平成二十二年三月三十一日農林水産省令第二十四号）

この省令は、平成二十二年四月一日から施行する。

附　則（平成二十四年三月三十日農林水産省令第二十二号）

この省令は、平成二十四年四月一日から施行する。

農薬取締法に基づく農薬の使用の禁止に関する規定の適用を受けない場合を定める省令

（平成十五年三月四日農林水産省・環境省令第一号）

改正　平成二十三年四月二十六日農林水産省・環境省令第一号
　　　平成三十年十一月三十日農林水産省・環境省令第三号

農薬取締法（昭和二十三年法律第八十二号）第十一条ただし書の規定に基づき、農薬取締法に基づく農薬の使用の禁止に関する規定の適用を受けない場合を定める省令を次のように定める。

農薬取締法（以下「法」という。）第二十四条ただし書に規定する農林水産省令・環境省令で定める場合は、次に掲げる場合とする。

一　試験研究の目的で農薬を使用する場合

二　法第三条第一項の登録を受けた者が製造し若しくは加工し、又は輸入したその登録に係る農薬を自己の使用に供する場合

三　植物防疫法（昭和二十五年法律第百五十一号）第十七条第一項及び第十八条第二項の規定による防除を行うために農薬を使用する場合

四　遺伝子組換え生物等の使用等の規制による生物の多様性の確保に関する法律（平成十五年法律第九十七号）第十条第一項の必要な措置を執るために農薬を使用する場合

附　則

この省令は、農薬取締法の一部を改正する法律（平成十四年法律第百四十一号）の施行の日（平成十五年三月十日）から施行する。

附　則（平成二十三年四月二十六日農林水産省令・環境省令第一号）

この省令は、公布の日（平成二十三年四月二十六日）から施行する。

附　則（平成三十年十一月三十日農林水産省令・環境省令第三号）抄

（施行期日）

第一条　この省令〔農薬取締法の一部を改正する法律の施行に伴う農林水産省・環境省関係省令の整備に関する省令〕は、農薬取締法の一部を改正する法律の施行の日（平成三十年十二月一日）から施行する。

農薬取締法第三条第一項の登録を要しない場合を定める省令

（平成十五年三月四日農林水産省・環境省令第二号）

改正　平成三十年十一月三十日農林水産省・環境省令第三号

農薬取締法（昭和二十三年法律第八十二号）第二条第一項ただし書の規定に基づき、農薬取締法第二条第一項の登録を要しない場合を定める省令を次のように定める。

農薬取締法第三条第一項ただし書に規定する農林水産省令・環境省令で定める場合は、次に掲げる場合とする。

一　試験研究の目的で農薬を製造し若しくは加工し、又は輸入する場合

二　植物防疫法（昭和二十五年法律第百五十一号）第十七条第一項及び第十八条第二項の規定による防除を行うために使用する農薬を製造し若しくは加工し、又は輸入する場合

附　則

この省令は、農薬取締法の一部を改正する法律（平成十四年法律第百四十一号）の施行の日（平成十五年三月十日）から施行する。

附　則（平成三十年十一月三十日農林水産省令・環境省令第三号）抄

（施行期日）

第一条　この省令〔農薬取締法の一部を改正する法律の施行に伴う農林水産省・環境省関係省令の整備に関する省令〕は、農薬取締法の一部を改正する法律の施行の日（平成三十年十二月一日）から施行する。

農薬取締法第二十五条第一項の農林水産省令・環境省令で定める農薬を定める省令

（平成十五年三月七日農林水産省・環境省令第四号）

改正　平成三十年十一月三十日農林水産省・環境省令第三号

農薬取締法（昭和二十三年法律第八十二号）第十二条第一項の規定に基づき、農薬取締法第十二条第一項の農林水産省令・環境省令で定める農薬を定める省令を次のように定める。

農薬取締法（以下「法」という。）第二十五条第一項の農林水産省令・環境省令で定める農薬は、次の各号に掲げるものとする。ただし、試験研究の目的で使用する農薬、植物防疫法（昭和二十五年法律第百五十一号）第十七条第一項、第十八条第二項及び第二十九条第一項の規定による防除を行うために使用する農薬並びに同法第十条第一項に規定する輸入国がその輸入につき輸出国の検査証明を必要としている植物及びその容器包装を輸出しようとする者が当該輸入国の要求に応じるため当該植物及びその容器包装に使用する農薬を除く。

一　現に法第三条第一項又は法第三十四条第一項の登録を受けている農薬

二　法第三条第一項又は法第三十四条第一項の登録を受けていた農薬であって、容器又は包装に法第十六条（法第三十四条第六項において準用する場合を含む。）の規定による表示のあるもの（法第十八条第二項の規定によりその販売が禁止されているものを除く。）

附　則

この省令は、農薬取締法の一部を改正する法律（平成十四年法律第百四十一号）の施行の日（平成十五年三月十日）から施行する。

附　則（平成三十年十一月三十日農林水産省令・環境省令第三号）抄

（施行期日）

第一条　この省令〔農薬取締法の一部を改正する法律の施行に伴う農林水産省・環境省関係省令の整備に関する省令〕は、農薬取締法の一部を改正する法律の施行の日（平成三十年十二月一日）から施行する。

農薬を使用する者が遵守すべき基準を定める省令

平成十五年三月七日農林水産省・環境省令第五号
一部改正平成十五年十一月五日農林水産省・環境省令第八号
平成十六年六月二十一日農林水産省・環境省令第二号
平成十七年五月二十日農林水産省・環境省令第一号
平成三十年十一月三十日農林水産省・環境省令第三号
令和元年六月二十八日農林水産省・環境省令第五号

農薬取締法（昭和二十三年法律第八十二号）第十二条第一項の規定に基づき、農薬を使用する者が遵守すべき基準を定める省令を次のように定める。

（農薬使用者の責務）

第一条 農薬を使用する者（以下「農薬使用者」という。）は、農薬の使用に関し、次に掲げる責務を有する。

一 農作物等に害を及ぼさないようにすること。

二 人畜に被害が生じないようにすること。

三 農作物等又は当該農作物等を家畜の飼料の用に供して生産される畜産物の利用が原因となって人に被害が生じないようにすること。

四 農地等において栽培される農作物等又は当該農作物等を家畜の飼料の用に供して生産される畜産物の利用が原因となって人に被害が生じないようにすること。

五 生活環境動植物の被害が発生し、かつ、その被害が著しいものとならないようにすること。

六 公共用水域（水質汚濁防止法（昭和四十五年法律第百三十八号）第二条第一項に規定する公共用水域をいう。）の水質の汚濁が生じ、かつ、その汚濁に係る水（その汚濁により汚染される水産動植物を含む。）の利用が原因となって人畜に被害が生じないようにすること。

（表示事項の遵守）

第二条 農薬使用者は、食用及び飼料の用に供される農作物等（以下「食用農作物等」という。）に農薬を使用するときは、次に掲げる基準を遵守しなければならない。

一 適用農作物等の範囲に含まれない食用農作物等に当該農薬を使用しないこと。

二 付録の算式によって算出される量を超えて当該農薬を使用しないこと。

三 農薬取締法施行規則（昭和二十六年農林省令第二十一号。以下「規則」という。）第十四条第二項第二号に規定する希釈倍数の最低限度を下回る希釈倍数で当該農薬を使用しないこと。

四 規則第十四条第二項第三号に規定する使用時期以外の時期に当該農薬を使用しないこと。

五 規則第十四条第二項第四号に規定する生育期間において、次のイ又はロに掲げる回数を超えて農薬を使用しないこと。

イ 種苗法施行規則（平成十年農林水産省令第八十三号）第二十三条第三項第一号に規定する使用した農薬中に含有する有効成分の種類ごとの使用回数の表示のある種苗を食用農作物等の生産に用いる場合には、規則第十四条第二項第五号に規定する含有する有効成分の種類ごとの総使用回数から当該表示された使用回数を控除した回数

ロ イの場合以外の場合には、規則第十四条第二項第五号に規定する含有する有効成分の種類ごとの総使用回数

2 農薬使用者は、農薬取締法第十六条第四号、第六号（被害防止方法に係る部分に限る。）、第九号及び第十一号に掲げる事項に従って農薬を安全かつ適正に使用するよう努めなければならない。

（くん蒸による農薬の使用）

第三条 農薬使用者（自ら栽培する農作物等にくん蒸により農薬を使用する者を除く。）は、くん蒸により農薬を使用しようとするときは、毎年度、使用しようとする最初の日までに、次に掲げる事項を記載した農薬使用計画書を農林水産大臣に提出しなければならない。これを変更しようとするときも、同様とする。

一 当該農薬使用者の氏名及び住所

二 当該年度のくん蒸による農薬の使用計画

（航空機を用いた農薬の使用）

第四条 農薬使用者は、航空機（航空法（昭和二十七年法律第二百三十一号）第二条第一項に規定する航空機をいう。）を用いて農薬を使用しようとするときは、毎年度、使用しようとする最初の日までに、次に掲げる事項を記載した農薬使用計画書を農林水産大臣に提出しなければならない。これを変更しようとするときも、同様とする。

一 当該農薬使用者の氏名及び住所

二　当該年度の航空機を用いた農薬の使用計画
2　前項の農薬使用者は、航空機を用いて農薬を使用しようとする区域（以下「対象区域」という。）において、風速及び風向を観測し、対象区域外に農薬が飛散することを防止するために必要な措置を講じるよう努めなければならない。

（ゴルフ場における農薬の使用）
第五条　農薬使用者は、ゴルフ場において農薬を使用しようとするときは、毎年度、使用しようとする最初の日までに、次に掲げる事項を記載した農薬使用計画書を農林水産大臣及び環境大臣に提出しなければならない。これを変更しようとするときも、同様とする。
一　当該農薬使用者の氏名及び住所
二　当該年度のゴルフ場における農薬の使用計画
2　前項の農薬使用者は、ゴルフ場の外に農薬が流出することを防止するために必要な措置を講じるよう努めなければならない。

（住宅地等における農薬の使用）
第六条　農薬使用者は、住宅、学校、保育所、病院、公園その他の人が居住し、滞在し、又は頻繁に訪れる施設の敷地及びこれらに近接する土地において農薬を使用するときは、農薬が飛散することを防止するために必要な措置を講じるよう努めなければならない。

（水田における農薬の使用）
第七条　農薬使用者は、水田において農薬を使用するときは、当該農薬が流出することを防止するために必要な措置を講じるよう努めなければならない。

（被覆を要する農薬の使用）
第八条　農薬使用者は、クロルピクリンを含有する農薬を使用するときは、農薬を使用した土壌から当該農薬が揮散することを防止するために必要な措置を講じるよう努めなければならない。

（帳簿の記載）
第九条　農薬使用者は、農薬を使用したときは、次に掲げる事項を帳簿に記載するよう努めなければならない。
一　農薬を使用した年月日
二　農薬を使用した場所
三　農薬を使用した農作物等
四　使用した農薬の種類又は名称
五　使用した農薬の単位面積当たりの使用量又は希釈倍数

附　則

（施行期日）
第一条　この省令は、農薬取締法の一部を改正する法律（平成十四年法律第百四十一号）の施行の日（平成十五年三月十日）から施行する。

（作物残留性農薬又は土壌残留性農薬に該当する農薬を使用する場合における適用病害虫の範囲及びその使用方法に関しその使用者が遵守すべき基準を定める省令の廃止）
第二条　作物残留性農薬又は土壌残留性農薬に該当する農薬を使用する場合における適用病害虫の範囲及びその使用方法に関しその使用者が遵守すべき基準を定める省令（昭和四十六年農林省令第二十四号）は、廃止する。

（経過措置）
第三条　第二条第一項第一号の規定の適用については、当分の間、同号中「食用農作物等」とあるのは、「食用農作物等（農林水産大臣の承認を受けた食用農作物等を除く。）」と読み替えるものとする。

附　則（平成十五年十一月五日農林水産省・環境省令第八号）

この省令は、公布の日から施行する。

附　則（平成十六年六月二十一日農林水産省・環境省令第二号）

1　この省令は、公布の日から起算して一年を経過した日から施行する。
2　農薬を使用する者が、この省令の施行前に農薬取締法施行規則の一部を改正する省令（平成十六年農林水産省令第五十四号。以下「改正省令」という。）附則第二条第二項の規定による表示のある農薬を使用する場合においては、農薬を使用する者が遵守すべき基準を定める省令第二条第一項第五号中「は種（」とあるのは「は種又は植付け（は種又は植付けのための準備作業を含み、」と、「、規則第七条第二項第四号に規定する総使用回数」とあるのは「（以下この号において「生育期間」という。）において、含有する有効成分の種類ごとの総使用回数（生育期間において当該有効成分を含有する農薬を使用することができる総回数をいい、使用時期又は使用の態様の区分ごとに表示されている場合にあっては、当該区分ごと、含有する有効成分の種類ごとの総回数とする。）」と読み替えるものとする。
3　改正省令による改正前の農薬取締法施行規則（昭和二十六年農林省令第二十一号）第七条の規定による表示のある農薬の使用については、この省令による改正前の農薬を使用する者が遵守すべき基準を定める省令第二条の規定は、この省令の施行後も、なおその効力を有する。

4　この省令の施行前にした行為及び前項の規定によりなおその効力を有することとされる場合におけるこの省令の施行後にした行為に対する罰則の適用については、なお従前の例による。

附　則（平成十七年五月二十日農林水産省・環境省令第一号）

この省令は、平成十七年六月二十一日から施行する。ただし、別表第一の改正規定は公布の日から施行する。

附　則（平成三十年十一月三十日農林水産省・環境省令第三号）　抄

（施行期日）

第一条　この省令〔農薬取締法の一部を改正する法律の施行に伴う農林水産省・環境省関係省令の整備に関する省令〕は、農薬取締法の一部を改正する法律の施行の日（平成三十年十二月一日）から施行する。

（農薬を使用する者が遵守すべき基準を定める省令の一部改正に伴う経過措置）

第二条　第一条の規定による改正後の農薬を使用する者が遵守すべき基準を定める省令第五条第一項の規定は、平成三十一年度以降に行う同項の規定による農薬使用計画書の提出について適用する。

附　則（令和元年六月二十八日農林水産省・環境省令第五号）

この省令は、農薬取締法の一部を改正する法律（平成三十年法律第五十三号）附則第一条第二号に掲げる規定の施行の日（令和二年四月一日）から施行する。

付録（第二条関係）

$Q=Q_0(A/A_0)$

Qは、農薬使用者が遵守すべき農薬の使用量として算出される量

Q_0は、規則第十四条第二項第一号に規定する単位面積当たりの使用量の最高限度

Aは、農薬を使用しようとする農地等の面積

A_0は、規則第十四条第二項第一号に規定する単位面積

特定物質の運搬の届出等に関する規則

（平成七年五月一日国家公安委員会規則第四号
改正　平成十一年一月十一日国家公安委員会規則第一号
　　　平成十二年三月三十日国家公安委員会規則第八号）

化学兵器の禁止及び特定物質の規制等に関する法律（平成七年法律第六十五号）第十七条第一項、第二項及び第四項の規定に基づき、並びに同法を実施するため、特定物質の運搬の届出等に関する規則を次のように定める。

（届出の手続）

第一条　化学兵器の禁止及び特定物質の規制等に関する法律（以下「法」という。）第十七条第一項の規定による特定物質の運搬の届出をして、運搬証明書の交付を受けようとする者は、別記様式第一の運搬届出書二通を当該運搬の経路である区域を管轄する都道府県公安委員会（以下「公安委員会」という。）に提出しなければならない。

2　前項の届出に係る運搬が二以上の都道府県にわたることとなる場合には、当該特定物質の出発地を管轄する公安委員会（以下「出発地公安委員会」という。）以外の公安委員会に対する同項の届出書の提出は、出発地公安委員会を経由してしなければならない。

3　第一項の運搬届出書の提出は、当該運搬が一の公安委員会の管轄する区域内においてのみ行われる場合にあっては運搬開始の日の一週間前までに、その他の場合にあっては運搬開始の日の二週間前までにしなければならない。

（運搬証明書）

第二条　法第十七条第一項の運搬証明書の様式は、別記様式第二のとおりとする。

（指示）

第三条　法第十七条第二項の国家公安委員会規則で定める事項は、次に掲げるとおりとする。

一　運搬手段

二　特定物質の積卸し又は一時保管をする場所

三　車両により運搬する場合における特定物質の積載方法、当該車両の駐車場所及び車列の編成

四　見張り人の配置その他特定物質への関係者以外の者の接近を防止するための措置

五　特定物質の取扱いに関し知識及び経験を有する者の同行

六　警察機関への連絡

七　前各号に掲げるもののほか、特定物質が盗取され、又は所在不明となることを防ぐために必要な事項

（運搬証明書の記載事項の変更の届出）

第四条　化学兵器の禁止及び特定物質の規制等に関する法律施行令（平成七年政令第百九十二号。以下「令」という。）第三条の二の規定による届出をし、運搬証明書の書換えを受けようとする者は、別記様式第三の運搬証明書書換え申請書一通に当該運搬証明書を添えて、その交付を受けた公安委員会に提出しなければならない。

（運搬証明書の再交付の申請）

第五条　令第三条の三の規定による運搬証明書の再交付を受けようとする者は、別記様式第四の運搬証明書再交付申請書一通をその交付を受けた公安委員会に提出しなければならない。この場合において、申請の事由が当該運搬証明書の汚損であるときは、当該申請書に当該運搬証明書を添えなければならない。

附　則

この規則は、化学兵器の禁止及び特定物質の規制等に関する法律の施行の日から施行する。

附　則（平成十一年一月十一日国家公安委員会規則第一号）　抄

（施行期日）

1　この規則は、公布の日から施行する。

（経過措置）

2　この規則による改正前の犯罪被害者等給付金支給法施行規則、警備員指導教育責任者及び機械警備業務管理者に係る講習等に関する

規則、風俗営業等の規制及び業務の適正化等に関する法律施行規測、遊技機の認定及び型式の検定等に関する規則、警備員等の検定に関する規則、指定車両移動保管機関等に関する規則、自動車の保管場所の確保等に関する法律施行規則、暴力団員による不当な行為の防止等に関する法律施行規則、原動機を用いる歩行補助車等の型式認定の手続等に関する規則、届出自動車教習所が行う教習の課程の指定に関する規則、特定物質の運搬の届出等に関する規則及び古物営業法施行規則に規定する様式による書面については、改正後の犯罪被害者等給付金支給法施行規則、警備員指導教育責任者及び機械書備業務管理者に係る講習等に関する規則、風俗営業等の規制及び業務の適正化等に関する法律施行規則、遊技機の認定及び型式の検定等に関する規則、警備員等の検定に関する規則、指定車両移動保管機関等に関する規則、自動車の保管場所の確保等に関する法律施行規則、暴力団員による不当な行為の防止等に関する法律施行規則、原動機を用いる歩行補助車等の型式認定の手続等に関する規則、届出自動車教習所が行う教習の課程の指定に関する規則、特定物質の運搬の届出等に関する規則及び古物営業法施行規則に規定する様式にかかわらず、当分の間、なおこれを使用することができる。この場合には、氏名を記載し及び押印することに代えて、署名することができる。

附　則（平成十二年三月三〇日国家公安委員会規則第八号）

この規則は、地方分権の推進を図るための関係法律の整備等に関する法律の施行の日（平成十二年四月一日）から施行する。

様式（略）

サリン等による人身被害の防止に関する法律

（平成七年四月二十一日法律第七十八号
改正　平成十三年十一月十六日法律第百二十一号
平成二十九年六月二十一日法律第六十七号）

（目的）

第一条　この法律は、サリン等の製造、所持等を禁止するとともに、これを発散させる行為についての罰則及びその発散による被害が発生した場合の措置等を定め、もってサリン等による人の生命及び身体の被害の防止並びに公共の安全の確保を図ることを目的とする。

（定義）

第二条　この法律において「サリン等」とは、サリン（メチルホスホノフルオリド酸イソプロピルをいう。以下同じ。）及び次の各号のいずれにも該当する物質で政令で定めるものをいう。

一　サリン以上の又はサリンに準ずる強い毒性を有すること。

二　その原材料、製法、発散させる方法、発散したときの正常その他の物質の特性を勘案して人を殺傷する目的に強されるおそれ並びに発散した場合の人の生命及び身体に対する危害の程度が大きいと認められること。

三　犯罪に係る社会状況その他の事項を勘案して人の生命及び身体の保護並びに公共の安全の確保を図るためにその物質についてこの法律の規定により規制等を行う必要性が高いと認めること。

（製造等の禁止）

第三条　何人も、次の各号のいずれかに該当する場合を除いては、サリン等を製造し、輸入し、所持し、譲り渡し、又は譲り受けてはならない。

一　国又は地方公共団体の職員で政令で定めるものが試験又は研究のため製造し、輸入し、所持し、譲り渡し、又は譲り受けるとき。

二　化学兵器の禁止及び特定物質の規制等に関する法律（平成七年法律第六十五号。以下「化学兵器禁止法」という。）又は外国為替及び外国貿易管理法（昭和二十四年法律第二百二十八号）の規定により化学兵器禁止法第二条第三項の規定する特定物質の製造、所持、譲渡し若しくは、譲受け又は輸入をすることができる場合に該当して、製造し、所持し、譲り渡し、若しくは譲り受け、又は輸入するとき。

（被害発生時の措置等）

第四条　警察官、海上保安官又は消防吏員（以下「警察官等」という。）は、サリン等又はサリン等である疑いがある物質の発散により人の生命又は身体の被害が生じており、又は生じるおそれがあると認めるときは、警察法（昭和二十九年法律第百六十二号）、警察官職務執行法（昭和二十三年法律第百三十六号）、道路交通法（昭和三十五年法律第百五号）、海上保安庁法（昭和二十三年法律第二十八号）、消防法（昭和二十三年法律第百八十六号）その他の法令の定めるところにより、直ちに、その被害に係る建物、車両、船舶その他の場所への立入りを禁止し、又はこれらの場所にいるものを退去させ、サリン等を含む物品その他のその被害に係る物品を回収し、又は廃棄し、その他その被害を防止するために必要な措置をとらなければならない。この場合において、警察官等は、相互に緊密な連携を保たなければならない。

2　警視総監若しくは道府県警察本部長又は管区海上保安本部長は前項の規定による措置又はこの法律に規定する犯罪の捜査に関し、消防庁又は消防署長は、同項の規定による措置に関しそれぞれ、関係行政機関又は関係のある公私の団体に対し、技術的知識の提供、装備資器材の貸与その他の必要な協力を求めることができる。

3　国民は、サリン等若しくはサリン等である疑いがある物質若しくはこれらの物質を含む物品を発見し又はこれらが所在する場所を知ったときは速やかに警察官等にその旨を通報するとともに、第一項の規定による警察官等の措置の円滑な実施に協力するよう努めなければならない。

（罰則）

第五条　サリン等を発散させて公共の危険を生じさせた者は、無期又は二年以上の懲役に処する。

2　前項の未遂罪は、罰する。

3　第一項の罪を犯す目的でその予備をした者は、五年以下の懲役に処する。ただし、同項の罪の実行の着前に自首した者は、その刑を減軽し、又は免除する。

第六条　第三条の規定に違反した者は、七年以下の懲役に処する。

2　前条第一項の犯罪のように供する目的で前項の罪を犯した者は、十年以下の懲役に処する。ただし、同条第一項の罪の実行の着前に自首した者は、その刑を減軽し、又は免除する。

3　前二項の未遂罪は、罰する。

4　製造又は輸入に係る第一項又は第二項の罪を犯す目的でその予備をした者は、三年以下の懲役に処する。

第七条　情を知って、第五条第一項の罪又は製造若しくは輸入に係る前条第一項若しくは第二項の罪に当たる行為に要する資金、土地、建物、艦船、航空機、車両、設備、機械、器具又は原材料を提供した者は、三年以下の懲役に処する。

第八条　第五条の罪は、刑法（明治四十年法律第四十五号）第四条の二の例に従う。

附則

（施行期日）

第一条　この法律は公布の日から施行する。但し次の各号に掲げる規定は、それぞれ当該各号に定める日から施行する。
一　第三条第二号及び附則第四条の規定　化学兵器禁止法の施行の日
二　第五条から第七条までの規定　この法律の公布の日から起算して十日を経過した日

（経過措置）
第二条　前条第一号に掲げる規定が施行されるまでの間における第三項の規定の適用については、同条第一号中「国又は地方公共団体の職員で政令で定めるものが」とあるのは、「国の職員は又は国から試験若しくは研究の委託を受けた者で国家公安委員会が指定したものが」とする。

第三条　この法律の施行の際現にサリン等を所持する者（前条の規定により読み替えて適用する第三項第一号に規定する者を除く。次条において同じ。）又はこの法律の施行の日以後その日から起算して十日を経過する日までの間に第三条の規定に違反してサリン等を所持するに至ったものは、同日までの間に、その所持するサリン等の種類、数量及び所在する場所を当該場所を管轄する警察署長に届け出なければならない。
2　前項の規定による届出をした者は、警察署長が指示する日時において、その指示する方法によりその届出に係るサリン等を廃棄しなければならない。
3　前項の規定により廃棄するまでの間における当該廃棄のためのサリン等の所持については、第三条及び化学兵器禁止法第十六条第一項の規定は、適用しない。

第四条　この法律の施行の際現にサリン等を所持する者の当該所持するサリン等及び第三条の規定の適用については、化学兵器禁止法附則第二条の規定は、適用しない。この場合における第三項の規定の適用については、同条第二号中「化学兵器の禁止及び特定物質の規制等に関する法律（平成七年法律第六十五号。以下「化学兵器禁止法」という。）」とあるのは、「化学兵器の禁止及び特定物質の規制等に関する法律（平成七年法律第六十五号。以下「化学兵器禁止法」という。）（附則第二条を除く。）」とする。

（罰則）
第五条　附則第三項第二項の規定に違反した者は、一年以下の懲役又は五十万円以下の罰金に処する。
2　附則第三条第二項の規定による届出をせず、又は虚偽の届出をした者は、三十万円以下の罰金に処する。
3　法人の代表者又は法人若しくは人の代理人、使用人その他の従業者が、その法人又は人の業務に関し、前二項の違反行為をしたときは、行為者を罰するほか、その法人又は人に対して当該各項の罰金刑を科する。

附　則（平成十三年十一月十六日法律第百二十一号）抄

（施行期日）
第一条　この法律〔テロリストによる爆弾使用の防止に関する国際条約の締結に伴う関係法律の整備に関する法律〕は、テロリストによる爆弾使用の防止に関する国際条約が日本国について効力を生ずる日から施行する。

附　則（平成二十九年六月二十一日法律第六十七号）抄

（施行期日）
第一条　この法律〔組織的な犯罪の処罰及び犯罪収益の規制等に関する法律等の一部を改正する法律〕は、公布の日から起算して二十日を経過した日から施行する。ただし、以下略

サリン等による人身被害の防止に関する法律の規定による規制等に係る物質を定める政令

（平成七年八月十一日　政令第三百十七号）

内閣は、サリン等による人身被害の防止に関する法律（平成七年法律第七十八号）第二項の規定に基づき、この政令を制定する。

サリン等による人身被害の防止に関する法律第二条の政令で定める物質は、次に掲げるとおりとする。

一　サリン以外のアルキルホスホノフルオリド酸アルキル（O―アルキルのアルキル基がシクロアルキル基であるものを含み、P―アルキルのアルキル基の炭素数が三以下であり、かつ、O―アルキルのアルキル基の炭素数が十以下であるものに限る。）

二　N・N―ジアルキルホスホルアミドシアニド酸アルキル（O―アルキルのアルキル基がシクロアルキル基であるものを含み、N―アルキルのアルキル基の炭素数が三以下であり、かつ、O―アルキルのアルキル基の炭素数が十以下であるものに限る。）

三　アルキルホスホノチオール酸O―アルキル＝S―〔二―（ジアルキルアミノ）エチル〕（O―アルキルのアルキル基がシクロアルキル基であるものを含み、P―アルキル及びN―アルキルのアルキル基の炭素数が三以下であり、かつ、O―アルキルのアルキル基の炭素数が十以下であるものに限る。）並びにそのアルキル化塩類及びプロトン化塩類

四　アルキルホスホノチオール酸O―水素＝S―〔二―（ジアルキルアミノ）エチル〕（P―アルキル及びN―アルキルのアルキル基の炭素数が三以下であるものに限る。）並びにそのアルキル化塩類及びプロトン化塩類

五　（二―クロロエチル）（クロロメチル）スルフィド

六　ビス（二―クロロエチル）スルフィド

七　ビス（二―クロロエチルチオ）メタン

八　一・二―ビス（二―クロロエチルチオ）エタン

九　一・三―ビス（二―クロロエチルチオ）プロパン

十　一・四―ビス（二―クロロエチルチオ）ブタン

十一　一・五―ビス(二―クロロエチルチオ)ペンタン

十二　ビス（二―クロロエチルチオメチル）エーテル

十三　ビス（二―クロロエチルチオエチル）エーテル

十四　二・二′―ジクロロトリエチルアミン

十五　二・二′―ジクロロ―N―メチルジエチルアミン

十六　二・二′・二″―トリクロロトリエチルアミン

附　則

この政令は、公布の日から起算して十日を経過した日から施行する。

薬物使用等の罪を犯した者に対する刑の一部の執行猶予に関する法律

（平成二十五年六月十九日法律第五十号）

（趣旨）

第一条 この法律は、薬物使用等の罪を犯した者が再び犯罪をすることを防ぐため、刑事施設における処遇に引き続き社会内においてその者の特性に応じた処遇を実施することにより規制薬物等に対する依存を改善することが有用であることに鑑み、薬物使用等の罪を犯した者に対する刑の一部の執行猶予に関し、その言渡しをすることができる者の範囲及び猶予の期間中の保護観察その他の事項について、刑法（明治四十年法律第四十五号）の特則を定めるものとする。

（定義）

第二条 この法律において「規制薬物等」とは、大麻取締法（昭和二十三年法律第百二十四号）に規定する大麻、毒物及び劇物取締法（昭和二十五年法律第三百三号）第三条の三に規定する興奮、幻覚又は麻酔の作用を有する毒物及び劇物（これらを含有する物を含む。）であって同条の政令で定めるもの、覚せい剤取締法（昭和二十六年法律第二百五十二号）に規定する覚せい剤、麻薬及び向精神薬取締法（昭和二十八年法律第十四号）に規定する麻薬並びにあへん法（昭和二十九年法律第七十一号）に規定するあへん及びけしがらをいう。

2　この法律において「薬物使用等の罪」とは、次に掲げる罪をいう。

一　刑法第百三十九条第一項若しくは第百四十条（あへん煙の所持に係る部分に限る。）の罪又はこれらの罪の未遂罪

二　大麻取締法第二十四条の二第一項（所持に係る部分に限る。）の罪又はその未遂罪

三　毒物及び劇物取締法第二十四条の三の罪

四　覚せい剤取締法第四十一条の二第一項（所持に係る部分に限る。）、第四十一条の三第一項第一号若しくは第二号（施用に係る部分に限る。）若しくは第四十一条の四第一項第三号若しくは第五号の罪又はこれらの罪の未遂罪

五　麻薬及び向精神薬取締法第六十四条の二第一項（所持に係る部分に限る。）、第六十四条の三第一項（施用又は施用を受けたことに係る部分に限る。）、第六十六条第一項（所持に係る部分に限る。）若しくは第六十六条の二第一項（施用又は施用を受けたことに係る部分に限る。）の罪又はこれらの罪の未遂罪

六　あへん法第五十二条第一項（所持に係る部分に限る。）若しくは第五十二条の二第一項の罪又はこれらの罪の未遂罪

（刑の一部の執行猶予の特則）

第三条 薬物使用等の罪を犯した者であって、刑法第二十七条の二第一項各号に掲げる者以外のものに対する同項の規定の適用については、同項中「次に掲げる者が」とあるのは「薬物使用等の罪を犯した者に対する刑の一部の執行猶予に関する法律（平成二十五年法律第五十号）第二条第二項に規定する薬物使用等の罪を犯した者が、その罪又はその罪及び他の罪について」と、「考慮して」とあるのは「考慮して、刑事施設における処遇に引き続き社会内において同条第一項に規定する規制薬物等に対する依存の改善に資する処遇を実施することが」とする。

（刑の一部の執行猶予中の保護観察の特則）

第四条 前条に規定する者に刑の一部の執行猶予の言渡しをするときは、刑法第二十七条の三第一項の規定にかかわらず、猶予の期間中保護観察に付する。

2　刑法第二十七条の三第二項及び第三項の規定は、前項の規定により付せられた保護観察の仮解除について準用する。

（刑の一部の執行猶予の必要的取消しの特則等）

第五条 第三条の規定により読み替えて適用される刑法第二十七条の二第一項の規定による刑の一部の執行猶予の言渡しの取消しについては、同法第二十七条の四第三号の規定は、適用しない。

2　前項に規定する刑の一部の執行猶予の言渡しの取消しについての刑法第二十七条の五第二号の規定の適用については、同号中「第二十七条の三第一項」とあるのは、「薬物使用等の罪を犯した者に対する刑の一部の執行猶予に関する法律第四条第一項」とする。

附　則

（施行期日）

1　この法律〔薬物使用等の罪を犯した者に対する刑の一部の執行猶予に関する法律〕は、刑法等の一部を改正する法律（平成二十五年法律第四十九号）の施行の日から施行する。

（経過措置）

2　この法律の施行前にした行為についても、この法律の規定は、適用する。

流通食品への毒物の混入等の防止等に関する特別措置法

（昭和六十二年九月二十六日法律第百三号
改正　平成十一年十二月二十二日法律第百六十号
平成二十五年十一月二十七日法律第八十四号）

（目的）

第一条　この法律は、流通食品への毒物の混入等を防止するための措置等を定めるとともに、流通食品に毒物を混入する等の行為を処罰することにより、国民の生命又は身体に対する危害の発生を防止し、あわせて国民の生活の平穏と安定に資することを目的とする。

（定義）

第二条　この法律において「流通食品」とは、公衆に販売される飲食物（医薬品、医療機器等の品質、有効性及び安全性の確保等に関する法律（昭和三十五年法律第百四十五号。次項において「医薬品医療機器等法」という。）に規定する医薬品「、医薬部外品及び再生医療等製品を除く。）をいう。

2　この法律において「毒物」とは、次に掲げる物をいう。

一　毒物及び劇物取締法（昭和二十五年法律第三百三号）別表第一及び第二に掲げる物（医薬品医療機器等法に規定する医薬品及び医薬部外品を除く。）

二　医薬品医療機器等法第四十四条第一項又は第二項の規定により厚生労働大臣が指定した医薬品

三　前二号に掲げる物以外の物で、その毒性又は劇性が前二号に掲げる物の毒性又は劇性に類似するもの

（国の施策等）

第三条　国は、流通食品に毒物が故意により混入され、添加され、若しくは塗布されること又は毒物が混入され、添加され、若しくは塗布された飲食物が故意により流通食品と混在させられること（以下「流通食品への毒物の混入等」という。）を防止するため必要な施策を総合的に講ずるよう努めなければならない。

2　地方公共団体は、国の施策に準じて施策を講ずるよう努めなければならない。

3　流通食品の製造（採取及び加工を含む。）、輸入又は販売を業とする者（以下「製造業者等」という。）は、流通食品への毒物の混入等の防止に努めるとともに、国又は地方公共団体が講ずる施策に協力するものとする。

（警察官等への届出）

第四条　製造業者等は、その営業に係る流通食品につき、流通食品への毒物の混入等があつたことを知つたときは、直ちにその旨を警察官又は海上保安官に届け出なければならない。

（捜査機関への協力）

第五条　製造業者等は、その事業に係る流通食品についての流通食品への毒物の混入等に関する犯罪の捜査が円滑に行われるよう、捜査機関に対し、必要な協力をしなければならない。

（関係行政機関への通報）

第六条　警察官又は海上保安官は、流通食品への毒物の混入等があつた場合（その疑いがある場合を含む。以下同じ。）又は流通食品への毒物の混入等のおそれがある場合において、必要があると認めるときは、その旨を関係行政機関に通報するものとする。

（流通食品への毒物の混入等の防止のための指導又は助言等）

第七条　主務大臣は、流通食品への毒物の混入等のおそれがあると認めるときは、製造業者等に対し、当該流通食品への毒物の混入等の防止のためとるべき措置に関し必要な指導又は助言をすることができる。

2　主務大臣は、流通食品への毒物の混入等があつた場合において特に必要があると認めるときは、製造業者等に対し、当該流通食品又は飲食物につき必要な措置をとることを求めることができる。

3　関係行政機関は、前二項の規定の実施について、主務大臣に協力するものとする。

4　前三項の主務大臣は、当該流通食品の流通を所掌する大臣とする。

（流通食品の適切かつ円滑な流通の維持等のための措置）

第八条　国又は地方公共団体は、流通食品への毒物の混入等があつた場合又は流通食品への毒物の混入等のおそれがある場合において は、流通食品の適切かつ円滑な流通の維持を図り、又は製造業者等の経営の安定に資するため、製造業者等に対し、必要な指導、助言、資金のあつせんその他の措置を講ずるよう努めなければならない。

（罰則）

第九条 次の各号の一に該当する者は、十年以下の懲役又は三十万円以下の罰金に処する。

一 流通食品に、毒物を混入し、添加し、又は塗布した者

二 毒物が混入され、添加され、又は塗布された飲食物を流通食品と混在させた者

2 前項の罪を犯し、よつて人を死傷させた者は、無期又は一年以上の懲役に処する。

3 第一項の罪の未遂罪は、罰する。

4 前三項の罪に当たる行為が刑法（明治四十年法律第四十五号）の罪に触れるときは、その行為者は、同法の罪と比較して、重きに従つて処断する。

5 第一項又は第三項の罪を犯した者が自首したときは、その刑を減軽する。

第十条 第四条の規定による届出をせず、又は虚偽の届出をした者は、二十万円以下の罰金に処する。

2 法人の代表者又は法人若しくは人の代理人、使用人その他の従業者が、その法人又は人の業務に関して、前項の違反行為をしたときは、行為者を罰するほか、その法人又は人に対しても、同項の刑を科する。

附 則

この法律は、公布の日から起算して二十日を経過した日から施行する。

附 則（平成十一年十二月二十二日法律第百六十号） 抄

（施行期日）

第一条 この法律（第二条及び第三条を除く。）〔中央省庁等改革関係法施行法〕は、平成十三年一月六日から施行する。

附 則（平成二十五年十一月二十七日法律第八十四号） 抄

（施行期日）

第一条 この法律〔薬事法等の一部を改正する法律〕は、公布の日から起算して一年を超えない範囲内において政令で定める日から施行する。ただし、附則第六十四条、第六十六条及び第百一条の規定は、公布の日から施行する。

（処分等の効力）

第九十九条 この法律の施行前に改正前のそれぞれの法律（これに基づく命令を含む。以下この条において同じ。）の規定によってした処分、手続その他の行為であって、改正後のそれぞれの法律の規定に相当の規定があるものは、この附則に別段の定めがあるものを除き、改正後のそれぞれの法律の相当の規定によってしたものとみなす。

（罰則に関する経過措置）

第百条 この法律の施行前にした行為及びこの法律の規定によりなお従前の例によることとされる場合におけるこの法律の施行後にした行為に対する罰則の適用については、なお従前の例による。

（政令への委任）

第百一条 この附則に規定するもののほか、この法律の施行に伴い必要な経過措置（罰則に関する経過措置を含む。）は、政令で定める。

新用途水銀使用製品の製造等に関する命令

平成二十七年十二月七日
総務省、財務省、文部科学省、法務省、厚生労働省、農林水産省、経済産業省、国土交通省、環境省、防衛省令第二号

改正　平成二十九年四月二十八日内閣府、総務省、財務省、文部科学省、厚生労働省、農林水産省、経済産業省、国土交通省、環境省令第一号
平成三十年十二月三日内閣府、総務省、財務省、文部科学省、厚生労働省、農林水産省、経済産業省、国土交通省、環境省令第四号
平成三十年十二月三日内閣府、総務省、財務省、文部科学省、厚生労働省、農林水産省、経済産業省、国土交通省、環境省令第四号
令和元年六月二十八日内閣府、総務省、財務省、文部科学省、厚生労働省、農林水産省、経済産業省、国土交通省、環境省令第二号
令和二年十二月二十八日内閣府、総務省、財務省、文部科学省、厚生労働省、農林水産省、経済産業省、国土交通省、環境省令第九号

水銀による環境の汚染の防止に関する法律（平成二十七年法律第四十二号）第十三条並びに第十四条第一項及び第二項の規定に基づき、新用途水銀使用製品の製造等に関する命令を次のように定める。

新用途水銀使用製品の製造等に関する命令

（用語）

第一条　この命令において使用する用語は、水銀による環境の汚染の防止に関する法律（以下「法」という。）において使用する用語の例による。

（既存の用途に利用する水銀使用製品）

第二条　法第十三条の主務省令で定めるものは、次に掲げるものとする。

一　別表の上欄に掲げる水銀使用製品であって同表の下欄に掲げる用途に用いられるもの

二　別表の上欄第一号から第六十号までに掲げる水銀使用製品を、それぞれ同表の下欄に掲げる用途で、材料又は部品として用いて製造される水銀使用製品

三　別表の上欄第一号から第六十号までに掲げる水銀使用製品又は水銀等の製剤であって、校正、試験研究又は分析に用いられるもの

四　前三号に掲げるもののほか、法の施行日前に製造され、又は輸入された水銀使用製品のうち、歴史上又は芸術上価値の高いものであって、展示、鑑賞、調査研究その他の用途に利用するために販売されるもの

（新用途水銀使用製品の製造等に関する評価の方法）

第三条　法第十四条第一項の主務省令で定める方法は、次の各号に掲げる新用途水銀使用製品について、それぞれ当該各号に掲げる方法とする。

一　次号に掲げる新用途水銀使用製品以外の新用途水銀使用製品　次に掲げる方法

イ　法第十四条第一項の規定による評価（以下「自己評価」という。）を行うために必要な次に掲げる情報を把握すること。

(1)　構造、利用方法その他の当該新用途水銀使用製品に関する情報

(2)　当該新用途水銀使用製品の製造、利用、廃棄等により環境に排出されることが見込まれる水銀等の量

(3)　当該新用途水銀使用製品の利用による人の健康の保護又は生活環境の保全への影響

ロ　イの規定により把握した情報を踏まえ、当該新用途水銀使用製品の利用による人の健康の保護及び生活環境の保全への寄与並びに人の健康への悪影響及び生活環境への負荷（以下「寄与等」という。）について、客観的かつ科学的に検証し、適切に評価するために必要な項目（以下「評価項目」という。）を選定するとともに、選定した理由を明らかにすること。

ハ　当該新用途水銀使用製品の性能若しくは製造等の数量又は製品に使用される水銀等の量に関する複数の案（以下「複数案」という。）を設定し、複数案ごとに評価項目について寄与等の程度を調査し、分析し、整理し、及び比較し、並びに複数案それぞれの当該寄与等の程度を相互に比較することにより、当該新用途水銀使用製品の利用が人の健康の保護又は生活環境の保全に寄与するかどうかについて総合的な評価を行うこと。

ニ　ハの複数案の設定に当たっては、水銀等を使用しないこととする案その他の新用途水銀使用製品の製造等を行わないこととする案を含めた検討を行うことが可能な場合には、当該案を含めるよう努め、当該案を含めない場合はその理由を明らかにすること。

ホ　評価項目に係る人の健康への悪影響及び生活環境への負荷を可能な限り回避し、又は低減する措置を行う場合には、ハの規定による総合的な評価において当該措置の効果を勘案すること。

ヘ　自己評価に当たっては、理論に基づく計算、事例の引用又は解析その他の方法により、可能な限り定量的に調査及び分析を行うこととし、必要に応じ専門家その他の当該新用途水銀使用製品に係る寄

与等に関する知見を有する者の助言を受けること。

二　法第十四条第二項の規定による届出がされ、その利用が人の健康の保護又は生活環境の保全に寄与すると認められるものとして主務大臣が指定する新用途水銀使用製品

当該新用途水銀使用製品の製造等が主務大臣が指定する数量その他の当該新用途水銀使用製品の製造等の条件の範囲内であるかどうかについて評価を行うこと。

（新用途水銀使用製品の製造等に関する評価等の届出）

第四条　法第十四条第一項の規定による評価及び同条第二項の規定による届出をしようとする者は、当該届出に係る新用途水銀使用製品の製造等の業務の開始の日の四十五日前までに、別記様式による届出書を主務大臣に提出しなければならない。

2　前項の届出書には、法人にあっては、その法人の定款及び登記事項証明書を添えなければならない。

（届出事項）

第五条　法第十四条第二項の主務省令で定める事項は、次の事項とする。

一　氏名又は名称及び住所並びに法人にあっては、その代表者の氏名

二　製造等を業として行おうとする新用途水銀使用製品の種類及び用途

三　製造等を業として行おうとする新用途水銀使用製品の名称及び型式

四　製造等を業として行おうとする新用途水銀使用製品の単位数量当たりの水銀等の量及び一定の期間内に製造等を行う数量

五　構造、利用方法その他の製造等を業として行おうとする新用途水銀使用製品に関する情報

六　自己評価の結果

七　自己評価に係る調査及び分析の方法

附　則

この命令は、法の施行の日から施行する。

別表（第二条関係）

水銀使用製品	用途
一　一次電池（アルカリボタン電池、水銀電池、空気亜鉛電池、酸化銀電池、マンガン乾電池、アルカリ乾電池に限る。）	小型電子機器等その他の物品の電源
二　標準電池	起電力測定の標準
三　スイッチ及びリレー	一　電気回路における信号切替え等
	二　電流の検知
	三　温度の感知
	四　傾斜、振動又は衝撃の感知
四　蛍光ランプ（冷陰極蛍光ランプ及び外部電極蛍光ランプを含む。以下同じ。）	一　照度の確保
	二　美術品その他の物品の展示、撮影又は演出における色彩の忠実な再現若しくは強調又は視覚効果の発現
	三　電子ディスプレイにおける図形、文字及び画像等の表示
	四　文書及び図画の読み取り
	五　情報の伝達
	六　鑑定、検査、検定又は測定
	七　感光
	八　蛍光
	九　生物の育成
	十　生物の捕獲、採取又は防除
	十一　日焼け
	十二　殺菌
	十三　皮膚疾患の治療
五　HIDランプ（別名高輝度放電ランプ）	一　照度の確保
	二　舞台その他の演出
	三　美術品その他の物品の展示、

	撮影又は演出における色彩の忠実な再現若しくは強調又は視覚効果の発現
	四　プロジェクタの図形、文字及び画像等の映写
	五　情報の伝達
	六　鑑定、検査、検定又は測定
	七　感光
	八　蛍光
	九　生物の育成
	十　生物の捕獲、採取又は防除
	十一　日焼け
	十二　殺菌
六　放電ランプ(蛍光ランプ及びＨＩＤランプを除く。)	一　情報の伝達
	二　鑑定、検査、検定又は測定
	三　感光
	四　生物の育成
	五　殺菌
七　化粧品	人の身体を清潔にし、美化し、魅力を増し、容貌を変え、又は皮膚若しくは毛髪を健やかに保つための、身体に塗擦、散布その他これらに類似する方法での使用
八　農薬	農作物(樹木及び農林産物を含む。)を害する菌、線虫、だに、昆虫、ねずみその他の動植物又はウイルスの防除
九　駆除剤、殺生物剤及び局所消毒剤(医薬品及び農薬を除く。)	動植物又はウイルスの防除
十　気圧計	気圧の測定
十一　湿度計	気体の湿度の測定
十二　液柱形圧力計	気体のゲージ圧力の測定
十三　弾性圧力計(ダイアフラム式のものに限る。)	液体のゲージ圧力の測定
十四　圧力伝送器(ダイアフラム式のものに限る。)	液体のゲージ圧力の測定
十五　真空計	気体の絶対圧力の測定
十六　ガラス製温度計	気体、液体又は固体の温度の測定
十七　水銀充満圧力式温度計	気体又は液体の温度の測定
十八　水銀体温計	体温の測定
十九　水銀式血圧計	血圧の測定
二十　温度定点セル	温度定点の実現
二十一　ゴム	小型家電等の固定
二十二　顔料	物品の着色
二十三　香料	化粧品等の着香
二十四　雷管	起爆
二十五　花火	鑑賞
二十六　塗料	一　着色、つや出し又は保護等
	二　貝類、藻類その他の水中の生物の付着防止等
	三　物品の表面温度の測定又は監視等

二十七　銀板写真	鑑賞
二十八　水銀ペレット及び水銀粉末	蛍光ランプ、HIDランプ（蛍光ランプ及びHIDランプを除く。）への水銀の封入
二十九　ボイラ（二流体サイクルに用いられるものに限る。）	蒸気の発生
三十　灯台の回転装置	レンズの浮揚
三十一　拡散ポンプ	減圧及びその状態の維持
三十二　圧力逃し装置	圧力の減衰
三十三　ダンパ	振動又は衝撃の軽減
三十四　水銀トリム・ヒール調整装置	船舶の姿勢の制御
三十五　放電管（放電ランプ（蛍光ランプ及びHIDランプを含む。）を除く。）	一　整流
	二　電力の制御
三十六　X線管	X線の発生
三十七　水銀抵抗原器	電気抵抗の標準
三十八　回転接続コネクター	回転体を通じた電源供給又は信号の取出し
三十九　赤外線検出素子	赤外線の検出及び電気信号への変換
四十　差圧式流量計	液体の流速又は流量の測定
四十一　浮ひょう形密度計	液体の密度の測定
四十二　傾斜計	傾斜の測定
四十三　水銀圧入法測定装置	気孔径分布の測定
四十四　周波数標準機	周波数及び時間の標準
四十五　放射線検出器	放射線の検出
四十六　検知管	気体の検出又はその濃度の測定
四十七　ガス分析計（水銀等を標準物質とするものを除く。）	気体の濃度の測定
四十八　積算時間計	装置の累積使用時間の測定
四十九　容積形力計	圧縮試験機その他の静的強さ試験機の校正
五十　ひずみゲージ式センサ	ひずみの測定
五十一　滴下水銀電極	液体の電気化学分析
五十二　電量計	電気量の測定
五十三　参照電極	電位を測定又は制御するための基準
五十四　水銀等ガス発生器（内蔵した水銀等を加熱又は還元して気化するものに限る。）	水銀等ガスの発生
五十五　ジャイロコンパス	針路及び方位の測定
五十六　鏡	光の反射
五十七　握力計	握力の測定
五十八　医薬品	人又は動物の疾病の診断、治療又は予防
五十九　つや出し剤	つや出し等
六十　美術工芸品	鑑賞
六十一　水銀の製剤	歯科治療
六十二　塩化第一水銀の製剤	窯業製品の製造

六十三　塩化第二水銀の製剤	一　製革 二　木材の不燃化 三　写真の感光 四　アセチレンガスの洗浄 五　半導体材料ガスの洗浄
六十四　よう化第二水銀の製剤	写真の感光
六十五　硝酸第一水銀の製剤	帽子製造におけるフェルトの処理
六十六　硝酸第二水銀の製剤	帽子製造におけるフェルトの処理
六十七　チオシアン酸第二水銀の製剤	写真の感光
六十八　酢酸フェニル水銀の製剤	一　製革又は製紙 二　繊維の柔軟剤

様式（第四条関係）

（略）

附　則（平成三十年十二月三日内閣府、総務省、財務省、文部科学省、厚生労働省、農林水産省、経済産業省、国土交通省、環境省令第四号）

この命令は、公布の日〔平成三十年十二月三日〕から施行し、平成二十九年八月十六日から適用する。

附　則（**令和元年六**月二十八日内閣府、総務省、財務省、文部科学省、厚生労働省、農林水産省、経済産業省、国土交通省、環境省令第二号）

この命令は、公布の日〔令和元年六月二十八日〕から施行する。ただし、「日本工業規格」を「日本産業規格」に改める部分は、不正競争防止法等の一部を改正する法律の施行の日（令和元年七月一日）から施行する。

附　則（**令和二年十二**月二十八日内閣府、総務省、財務省、文部科学省、厚生労働省、農林水産省、経済産業省、国土交通省、環境省令第九号）

（施行期日）

第一条　この命令は、公布の日から施行する。

（経過措置）

第二条　この命令の施行の際現にあるこの命令による改正前の様式（次項において「旧様式」という。）により使用されている書類は、この命令による改正後の様式によるものとみなす。

2　この命令の施行の際現にある旧様式による用紙については、当分の間、これを取り繕って使用することができる。

水銀等の貯蔵に関する省令

平成二十七年十二月七日　総務省、財務省、文部科学省、厚生労働省、農林水産省、経済産業省、国土交通省、環境省、防衛省省令第一号

改正　令和元年六月二十八日総務省、財務省、文部科学省、厚生労働省、農林水産省、経済産業省、国土交通省、環境省令、防衛省第一号
令和二年六月十二日総務省、財務省、文部科学省、厚生労働省、農林水産省、経済産業省、国土交通省、環境省、防衛省令第一号
令和二年十二月二十八日総務省、財務省、文部科学省、厚生労働省、農林水産省、経済産業省、国土交通省、環境省、防衛省令第二号

水銀による環境の汚染の防止に関する法律（平成二十七年法律第四十二号）第二十二条第一項の規定に基づき、水銀等の貯蔵に関する省令を次のように定める。

（用語）
第一条　この省令において使用する用語は、水銀による環境の汚染の防止に関する法律（以下「法」という。）において使用する用語の例による。

（報告を要する水銀等貯蔵者の要件）
第二条　法第二十二条第一項の主務省令で定める要件は、次の各号に掲げる水銀等ごとに、その年度（その年の四月一日からその年の翌年三月三十一日までの間をいう。以下同じ。）において事業所ごとに貯蔵した水銀等の最大量が当該各号に定める数量以上であることとする。

一　水銀及びその混合物（水銀と水銀以外の金属との合金であるものを含み、水銀の含有量が全重量の九十五パーセント以上のものに限る。）　三十キログラム
二　塩化第一水銀及びその混合物（塩化第一水銀の含有量が全重量の九十五パーセント以上のものに限る。）　三十キログラム
三　酸化第二水銀及びその混合物（酸化第二水銀の含有量が全重量の九十五パーセント以上のものに限る。）　三十キログラム
四　硫酸第二水銀及びその混合物（硫酸第二水銀の含有量が全重量の九十五パーセント以上のものに限る。）　三十キログラム
五　硝酸第二水銀及び硝酸第二水銀水和物並びにそれらの混合物（硝酸第二水銀及び硝酸第二水銀水和物の含有量の合計が全重量の九十五パーセント以上のものに限る。）　三十キログラム
六　硫化水銀及びその混合物（辰（しん）砂を除き、硫化水銀の含有量が全重量の九十五パーセント以上のものに限る。）　三十キログラム
七　辰砂　含有する硫化水銀の量が三十キログラム

（貯蔵に関する報告）
第三条　法第二十二条第一項の規定による報告は、事業所ごとに、毎年度、当該年度の翌年度の六月末日までに、別記様式による報告書を提出してしなければならない。ただし、災害その他やむを得ない事由により当該期限までに提出してすることが困難であるときは、主務大臣が当該事由を勘案して定める期限までに提出してしなければならない。

（報告事項）
第四条　法第二十二条第一項の主務省令で定める事項は、当該年度における次の事項とする。
一　氏名又は名称及び住所並びに法人にあっては、その代表者の氏名
二　事業所の名称及び所在地
三　水銀等貯蔵者において行われる水銀等の貯蔵に係る事業
四　年度当初に貯蔵していた水銀等の種類別の量
五　製造し、又は引渡しを受けた水銀等の種類別の量
六　使用し、引き渡し、又は廃棄物の処理及び清掃に関する法律（昭和四十五年法律第百三十七号）第二条第一項に規定する廃棄物となった水銀等の種類別（使用し、又は引き渡した場合にあっては、水銀等の種類別及び使用又は引渡しの目的別）の量
七　引き渡し、又は引渡しを受けた場合にあっては、その相手方の氏名又は名称及び住所並びに法人にあっては、その代表者の氏名並びに事業所の名称及び所在地
八　年度末において貯蔵していた水銀等の種類別の量及び貯蔵の目的
九　法第二十一条第一項に規定する指針に基づき実施した取組その他水銀等の環境上適正な貯蔵のために実施した取組

附　則

（施行期日）
第一条　この省令は、法の施行の日から施行する。

（経過措置）
第二条　この省令の施行の日（以下「施行日」という。）の属する年度における第四条の規

定の適用については、同条中「当該年度」とあるのは「施行日から施行日の属する年度の年度末まで」と、同条第四号中「年度当初」とあるのは「施行日」とする。

附　則（令和元年六月二十八日総務省、財務省、文部科学省、厚生労働省、農林水産省、経済産業省、国土交通省、環境省・防衛省令第一号）

この省令は、公布の日から施行する。ただし、「日本工業規格」を「日本産業規格」に改める部分は、不正競争防止法等の一部を改正する法律の施行の日（令和元年七月一日）から施行する。

附　則（令和二年六月十二日総務省、財務省、文部科学省、厚生労働省、農林水産省、経済産業省、国土交通省、環境省、防衛省令第一号）

この省令は、公布の日から施行する。

附　則（令和二年十二月二十八日総務省、財務省、文部科学省、厚生労働省、農林水産省、経済産業省、国土交通省、環境省、防衛省令第二号）

（施行期日）

第一条　この省令は、公布の日から施行する。

（経過措置）

第二条　この省令の施行の際現にあるこの省令による改正前の様式（次項において「旧様式」という。）により使用されている書類は、この省令による改正後の様式によるものとみなす。

2　この省令の施行の際現にある旧様式による用紙については、当分の間、これを取り繕って使用することができる。

様式　（略）

水銀等の貯蔵に係る環境の汚染を防止するためにとるべき措置に関する技術上の指針

（平成二十七年十二月七日 総務省、財務省、文部科学省、法務省、厚生労働省、農林水産省、経済産業省、国土交通省、環境省、防衛省告示第一号）

水銀による環境の汚染の防止に関する法律（平成二十七年法律第四十二号）第二十一条第一項の規定に基づき、水銀等の貯蔵に係る環境の汚染を防止するためにとるべき措置に関する技術上の指針を次のとおり定めたので、同項の規定に基づき公表し、同項の規定の施行の日から適用する。

水銀等の貯蔵に係る環境の汚染を防止するためにとるべき措置に関する技術上の指針

本指針は、水銀等貯蔵者がその貯蔵に係る水銀等（水銀による環境の汚染の防止に関する法律第二十一条第一項に規定する水銀等をいう。以下同じ。）による環境の汚染を防止するためにとるべき措置を定めるものである。

1　水銀等の容器又は包装は、水銀等が飛散し、又は流出するおそれのないものとすること。

2　水銀等の容器又は包装に、水銀等の名称（水銀等の混合物（辰しん砂を除く。）にあっては、水銀等の名称及び含有量）を表示すること。

3　水銀等を貯蔵する場所に、水銀等の名称を表示すること。

4　水銀等を貯蔵する場所に、鍵をかける設備を備えること。ただし、その場所が性質上鍵をかけることができないものであるときは、この限りでない。

5　水銀等を貯蔵する場所が性質上鍵をかけることができないものであるときは、その周囲に、堅固な柵を設けること。

6　水銀等の貯蔵を他の者に委託するときは、その相手方に対し、その貯蔵を委託するものが水銀等である旨の情報を提供すること。

毒物及び劇物取締法令集

ISBN978-4-89647-280-6 C3047 ￥2500E

昭和40年２月１日初版発行　定価 2,750円(税込)
令和３(2021)年４月３日改訂版発行

監　修　毒物劇物関係法令研究会

発行所　薬　務　公　報　社

(〒166-0003)　東京都杉並区高円寺南2-7-1　拓都ビル
電　話　東京(3315)3821
ＦＡＸ　東京(5377)7275